सुख जीवन के लिए आयुर्वेद

डॉ जनार्धन वि हेब्बार

Made with ♥ on the Notion Press Platform
www.notionpress.com

|| जय गुरुजी ||

मैं, डॉ. जनार्धन वी. हेब्बर, इस पुस्तक को श्री गुरुजी - स्वामी विवेकानंद और मेरे आध्यात्मिक गुरु, डॉ. ए. चंद्रशेखर उडुपा, एम.बी.बी.एस, एफ़.ए.जि.इ , प्रबंध निदेशक, डिवाइन पार्क ट्रस्ट (रि.), सालिग्राम, उडुपी के पवित्र चरणों में समर्पित करता हूँ । .
(www.divinepark.org)

वह मार्गदर्शक है, वह ऊर्जा देते है, वह मार्ग दिखाते है,
वह मेरा हाथ पकड़कर मुझे चलाते है !

क्रम-सूची

क्रम-सूची

क्रम-सूची

क्रम-सूची

क्रम-सूची

क्रम-सूची

क्रम-सूची

प्रस्तावना

यह पुस्तक डॉ. द्वारा लिखी गई है। डॉ. जनार्धन वी हेब्बार । डॉ. शीतल नाथगोसावी ने डॉ. आश्विन शाजित की सहायता से हिंदी में अनुवाद किया गया।

आयुर्वेद, पारंपरिक और प्राचीन भारतीय चिकित्सा पद्धति अच्छे स्वास्थ्य को बनाए रखने और बीमारियों के इलाज पर समान रूप से जोर देती है। आयुर्वेद का दृढ़ विश्वास है कि अनुशासित जीवनशैली का पालन करके अधिकांश बीमारियों से आसानी से बचा जा सकता है। नींद, खान-पान की आदतों, सेक्स, दैनिक दिनचर्या, मानसिक आदतों और मौसमी दिनचर्या से शुरू होकर, आयुर्वेद जीवन के हर पहलू को समझाता है और बताता है कि कैसे कोई व्यक्ति लंबे समय तक खुशी और स्वस्थ रहने के लिए प्राकृतिक तकनीकों को अपना सकता है। आयुर्वेद - विज्ञान इतनी मजबूती से बना है कि यह हजारों सालों से समय की कसौटी पर खरा उतरा है। यह पुस्तक आयुर्वेदिक सिद्धांतों को अपनी दिनचर्या में अपनाकर आपके जीवन को समृद्ध बनाने में आपकी मदद करने का एक प्रयास है।

अस्वीकरण

इस पुस्तक की सामग्री केवल शैक्षिक उद्देश्य के लिए है। कृपया इस पुस्तक में दी गई किसी भी स्वास्थ्य सलाह का पालन करने से पहले अपने स्वास्थ्य सेवा प्रदाता से परामर्श करें। इस पुस्तक का उपयोग अपनी बीमारियों का स्वयं उपचार करने के लिए न करें।

इस पुस्तक में बताए गए मसाले, जड़ी-बूटियाँ, हर्बल उत्पाद, घरेलू उपचार, स्वास्थ्य संबंधी सुझाव और ऐसी अन्य सामग्री किसी भी बीमारी को रोकने, निदान करने, उपचार करने या ठीक करने के लिए नहीं हैं। इस पुस्तक में बताए गए कई हर्बल उत्पादों और अवधारणाओं का कोई नैदानिक दस्तावेज नहीं है। जड़ी-बूटियाँ, उनका संयोजन और आयुर्वेदिक सूत्रीकरण समृद्ध पारंपरिक आयुर्वेदिक शास्त्रीय ग्रंथों और लेखक के अपने अनुभवों के आधार पर वर्णित हैं।

ईज़ी आयुर्वेद हॉस्पिटल

मैंगलोर में स्थित हमारा 50 बिस्तरों वाला सर्वसुविधायुक्त हॉस्पिटल आपकी सेवा के लिए सदैव तत्पर है।

हम सभी प्रकार के पंचकर्म उपचार करते हैं। पाइल्स, फिस्टुला, फिशर, नॉन हीलिंग अलसर, मधुमेह कार्बुनकल, गैंग्रीन, रक्तमोक्षण, जोंक चिकित्सा, वामन, विरेचन, बस्ती, मर्म चिकित्सा, रक्तमोक्षण, केरल चिकित्सा जैसे षष्टिका शाली पिण्डा स्वेदा, पत्र पिण्डा स्वेदा, अन्य चिकित्सा जैसे शिरोधारा, सभी प्रकार के स्वेदन, सभी प्रकार के नेत्र चिकित्सा, योगा थेरेपी, एक्यूपंक्चर, फिजियोथेरेपी आदि। सौंदर्य चिकित्सा, बालों की देखभाल और चेहरे की चिकित्सा, मैनीक्योर, पेडीक्योर, आदि।

सुविधाएँ:

रोगी आवास के लिए डीलक्स, सेमी डीलक्स, मानक कमरे और सामान्य वार्ड

फिजियोथेरेपी

योग और ध्यान

अत्याधुनिक पंचकर्म सुविधाएं

क्षारसूत्र

मॉड्यूलर ऑपरेशन थियेटर

लेबोरेटरी

फार्मेसी

ब्यूटी पार्लर

पुस्तकालय

कैफेटेरिया

ध्यान और विश्राम के लिए एक प्राकृतिक दर्शनीय स्थान

इलाज किये जाने वाले रोग

त्वचा रोग जैसे सोरियासिस, एक्जिमा, डर्मेटाइटिस, टिनिया इन्फेक्शन

जोड़ों का दर्द, घुटनों का दर्द, गर्दन का दर्द, कूल्हे का दर्द

पुरुष और महिला बांझपन

स्त्री रोग, मासिक धर्म संबंधी समस्या

तनाव, चिंता, नींद की समस्या, अवसाद, मानसिक विकार

माइग्रेन, अन्य सिरदर्द

पक्षाघात, अन्य तंत्रिका संबंधी विकार

थायराइड की समस्या

मधुमेह, उच्च रक्तचाप, उच्च कोलेस्ट्रॉल, हृदय की समस्याएं, मोटापा
गैंग्रीन, नॉन हीलिंग अलसर, फोड़ा
बवासीर, फिस्टुला, साइनस
अस्थमा, एलर्जिक राइनाइटिस, खांसी, सर्दी, ब्रोंकाइटिस
क्रोनिक किडनी रोग, मूत्र पथ इन्फेक्शन, किडनी स्टोन, नेफ्रैटिस आदि।

हमारे पास:

- स्टैण्डर्ड कमरा (जिसमें सिंगल कमरा + शौचालय, वाशरूम, बिना ए/सी वाला कमरा)
- डीलक्स कमरा (जिसमें 1 लिविंग रूम + 1 बेड रूम है जिसमें 2 बेड हैं, शौचालय + बाथरूम के साथ)
- सेमी डीलक्स कमरा (जिसमें सिंगल कमरा + शौचालय, वाशरूम, एयर कंडीशनिंग के साथ कमरा)

भोजन:

केवल शाकाहारी भोजन, दिन में 3 बार भोजन + कॉफी/चाय - दिन में दो बार।
शाम के नाश्ते, जूस और कपड़े धोने की सेवाओं के लिए अतिरिक्त भुगतान करना होगा।

हमारा पता:

ईज़ी आयुर्वेद हॉस्पिटल, मॉर्गन गेट रोड, एम्फेसिस के पास, जेप्पू, बोलार, मैंगलोर 575001
फ़ोन: 86188 98900

1

आयुर्वेद क्या है? यह कैसे आपके जीवन में मदद करता है?

आयुर्वेद - स्वास्थ्य और चिकित्सा के बारे मे प्राचीन भारतीय प्रणाली में विस्तार से बताया गया हैं। जिस भी दृष्टिकोण से हम इसे देखते हैं, आयुर्वेद एक नए रूप मे दिखाई देता है।

अगर हम बैठकर आयुर्वेद की गहराई और महानता का विश्लेषण करें तो हम आयुर्वेद के कई पहलुओं का विभिन्न श्रेणियों में विभाजित कर सकते हैं । आयुर्वेदिक चिकित्सा प्रणाली की व्याख्या करने का यह एक व्यक्तिगत प्रयास है।

आयुर्वेद के विभिन्न पहलूः

1. आध्यात्मिक आयुर्वेद- आयुर्वेद की जड़ें अध्यात्म से गहरी जुड़ी हैं।

आयुर्वेद हमें जीवन का उद्देश्य बताता है, कर्म का सिद्धांत क्या हैं ? हम जन्म क्यों लेते हैं ?

इसके साथ ही इस संपूर्ण ब्रह्मांड के निर्माण के जो विभिन्न सिद्धांत हैं तथा मानवी अस्तित्व के विनम्र और सरल तरिंको की जानकारी भी देता हैं |

- आयुर्वेद का मूल लोगों को लंबे समय तक स्वास्थ्यपूर्वक जीने में मदद करना था ताकि धर्म और संस्कृती का पालन किया जा सके।
- चर्म रोग जैसे अनेक रोग पाप के कारण होते बताए गए हैं।
- कई रोगों के आयुर्वेदिक उपचार में, जैसे ज्वर (बुखार) के चुनिंदा प्रकारों के चिकित्सा मे आध्यात्मिक प्रथाओं का उल्लेख किया गया है।
- प्रत्येक प्राचीन आयुर्वेदिक पाठ्य पुस्तक में एक अलग अध्याय है, जो धर्मयुक्त जीवन के लिए समर्पित हैं ।

- आयुर्वेद में यह सर्वविदित तथ्य है कि जब तक व्यक्ति मानसिक एवं आध्यात्मिक रूप से स्वस्थ नहीं होता, तब तक उसका समग्र 'स्वास्थ्य' अधूरा है।
- स्वास्थ्य और रोग को समझने के लिए, प्राचीन आयुर्वेद वैज्ञानिको ने आध्यात्मिकता के माध्यम का उपयोग करके आयुर्वेद के पवित्र ज्ञान को प्राप्त किया था |

उदाहरण :

हजार साल पहले आचार्य सुश्रुतजी, शरीर की शारीरिक रचना और शरीर क्रिया विज्ञान को समझने के लिए शवों की विच्छेदन करते थे। वे एक प्रसंग में लिखते हैं - " खुली आंखों से जो शरीर के अंग दिखाई पड़ते है वह बहुत ही कम होते है, बल्कि जो दिखाई नहीं पड़ता ऐसे अनंत भाग शरीर के अंदर होते है |

उन अनदेखे भागों का ज्ञान केवल आँखों से हो ही नहीं सकता है, उसके लिए चाहिए, ध्यान और ज्ञान की आंखें !"

2. समग्र पूर्णतावादी आयुर्वेद

आयुर्वेद यह एक ऐसा स्वास्थ्य विज्ञान हैं, जिसने स्वास्थ्य और रोग के लिए समग्र दृष्टिकोण की अवधारणा दी है।

आयुर्वेदिक उपचार में, आयुर्वेद महत्व देता है,

- रोग की ताकत,
- रोगी के शरीर की शक्ति
- रोगी शरीर के दोष का प्रकार
- रोगी की मानसिक स्थिति
- आयुर्वेद, रोगी का उपचार करते समय रोग प्रक्रिया से छुटकारा या रोग विकृति को तोड़ना इनके उपर ही केवल ध्यान नहीं देता, बल्की इसके साथ स्वास्थ्य के सभी पहलुओं - आध्यात्मिक, मानसिक और शारीरिक स्वाथ्य की समग्र पुनर्प्राप्ति पर भी प्रकाश डालता है |

3. आयुर्वेद - रोगप्रतिरोधक क्षमता बढ़ानेवाली, स्वास्थ्य प्रणाली के रूप में:

यदि आप आयुर्वेद की कोई किताब खोलते हैं, तो पहले कुछ अध्याय यह समझाने के लिए समर्पित हैं, की

आपकी दिनचर्या कैसी हो, आपकी मौसमी दिनचर्या (ऋतुचर्या) और उसके अनुसार रिवाज कैसे हों ?, अच्छे स्वास्थ्य को सुरक्षित रखने और बनाए रखने की तकनीक आदि।

आयुर्वेद के दो उद्देश्य हैं।

1. स्वस्थ के स्वास्थ्य को बनाए रखने के लिए।
2. रोग के उपचार के लिए।

इसमें, रोगपूर्व निवारक स्वास्थ्य सेवा को उपचारात्मक पहलू से आगे माना गया है।

आयुर्वेद में तेल से कुल्ला करना, नियमित तेल मालिश, स्नान के लिए, गर्म या ठंडे पानी के चयन के बारे में बताया गया है | और इसके के जैसे कई पहलू हैं जो रोगप्रतिरोधक क्षमता(Preventive) बढ़ाना तथा स्वास्थ्य देखभाल के महत्व पर जोर देते है |

4. आयुर्वेद का उपचारात्मक पहलू

ऊपर बताए गए पहलुओं को बाजू मे रख दें तो, आयुर्वेद रोगों का इलाज करनेवाला एक कट्टर विज्ञान है। आयुर्वेद की किताबें, साधारण बुखार के इलाज से लेकर जटिल कैंसर तक के व्याधियों के लिए, उपचारों के विकल्प, सर्जरी, पंचकर्म उपचार, मौखिक दवाएं, जीवन शैली में परिवर्तन, आहार परिवर्तन, घरेलू उपाय वगैरे के बारे में विस्तार से बताती हैं ।

एलोपैथिक बिरादरी द्वारा भी, आचार्य सुश्रुत जी को ' सर्जरी का जनक ' माना जाता है। वह

मोतियाबिंद, गुर्दे की पथरी, राइनोप्लास्टी (नाक की कास्मेटिक सर्जरी) आदि की सर्जरी 2000 साल पहले करते थे।

सामान्य तौर पर, आयुर्वेदिक उपचार में शामिल हैं -

- पंचकर्म - शरीर मे जमे हुए हानिकारक तत्वों से मुक्ती की चिकित्सा के 5 सेट
- आयुर्वेदिक दवाएं
- बीमारी से बचने के साथ-साथ आहार और जीवन शैली के पालन का मार्गदर्शन तथा रोग से शीघ्र मुक्ती मिलना।
- जीवन की मूल शक्ति, उत्साह और ऊर्जा वापस पाने के लिए कायाकल्प / पुनर्यौवन चिकित्सा

5. स्वास्थ्य संवर्धन के लिए आयुर्वेदः

इस विशेष खंड में वाजीकरण उपचार तथा जराचिकित्सा उपचार शामिल हैं जो' उच्च गुणवत्ता वाला यौन जीवन और वृद्धावस्था के लिए उपयोगी हैं |

यहां तक कि बाल संस्कारों को भी संस्कार कहा जाता है (बच्चे के विकास के चरण मे किए जाने वाले अनुष्ठान जो अलग-अलग समय पर पालन किया जाते है) तथा गर्भावस्था की देखभाल को भी इस खंड में शामिल किया है।

यह खंड इस बारे में है कि स्वास्थ्य के अतिरिक्त लाभों का आनंद लेकर एक सफल और स्वस्थ जीवन कैसे जिया जाए इसका मार्गदर्शन है |

2

एक स्वस्थ जीवन शैली क्या है? इसे कैसे प्राप्त करें?

स्वस्थ जीवन शैली एक स्थिर क्षण के बजाय एक प्रक्रिया है। यह गतिशील है।

मैं स्वस्थ जीवन शैली को इस प्रकार परिभाषित करूंगा –

"स्वस्थ जीवन शैली वह है जो,

• आपके स्वास्थ्य को बढ़ावा देता है

• आपको तंदुरुस्त और सक्रिय रखता है

• आपको अपने बारे में, अपने शरीर और मन के बारे में अच्छा महसूस कराता है

• काम और परिवार के बीच संतुलन बनाए रखने में आपकी मदद करता है

• आपको जीवन में आपके ध्येय हासिल करने और उत्कृष्टता प्राप्त करने में मदद करता है

• आपको बीमारियों से दूर रखता है।"

इसमें मानसिक गतिविधियाँ, शारीरिक गतिविधियाँ, भोजन की आदतें और दैनिक दिनचर्या शामिल हैं।

स्वस्थ जीवनशैली कैसे अपनाएं?

एक स्वस्थ जीवन शैली को अपनाना एक क्रमिक प्रक्रिया है। इसके लिए प्रयास,मजबूत इच्छा शक्ति और दृढ़ता की आवश्यकता है । इसे धीरे-धीरे ही हासिल किया जा सकता है। मैंने

आगे के अध्यायों में स्वस्थ जीवन शैली के बारे में अधिक बताया गया है। मुझे ईमानदारी से उम्मीद है,

कि जब तक आप इस पुस्तक को पढ़ना समाप्त कर लेंगे, तब तक एक स्वस्थ जीवन शैली अपनाने की धारणा या ध्येय में आपका दिशानिर्देश बेहतर हो जाएगा।

3

स्वस्थ दैनिक दिनचर्या: शरीर और मन के तालमेल की स्थापना

स्वस्थ दिनचर्या, पूर्ण स्वास्थ्य की दिशा में एक बहुत ही महत्वपूर्ण कदम है।

लंबे समय में स्वास्थ्य को बेहतर बनाने के लिए आपकी दिनचर्या के छोटे-छोटे सही कदम आप पर बड़ा प्रभाव डालेंगे।

लंबी छलांग लगाने के बजाय छोटे कदम उठाएं। लंबे समय में एक एक अच्छा स्वास्थ्य पुरस्कार की तौर पे प्राप्त करने के लिए बेहतर संशोधनों का और बुद्धिमान प्रयोगो की आवश्यकता है।

उदाहरण के लिए, आधे घंटे का नियमित व्यायाम (वर्क आउट शेड्यूल), दिल, शरीर और दिमाग को मजबूत बनाए रखने में मदद करता है |

एक लय / अनुक्रम, जिसमें शरीर काम करता है, वह पूरे दिन तथा विभिन्न मौसम में भिन्न होता है |

यदि आप संपूर्ण शरीर और मन की एक लय स्थापित करते हैं, तो आपके हार्मोन और शरीर के एंजाइम भी उचित समय पर स्त्रावित किये जायेंगे, जिससे आपके शरीर की उचित वृद्धि और विकास होता हैं । ऐसे में शरीर रोग से ग्रसित होने का मौका कम मिल जाता है | शरीर के विभिन्न अंगों और प्रणालियों में, चयापचय के बाद निर्माण होनेवाले पदार्थों के संचित होने की संभावना कम होगी।

उदाहरण के लिए, यदि आपके खाने का एक निश्चित समय है, तो पेट के एंजाइम और आंतें निर्धारित समय में पाचक एंजाइम स्त्रावित करेंगी, जिससे आपकी पेट / जठर -आंत्र का स्वास्थ्य कायम रहेगा ।

अगर हम खाने का समय और मात्रा बदलते रहेंगे , तो शरीर को एंजाइम समय और मात्रा स्त्रावित करना आदि एडजस्ट करने में मुश्किल होगी।

जैसे की, कभी-कभी जब भोजन पेट के अंदर होगा, तो उचित पाचन के लिए या वहाँ कोई एंजाइम नहीं होगा या फिर पर्याप्त गैस्ट्रिक जूस होगा लेकिन पेट में भोजन नहीं होगा, जिससे गैस्ट्रिक विकारों की शुरुआत हो सकती है |

यह सिद्धांत न केवल पेट के लिए, बल्कि शरीर और मन के सभी पहलुओं के लिए लागू होता है। इसलिए अच्छे स्वास्थ्य का रहस्य व्यवस्थित और लयबद्ध जीवन शैली में ही निहित है।

मनोवैज्ञानिक गतिविधियों और स्वस्थ दिनचर्या के बीच सीधा संबंध है | । उदाहरण के लिए, यदि आपका कमरा साफ और व्यवस्थित बनाए रखा है, तो आपका मन प्रसन्न और शांत रहेगा। इसके विपरीत, यदि कमरा बिखरा हुआ हैं, तो यह एक छोटा उद्वेग की उत्तेजना भी आपके मन को चोट पहुँचाएगी और आपको अत्यधिक परेशान करेगी।

एक संपूर्ण स्वास्थ्य एक स्वस्थ दैनिक दिनचर्या से ही शुरू होता है।

शरीरऔरमनकीलय स्थापितकरना:

आयुर्वेद ने हमें संपूर्ण स्वास्थ्य के लिए कई स्वास्थ्य रहस्य दिए हैं। अच्छा स्वास्थ्य और तंदुरूस्ती के संतुलन में न केवल भोजन, पूरक आहार, या जो दवाएं हम लेते हैं इसका ही योगदान होता है बल्की

इसके साथ ही हमारे शारीरिक और मानसिक गतिविधियाँ का भी उतना ही योगदान होता है।

समग्र स्वास्थ्य की संकल्पना/ सिद्धांत:

शरीर में उत्पन्न होनेवाले, जो प्राकृतिक मल (और भावनाएँ) होते हैं, उन्हें शरीर और दिमाग से उचित समय पर बाहर निकालने की जरूरत होती है। यह आयुर्वेद में अच्छी तरह से समझाया गया है। आयुर्वेद इस संबंध में दो सिद्धांतों की व्याख्या करता है।

जब भी कोई नैसर्गिक मलों के वेग हो तो उसे रोकना नहीं चाहिए। उदाहरण के लिए, भूख को दबाना।

2. जब कभी नैसर्गिक मलों का स्वाभाविक आग्रह न हो, तो स्वेच्छा से ऐसे वेगों को प्रेरित नहीं करना चाहिए । उदाहरण के लिए, भूख न लगने पर भोजन करना।

यहां वे प्राकृतिक आग्रह / नैसर्गिक वेग हैं जिन्हें स्वेच्छा से, प्रेरित नहीं किया जाना चाहिए | तथा जब इच्छा / वेग नैसर्गिक आए तो उस समय पर वापस भी नहीं रखा जाना चाहिए |

अधोवायू (Flatus): इसे सार्वजनिक रूप से जारी करना थोड़ा शर्मनाक है। लेकिन स्वास्थ्य की दृष्टि से देखें, तो यह अत्यधिक आवश्यक है।

मूत्र और मल: आजके आधुनिक दिन, काम जारी रखने के लिए हमें शौच घरों में स्वेच्छा से जाने की सुविधा प्रदान करते हैं |

लेकिन मूत्र और मल के वेग की इच्छा बिना शौचालय जाना अच्छी आदत नहीं है तथा इस वेग आनेपर इसे नियंत्रित या रोककर रखना भी अच्छी आदत नहीं हैं |

खांसी, छींक, भूख और प्यासः इनमें से भूख सबसे अधिक महत्वपूर्ण होती है। भूख लगने पर ही भोजन करना और भूख न लगने पर भोजन न करना इस आदत से हम बहुत सारे एंजाइम संबंधित असंतुलन, गैस्ट्रिक समस्याएं आदि को अच्छी तरह से संभाल सकते हैं |

खांसी, छींक और प्यास पर भी यही नियम लागू होता है।

नींदः जहां जल्दी उठना जरूरी है, वहीं सोना भी उतना ही जरूरी है |

जब आंखें और शरीर सोने की इच्छा से भर जाते हैं तब सोना और नींद पूरी हो तब ही जागना ऐसा आयुर्वेद का कहना है |

आँसूः दुःख, उदासी, विषाद या खेद के समय आँसुओं से लड़ने के बजाय, खुलकर रोना एक अच्छी आदत है । अव्यक्त बुरे भाव शारीरिक और मानसिक स्वास्थ्य बुरी तरह से रूप से प्रभावित करते हैं |

वीर्य / शुक्रः चूंकि यौवन की शुरुआत के बाद शुक्राणु का लगातार उत्पादन होता है |

जो नियम ऊपर बताया गया है वह वीर्य के लिए भी सही है। इससे अच्छा यौन स्वास्थ्य बनाए रखने मे मदद मिलती है |

यह संकल्पना इतनी महत्वपूर्ण क्यों है?

शरीर में एक विशेष लय होती है। हमारे शरीर में एक प्राकृतिक तंत्र है, जो स्वास्थ्य और कल्याण का सरंक्षण तथा निर्वाहण करता हैं | उदाहरण के लिए, जब भूख लगती है, तब पाचन एंजाइम पेट और आंतों में जारी किए जाते हैं। उस समय, यदि उचित भोजन लिया जाता है, तो वह एंजाइम समय पर इस्तेमाल हो जाते हैं, तथा भोजन पूर्णतः पच जाने के समय तक आगे फिरसे एंजाइम उत्पादन को रोकने के लिए मस्तिष्क को नकारात्मक प्रतिक्रिया देते हैं ।

इस प्रकार, जैविक घड़ी (Biological clock) बहुत सुचारू और समय पर रूप से चलेगी । अगर हम भूख न होने पर भोजन करते हैं, तो यह लय को बिगाड़ देता है। इसी प्रकार भूख न होने पर यदि हम भोजन करें तो यह भी प्राकृतिक लय को अशांत कर देता है। इसी प्राकृतिक लय को सर्केडियन रिदम (Circadian rhythm) कहा जाता है। अनुशासित जीवन शैली अपनाकर इस ताल को बनाये रख सकते है।

4

8 स्वस्थ दैनिक आदतें एक स्वस्थ जीवन शैली के लिए

एक स्वस्थ जीवन शैली स्थापित करने के लिए आपको छोटे कदम उठाने और छोटे बदलाव से आपकी दिनचर्या में परिवर्तन करने की आवश्यकता होती है |

आशा है कि ये आठ छोटे कदम आपकी मदद करेंगे और एक स्वस्थ जीवन शैली की ओर बढने के लिए मदद करेंगे ।

1. **5-6 गिलास पानी पियें** - यह आदत आपको अच्छी तरह से हाइड्रेटेड रखता है, गुर्दे और मूत्राशय की सफाई करता है, त्वचा को अच्छी तरह से पोषित, हाइड्रेटेड और नमीयुक्त रखता है।
2. **रात को हल्का खाना लेना**- इससे पेट हल्का रहता है और वजन भी नियंत्रण में रहता है |
3. **आधा घंटा जल्दी उठना** – सुबह जल्दी उठना, अपने नियमित कार्यक्रम से आधा घंटा पहले उठना, आपकी इंद्रियों को ऊर्जा प्रदान करता है और आप को दिन भर सक्रिय रखता हैं।
4. **रात को गर्म पानी पीना** – सोने के समय रात को आधा गिलास गर्म पानी पियें | यह अगले दिन मल त्याग आसान करने में मदद करता है।
5. **छोटी राशि दान करना** - गरीबों को छोटी राशि दान करना या कोई सामाजिक कार्य करने से दिमाग को आराम और नए विचारों को खुलने में मदद मिलती है।
6. **कुछ मिनटों के लिए मौन का अभ्यास करें** - जो मुद्दों को समझने और मन को स्पष्ट करने में मदद करता हैं | धैर्य सीखने में मदद करता हैं और आपको बात करने से पहले सोचना सिखाता हैं |

7. **सुबह की प्रार्थना** - आपके दिन को सहज और सफल बनाए रखने के लिए अतिरिक्त ऊर्जा देती है।
8. **सोते समय स्व-सहायता पुस्तक या आध्यात्मिक पुस्तक का एक पन्ना पढ़ना** - यह नींद में मन को शांत रखता है और अच्छे विचारों को मन में लाने में मदद करता है और हमें एक सफल जीवन जीने में मदद करता है।

5

वस्त्र पहनने की युक्तियाँ - तंग वस्त्र या ढीले कपड़े?

कलाकार ढीले कपड़े पसंद करते हैं। यह उन्हें रचनात्मक रूप से सोचने और कल्पनाओ को नए रंग देने में मदद करता है। एक इंटरव्यू में सचिन तेंदुलकर ने बताया था की वह यह सुनिश्चित करता है कि, उसके दस्ताने चुस्त-दुरुस्त हों। यह उसे ध्यान केंद्रित करने में मदद करता है |

निम्नलिखित कुछ कपड़ों के सुझावों पर विचार किया जाना चाहिए, जो आपके पेशे के और शरीर प्रकार के अनुकूल हों |

कार्यस्थल (Work place) -

• जाहिर है कि आपके कपड़े आपके पेशे के अनुरूप होने चाहिए। अगर आप एक टेनिस कोच हैं, तो टेनिस कोचिंग करते समय आप सूट नहीं पहन सकते।

• यदि आपकी नौकरी के लिए आपको स्वतंत्र रूप से कुछ अलग से और हटकर, रचनात्मक रूप से सोचने की आवश्यकता है तो, ढीले

कपड़े आपके दिमाग को, नए विचारों के लिए खोलने में मदद करते हैं।

• यदि आपके काम के लिए आपको एक समयरेखा पर टिके रहने की आवश्यकता है, परियोजनाओं को अनुसूची (guidelines) के अनुसार पूरा करना हैं, तथा आपको विशिष्ट पूर्वनिर्धारित दिशानिर्देशों का सख्ती से पालन करने की आवश्यकता है, तो तंग कपड़े आपकी मदद करेंगे।

जिम के अंदर -

वर्कआउट करते समय ऐसे कपड़े चुनें

• जो स्ट्रेचिंग में आपकी मदद करें

• पसीने को आसानी से निकालने में मदद करें, ताकि आपको चिपचिपा महसूस न हो।

सूती वस्त्र -

• गर्मियों में अत्यधिक पसीना सोखने में मदद करता है।

• पित्त प्रकृति / प्रकार के लोगों के लिए उपयुक्त।

शरीरकेदोषप्रकारकेआधारपर :

वात शरीर प्रकृति के प्रकार के लिए –

आपके लिए टाइट फिटिंग और गर्म कपड़े उपयुक्त हैं

क्योंकि यह

• बार-बार होने वाले वेदना और बदन दर्द को दूर रखने में मदद करता हैं ।

• आपके शरीर में आवश्यक दृढ़ता और स्थिरता लाता है।

• शरीर को गर्म रखने में मदद करता हैं।

पित्त शरीर प्रकृति के प्रकार के लिए –

सूती, ढीले ढाले कपड़े, हल्के कपड़े और ऐसे कपड़े जो गर्मी को अंदर बरकरार नहीं रखते हैं ऐसे कपडे पित्त प्रकार के लोगों के लिए उपयुक्त हैं। इस तरह के कपड़े,

• शरीर को ठंडा रखने और शरीर की गर्मी को दूर करने में मदद करते हैं ।

• पसीने को कम करने और त्वचा पर पसीने के जमाव को कम करने में मदद करते है। इस तरह,

यह आपको त्वचा रोगों से दूर रखने में भी मदद करता है |

कफ शरीरप्रकृति के प्रकार के लिए –

ढीले ढाले गर्म कपड़े आप पर जंचते हैं,

• शरीर की गर्मी बनाए रखने में मदद करते है।

• आपके शरीर को आज़ादी से हिलाने में मदद करते है।

• आपको जकड़न से मुक्त रखते है।

• आपको सक्रिय महसूस कराते है |

रोगकेआधारपर –

- **त्वचा रोग** - अधिक पसीने से और पसीने का जमाव से बचने के लिए सूती कपड़े पहनें ।
- **पुरुष वंध्यता / प्रजनन अक्षमता** -

सुनिश्चित करें कि आपके अंडरगार्मेंट्स ढीले ढाले हों ताकि गर्मी दूर हो सके। क्योंकी अंडकोष का उच्च तापमान, शुक्राणु की मृत्यु और शुक्राणु की गतिशीलता कम होने का कारण है।

- **खांसी और जुकाम** - कानों को दुपट्टे से ढकना बेहतर है।
- **सिरदर्द**- कानों को ढक कर रखें।
- **कुंद (blunt) चोट**- हल्के दबाव से, हल्के सुती कपड़े से चोट को ढककर रखें। इससे दर्द दूर करने में मदद मिलती है।
- **गर्भावस्था और स्तनपान की अवधि (बीमारी की स्थिति नहीं)** -

सिर और कान ढकने के लिए दुपट्टे का प्रयोग करें, गर्म कपड़े पहनें। यह वात के संतुलन में मदद करता है |

6

आपको मेरी सबसे अच्छी स्वास्थ्य सलाह - अपना पेट देखें

यदि आप मुझसे सबसे अच्छी स्वास्थ्य सलाह के बारे में पूछें जो मैं सभी को देता हू, तो एक बात ध्यान मे रखो , जो आपके स्वास्थ्य के लिए सबसे ज्यादा मायने रखता है, एक चीज जिसे करना बहुत आसान है और उसका पालन करें, लेकिन अक्सर उपेक्षित की जाती है, वह हैं ... अपने पेट पर ध्यान दें।

आयुर्वेद अवधारणा: आयुर्वेदिक सिद्धांत के अनुसार, प्रत्येक रोग प्रक्रिया पेट से संबंधित है। इसे दो तरह से समझा जा सकता है।

• पेट और आँतों मे होनेवाले परिवर्तित पाचन और चयापचय के स्तर के कारण अधिकांश बीमारियाँ होती हैं।

• हम अपने पेट में जिन लक्षणों को देख सकते हैं, वह सब अंतर्निहित / आंतरिक रोग लक्षण की ओर इशारा करते हैं ।

उपरोक्त दो अवधारणाओं को निम्नलिखित संकल्पनाओं के द्वारा प्रमाणित किया जा सकता है।

1. अधिकांश रोग स्थितियों में, पाचन शक्ति में बाधा आती है। उदाहरण के तोर पे बुखार, सर्दी, खांसी, संक्रामक विकार आदि मे पाचन क्रिया भी प्रभावित होती है |
2. जठरांत्र प्रणाली में होनेवाला भोजन का पाचन आगे कोशिका के स्तर पर होनेवाले पोषक तत्वों के चयापचय को भी प्रभावित करता है।
3. अधिकांश आयुर्वेदिक दवाओं में एक या अन्य घटक होते हैं जो पाचन और चयापचय में सुधार के लिए उपयुक्त होते है । उदाहरण के लिए: च्यवनप्राश में लंबी काली मिर्च।

4. पेट (और आंतों) का मस्तिष्क और भावनाओ से सीधा संबंध होता है । उदाहरण: परीक्षा नजदीक आने पर छात्र अधिक बार शौचालय जाते हैं। Irritable bowel syndrome / इर्रिटेबल आंत्र सिंड्रोम और अल्सरेटिव कोलाइटिस पेट और आंतों के तनाव और संवेदनशीलता से संबंधित हैं।

पेटकेबारेमेंक्यादेखनाहै?

पूरे दिन पेट में होने वाले साधारण सूक्ष्म परिवर्तनों पर ध्यान दें और आपके खाने की आदतें तदनुसार नियमित/ तय करें। जरुरत हो तब और वहां सरल घरेलू उपचार का प्रयोग करें। यह बड़ी से बड़ी बीमारियों से बचने में काफी हद तक मदद करता है। आइए जानें कुछ अच्छे पालन करने के लिए सामान्य नियमो के बारे में -

1. भूख लगने पर ही खाएं- ज्यादा भूख लगने पर उपवास न करें –

पालन करने के लिए यह मूल सिद्धांत है। जो उचित एंजाइम का उत्पादन, स्तर और उपयोग बनाए रखने में मदद करता है। यह पूरे शरीर की लय को स्थापित करने में मदद करता है। यह नियम नींद, प्यास आदि जैसे अन्य नैसर्गिक वेगों/ इच्छाओं पर भी लागू होता है |

2. आहार नियमों का पालन करें –

भोजन करना केवल एक शारीरिक गतिविधि नहीं है। इसमें मन भी शामिल होता है। इसलिए कोई भी आहार नियम मे मानसिक और शारीरिक दोनों पहलुओं को शामिल करना चाहिए। भोजन करते समय अधिक बात न करें।

खाना खाने से पहले या बाद में पानी पीने की बजाय खाने के बीच में पानी पिएं |

3. प्रासंगिक / कभी - कभी उपवास

अपनी शक्ति के आधार पर कभी-कभार उपवास करना,सबसे अच्छे प्रथाओं में से एक है |

आयुर्वेद बताता है कि किसी भी बीमारी की उत्पत्ति पेट और आंतों में होती है। रोग प्रकट होने की प्रारंभिक अवस्था में एक स्थिति शामिल होती है जिसे - 'आम ' कहा जाता है।

बिना पचे भोजन और कमजोर गैस्ट्रिक के कारण निर्माण होनेवाले विषाक्त कणों (टॉक्सिन्स) को आम के रूप में बताया जा सकता है। आम यह विशेषत: अपचन के कारण निर्माण होता है। यह वात, पित्त और कफ इन त्रिदोषो से प्रभावित हो सकता है ।

4. सूजन / पेट फूलना (Bloating) - वात दोष से प्रभावित

आमतौर पर ब्लोटिंग, पेट और आंतों में वात असंतुलन की ओर इशारा करता है। यदि आपको सूजन के अलावा कोई लक्षण नहीं है, तो बस एक साधारण त्रिफला चूर्ण - एक चम्मच रात को गर्म पानी के साथ लेने से लाभ होगा।

पेट फूलने पर भारी भोजन न करें। फाइबर युक्त फल और सब्जियां फुलाव दूर करने में सहायक होते हैं |

5. चिपचिपाहट, भारीपन- कफ से प्रभावित

चिपचिपाहट, पेट का भारीपन नए निर्माण के लिए सबसे बड़ा खतरा है। यह आलस्य लाता है | यह किसी छिपे हुए रोग की ओर भी इशारा करता है।

चिपचिपाहट / भारीपन दूर करने के लिए, त्रिफला चूर्ण शहद के साथ या भोजन में थोड़ी सी काली मिर्च या अदरक शामिल करने से भी लाभ होता है।

6. पेट में जलन – पित्त से प्रभावित

यह पेट में सूजन (गैस्ट्राइटिस) की ओर इशारा करता है |

पेट और सोने की आदत –

• नींद से पेट का स्वास्थ्य बहुत प्रभावित होता है।

• पेट के अच्छे स्वास्थ्य के लिए 7-8 घंटे की नींद आवश्यक है।

• अगर आपने पिछली रात आपकी नींद पूरी नहीं हुई है, और उसकी भरपाई करना चाहते हैं तो अगले दिन भोजन से पहले सोने की सलाह आयुर्वेद देता है।

• अपचन से पीड़ित लोगों को दिन में सोने की सलाह आयुर्वेद मे दी है।

पेट और काम का बोझ –

• पेट में हल्कापन महसूस होने पर मेहनत वाले काम को करे ।

• दोपहर के भोजन के बाद के पहले घंटे को हल्के काम के लिए रखें जिसमें आपका दिमाग कम शामिल हो ।

इस तरह से, अपने पेट पर थोड़ा ध्यान दें और अपने स्वास्थ्य का भरपूर आनंद लें।

7

मांसपेशियों में दर्द या गठिया है? कृपया पंखे से सीधी हवा लेने से बचें

वात दोष का सीधा संबंध वायु से है। वायु तत्व, वात दोष का घटक है। उन दोनों में बहुत ही समानता है। एक प्रसिद्ध उपमा है - जैसे

वायु आकाश के चारों ओर बादलों को चलाती है, वैसे ही वात दोष कफ और पित्त को लेकर शरीर के अंदर घूमते है। कफ और पित्त मूल रूप से गतिहीन हैं। यह वात है जो उन्हें पूरे शरीर में ले जाता है।

वात दोष और गठिया वात–

वात दोष सभी जोड़ों में स्थित होता है। गति यह वात का एक गुण है और इसलिए जोडो (और शरीर के अंगों और तरल पदार्थों के अन्य सभी गतिविधियों) के लिए वात दोष सीधे तौर पर जिम्मेदार होता है |

इसीलिए ऑस्टियो आर्थराइटिस / संधिवात या गठिया, जो जोड़ों का ऱ्हास या अपकर्षण करने वाली एक बीमारी है, वह भी वात दोष से सीधी संबंधित है।

वात दोष और दर्द– दर्द वात का एक लक्षण है। किसी भी रोग मे, यदि दर्द एक लक्षण है, तो निश्चित रूप से उसमें वात का प्रभाव है।

वात दोष और त्वचा का रूखापन- रूखापन (रूक्षता) फिर से वात के विशिष्ट लक्षणों मे से एक है। किसी भी बीमारी में अगर त्वचा में रूखापन आ जाता है तो उसमें वात दोष की निश्चित भागीदारी है ऐसा समझना चाहिए।

एक तालाब की कल्पना करो। लगातार चलनेवाली हवा, तालाब का सारा पानी उड़ा / बहा ले जाती है और उसे सुखा देती है। वैसे ही वात है, जो हवा है और सूखापन उसकी की विशेष प्रमुख गुणों में से एक हैं।

वात असंतुलन का कारण – सीधी हवा – सीधी हवा के संपर्क में आना, वात असंतुलन के कारण के रूप में आयुर्वेद मे समझाया गया है। प्रत्यक्ष हवा के कारण

रूखापन का बढ़ना और दर्द का बढ़ना, क्योंकि दर्द और रूखापन - दोनों वात के लक्षण हैं |

इसलिए, वात असंतुलन वाले लोग, जो मांसपेशियों में दर्द , गठिया, myalgia आदि, से पीड़ित हैं, उन लोगों को सीधे हवा तथा पंखे से आनेवाली सीधी हवा से बचना चाहिए।

मैं पंखे से पूरी तरह दूर रहने की सलाह नहीं दे रहा हूं। गर्मी के दिनों में बिना पंखे के रहना मुश्किल होता है। लेकिन आप दूरी बनाए रख सकते हैं, ताकि सीधे हवा के झोंकों से आपकी त्वचा को बचाया जा सके।

इसी तरह, यात्रा करते समय, यदि आप वात शरीर के प्रकार के हैं ,या कोई वात प्रमुख दोष है ऐसा कोई रोग आपको हैं, तो आप खिड़कियां बंद करके सीधी हवा से बच सकते हैं।

सीधी हवा से वात बढ़ने के पीछे एक और भौतिक कारण भी है । जब हवा किसी अंग पर सीधे उड़ रही होती है तो वह , उस अंग से संबंधित त्वचा, मांसपेशियों, स्नायुबंधन, आदि मे सूक्ष्म दोलन गति पैदा कर रही होती है |

इसलिए यह समझना चाहिए की, जब हलचल होती है तो वात में वृद्धि होती है। तथा वात और हिलने-डुलने का सीधा संबंध है, इसलिए दर्द में भी वृद्धि होती हैं।

गर्म पानी का स्नान या ठंडे पानी का स्नान?

गर्म पानी के स्नान और ठंडे पानी के स्नान के बीच का चुनाव आपका स्वास्थ्य बना या बिगाड़ सकता है। इन दोनों के बीच का चुनाव व्यक्तिपरक है। इसका चुनाव करते समय आयु, शरीर गठन, मौसम, सदियों पुरानी प्रथा, आदत, रोग स्थिति आदि जैसे विभिन्न बिंदुओं पर विचार करने की जरूरत है |

नहाने के लिए गर्म और ठंडे पानी में से कैसे चुनाव करें?

आयुर्वेद क्या कहता है?

एक सामान्य नियम के रूप में, आयुर्वेद शरीर के लिए गर्म पानी और सिर के लिए ठंडे पानी का उपयोग करने की सलाह देता है। आयुर्वेद का मानना है कि गर्म पानी से नहाना आंखों और बालों के लिए हानिकारक होता है |

शरीर के प्रकार / प्रकृति के आधार पर –

- यदि आप पित्त शरीर के प्रकार के हैं, तो नहाने के लिए ठंडे पानी का उपयोग करना गर्म पानी से बेहतर है।
- अगर आप कफ या वात बॉडी टाइप के हैं तो गर्म पानी का इस्तेमाल करना बेहतर है |

रोग के आधार पर –

• पित्त रोगों के रोगियों के लिए जैसे यकृत विकार, अपच, जलन आदि, मे ठंडे पानी से नहाना अच्छा होता है।

• कफ विकारों वाले रोगियों के लिए जैसे श्वसन रोग, एलर्जी,खांसी, जुकाम आदि और वात रोग जैसे जोड़ों का दर्द, पैरों का दर्द, गठिया, आदि, मे गर्म पानी का स्नान बेहतर है।

• मिर्गी के रोगियों के लिए गर्म और ठंडे पानी दोनों से बचना बेहतर है। इसलिए नहाने के लिए गुनगुना पानी इनके लिए अच्छा होता है।

आयु के आधार परः

• छोटे बच्चों और बूढ़ों के लिए गर्म पानी अच्छा है।

• बढ़ते उम्र के बच्चों (Youngsters) के लिए ठंडा पानी अच्छा है।

• छात्रों के लिए, जो अध्ययन के लिए अधिक समय देना चाहते हैं, इसके के साथ ही सीमित नींद और बढ़ी हुई सतर्कता के लिए, ठंडे पानी से प्रातःकाल के समय जल्दी स्नान करना लाभदायी है, बशर्ते कोई स्वास्थ्य शिकायतें न हो।

मौसम -

सर्दी के मौसम में गर्म पानी और गर्मी के मौसम में ठंडा पानी अच्छा होता है।

दिन के समय में -

अगर सुबह ठंडे पानी से नहाएं तो ठीक है, लेकिन अगर रात को थकावट भरे दिन के बाद नहाना हैं तो, गर्म पानी के स्नान के रूप में ताज़ा करनेवाला और कुछ भी नहीं होता है। संध्या का समय वात प्रधान होता है, इसलिए गर्म पानी लाभकारी है |

आदतें –

- यदि आप नियमित रूप से व्यायाम करते हैं, तो गर्म पानी बेहतर है।
- अगर आप रोजाना तेल मालिश करती हैं तो तेल लगाने के आधे घंटे बाद नहाएं क्योंकी मालिश वास्तव में अच्छी होती है।
- यदि आप आलसी किस्म के हैं और नींद की अनुभूति से छुटकारा पाने का उपाय खोज रहे हैं, तो ठंडा पानी आपके लिए अच्छा है |

- कुछ चिकित्सक वैकल्पिक गर्म और ठंडे पानी से स्नान लेने की सलाह देते हैं |
- उपरोक्त नियमों के बावजूद, यदि आप समय के साथ गर्म या ठंडे पानी के आदी हो जाते हैं, तो वह आपके शरीर की प्राकृतिक पसंद है और आपके लिए अच्छा भी है।

एक त्वरित युक्तिः

त्वचा की अच्छी सेहत के लिए नहाने के पानी में नीम की कुछ पत्तियां, थोड़ा सा चंदन मिलाएं और कुछ देर के लिए छोड़ दें और उस पानी से नहा लें।

8

गर्म पानी से स्नान या ठंडे पानी से स्नान?

गर्म पानी से नहाना और ठंडे पानी से नहाना, दोनों में से किसी एक का चुनाव आपके स्वास्थ्य को बना या बिगाड़ सकता है। इन दोनों में से किसी एक का चुनाव व्यक्तिपरक होता है। उम्र, शारीरिक बनावट, मौसम, सदियों पुरानी प्रथा, आदत, बीमारी की स्थिति आदि जैसे विभिन्न बिंदुओं को ध्यान में रखते हुए चुनाव किया जाना चाहिए।

नहाने के लिए गर्म और ठंडे पानी में से कैसे चुनें?

आयुर्वेद क्या कहता है?

सामान्य नियम के तौर पर, आयुर्वेद शरीर के लिए गर्म पानी और सिर के लिए ठंडे पानी का इस्तेमाल करने की सलाह देता है। आयुर्वेद का मानना है कि गर्म पानी से सिर नहाना आंखों और बालों के लिए हानिकारक है।

शरीर के प्रकार के आधार पर:

- अगर आपका शरीर पित्त प्रकृति का है, तो नहाने के लिए गर्म पानी की बजाय ठंडे पानी का इस्तेमाल करना बेहतर है।
- अगर आपका शरीर कफ या वात प्रकृति का है, तो नहाने के लिए गर्म पानी का इस्तेमाल करना बेहतर है।

बीमारी के आधार पर:

- पित्त संबंधी बीमारियों जैसे कि लीवर की बीमारी, अपच, जलन आदि के रोगियों के लिए ठंडे पानी से नहाना अच्छा होता है।
- कफ विकार जैसे श्वसन रोग, एलर्जी, खांसी, जुकाम आदि के रोगियों के लिए तथा वात रोग जैसे जोड़ों का दर्द, पैर दर्द, गठिया आदि के लिए गर्म पानी से स्नान करना बेहतर

होता है।

- मिर्गी के रोगियों के लिए गर्म और ठंडे पानी से स्नान करना बेहतर होता है। उनके लिए गुनगुना पानी स्नान के लिए अच्छा होता है।

उम्र के आधार पर:

- छोटे बच्चों और वृद्धों के लिए गर्म पानी अच्छा होता है।
- युवाओं के लिए ठंडा पानी अच्छा होता है।
- जो छात्र पढ़ाई के लिए अधिक समय देना चाहते हैं, जिनकी नींद सीमित होती है और जो अधिक सतर्क रहते हैं, उनके लिए सुबह-सुबह ठंडे पानी से स्नान करना फायदेमंद होता है, बशर्ते उन्हें कोई स्वास्थ्य संबंधी शिकायत न हो। **मौसम:** सर्दियों में गर्म पानी और गर्मियों में ठंडा पानी अच्छा होता है। **दिन में समय:** सुबह के समय ठंडा पानी ठीक रहता है, लेकिन थकान भरे दिन के बाद रात में स्नान करने पर गर्म पानी से स्नान करने से अधिक ताजगी नहीं मिलती। शाम के समय वात प्रधान होता है, इसलिए गर्म पानी से स्नान करना फायदेमंद होता है। **आदतें:**
- अगर आप नियमित रूप से व्यायाम करते हैं, तो गर्म पानी बेहतर है।
- अगर आप रोजाना तेल मालिश करते हैं, तो तेल मालिश के आधे घंटे बाद नहाना वाकई अच्छा है।
- अगर आप आलसी किस्म के हैं और नींद से छुटकारा पाना चाहते हैं, तो ठंडा पानी आपके लिए अच्छा है।
- कुछ चिकित्सक गर्म और ठंडे पानी से नहाने की सलाह देते हैं।
- ऊपर बताए गए नियमों या किसी भी अन्य नियम के बावजूद, अगर आप गर्म या ठंडे पानी के आदी हैं, तो यह आपके शरीर की स्वाभाविक पसंद है और यह आपके लिए अच्छा है।

एक त्वरित सुझाव:

अच्छी त्वचा के स्वास्थ्य के लिए, पानी में नीम की कुछ पत्तियां, थोड़ा चंदन डालें और इसे कुछ देर के लिए छोड़ दें और नहा लें।

9

6 त्वरित प्राकृतिक उपचार गायन आवाज में सुधार करने के लिए

आयुर्वेद के अनुसार वात दोष का वाणी पर नियंत्रण होता है। एक अच्छी गायन आवाज के लिए,

आपको नियमित अभ्यास और आहार नियंत्रण की आवश्यकता होती है। साथ ही ये प्राकृतिक

युक्तियाँ आपकी गायन आवाज़ को बेहतर बनाने में आपकी मदद कर सकती हैं।

1.घी- रोज सुबह आधा चम्मच घी खाने से पहले लें और एक छोटा कप गर्म पानी पिए।

बादलों के दिनों में या, जब आपको सर्दी, खांसी, बुखार या खट्टी डकार हो तो इसे न करें |

2.यष्टिमधु का एक छोटा सा टुकड़ा चबाएं- मुलेठी को आवाज सुधारने के लिए जाना जाता है। एक या दो मिनट के लिए मुलेठी के एक छोटे से टुकड़े को चबाने से भी आवाज़ मे सुधार होता है। हालांकि, गर्भावस्था के दौरान इसे न खाना सबसे अच्छा है।

3.गर्म पानी पीना- यह फेफड़ों से कफ को निकालकर गला साफ करने में मदद करता है।

4. आहार में आंवला का प्रयोग करें |

5. गोटू कोला (ब्राह्मी), मंजिष्ठा जैसी जड़ी-बूटियां भी आवाज में सुधार करती हैं। आवाज की गुणवत्ता में सुधार के लिए सप्ताह में एक बार गोटू कोला की चटनी भोजन के साथ आप ले सकते हैं।

दालचीनी, एक और ऐसी जड़ी बूटी है जो कफ के स्राव और थूक को निकलकर गले को साफ करती है।

पाककला के नियमित उपयोग से आपकी आवाज में अच्छा सुधार होता है।

6. आयुर्वेदिक औषधियां -

• श्रीकारा अमोदिनी गोलियां गले को साफ करने और चिकनाई / मधुरता लाने में मदद करती हैं।

• व्योषादि वाटकम, क्षीरबला 101 तैलम, भारंगी गुड़म भी कफ दोष को दूर करना और वात को संतुलित करते है, जिससे अच्छी आवाज आती है।

• जायफल के फल का छोटा टुकड़ा चबाने से गला, बलगम साफ होता है और आवाज की गुणवत्ता में सुधार आता है।

• इन (या किसी भी दवाई) को आजमाने से पहले अपने चिकित्सक की सलाह लें |

10

6 आवश्यक काम चालीस के बाद की महिलाओं के लिए

तीस वर्ष तक नारी देह, निर्माण या वृद्धि के पथ पर होता हैं । शरीर के ऊतकों की वृद्धि पूर्ण होती हैं। इस उम्र मे शरीर सामान्य स्थिति में होने की वजह से वापस लड़ने की इसकी अपनी शक्ति होती है, ऐसा ही मन भी होता है। यह ताकत चालीस तक प्रबल होगी। फिर चालीस मे बेहतर जीवन जीने के लिए जीवनशैली तथा पुनर्गठन के लिए विशेष देखभाल की आवश्यकता है।

क्योंकि,

1. यह विकास और अध: पतन के बीच का संक्रमण है।

2. मेनोपॉज के 5-6 साल पहले भी अच्छे होते है, जहां तन और मन को हार्मोनल बदलाव से गुजरना पड़ता है।

3. बीपी, डायबिटीज, कार्डियक प्रॉब्लम्स और भविष्य में अन्य स्वास्थ्य जटिलताओं से बचने के लिए शरीर की तैयारी भी जरूरी होती है।

उपरोक्त कारकों को ध्यान में रखते हुए, चालीस पार की महिलाओं के लिए निम्नलिखित बातों की सलाह दी जाती है |

1. **शारीरिक गतिविधि** - चाहे वह योग और प्राणायाम के रूप में हो, जिम, नृत्य, खेल या केवल चलना। यह समय किसी न किसी प्रकार शारीरिक गतिविधि को अपनाने का है।

शारीरिक गतिविधि

• ग्लूकोज चयापचय में सुधार करता है |

• मांसपेशियों को सक्रिय और सुडौल रखता है |

• दिमाग को सक्रिय और सतर्क रखता है |

• हृदय स्वास्थ्य में सुधार करता है, कोलेस्ट्रॉल को सामान्य स्तर पर रखता है।

1. **प्राणायाम** - प्राणायाम न केवल आपके श्वास और श्वसन स्वास्थ्य में सुधार करता है, बल्कि मन की शक्ति और एकाग्रता को भी बढ़ाता है।

2. **सख्त जीवनशैली** - देर आए दुरुस्त आए ! अभी से एक निश्चित दिनचर्या का पालन करना शुरू करें। उदाहरण के लिए, सुबह जल्दी उठने की कोशिश करें और खाने और सोने के लिए नियमित समय रखें।

3. **देखें कि आप क्या खाते हैं ?** - बहुत अधिक नमकीन, मसालेदार, तैलीय और जंक फूड पर ,विशेषतः कोल्ड्रिंक्स पर अंकुश लगाना जरूरी है। जैसा कि मैंने कहा, अब समय आ गया है कि हर दूसरी चीज को छोड़ कर स्वास्थ्य को प्राथमिकता दी जाए |

4. **स्पष्ट और सुमधुर संबंध रखें** - दोस्तों और परिवार के साथ जीवन में शांत होने और व्यवस्थित स्थायी होने का यह समय है । यह आपके रिश्ते को और जीवन को स्थिर करने का समय है। आगे के बेहतर जीवन के लिए यह बहुत जरूरी है।

5. **शौक** - अब तक आप अपना जीवन अपने परिवार सदस्य और दोस्तों के लिए समर्पित करते आ रहे हैं, लेकिन अगर आपकी अपनी इच्छा है तो कुछ नया शुरू करें, कुछ हासिल करने के लिए... कोई भी अधूरा सपना, यह करने का समय है। यह स्वयं को प्राथमिकता देना है। ड्राइंग, संगीत, नृत्य, कला, संगीत, उपकरण? आपके बारे में एक ब्लॉग कुछ बहुत अच्छी तरह से जानता है तो लिखिए? लेखन, भाषण और सेमिनार? इसके लिए जाओ!

11

जीवन शैली में 16 आवश्यक परिवर्तन जो आपके 30 तक पहुंचने के बाद महत्वपूर्ण है

मैं अब 34 वर्ष का हूं और कुछ स्वास्थ्य परिवर्तन पहले से ही मुझे स्पष्ट हैं। ऊँचा मसालेदार भोजन कम सहनीय हो गया है | सूरज, गर्मी, देर रात तक काम और लंबी यात्राएँ भी कम सहनीय हो गयी है।

यदि हम अपने जीवन काल को तीन भागों में विभाजित करें, तो पहले एक तिहाई पर कफ दोष का प्रभाव होता है और मध्य का एक तिहाई पित्त दोष द्वारा प्रभावित् होता है। तो, एक बार जब आप 30 तक पहुंच जाते हैं, तो कुछ पित्त प्रभाव को संतुलित करने के लिए जीवन शैली में बदलाव किए जाने चाहिए।

सीधी धूप से बचना-

जब मैं बाहर जाता हूँ तो मेरे साथ मैं टोपी पहनकर या छाता लेकर सीधी धूप से बचता हूँ । सीधे सूर्य का संपर्क सीधे पित्त को बढ़ाता है। इसलिए जितना हो सके इससे परहेज करें।

कम मसालेदार खाना - क्योंकी मसालेदार खाना पित्त के असंतुलन को बढ़ाता है। तो, तुम इसे कम कर सकते हो |

दूध और घी का थोड़ा सा अधिक सेवन करने से - घी पाचन शक्ति को बढ़ाता है और साथ ही पित्त को कम करता है। अतः यह आदर्श है। यह गैस्ट्राइटिस को भी दूर रखता है। इसलिए, यह संवेदनशील पेट वाले लोगों के लिए अच्छा है। दूध और घी दोनों भी कहा जाता है कि रसायन प्रभाव (एंटी एजिंग) वाले आहार है।

चिंता करना बंद करो - बचपन के दिन खत्म हो गए हैं। अब आपकी जगह घर पर आपका अपना बच्चा ले चुका है, इसलिए बड़े होने का समय आ गया है। अधिक संगठित होने का प्रयास करें। नियोजित कार्य करें।

क्रोध करना बंद करें क्रोध और पित्त संबंधित हैं, जितना अधिक आप अपना आपा खोते हैं, उतना ही अधिकअंदर की गर्माहट (=पित्त) होगी। इसलिए क्रोध से बचने का प्रयास करें | योग और प्राणायाम करें। तनाव के दौरान याद रखें... आराम से सांस लो।

आंवला का सेवन – आंवला का नियमित सेवन पित्त का संतुलन बनाए रखने में मदद करता है। आंवला पाउडर कम से कम एक चम्मच या आंवला फल - एक फल एक दिन के लिए अच्छा है।

कम उपवास करें - मैं उपवास सिद्धांत का उत्साही अनुयायी नहीं हूं। इसलिए पेट को स्वस्थ रखने के लिए इसे थोड़ा कम कर दें। अगर आप इसके पक्के अनुयायी हैं,,तो ठीक है, उपवास करो। वरना, इस पर आराम से चयन करें।

समय पर सोना और जागना - काम में कितना भी विलंब हो, रात में बचा हुआ, मैं अगले दिन ट्रांसफर कर देता हूँ | 12 से पहले सोना और 6 बजे के आसपास उठना यह आदत बनाओ | यदि हम रात को तीन भागों में विभाजित करें तो पूर्वार्ध कफ दोष द्वारा प्रधान होता है। इसलिए इस समय बिस्तर पर जाने का मतलब अच्छी नींद लेना है। नींद कफ दोष से प्रभावित होती है। लेकिन अगर हम सोने को बाद के घंटों के लिए टाल देते हैं, उस समय तक पित्त हावी होता हैं, जिससे अगले सुबह, चक्कर आना और सिरदर्द हो सकता है |

आहार में कड़वे पदार्थ शामिल करें - धनिया के बीज, हल्दी, करी पत्ते, नीम के पत्ते, कुछ भी कड़वा हो तो अच्छा है। आम तौर पर कड़वा, मीठा और कसैला स्वाद पित्त को संतुलित करता है। मिठाइयों को लेकर हमें थोड़ी सावधानी बरतने की जरूरत है। हालांकि यह पित्त को संतुलित करता है, लेकिन इससे वजन बढ़ सकता है। इसलिए, कड़वा एक बेहतर विकल्प है।

बालों के झड़ने और भूरे बालों से बचने के लिए नियमित रूप से बालों में नारियल का तेल लगाएं। भूरे बाल पित्त के असंतुलन के कारण होते हैं।

खाना पकाने के लिए सरसों के तेल से परहेज करें - अगर आप जन्म से इसके आदी हैं, तो इसे जारी रखने में नुकसान नहीं हैं | यदि यह आदत बदली जा सकती है, तो अन्य विकल्पों पर विचार करें। सरसों छोड़ के कोई दूसरा खाना पकाने के तेल का उपयोग करना अच्छा होता है।

धूम्रपान बंद करो और शराब कम करो - मुझसे संबंधित नहीं है। क्या यह आपके लिए है?

लंबे समय तक न बैठे - आजकल कई रिपोर्ट्स ऐसा कहती हैं की, लंबे समय तक बैठे रहना धूम्रपान करने जितना ही हानिकारक है। इसलिए मैं काम के बीच-बीच में थोड़ा टहल लेता हूं।

ज्यादा गर्म पानी से न नहाएं - मैंने गर्म पानी से नहाना पूरी तरह से छोड़ दिया है। बस यह है कि, इन दिनों गुनगुने या ठंडे पानी से ही नहाता हूँ |

साप्ताहिक तेल मालिश - मैंने महानारायण तैल से स्वयं मालिश करने का एक बिंदु बना लिया है। आप सादे तिल के तेल का भी उपयोग कर सकते हैं। हालांकि मालिश सीधे तौर पर पित्त से संबंधित है नहीं है, पर यह वात से बहुत अच्छी तरह से जुड़ा हुआ है, जो बाद में हम 50 पार करने पर हावी होता है | इसलिए, कुछ सावधानियां हमेशा अच्छी होती हैं।

प्राणायाम - मैं इसे पहले से ही कर रहा था, लेकिन अब अधिक नियमित रूप से करता हूँ। गुस्सा नियंत्रित करने में मदद करता है। क्रोध का संबंध पित्त से है। इसे नियमित रूप से करने से मेरे पास अब सोच की स्पष्टता है और अधिक है | अपने काम मे उन दिनों से और ज्यादा व्यवस्थित करने लगा हु, जब से अन्य दिनों की तुलना में जिस दिन से प्राणायाम करने लगा हु |

किशमिश और बादाम - रात को करीब 10 बजे 5 काली किशमिश और 5 बादाम पानी में भिगो दें। अगले दिन सुबह कुछ भी खाने से पहले बादाम के छिलके को छील लें और इसे भीगी हुई किशमिश के साथ खाइये | ये दोनों ही पित्त को नियंत्रण में रखने में मदद करते हैं।

पित्त नियंत्रण के लिए विशेष आहार - मूल रूप से कोई भी फल, सब्जी या आहार संबंधी वस्तु जो मीठी होती है, कसैला या कड़वा जिसका पेट पर शांत प्रभाव पड़ता है (पेट में जलन का कारण नहीं होना चाहिए) और पौष्टिक भी अधिक होना चाहिए, ऐसा कोई भी भोजन पित्त नियंत्रण के लिए अच्छा होता है।

तो, ये कुछ बदलाव हैं जो आपके 30 साल की उम्र तक पहुंचने के बाद विचार करने योग्य हैं। यह पित्त के लक्षणों जैसे जल्दी सफेद बाल, गैस्ट्राइटिस, पाइल्स, लिवर की शिकायतें, नेत्र विकार से बचने में आदि मदद करेगा।

12

आइए समझते है आयुर्वेद के सिद्धांत

आयुर्वेद के सिद्धांत हजारों सालों से प्रमाणित तथा विश्वसनीय हैं और अभी तो वैज्ञानिको द्वारा मान्यता से प्रत्येक दिन तेजी से बढ़ रहा हैं।

आयुर्वेद निश्चित रूप से एकमात्र कुछ घरेलू उपचारों के संग्रह से अधिक है। आइए विस्तार से जानते हैं आयुर्वेद - एलोपैथी से अलग कैसे है और स्वास्थ्य की बेहतरी के लिए कैसे दोनों चिकित्सा विज्ञान एक साथ खड़े हो सकते हैं।

आयुर्वेद के सिद्धांत आधुनिक विज्ञान से काफी अलग हैं।आयुर्वेदिक चिकित्सा पद्धति वेदों के समय से ही याने हजारो वर्ष पूर्व से ही प्रचलित है।

उस समय तो, उपलब्ध उपकरण और तकनीकें इससे भिन्न थीं, जो अभी उपलब्ध हैं। लेकिन इससे आयुर्वेद का विज्ञान कमज़ोर नहीं हो जाता,

क्योंकि आयुर्वेद के सिद्धांत समय पर परखे हुए हैं और प्रकृति में सार्वभौमिक हैं।

आयुर्वेद के अनुसार त्रिदोषों (वात, पित्त और कफ) के खराब होने से रोग होते हैं।

इन तीनों तत्वों को किसी भी मानव शरीर के हिस्से के रूप में नहीं देखा जा सकता, लेकिन वो पूरे शरीर में मौजूद है। वे शरीर मे होनेवाले सब कार्यों के लिए जिम्मेदार हैं

जैसे -

• शक्ति, चलना फिरना (गतिशीलता), ऑक्सीजन परिवहन आदि (वात के कार्य)

• पाचन, चयापचय आदि (पित्त के कार्य) और

• शरीर संरचना, प्रतिरक्षा, पोषण आदि (कफ के कार्य)

भारत के ऋषिमुनियों ने बाहरी पश्चिमी दुनिया की तुलना में आयुर्वेद पहले सीखा।

बाहरी दुनिया पर हवा, आग (प्रकाश) और पानी का शासन है, इसी तरह आयुर्वेद मे वात, पित्त और कफ हैं।

सामान्य समय में वायु, जल और अग्नि हमारी रक्षा करते हैं और हमारी सहायता करते हैं। लेकिन बवंडर, बाढ़ और ज्वालामुखी जैसी आपदाएं हमें नुकसान पहुंचाती हैं।

इसी तरह सामान्य अवस्था में वात, पित्त और कफ हमारे स्वास्थ्य की रक्षा करते हैं और अस्वास्थ्यकर आदतें, गलत आहार और गतिविधियों के कारण त्रिदोष, रोग उत्पन्न करते हैं।

हालांकि हवा, अग्नि और प्रकाश पूरे विश्व में मौजूद हैं, लेकिन किसी निश्चित स्थान पर मौजूद हैं या उनका अस्तित्व दिखाई देता हैं, जैसे नदी में पानी |

इसी तरह, वात पित्त और कफ (सामूहिक रूप से त्रिदोष के रूप में जाना जाता है) हैं |

हालांकि त्रिदोष पूरे शरीर में मौजूद हैं, लेकिन शरीर के कुछ क्षेत्रों में त्रिदोष अधिक प्रभावी रूप से मौजूद हैं |

- नाभि क्षेत्र के नीचे वात दोष महत्वपूर्ण रूप से मौजूद है - यही कारण है कि पेशाब, गति, चलना आदि वात द्वारा नियंत्रित होते हैं।
- पित्तदोष उदर क्षेत्र में महत्वपूर्ण रूप से मौजूद होता है - इसीलिए पाचन पित्त द्वारा नियंत्रित होता है।
- कफ दोष छाती और ऊपर के क्षेत्रों में महत्वपूर्ण रूप से मौजूद होता है। इसीलिए श्वसन, लार आना आदि कफ द्वारा नियंत्रित होते हैं।

13

गुणों से समझें दोषों को

आयुर्वेद में किसी भी नौसिखिए के लिए सबसे बड़ा काम होता है दोषों की समझ याने वात, पित्त और कफ का अच्छा ज्ञान प्राप्त करना। जबकि आयुर्वेद के त्रिदोष को बहुत स्पष्ट रूप से समझने और सीखने के लिए कम से कम 3 महीने लगते हैं, कुछ शॉर्टकट भी हैं। जानिए दोषों को समझने का सबसे आसान तरीका -

त्रिदोष को कैसे समझें?

दोषों को समझने का सबसे अच्छा तरीका उनके गुणों से है।

त्रिदोष के गुण बहुत ही आसानी से आपके शरीर में आप निरीक्षण कर सकते हैं। ऐसे।

वात दोष के गुण हैं - रूखापन, लघु - हल्कापन, शीत - शीतलता,खर - खुरदरापन, सूक्ष्म - सूक्ष्मता, चल - गति

रूखापन - शरीर में कोई भी लक्षण, जो रूखेपन से जुड़ा होता है वह वात से प्रभावित हैं। उदाहरण के लिए - रूखी त्वचा। सूखा और फटा पैर, सूखी आँख (Dry Eye Syndrome) सिंड्रोम, सूखे होंठ आदि सभी त्वचा रोगों के साथ यदि एक विशेषता के साथ सूखापन यह लक्षण हैं तो वह वात दोष के कारण होता है ।

हल्कापन - वात दोष वायु (वायु) और आकाश (ईथर) से बना है।

यह स्वाभाविक रूप से बहुत हल्का है। इसलिए जब भी आपको लगे कि शरीर में हल्कापन है, आप आँख बंद करके मान सकते हैं कि वात आपके शरीर को प्रभावित कर रहा है। उदाहरण के लिए, पाचन प्रक्रिया के अंत में, आपका पेट हल्का महसूस होगा। वह हल्कापन वात के कारण है।

शीतलता - शीतलता और शुष्कता आपस में जुड़े हुए हैं। जैसे, सर्दी के मौसम में,आपकी त्वचा रूखी महसूस होती है। ध्यान दें कि शीत और शुष्क दोनों ही वात के गुण हैं। जब भी आपके हाथ या पैर ठंडे लग रहे हों, तो आप मान सकते हैं कि वात की बढ़ोतरी है। सर्दी के दिनों में दर्द की अनुभूति अधिक होगी। दर्द एक वात का लक्षण है, और शीतलता वात लक्षण को बढ़ाती है |

खुरदरापन - रूखापन और खुरदरापन एक दूसरे के साथ मौजूद होते हैं। खुरदरापन में जैसा होंठ, खुरदरा फटा पैर आदि वात विशिष्टता के लक्षण हैं।

सूक्ष्मता - वात, ईथर और वायु से बना होने के कारण, यह शरीर सभी गहरे ऊतकों में प्रवेश कर सकता है |

चल – गति – गति में वृद्धि वात के कारण होती है।

• उदाहरण के लिए, अत्यधिक ठंड में आपके हाथ कांपने लगते हैं। शीतलता वृद्धि के कारण अंगों की गति बढ़ती हैं ।

• शरीर के अंदर तरल पदार्थ, भोजन, पोषक तत्वों आदि की संचलन, जठराग्नि तथा आंतों की गति वात के कारण होती है।

• चलने-फिरने की गतिविधियाँ जैसे चलना, अंगों का हिलना-डुलना वात के कारण होता है।

• गति से संबंधित कोई भी चीज वात के कारण होती है।

• मल, मूत्र आदि का उत्सर्जन वात के कारण ही होता है।

• वात शरीर वाले व्यक्ति आमतौर पर अपने पैरों को स्थिर नहीं रख पाते हैं। वो अपने पैरों को लगातार हिलाते हैं|

पित्त दोष के गुण –

सस्नेह - थोड़ा तैलीय, चिकना, तीक्ष्ण - छेदना, गहरे ऊतकों में प्रवेश करनेवाला, उष्ण - गरम, लघु - हल्कापन, विस्त्र - दुर्गंध, सर - तरलता होना, गति होना, द्रव - तरलता आदि पित्त दोष के गुण हैं ।

पित्त दोष की तुलना अग्नि से की जा सकती है।

थोड़ा तैलीय, चिकना - आग जलाने के लिए आपको ईंधन के रूप में थोड़े तेल या घी की आवश्यकता होती हैं। आग में तेल डालोगे तो आग और बढ़ेगी।

तीक्ष्ण, भेदन, चुभता हुआ – क्योंकि पित्त आग और पानी से बना है, इसमें शरीर के गहरे ऊतकों में प्रवेश करने की क्षमता या गुण हैं।

उष्ण - गर्माहट - शरीर के सभी गर्मी उत्पादनकारक पित्त दोष से प्रभावित होते हैं।

• उदाहरण के लिए, अन्न का पाचन, शरीर का तापमान आदि।

• सभी चयापचय गतिविधियाँ भी कुछ मात्रा में ऊर्जा उत्पन्न करती हैं, और इसलिए पित्त दोष से प्रभावित होते हैं।

• जब भी तापमान में वृद्धि होती है, जैसा कि बुखार में होता है, शरीर में पित्त की वृद्धि होती है।

हल्कापन - क्योंकि पित्त पानी और अग्नि के घटकों से बना होता है लेकिन अग्नि का भाग जल भाग से ऊँचा होता हैं | इसीलिए हल्कापन भी पित्त का एक गुण है।

दुर्गंध - सांसों की दुर्गंध की समस्या आमतौर पर पित्त दोष से प्रभावित होती है। मल और मूत्र में दुर्गंध भी पित्त के कारण होती है।

द्रवता, तरलता - ये भी पित्त के गुण हैं। पित्त को एक ही सिद्धांत मे बद्ध किया जा सकता है | तरल ईंधन जो जलने के लिए उपयुक्त हैं।

कफ दोष के गुण –

स्निग्ध - तैलीय, चिकना, शीतल - ठंडा, गुरु - भारी, मंद - हल्का, चिपचिपा, श्लक्ष्ण - चिकना, स्पष्ट, मृत्स्न - कीचड़ जैसा चिपचिपा, जेली, स्थिर - स्थिरता, मजबूत , दृढ़ता, गतिहीनता कफ के गुण हैं।

तेलीयता और चिपचिपाहट - तैलीय गुण स्नेहन करता है।

• इसलिए जोड़ों (श्लेषक द्रव - synovial fluid), कशेरुकाओं कि डिस्क (vertebral discs), मस्तिष्क के चारों ओर रहनेवाला मस्तिष्कमेरु द्रव (cerebro-spinal fluid around brain), फुफ्फुस द्रव (pleural fluid) आदि सभी स्नेहन कारक द्रव कफ हैं।

• तैलीय त्वचा कफ के कारण होती है |

• आम तौर पर सभी तरह के तेल, तैलीय खाद्य पदार्थ, तला हुआ खाना कफ की मात्रा बढाता है।

शीत - कफ और वात दोष दोनों मे यह गुण होता है।

• कफ पानी और पृथ्वी महाभूत से बनता है।

• शीत / ठंडक यह - पानी का स्वभाव है, अतः यह कफ का भी गुण है।

• सर्दियां सांस की बीमारियों को लेकर आती हैं। शीत का अर्थ है सर्दी, श्वासरोग जो आमतौर पर कफ दोष के कारण होते हैं।

• ठंडे खाद्य पदार्थ जैसे आइसक्रीम, खीरा, फ्रोजन खाद्य पदार्थ कफ की मात्रा बढाते है।

गुरु - भारी - जहाँ भी भारीपन दिखाई दे, वहाँ कफ का निश्चित प्रभाव होता है। जैसे सिर में भारीपन। भारी शरीर, या अधिक वजन होना यह कफ के प्रभाव से होता है |

मृदु और चिपचिपा- भावों को व्यक्त करने में विलम्ब, समझने में विलम्ब आदि कफ शरीर के प्रकार की विशेषताएं हैं । इस प्रकार के शरीर वाले व्यक्ति को निर्णय लेने का समय अधिक समय लगता हैं । वह प्रायः धीरे-धीरे चलता है।

मृत्स्न - चिकनाई, जेली जैसा यह भी कफ के गुण हैं।

श्लक्ष्ण - स्पष्टता – कफ दोष का एक गुण है। आमतौर पर कफ शरीर का प्रकारवाला व्यक्ति, हालांकि उनके विश्वास को समझने और तय करने में लंबा समय लग सकता है पर उसका अपने निर्णय पर पूर्ण और बहुत स्पष्ट विश्वास होगा। उसके पास आमतौर पर आँखों मे एक स्पष्ट सफेद श्वेतपटल (आंख का सफेद भाग) होता है, जो सुस्पष्ट रक्त वाहिकाओं के बिना होता हैं ।

कफ दोष के कारण स्थिरता और गतिहीनता होती है। जहां भी कठोरता, दृढ़ता है, वहां पर कफ का निश्चित प्रभाव होता है। उदाहरण के लिए, संधिशोथ में (आमवात), मैं कफ का प्रभाव होता हैं ।

अत्यधिक ठंड में शरीर में अकड़न होती है । यहां ध्यान दें कि ठंड और जकड़न दोनों कफ के कारण होती है।

इसलिए, जब आप कोशिश करते हैं तो त्रिदोष सिद्धांत को इसके गुणों को समझें तो इसे समझना बहुत आसान हो जाता है।

14

त्रिदोष को इसके कार्यों द्वारा कैसे समझें आसानी से?

त्रिदोष का अर्थ है शरीर के तीन घटक। संख्या में ये तीन हैं, वात, पित्त और कफ दोष। त्रिदोष के संतुलन से स्वास्थ्य होता है और असंतुलन रोग स्थिति की ओर ले जाता है। लेकिन त्रिदोष को समझना बहुत मुश्किल है। हम उनके द्वारा शरीर के अंदर किए जाने वाले मुख्य कार्यों के माध्यम से उनके बारे में जानने का प्रयास करते हैं।

वात दोष के कार्य –

वात शरीर मे होनेवाले सभी गतिविधियों के लिए जिम्मेदार है। जैसे -

- रक्त वाहिकाओं में रक्त का संचलन
- आंत में भोजन और पोषक तत्वों का संचलन
- फेफड़ों के अंदर और बाहर हवा का संचलन
- हाथों और पैरों का हिलना
- गर्दन और शरीर के अन्य सभी अंग का' हिलना
- नेत्रगोलक का हिलना, आदि।

किसी भी तरह की हलचल के लिए वात दोष जिम्मेदार होता है। इसलिए विशिष्ट वात शरीर प्रकार का इंसान एक जगह नहीं बैठ सकता है। वह अपना पैर हिलाते रहते है, उनकी आँखें हमेशा कुछ नया खोजते रहते हैं, किसी एक काम पर ध्यान केंद्रित करना उनको कठिन होता है |

विशेष बात हर एक कोशिका (Cell) के स्तर पर भी पोषक तत्वों, अपशिष्ट उत्पादों आदि का संचलन वात दोष द्वारा नियंत्रित होता है।

क्योंकि वात फेफड़ों में हवा के संचलन के साथ जुड़ा हुआ है, कई श्वसन रोग वात से प्रभावित होते हैं (कफ या पित्त दोष के सहयोग के साथ) ।

अपनी सामान्य अवस्था में वात उत्साह का कारण बनता है, - इसलिए एक वात शरीर वाला व्यक्ति अति उत्साही होता हैं। वह हरघड़ी नई चीजें करना चाहता है। वह एक फ़ैसले पर स्थिर नहीं हो सकता।

वात **मन की गतिविधियों** को नियंत्रित करता है जैसे सोचने की दिशा, विश्लेषण,समझ आदि |

वात **वाणी** को नियंत्रित करता है।

वात **प्राकृतिकवेग** (आंसू, मल, पेशाब, छींकना, खांसना, उल्टी, जम्हाई लेना आदि)) की शुरुआत के लिए जिम्मेदार है।

अतः कब्ज, पेशाब करने में कठिनाई, अत्यधिक खांसी, उल्टी आदि वात दोष से प्रभावित हैं |

धातुओं (ऊतकों) का उनकी सामान्य स्थिति में भरण पोषण, निर्वाहण -

वात एक वाहक है। यह पेट से पोषण को शरीर की ऊतकों में पहुंचाता है। यह शरीर से कूड़ा कचरा उत्पादों (waste products) को भी बाहर निकालता है। इसलिए यह शरीर के अन्य सभी ऊतकों का पोषण भी नियंत्रित करता है।

ज्ञानेन्द्रियों का समुचित कार्य - क्योंकि संकेत की गति होती है जो इन्द्रियों से मस्तिष्क की ओर, और मस्तिष्क से इन्द्रियों की ओर होती हैं और क्योंकि वात गति के लिए जिम्मेदार है, इसीलिए' वात दोष सभी इंद्रियों को भी नियंत्रित करता है |

पित्त दोष के कार्य -

अपनी सामान्य अवस्था में पित्त पाचन और चयापचय का कारण बनता है क्योंकी पित्त अग्नि के समान है। हम पहले ही जान चुके हैं कि आयुर्वेद पाचन प्रक्रिया कैसे होती है इसकी व्याख्या करता है। इसलिए पित्त सीधे पाचन और चयापचय से जुड़ा होता है।

यह केवल पेट और आंतों के स्तर तक ही सीमित नहीं है, यह कोशिकाओं की स्तर तक भी फैलता है। जैसे शरीर में पोषक तत्वों का उपयोग करना, इसका उपयोग ऊर्जा आदि उत्पादन के लिए करना यह पित्त दोष द्वारा नियंत्रित होते हैं।

शरीर के तापमान को बनाए रखना- क्योंकि पित्त का मतलब होता है गर्माहट। यह शरीर गर्म और स्वस्थ रखता है।

दृष्टि - पित्त का अर्थ प्रकाश भी होता है। दृष्टि हमेशा प्रकाश से संबंधित होती है।

भूख, प्यास, रूचि का कारण बनता है - आमतौर पर पित्त प्रकार के व्यक्ति में अधिक भूख और प्यास होता है।

त्वचा का वर्ण और गुणवत्ता को बनाए रखता है- इसलिए त्वचा के अधिकांश विकार पित्त से प्रभावित होते हैं।

बुद्धि, साहस, पराक्रम- पित्त काया वाले व्यक्ती में ये मानसिक विशेषताएं अधिक होती है।

कफ दोष के कार्य -

कफ स्थिरता और सघनता प्रदान करता है।

कोशिकाओं और ऊतकों, जोड़ों की घनता और स्थिरता, मन की विचार प्रक्रिया में स्थिरता आदि कफ के कारण होते हैं।

कफ प्रकार के व्यक्ति को लंबे समय तक बैठना और एक समय एक ही काम करना पसंद होता है (वात व्यक्ति के विपरीत)।

कफ से प्रभावित व्यक्ति को अधिक यात्रा करना पसंद नहीं होता है। वह परिवर्तन पसंद नहीं करता।

कफ दोष जोड़ों की चिकनाई, सघनता (दृढ़ता) प्रदान करता है।

कफ चिपचिपा तरल प्रकार का पदार्थ है। जो जोडो मे शॉक अवशोषक (shock absorber) का प्रभाव लाता है।

क्षमा – यह भावनाओं को झेलने या रोकने, अथक प्रयास आदि की मानसिक क्षमता का कारण है।

कफ दोष की वजह से व्यक्ति में क्षमा का गुण भी आत्मसात होता है।

मान लीजिए कि आपको गुस्सा आता है (जो कि पित्त के कारण होता है), आप खुद को नियंत्रित करने की कोशिश करते हैंऔर सफल होते हैं। तो वह गुण कफ के कारण है।

15

वात दोष को इसके कार्यों द्वारा समझें

वात दोष को समझने का सबसे सरल तरीका है - यह हवा या पवन की तरह ही है। जो कार्य हवा प्रकृति में करती है, वह शरीर के अंदर वात दोष के कार्यों के समान ही है।

पर्यावरण में वायु के कार्य :

वातावरण में वायु के कार्यों को निम्न प्रकार से सूचीबद्ध किया जा सकता है –

- पृथ्वी का रखरखाव और गति बनाए रखना,
- सभी प्राणियों को श्वास वायु प्रदान करना
- आग जलाना,
- बादलों और पानी की सघनता बनाए रखना और गति लाना
- मेघों का बनना, बारिश की वर्षा, नदियों का बहना,
- सूक्ष्म स्तर पर, फूलों, फलों, पौधों का अंकुरण, बीजों का अंकुरण, पौधों का विकास इनकी परिपक्वता तथा अनाज का सूखापन और कठोरता के लिए वायु जिम्मेदार है।

कुल मिलाकर, किसी भी चीज के सभी प्रकार के परिवर्तन, विकास और गति के लिए, हवा जिम्मेदार है।

वायु प्रकृति में स्वाभाविक रूप से शीतल है। इसलिए, जब पानी से जुड़ा होता है, तो यह अधिक शीतलता प्रदान करता है, लेकिन जब आग से जुड़ा होता है, तो यह उसे प्रज्वलित करता है।

वायु और वात दोष –

हमारे शरीर के अंदर जो वायु हैं उसको वात दोष कहा जाता है। अधोवायु, श्वसन, पेट के अंदर की हवा – ये सभी वात दोष के ही अंग हैं। इसलिए, जब भी आप वात दोष के बारे में सोचते हैं, तो आप वायु के बारे में सोचते हैं और तब इसके असंतुलन के लक्षण, रोग और

उपचारों को समझना बहुत ही आसान हो जाएगा।

वात दोष के गुण- वात के कार्यों को समझने के लिए कृपया इन वात गुणों को ध्यान में रखें।

सूखापन, हल्कापन, शीतलता, खुरदरापन, सूक्ष्मता और गति।

शरीर में वात दोष के कार्य:

वात दोष, जब यह सामान्य होता है, तो शरीरअंगों के सभी कामकाज को बनाए रखता है। यह सभी अंगों को प्रोत्साहित करता है और कामकाज की सुसूत्रता बनाए रखता है।

वात शरीर के आंतरिक अंगों की सभी क्रियाओं को भी आरंभ करता है।

गतिविधियाँ:

वात शरीर की सभी गतिविधियों के लिए जिम्मेदार होता है - जैसे हाथों की गति, पैर, आंख, जीभ, श्वास, तरल द्रव पदार्थ की गति, अधोवायु, वायु आदि, कहीं भी आप किसी भी प्रकार की हलचल की कल्पना कर सकते हैं, उन सभी क्रियाओं के लिए वात जिम्मेदार है।

वाक्: वात वाणी के लिए जिम्मेदार है। बोलने में हवा का गले से (Voice box) अंदर आना और बाहर जाना शामिल है, जिसके लिए वात जिम्मेदार है। वात दोष की अधिकतावाला व्यक्ति अधिक बोलता है।

मन पर नियंत्रण: ज्ञान प्राप्त करने की प्रक्रिया में, मन पांच ज्ञानेंद्रियों की ओर गति करता है

के बीच से और इसे बुद्धि तक पहुंचाता है। यह कार्यप्रणाली

मन का भी वात दोष द्वारा नियंत्रित किया जाता है। इसलिए वात शरीर वाले लोग

प्रकार के लोग अपनी सोच में काफी अस्थिर और तेज होते हैं।

वात दोष सभी इंद्रियों - कान, आंख, नाक, त्वचा को उत्तेजित और नियंत्रित करता है और जीभ।

वात दोष शरीर के सभी अंगों की सघनता और एकता को बनाए रखता है।

वात दोष प्रसन्नता और उत्साह का मूल कारण है

पाचन प्रक्रिया:

आग जलाने के लिए हवा जरूरी है। इसी तरह वात दोष पाचनशक्ति को मदद करता है।

वात दोष इन कार्यों के लिए भी जिम्मेदार है -

- अन्नप्रणाली, पेट और आंतों की पुरःसरण गति (चयापचय)
- आमाशय और आंतों के स्राव का भोजन के साथ मिश्रण
- भोजन का छोटे-छोटे कणों में विभाजन
- पचे हुए भोजन के सार भाग का रक्त में सम्मिलन और उसका पूरे शरीर में परिसंचरण।

वात - पित्त और कफ को नियंत्रित करता है

पित्त और कफ दोष स्थिर हैं। वात उनका मार्गदर्शन करता है। जैसे बादल होते हैं, जिनको हवा एक स्थान से दूसरे स्थान पर ले जाती है, वैसे ही वात, पित्त और कफ का मार्गदर्शन शरीर के विभिन्न भागों मे घुमने के लिए करता है।

श्वसनः इसमें फेफड़ों में हवा का आना-जाना शामिल है, इसलिए यह निश्चित रूप से वात की ही गतिविधि है ।

रक्त परिसंचरण: फिर से, कोई भी गति के लिए वात ही कारण होता है, इसलिए भी रक्त तथा खाद्य पोषक तत्वों का परिसंचरण, अधोवायु और मलों को बाहर निकालना आदि का परिवहन भी वात की गति से ही होता है।

मलत्याग या अवशिष्ट उत्पादों का निष्क्रमण:

यह स्पष्ट रूप से वात की गतिविधि है। - पेशाब, अवशिष्ट उत्पादों का पसीने के रूप मे उत्सर्जन, पेशाब, श्वांस, शौच- ये सब वात के वजह से होनेवाली क्रियाएं हैं।

मल से अतिरिक्त नमी को सुखाने में वात प्रमुख भूमिका निभाता है, और इस प्रकार बड़ी आंत को उचित मल निर्माण में मदद करता है।

भ्रूण वृद्धि और बच्चे का जन्म:

भ्रूण वृद्धि, कोशिकाओं का विभाजन, वात दोष के कारण होता है। बच्चे की जन्म प्रक्रिया भी वात दोष का ही एक कार्य है। वात भ्रूण को मनुष्य शरीर के साँचे मे ढालता और आकार देता है।

जहां भी खाली जगह होती है, वहां वात दोष होता है। इसलिए, वात सभी सूक्ष्म और बड़े शरीर मार्गों का निर्माण करता है ऐसा समझना चाहिए।

वात दोष के प्रकार –

यद्यपि वात केवल एक ही प्रकार का होता है, लेकिन आसानी से समझने के लिए इसे नीचे दिए गए पाँच प्रकारों में विभाजित किया गया है, जो उसके स्थान और विशिष्ट क्रिया के आधार पर विभाजित किए है।

प्राण वात - प्राण सिर में स्थित है और छाती, गले में घूमता है। यह इच्छा शक्ति, हृदय, इंद्रिय, बुद्धि और दृष्टि को नियंत्रित करता है।

बलगम निकलना, छींक आना, डकार आना, साँस अंदर लेना और भोजन निगलना इसका कारण भी वात ही है।

प्राण वात को वह बल माना जाता है, जो हृदय, फेफड़े और गले (निगलना, डकार आना आदि) के कामकाज का ख्याल रखता है।

उदान वात - छाती - उदान का स्थान है, यह नाक, नाभि और गले में घूमता है; वाणी का निर्माण, प्रयत्न, उत्साह, बल, रंग, वर्णस्वरूप और स्मृति आदि इसके कार्य हैं।

उदान वात का संबंध सांस और श्वसन की प्रक्रिया से है।

व्यान वात –

व्यान हृदय में स्थित है, और पूरे शरीर में तेज गति से घूमता है।

फ्लेक्सन और एक्सटेंशन (लोकोमोटर एक्शन) याने अवयवों का संचालन और पलकों का बंद होना आदि जैसे कार्यों के लिए यह भाग लेता है।

व्यान रक्त परिसंचरण और मांसपेशियों की गतिविधियों - आकुंचन और विस्तार से संबंधित है।

समान वात –

समान वात जठराग्नि के पास स्थित है। यह जठरांत्र में घूमता है, यह पेट में भोजन प्राप्त होने पर, पाचन में सहायता करता है, भोजन को उपयोगी भाग और अवशिष्ट भाग में विभाजित करने में मदद करता है, और इन भागों को उनके सामान्य मार्गों में ले जाता है। समान वात की गतिविधियाँ पाचन तंत्र तक सीमित हैं, आंतो की चयापचय आंदोलन मे यह सामान्यतः सहायता करता हैं।

अपान वात –

अपान वात शरीर के अधोभाग में स्थित है - बड़ी आंत, कमर, मूत्राशय, जननांग में घूमता है। यह शुक्रस्खलन, मासिक धर्म, शौच, पेशाब और बच्चे का जन्म जैसे कार्यों में भाग लेता है। अपान शरीर के निचले आधे हिस्से से संबंधित सभी उत्सर्जन प्रक्रिया को बनाए रखता है।

तो,अधिकांश पूर्ण या भागों में, सभी शरीर के कार्यों में, वात की अपनी महत्वपूर्ण भूमिका है।

16

चलो अभी पित्त दोष को इसके कार्यों द्वारा समझें

पित्त दोष को समझने का सबसे अच्छा तरीका हैं, इसकी तुलना हम जलमय अग्नि से कर सकते हैं। आग ऊर्जा उत्पन्न करने के लिए ईंधन को जलाता है। उसी प्रकार पित्त पाचक अग्नि के रूप में भोजन को पचाने और शरीर को ऊर्जा प्रदान करने के लिए मदद करता है।

'जलमय अग्नि ' इस शब्द से मेरा मतलब है, उबलते पानी की तरह, या पिघला हुआ धातु, या पिघला हुआ लावा आदि। यह उदाहरण सिर्फ पित्त को बेहतर समझने के लिए है। पित्त की तुलना 'जलमय अग्नि 'के साथ की है, सीधे आग के साथ नहीं। ऐसा इसलिए है, क्योंकि वास्तविक आग तात्कालिक, तात्क्षणिक है, लेकिन 'जलमय अग्नि ' अधिक संगठित होती है, और उसका प्रभाव अधिक लंबा होता है।

तो, शरीर के जो भी कार्य हैं, वह अग्नि से जुड़े हैं (जैसा कि पाचन), प्रकाश (दृष्टि के अनुसार, शरीर की बनावट, त्वचा का रंग) और तापमान, उसमें पित्त शामिल है।

पाचन और चयापचय:

पित्त सीधे पाचन और चयापचय के साथ जुड़ा हुआ है। यह केवल पेट और आंतों के स्तर तक ही सीमित नहीं है, यह कोशिकाओं के स्तर तक भी फैली हुई है । जैसे ऊर्जा पैदा करने के लिए कोशिकीय स्तर पर पोषक तत्वों का उपयोग करना, आदि पित्त दोष द्वारा नियंत्रित होते हैं। तो, पाचन से जुड़ी सभी प्रक्रियाएं और चयापचय, दोनों पाचन के स्तर पर और सेलुलर स्तर पर किसके द्वारा किया जाता है - तो पित्त दोष।

शरीर के तापमान को बनाए रखना- क्योंकि पित्त का मतलब गर्माहट होता है, यह शरीर गर्म और स्वस्थ बनाए रखता है। इसलिए, सभी स्थितियां जहां तापमान वृद्धि हुई है, जैसे सूजन, बुखार आदि में पित्त का समावेश होता है।

दृष्टि - अग्नि का संबंध प्रकाश से भी है। दृष्टि हमेशा प्रकाश से संबंधित होती है। इसलिए, यह एक पित्त की ही क्रिया है |

त्वचा का रंग और आभा - पित्त, रक्त कोशिकाएँ और त्वचा आपस में जुड़े हुए हैं। इसीलिए, त्वचा का रंग, आभा और त्वचा का स्वास्थ्य सीधे पित्तदोष द्वारा नियंत्रित होता है।

भूख, प्यास, रूचि - भूख और प्यास की शुरूआत तथा भूख पर नियंत्रण पित दोष द्वारा नियंत्रित किया जाता है। आमतौर पर पित्त काया वाले व्यक्ति को अधिक भूख और प्यास लगती है।

बुद्धि, साहस, वीरता - प्रकाश की तुलना ज्ञान से भी की जाती है, जैसे यह अंधकार/अज्ञान को दूर करता है। इसलिए, सभी मानसिक गतिविधियों से संबंधित बुद्धि, साहस और वीरता को पित्त दोष द्वारा नियंत्रित किया जाता है। पित्त शरीर के प्रकार व्यक्ति मे इन मानसिक विशेषताओं की अधिकता होती है।

पित्त, पाचक अग्नि और स्वास्थ्य–

जब तक शरीर अपना तापमान बनाए रखता है, तब तक जीवन मौजूद है। जब तक पाचन प्रक्रिया सुचारू रूप से हो रही है, स्वास्थ्य मौजूद है।

एक प्रसिद्ध आयुर्वेदिक श्लोक है, जिसका अर्थ है- सभी विकार पाचन शक्ति के कम होने के कारण उत्पन्न होते हैं। पाचन और चयापचय स्वस्थ है, तो पाचन प्रणाली, प्रतिरक्षा प्रणाली, रक्त, श्वसन प्रणाली - सभी स्वस्थ हैं। इसलिए, सभीने उचित पाचक अग्नि के लिए प्रयास करना चाहिए।

पित्त के प्रकार और उनके कार्य –

पित्त एक ही है, यद्यपि उसके स्थान और कार्यों के आधार पर इसे पाँच प्रकार में बांटा गया है।

पाचक पित्त

रंजक पित्त

साधक पित्त

आलोचक पित्त

भ्राजक पित्त

पाचक पित्त –

यह आमाशय और बड़ी आंत के बीच (पक्वाशय) स्थित होता है | यह सभी पांच मूल तत्वों (पंचमहा भूत) से बना है, लेकीन इसमें अग्नि तत्व प्रधान और जल तत्व कम है। इसे पाक या पाचन और खाद्य सामग्री का परिवर्तन (transformation of food material) के कार्य के कारण इसे अनला या अग्नि शब्द से पुकारा जाता है। यह भोजन पकाती है, इसे सार और अवशिष्ट में विभाजित करती है, यह अन्य प्रकार के पित्त पर अनुग्रह और प्रभाव प्रदान करता है। इसलिए, सभी प्रकार के पित्त में, पाचक पित्त प्रमुख है।

रंजक पित्त–

आमाशय - ग्रहणी में स्थित पित्त को रंजक के नाम से जाना जाता है।

यह भोजन के उपयोगी भाग को रक्त में बदल देता है। यह रक्त धातु में रस धातु को परिवर्तित करता हैं ।

साधक पित्त–

हृदय में स्थित पित्त को साधक के नाम से जाना जाता है।

यह ज्ञान, बुद्धि, आत्म-चेतना आदि जैसे मानसिक कार्यों में भाग लेता है, जिससे जीवन के उद्देश्य - लक्ष्यों में मदद मिलती है।

आलोचक पित्त– यह आँखों में स्थित होता है। यह दृष्टि में मदद करता है।

भ्राजक पित्त– यह त्वचा में रहता है और आभा और रंग के प्रदर्शन में मदद करता है |

17

कफ दोष को इसके कार्यों द्वारा कैसे समझें

कफ दोष की तुलना, जमने वाले तेल या गाढ़े चिपचिपे तेल से की जा सकती है। एक भारी, आधा घनता वाला तेल, आमतौर पर ठंडा, आधा ठोस, चिपचिपा, एवं भारी होता है, तथा इसमें गद्दे जैसा प्रभाव होता है और यह सभी गुण कफ कहे जाते है।

स्थिरता और ठोसपनः

यदि आप एक कोशिका की कल्पना करते हैं, तो कफ दोष कोशिका के अंदर स्थित सभी भागों को एक साथ, अपने प्राकृतिक आकार में बाँध के रखने के लिए जिम्मेदार होता है। जोड़ों पर विचार करें तो जोड़ों की स्थिरता और ठोसपन के लिए भी कफ जिम्मेदार है।

मन की स्थिरताः

मन की सोचने की प्रक्रिया में, वात आपको सभी विकल्पों का पता लगाने में मदद करता है। पित्त, यह विश्लेषण करने में मदद करता है कि कौन से विकल्प अच्छे हैं और कौन से बुरे, लेकिन कफ आपको कोई भी एक विकल्प के चुनाव के साथ स्थिर करने में मदद करता है। तो, सोच की प्रक्रिया में भी, कफ स्थिर सोच का कारण है। आमतौर पर कफ वाले लोगो का शरीर प्रकार सुव्यवस्थित और स्थिर होता है।

कफ प्रकार के व्यक्ति को लंबे समय तक बैठना और एक समय पर एक ही काम करना पसंद होता है (वात व्यक्ति के विपरीत)।

क्षमा - जब आपको किसी के द्वारा धोखा दिया जाता है, वात आपको आपके पास विकल्पों के बारे में सोचने की शुरुवात करता है। पित्त आपको उस व्यक्ति पर हमला करने के लिए मजबूर करता है, लेकिन कफ मानसिक संतुलन सुनिश्चित करेगा, चीजों को परिप्रेक्ष्य में रखेगा और अपराधी को क्षमा करेगा

(या यह महसूस करने के लिए सोचेगा कि यह आपकी अपनी गलती थी, जैसा भी मामला हो)।

स्मरण / स्मृति - विचारों की स्थिरता से जुड़ी एक चीज है, यह कफ दोष के कारण है। कफ शरीर प्रकार वाले व्यक्ति की स्मरण शक्ति क्षमता अच्छी होती है।

स्नेहन: तेल इंजन में घर्षण से बचाता है, इसी प्रकार कफ जोड़ों के बीच का स्नेहन सुनिश्चित करता है और सहजता तथा चिकनापन सुनिश्चित करता है और अवशोषित क्रिया (shock absorption action) के कारण घर्षण से बचाता है।

जब भोजन पेट में प्रवेश करता है, तो यह कफ दोष के कारण होता है कि भोजन के कण अच्छी तरह से नमीयुक्त होते हैं। यह भोजन को छोटे कणों में आसानी से तोड़ने में मदद करता है।

मजबूती, घनता, पोषण - ये शब्द बहुत अच्छी तरह से कफ दोष से जुड़े हुए हैं।

कफ दोष के पांच प्रकार:

अवलम्बक कफ – यह छाती में स्थित होता है। अपनी सहज शक्ति से और भोजन के सार की शक्ति के द्वारा , यह स्नेहन, पोषण आदि कार्य करता है, जो जल तत्व के कार्य माने जाते हैं। यह दूसरे कफ प्रकारो के कामकाज को भी प्रभावित करता है।

क्लेदक कफ – पेट में स्थित है। यह कठोर भोजन को द्रवीभूत तथा नम करता है और पाचन में मदद करता है।

बोधक कफ – यह जीभ में स्थित होता है। यह स्वाद धारणा में मदद करता है।

तर्पक कफ – यह सिर में स्थित होता है। यह इंद्रियों का पोषण करता है।

श्लेषक कफ – यह अस्थियों के जोड़ में स्थित होता है। यह जोड़ों को चिकना और मजबूत करता है।

तो, स्थिरता, घनता, हड्डियों बीच की गद्दी आदि से संबंधित किसी भी शारीरिक प्रक्रिया के लिए, कफ जिम्मेदार है।

18

क्या मालिश काम करती है?

आयुर्वेद तेल मालिश (अभ्यंग) को दैनिक दिनचर्या में से एक के रूप में बताता है जिसका पालन हर किसी को करना चाहिए। यह बताता है कि दैनिक मालिश के निम्नलिखित लाभ हैं:

अभ्यंगम आचारेत नित्यं स जरा श्रमावता |
दृष्टि प्रसाद पुष्टि आयु सुस्वप्न त्वक दार्ध्यकृत ||
- अष्टांग संग्रह सूत्रस्थान।

हर दिन, अभ्यंग सभी को करना चाहिए, खासकर बुजुर्ग और थके हुए लोगों को। यह आंखों की रोशनी में सुधार करता है, मांसपेशियों को पोषण देता है, जीवन प्रत्याशा बढ़ाता है और त्वचा के रंग में सुधार करता है।

आयुर्वेदिक तेल मालिश का न केवल स्थानीय रूप से त्वचा पर, बल्कि पूरे शरीर की प्रणाली पर अच्छा प्रभाव पड़ता है। इसी कारण से, कई बीमारियों में, खासकर वात असंतुलन के कारण, जैसे गठिया (संधिवात), अभ्यंग की अत्यधिक अनुशंसा की जाती है।

मालिश कैसे काम करती है?

आयुर्वेद बताता है कि तेल में मौजूद हर्बल औषधीय तत्व त्वचा के छिद्रों से प्रवेश करते हैं, स्त्रोत (रक्त वाहिकाओं का अंतिम भाग) में अवशोषण के लिए उपलब्ध होते हैं और रक्त में अवशोषित हो जाते हैं, लक्षित क्षेत्र में पहुँचते हैं और अपनी क्रिया प्रदर्शित करते हैं। यह सिद्धांत काफी सटीक है क्योंकि कोशिका झिल्ली लिपो-प्रोटीन (लिपिड और प्रोटीन का संयोजन) से बनी होती है। तेल लिपिड का एक रूप है, इसलिए मालिश किए गए तेल के लिए त्वचा से होकर लक्षित क्षेत्र तक पहुँचना आसान होता है। गठिया के मामले में घुटनों जैसे लक्षित क्षेत्रों पर सीधे लगाए जाने वाले आयुर्वेदिक मालिश तेल के मामले में, अवशोषण और चिकित्सीय क्रिया बहुत तेज़ होती है। कई बीमारियों में एक प्रभावी आयुर्वेदिक उपचार के रूप में मालिश के व्यापक उपयोग के पीछे यही तर्क है। वास्तव में, आयुर्वेदिक पंचकर्म

उपचार के दौरान भी, रोगी की तैयारी के एक भाग के रूप में मालिश का उपयोग किया जाता है।

तेल मालिश से मदद

- अच्छी त्वचा स्वास्थ्य बनाए रखने के लिए
- अच्छी मांसपेशियों के स्वास्थ्य को बनाए रखने के लिए
- हड्डियों और जोड़ों को मजबूत करने के लिए
- शरीर के सभी अंगों में रक्त परिसंचरण में सुधार करने के लिए
- मन को आराम देने के लिए

मालिश के लिए अच्छे तेल:

हड्डियों और मांसपेशियों को मजबूत करने के लिए: आधा कप बाला अश्वगंधादि तेल और आधा कप तिल के तेल का मिश्रण।

अच्छी त्वचा स्वास्थ्य और त्वचा के रंग को बेहतर बनाने के लिए:

एक चम्मच नीम का तेल + पांच चम्मच चंदनादि तेल + आधा कप तिल का तेल। आप उपरोक्त मिश्रण में एक चुटकी अदरक भी मिला सकते हैं।

दर्द से राहत के लिए:

- कोट्टमचुक्कड़ी तेल
- महा नारायण तेल

सुबह के समय मालिश करवाना अच्छा होता है। मालिश के बाद गर्म पानी से नहाना फायदेमंद होता है। अगर आप महीने में एक बार किसी अच्छे आयुर्वेदिक केंद्र में जाकर मालिश और भाप चिकित्सा करवा सकते हैं तो यह और भी बेहतर है।

19

बच्चे मिठाई क्यों पसंद करते हैं? एसिडिटी 30 के बाद में क्यों शुरू होती है? आयुर्वेद के जवाब -

बचपन में कफ प्रधान होता है। जब कोई दोष स्वाभाविक रूप से ज्यादा प्रभावी होता है, तो शरीर उसको भोजन और व्यायामादि गतिविधियों से दबाने की कोशिश करता है। मीठा स्वाद कफ दोष को बढ़ाता है। लेकिन फिर भी ज्यादातर बच्चों को मिठाई और चॉकलेट बहुत पसंद होती है। क्यों?

इससे जुड़ा एक और सवाल –

आमतौर पर मसाले बचपन और किशोरावस्था में अच्छी तरह सहन कर लिए जाते हैं। क्यों?

एक बार जब हम 30+ तक पहुँच जाते हैं, तो हमें उसी मसालेदार भोजन के साथ जो कभी हमें पसंद आया करता था, एसिडिटी, जलन वाली गैस आदि होने लगती है। क्यों?

1. कफ दोष और बाल्यावस्था –

कफ दोष जीवन के पहले एक तिहाई में प्रबल होता है। तो, यह पहले जीवन के 20-30 वर्षों में प्रमुख होता हैं । कफ दोष शरीर और मन के निर्माण में मदद करता है।

मीठे स्वाद का स्वभाव है- शरीर का पोषण करना, मनोदशा अच्छी करना, मन को खुश रखना, और शरीर का पोषण तथा समग्र विकास करना।

वयस्कों की तुलना में, कफ प्रधान होने के कारण बच्चे तेजी से बढ़ते हैं और वे बहुत खुश रहते हैं।

मीठा स्वाद सीधे तौर पर कफ दोष को बढ़ाता है।

अब वे अधिक मिठाइयों के लिए क्यों तरसते हैं, जबकि उनके पास पहले से ही कफदोष ज्यादा है ?

आमतौर पर, जब कोई दोष अधिक होता है, तो शरीर विपरीत गुण के पदार्थों की लालसा करके इसे संतुलित करने की कोशिश करता है। उदाहरण के लिए बुखार होने पर शरीर स्वाभाविक रूप से मीठे खाद्य पदार्थ से घृणा करता है, क्योंकि पहले से ही पाचन शक्ति कम होती है और अधिक मीठा भोजन, पाचन शक्ति और बुखार के बिगड़ने का कारण बनती हैं।

लेकिन बचपन में मानसिक और शारीरिक विकास की ज्यादा जरूरत होती है।

मीठा, शरीर और दिमाग के विकास की उचित गति रखने में मदद करता है।

साथ ही, बचपन जीवन का एक शारीरिक रूप से एक सक्रिय चरण है। इसलिए, अधिक कफ (कार्बोहाइड्रेट) आपूर्ति शरीर की ऊर्जा जरूरतों को पूरा करने में मदद करती है।

30 के बाद एसिडिटी क्यों?

मीठा स्वाद पेट मे आमाशय के श्लेष्मल स्तर तथा आंतों के स्वास्थ्य की भी रक्षा करता है ।

20 और 30 की आयु में मीठा खाना कम हो जाता है, खाने में मसाले बढ़ जाते हैं।

30 के दशक तक, पित्त प्रमुख स्थान ले लेता है और इसलिए इसकी प्रवृत्ति अम्लता और आमाशय शोथ होता है।

बुरी आदतें, सख्त दिनचर्या का पालन न करना, बढ़ता तनाव भी पेट की तकलीफ मे योगदान देता है।

20

कब ना करें मालिश?

आयुर्वेदिक मालिश चिकित्सा पद्धति उपचार का एक प्रभावी तरीका है।

मसाज थैरेपी उपयोगी है -

• मांसपेशियों, हड्डियों और जोड़ों को मजबूत करने के लिए

• तनाव को दूर करने के लिए

• दिमाग और शरीर को आराम देने के लिए।

जबकि ये बातें सच हैं, लेकिन यह जानना भी महत्वपूर्ण है कि कब मालिश नहीं करना चाहिए, तथा कब शरीर के किसी विशेष भाग की मालिश नहीं करनी चाहिए। यहाँ कुछ इस संबंध में मालिश की युक्तियाँ हैं –

इन मामलों में मसाज थैरेपी से बचें -

1. **बुखार के दौरान** - बुखार के दौरान या जब आपको कोई संक्रमण (infection) हो, तो आयुर्वेदिक सिद्धांतों के अनुसार, उस स्थिति मे हमारे शरीर मे, अग्नि (पाचनशक्ति) में गड़बड़ी होती हैं और शरीर मालिश करने की स्थिति में नहीं होता हैं। यह उपचार प्रक्रिया मे विघ्न डालता है। इसलिए बेहतर है कि मालिश के लिए न जाएं।

2. **सूजन / सूजन के दौरान कुंद चोट** -

कुंद चोटों के कारण सूजन और सूजन के दौरान, प्रारंभिक अवस्था में संधिशोथ होता हैं, इसीलिए तेल मालिश से बचना सबसे अच्छा है। मात्र आयुर्वेदिक तेल उपर से लगाना ठीक है। लेकिन मालिश से दर्द बढ़ सकता है।

3. **पेट दर्द के दौरान** - अगर ऐसा दर्द हो रहा है, जो आंतरिक अंगों में समस्या जैसे पेट की शिकायत, यकृत की शिकायत आदि किसी कारण से उत्पन्न हो रहा है ,तो मालिश के लिए जाने से पहले डॉक्टर की सलाह लेना आवश्यक है।

4. **घाव और फोड़ा होने पर** - तेल मालिश करने से सूजन या दर्द बढ़ सकता है। यदि तेल जीवाणुरहित (sterile) नहीं है, तो यह घाव के संक्रमण को बढ़ा सकता है तथा घाव भरने में देरी भी हो सकती है।

5. **फ्रैक्चर के दौरान** - फ्रैक्चर के दौरान मालिश करने से हड्डी स्थानच्युत या विस्थापित हो सकती है, और इससे आगे जटिलताए निर्माण हो सकतीं हैं।

6. **गर्भावस्था के दौरान** - गर्भावस्था के दौरान मालिश करना ठीक रहता है। लेकिन सुरक्षितता के लिए विशेषज्ञ की राय के बाद मालिश बेहतर है। इस अवस्था मे, हलके हाथ से तेल मालिश करना नियमित मालिश चिकित्सा से बेहतर है।

7. **अत्यावश्यकता की भावना के दौरान** - यदि आपका मन किसी प्रलंबित कार्य के बारे में, जो बहुत जरूरी है उसके विचारों मे पहले से ही व्यस्त है, ऐसे समय पर मालिश से बचना बेहतर है। अपने दिमाग को विचारों से मुक्त करें और फिर आनंद लेने के लिए मालिश के लिए जाना अधिकतम फ़ायदेमंद होगा।

21

मालिश के लिए समय नहीं? यहाँ समाधान है

यदि आप किसी आयुर्वेद क्लिनिक में गए हैं, तो कई बार आयुर्वेदिक डॉक्टर, आपको मालिश चिकित्सा से गुजरने के लिए प्रोत्साहित किया होगा।

आयुर्वेदिक स्पा में मालिश करना काफी आरामदेह और सुखद अनुभव होता है | पर हो सकता है की,हमारे पास उस पर खर्च करने के लिए समय और पैसा न हो। इसलिए सेल्फ मसाज भी एक आर्थिक और प्रभावी विकल्प है। फिर भी, बहुतों के पास मालिश के लिए प्रतिदिन अतिरिक्त 15 – 30 मिनट भी नहीं हो सकते हैं। यहाँ है इस समस्या का समाधान -

दैनिक मालिश के लाभ:

आयुर्वेदिक तेलों से मालिश करने से बहुत सारे रोग निवारक और उपचारात्मक स्वास्थ्य लाभ होते हैं।

अगर आप इसे नियमित रूप से करते हैं तो यह आपको गठिया, स्पॉन्डिलाइटिस और अन्य हड्डियों तथा जोड़ों के क्षय (Degenerative joint disorders) की बीमारियों से दूर रखेगा।

यह हड्डियों को मजबूत करता है, मामूली पीड़ा और दर्द से जल्दी राहत देता है, मांसपेशियों को दुरुस्त और अच्छी तरह से प्रमाणित (toned) रखता है, त्वचा पर खिंचाव के आए निशान को रोकता है, त्वचा की चमक और बनावट में सुधार करता है |

आपके लिए तेल मालिश के विकल्प -

• अब तक हम जिस मालिश की चर्चा करते आए हैं, उसका संबंध तेल मालिश से है।

पहला और सबसे अच्छा विकल्प स्पा या आयुर्वेदिक केंद्र पर मालिश के लिए सप्ताह में कम से कम एक बार या 15 दिनों में एक बार जाना है, ।

• आजकल बहुत सारे केंद्र छुट्टियों (weekends) के लिए विशेष मालिश पैकेजों के अच्छे विकल्प देते है।

• यदि इनमे से आपके लिए कोई विकल्प नहीं है, तो अगली सबसे अच्छी बात यह है कि आप किसी से पूछ लें, सप्ताह में कम से कम एक बार घर में आपकी मालिश करें।

• यदि यह भी संभव नहीं है, तो सप्ताह में कम से कम एक बार स्वयं मालिश करें।

यदि वह भी असंभव है, तो SSDM तकनीक का प्रयोग अवश्य करें |

शॉर्टसेल्फडेलीमसाजतकनीक (एसएसडीएम): Short Self Daily Massage technique

रोज, मालिश करने के लिए उपयुक्त तेल के लिए अपने आयुर्वेदिक चिकित्सक से संपर्क करें। यदि आप अपने चिकित्सक से परामर्श नहीं कर सकते हैं,

तो महानारायण तैल का उपयोग किसी भी स्वस्थ वयस्क के लिए सामान्य मालिश तेल के रूप में किया जा सकता है। लेकिन मेरी सलाह तो यही हैं की,

अपने लिए तेल का सही विकल्प चुनने के लिए आयुर्वेदिक चिकित्सक से जरूर राय ले।

एक बड़ा चम्मच तेल से पूरे शरीर की मालिश (पतली परत लगाएं), नहाने से कुछ 10 मिनट पहले करें। अगर संभव न हो तो सिर्फ जोड़ों की ही मालिश कर सकते हैं। विशेषत: भार वहन करने वाले जोडो को जरूर मालिश किजिए ।

निम्न भागों की स्थानीय रूप से मालिश भी कर सकते हैं।

माथा - कभी-कभार होने वाले सिर दर्द को दूर करने के लिए, तथा मन को शांत रखने के लिए दिन के किसी भी समय मालिश कर सकते हैं ।

टिप्पणी; यदि आपने इस्तेमाल किया हुआ तेल आँखों में जलन करता है, तो अतिरिक्त सावधानी बरतनी चाहिए। आँखों को तेल न लगाए से।

गर्दन के आगे और पीछे - गर्दन पर सिर का 7+ किग्रा भार होता है। यदि आपके सिर का वजन अधिक है, तो गर्दन को अतिरिक्त मेहनत करनी पड़ती है। इससे जकड़न, मरोड़, मोच, दर्द और गर्दन (Cervical) स्पोंडिलोसिस होने की प्रवृत्ति अधिक होती हैं। तो अपनी गर्दन की मालिश करने के लिए चूकना मत ।

कंधे - आप चलते समय इन्हें दिन भर हिलाते हैं, जैसे तैराकी, गेंदबाजी, नृत्य आदि करते समय । इसलिए कंधों को दैनिक स्नेहन (Lubrication) की आवश्यकता होती है।

कोहनी - एक सामान्य दिन में, आप अनेक भारी वस्तुओं को उठा सकते हैं, चाहे वह कुकर हो, बाथरूम में रसोई या पानी की बाल्टी। तो आपकी तनी हुई कोहनी को कुछ तेल लगाने की जरूरत है।

कलाई - आप बैडमिंटन खेल रहे होंगे, या अपने छोटे बच्चे को खिला रहे होंगे, आपके आंगन में कबूतरों को अनाज डालते होंगे, रैपिड फायर शतरंज खेल खेलते वक्त, आपकी कलाई हर समय काम करती हैं। उन्हें हल्की मालिश दें।

कूल्हे और पीठ के निचले हिस्से - यह आपके ऊपरी शरीर का भार वहन करते हैं। तो जरूर

उन्हें कुछ अतिरिक्त ताकत की जरूरत है।

घुटने - यह एक और भार वहन करने वाला जोड है। तेल लगाने से आपकी दौड़ने' की गति में सुधार करने में मदद मिलती है |

पिंडलियाँ पेशी - यहाँ कुछ खास नहीं है। लेकिन सिर्फ इसलिए कि आप पहले ही घुटने पर तेल लगाने के लिए नीचे झुक चुके हैं, पिण्डलियों पर भी थोड़ी दया दिखाओ तथा अधिक ताकत पाने के लिए और दर्द कम करने के लिए इनकी मालिश करें।

गुल्फास्थि - एक जरूरी, खासकर अगर आपको ऊँची एड़ी के जूते का उपयोग करने की आदत है।

इन प्रत्येक जोड़ों पर तेल की एक पतली परत लगाएं, और 10 सेकंड के लिए धीरे-धीरे रगड़ें, इसे 2 - 10 मिनट के लिए छोड़ दें, फिर विशेषतः गुनगुने पानी के साथ स्नान करें,

चूँकि आपने तेल की बहुत पतली परत ही लगाई है, बस एक नियमित स्नान ही आपके शरीर से तेल निकालने के लिए पर्याप्त होगा।

यदि आपको सुखदायी हैं, तो आप व्यायाम करने से ठीक पहले तेल लगा सकते हैं, इस तरह, मालिश के लाभों को बढ़ाया जाएगा। लेकिन इसे करते समय' आपके तेल से चिकने नहीं होने चाहिए इससे हाथ और पैर फिसलने लगते हैं, जिससे आपको चोट लगने का खतरा रहता है।

22

क्या तेल की मालिश छोड़ी जा सकती है रात भर? त्वचा मे अवशोषण का समय क्या है?

A. तेल को त्वचा से पूरी तरह से सोखने में कितना समय लगता है?

त्वचा को पूरी तरह से तेल सोखने में लगने वाला समय कई कारकों पर निर्भर करता है।

1. मालिश तेल के गुण -

प्राचीन आयुर्वेदिक विद्वानों ने "तीक्ष्ण" शब्द का प्रयोग किया है - जिसका अर्थ है भेदी, गहरा वेध करनेवाला, सुक्ष्म। यदि तेल की सामग्री में तीक्ष्ण गुणवाली जड़ी-बूटियाँ अधिक हों, जैसे प्याज, दालचीनी, सरसों, लंबी काली मिर्च, अदरक आदि, तो इससे तेल को त्वचा में प्रवेश करने में कम समय लगेगा।

2. तेल का तापमान -

गुनगुना होने पर कोई भी तेल बेहतर अवशोषित होगा। यदि यह बहुत ठंडा है, तो इसके अवशोषण को बहुत अधिक समय लगेगा। इसलिए मालिश के लिए इसका इस्तेमाल करने से पहले थोड़ा तेल को गर्म करना ही सही रहता है। तेल को अधिक गर्म करना या फिर से उबालना विपरीत है, क्योंकि यह हर्बल तेल में रहनेवाले कुदरती रसायनों (Phyto - chemicals) का विनाश कर सकता है।

मालिश के तेल को गर्म करने का सबसे अच्छा तरीका पानी के उपर रखकर है। एक बड़ा बर्तन लें, उसमें पानी भर दें। अपना तेल का कटोरा लें, इसे पानी में रखें और इसे कुछ मिनट के लिए गर्म करें। यहां तेल सीधे आग से नहीं बल्कि पानी की गर्माहट से गर्म हो रहा है।

3.मौसम-

आयुर्वेदिक सिद्धांतों के अनुसार, विभिन्न स्तरों पर वात दोष को संतुलित करने के लिए मालिश की जाती है, स्तर जैसे त्वचा, मांसपेशियां, जोड़, हड्डियां, स्नायुबंधन आदि। तेल मालिश का मुख्य उद्देश्य

दर्द को दूर करने, जोड़ों को मजबूत करने, मांसपेशियों को आराम देने, शरीर को फिर से युवा करना आदि, जो वात दोष के विरुद्ध लक्षित हैं। इसलिए जून से सितंबर के बीच और सर्दियों के दौरान जब वात की शरीर में और वातावरण में भी वृद्धि होती हैं तब शरीर पर लगाया हुआ तेल आसानी से अवशोषित हो जाता है।

4.त्वचा की बनावट और शरीर का प्रकार -

वात शरीर के प्रकार वाले लोगों में, शुष्क त्वचा, शुष्क अंग, खुरदरे बाल, पतला शरीर तथा सुस्पष्ट नसे, भूरी आँखें, आदि जैसी रुक्षतावाली विशेषताओं के वजह से, तेल का अवशोषण तेज़ी से होगा।

इसके विपरीत, कफ शरीर के प्रकार वाले लोगों में, तैलीय त्वचा होती हैं, और अच्छी तरह से इनके शरीर पोषित होते हैं, इसलिए तेल का अवशोषण थोड़ा धीमा होगा क्योंकि कफ के और तेल के समान गुण होते हैं। कफ प्रकृति शरीर प्रकार का मतलब है, अच्छी तरह से तेल से सना हुआ शरीर। चूंकि इनके शरीर में पहले से ही स्वाभाविक रूप से अच्छा तेल घटक होता इसलिए जब बाहर से तेल लगाया जाता है, तो उसका अवशोषण थोड़ा धीमा होता है|

5. उम्र - आमतौर पर वृद्ध लोगों में वात की प्रबलता के कारण तेल का अवशोषण तेजी से होता है, क्योंकि वात का आधिक्य, जीवन के बाद के चरणों में देखा जाता है।

6. पाचक अग्नि (पित्त)

त्वचा से तेल का अवशोषण सीधे एक प्रकार के पित्त से प्रभावित होता है जिसे 'भ्राजक पित्त' कहा जाता है। त्वचा द्वारा तेल का अवशोषण भी एक प्रकार का पाचन है, जो त्वचा के स्तर पर होता है। आमतौर पर अपचन रहने पर तेल मालिश करने की सलाह नहीं दी जाती है। अतः अच्छी पाचन शक्ति वाले व्यक्ति मे शीघ्र तेल अवशोषण होगा।

7.रोग और शरीर क्रियाएं –

• तनावग्रस्त मन का अर्थ है उच्च वात असंतुलन। इसलिए इसमें तेल का अवशोषण शिरोधारा शिरोवस्ती आदि जैसे उपचारों में सिर पर लगाने पर अच्छा होता है।

• कम तनावग्रस्त मन - तुलना में अवशोषण का दर तनावग्रस्त मन से कम होता हैं।

• अच्छी तरह से निर्मित मांसपेशियों के साथ एक अच्छे व्यायाम कार्यक्रम का पालन करने वाला व्यक्ति -

अच्छा सक्रिय वात - तेल के अवशोषण और उपयोग की अच्छी दर।

• अच्छे व्यायाम के बिना व्यक्ति - कम सक्रिय वात - कम अवशोषण।

• दर्द और गठिया से पीड़ित शरीर - तेज़ अवशोषण। बिना दर्द और गठिया के शरीर - अवशोषण की कम दर।

8.आप मालिश करें या नहीं।

एक सामान्य नियम के रूप में, यदि तेल लगाने के बाद मालिश की जाती है, तो अवशोषण का दर अधिक होगा। क्योंकि

• मालिश के कारण उत्पन्न हल्की गर्मी, अवशोषण में सहायता करती है।

• मालिश से शरीर पर तेल का समान वितरण होता है, जिससे बेहतर अवशोषण दर प्राप्त होता हैं ।

तो इन कारकों के आधार पर मालिश तेल के लिए त्वचा के अवशोषण का समय 15 मिनट से 1 घंटे तक भिन्न हो सकता है।

B. क्यातेलकोरातभरछोड़ाजासकताहै?

मालिश किए हुए तेल को रात भर बिना धोए रखना अच्छा विचार नहीं है।

दिन का शाम का हिस्सा स्वाभाविक रूप से वात से प्रभावित होता है। इसलिए शाम के समय तेल मालिश करना यह एक अच्छा विचार है।

लेकिन अगर इसे रात भर छोड़ दिया जाए, तो रात के पहले भाग में कफ दोष का आधिपत्य होता है और तेल में स्वाभाविक रूप से कफ अनुकूल गुण होते हैं। इससे, दोनों कारक साथ में त्वचा में कफ की वृद्धि करेंगे, जिससे खुजली और अन्य त्वचा की जटिल समस्याएं हो सकती हैं।

इसलिए शाम को एक घंटे के बाद मालिश किए गए तेल को पानी के साथ धोने की सलाह दी जाती है |

23

तेल मालिश के बाद भाप लेना कैसे है फायदेमंद?

एक पढ़नेवाला पूछता है - क्या अभ्यंग के बाद भाप लेना बहुत जरूरी है और कैसे?

यह शरीर पर कैसे काम करता है?

भाप त्वचा से मसाज किए गए तेल को निकालने में मदद करती है। लेकिन भाप के फायदे देखे जाए तो यह सिर्फ तेल मालिश के बाद भाप चिकित्सा या गरम उपचार इससे यह परे जाता है।

पंचकर्म में,

उदाहरण के लिए, जब आपको बलगम या सर्दी (Sinusitis) के साथ खांसी होती है, तो भाप लेने से कफ का निष्कासन आसानी होती है। सही?

पंचकर्म खराब, दूषित दोष (रोगजन्य विकृत पदार्थ) को शरीर से बाहर निकालने की एक प्रक्रिया है। कल्पना कीजिए कि यह विकृती किसी अंग में और कुछ शरीर मार्गों (channels) में फंस गई है।

तब तेल मालिश से दोष मुलायम होते हैं। और मसाज के बाद भाप थैरेपी दोषों को और भी नरम बनाती है और शरीरअंगो के सूक्ष्म मार्गों की आंतरिक परत से दोषों को अलग कर देता है। इस प्रकार, यह शरीर से दोषों के निष्कासन की शुरुआत करता है।

भाप चिकित्सा के बाद, रोगी को उल्टी या विरेचन के लिए प्रेरित किया जाता है। इस के द्वारा, विकृत, रोगजन्य पदार्थों को मौखिक या गुदा मार्ग से शरीर से बाहर निकाल दिया जाता है।

वात दोष को संतुलित करने के लिए:

रूखापन और शीतलता वात के दो गुण हैं। और तेलीयता (अस्थिरता) विरोधी गुणवत्ता है। अत: जब वात प्रबल हो तो तेल लगाने से लाभ होता है |

वात से छुटकारा दिलाता है, इसलिए दर्द से राहत दिलाने में मदद करता है। इसके आगे यदि भाप दी जाए तो उसके वजह से ऊष्मा निर्माण होती है। यह गर्मी वात की ठंडक के

खिलाफ काम करती है। औरआगे वात दोष से राहत देती है तथा मांसपेशियों में आराम लाती है |

जोड़ों की जकड़न से बचने के लिए:

जोड़ वे स्थान हैं जहाँ कफ (वात के साथ) की प्रधानता होती है। वात जोड़ों की गति के लिए जिम्मेदार है, तथा कफ घनता, लचीलापन और जोड़ों की गद्दी सुरक्षित रखता है। अगर बिना भाप चिकित्सा के सिर्फ तेल लगाया जाए, तो

कुछ मामलों में, जोड़ों में अंदर कफ बढ़ जाता है (क्योंकि तैलीयपन कफ गुण है)। इससे अकड़न बढ़ सकती है।

ऐसा सभी मामलों में नहीं होता, लेकिन संधिशोथ के प्रारंभिक चरण में होता है। अगर भाप दी जाए तो कफ संतुलित हो जाता है, क्योंकि कफ में शीत गुण होता है।

तो, अस्थि संधि शोथ -गठिया (Osteo arthritis), और संधिक्षय विकारों (Degenarative diseases) में या एक सामान्य स्वस्थ व्यक्ति में,

नियमित मालिश के बाद, भाप चिकित्सा या किसी प्रकार का ऊष्मा अनुप्रयोग या तेल मालिश (अभ्यंग) के बाद कम से कम गर्म जल स्नान की अत्यधिक सिफारिश की जाती है

उच्च पित्त की स्थिति में भाप लेने से बचें:

जब भी कोई सक्रिय सूजन हो, जैसे ताजा कुंद चोट या रूमेटाइड अर्थराइटिस या गाउट के ज्यादा सूजन से उभरे हुए चरणों में गर्मी/भाप का प्रयोग करना नहीं किया जाना चाहिए। ऐसा इसलिए है, क्योंकि सक्रिय सूजन, लालिमा, सूजन आदि के साथ, पित्त वृद्धि के संकेत देती हैं। गर्माहट एक पित्त गुण है। अत: यदि भाप दी जाए तो यह पित्त को और ज्यादा बढ़ाती है, इसलिए, सूजन भी और बढ़ जाती है।

शिरोधारा के बाद भाप:

शिरोधारा के बाद हल्की भाप चिकित्सा आगे मन और मस्तिष्क को आराम देने के लिए मदद करती है। लेकिन यह बहुत हल्की होनी चाहिए, जो वात संतुलन उत्पन्न करने के लिए पर्याप्त हो और आंखों को सुरक्षित रखकर भांप देनी चाहिए।

तो, मालिश के बाद भाप चिकित्सा / हीट ट्रीटमेंट आवश्यक है, लेकिन केवल चुनिंदा शर्तों, तथा विशिष्ट छोटी अवधि के लिए देनी चाहिए |

24

बालों का तेल - कैसे और कब प्रयोग करें? आयुर्वेद विवरण

आयुर्वेदिक सिद्धांतों के अनुसार, बालों में तेल लगाना बालों की मजबूती और बालों की गुणवत्ता में सुधार करने का एक शानदार तरीका है। बालों की गुणवत्ता में सुधार के अलावा बालों मे तेल लगाने के अन्य लाभ भी हैं जैसे - नींद में सुधार, मन की शांति, सिरदर्द के लिए उपाय आदि । मनोवांछित प्रभाव के आधार पर, बालों मे तेल प्रयोग का समय और विधि बदल जाएगा।

बालों की गुणवत्ता सुधारने के लिए बालों में तेल कैसे और कब लगाएं?

• यदि आप बालों की गुणवत्ता में सुधार करना चाहते हैं, बालों के विकास को बढ़ावा देना चाहते हैं, जल्दी बाल सफेद होने से बचने के लिए , और बालों के दोमुंहे सिरे आदि को रोकने के लिए बेहतर है की, रात को बालों में तेल लगाएं और अगले दिन सुबह गर्म पानी से सिर से स्नान करें।

• मान लीजिए कि आप सप्ताह में दो बार सिर से स्नान कर रहे हैं, तो इस नियम के अनुसार, आप सप्ताह में दो बार सिर स्नान से पहले की रात को बालों में तेल लगा सकते हैं।

• सिर स्नान के दिन ही बालों में तेल लगाना उचित नहीं है क्योंकि, जब आप धूप में बाहर जाते हैं तो तेल बालों पर धूल को आकर्षित कर सकता है।

• लेकिन अगर आप घर पर हैं और दिन में बालों में तेल लगाना पसंद करते हैं, तो केवल एक चम्मच इतनी न्यूनतम मात्रा पर्याप्त है। और सीधे बालों की जड़ों को लगाए।

• बालों के विकास के लिए, बालों की जड़ों और बालों की लंबाई तक में तेल लगाया जा सकता है।

• कुछ लोग लगाने से पहले तेल को नहाने के पानी में गर्म करते हैं, जो बिल्कुल ठीक है, बशर्ते यह केवल हल्का गर्म हो।

• जिन लोगों को सिरदर्द, सिर की त्वचा पर लाल रंग के चकतों की समस्या होती है और जिनमें पित्त असंतुलन हैं ऐसे लोगों को, गर्म तेल से बालों का उपचार यह विकल्प नहीं चुनना चाहिए |

अगर आप रोजाना बालों में तेल लगाने के आदी हैं, तो थोड़ी मात्रा में रोजाना सुबह बालों में तेल लगाया जा सकता है। एक सामान्य नियम के रूप में, खासकर बालों का तेल लगाने के बाद में, यह बेहतर है कि बालों को सीधे धूप या धूल के संपर्क में न लाया जाए।

रुसी (डैंड्रफ) के लिए बालों में तेल कैसे और कब लगाएं-

यदि आप विशेष रूप से रूसी या सिर की त्वचारोगों (Scalp conditions) के लिए बालों के तेल का उपयोग कर रहे हैं,

इसलिए नीम और कड़वी गंध वाली अन्य जड़ी-बूटियों से युक्त तेल को सिर के स्नान से आधे से एक घंटे पहले लगाएं। फिर गर्म पानी से सिर का स्नान करें।

तेल सीधे बालों की जड़ों और पूरे सिर की त्वचा पर लगाया जा सकता है।

सिरदर्द दूर करने के लिए तेल -

अगर आपके आयुर्वेदिक डॉक्टर ने सिर दर्द के लिए तेल की सलाह दी है, तो बालों में तेल शाम के समय लगाएं, लगभग 5-6 बजे, क्योंकि आमतौर पर,

सिरदर्द वात से जुड़ा होता है। यदि हम एक दिन को तीन भागों में विभाजित करते हैं, तो दिन के अंतिम भाग मे वात का प्रभुत्व है। अत: जब केवल वात प्रबल हो रहा हो,तब सिरदर्द के लिए तेल लगाना अत्यंत उपयुक्त इलाज हैं।

रात को अच्छी नींद के लिए बालों में तेल -

रात को अच्छी नींद के लिए बालों में तेल रात को खाना खाने के बाद लगाना बेहतर होता है।

बालों में तेल लगाने के बाद सिर पर हल्की मालिश करना भी बेहतर होता है।

तिल के तेल से सिर की मालिश:

हालांकि नारियल का तेल बहुत लोकप्रिय है, आयुर्वेद सलाह अनुसार, तिल के तेल की मालिश पारंपरिक है। कई लोगों में नारियल का तेल लगाने से / सिरदर्द, साइनसाइटिस, सर्दी और खांसी बढ़ जाती है |

सर्दी और साइनस (Sinusitis) वाले लोगों के लिए नारियल का तेल –

जो तेल ,नारियल के तेल (Base oil) से बने होते हैं, यह कुछ लोगों में साइनसाइटिस और सर्दी को और बढ़ा सकते हैं। अगर आप अभी भी नारियल के तेल के लाभों का आनंद लेना चाहते हैं, तो 100 मिली तेल लें, 5 ग्राम काली मिर्च का पाउडर डालें और इसे पांच मिनट के लिए हल्की आंच में गर्म करें और गर्म है तभी छान लें । बालों में लगाने के लिए इस तेल का इस्तेमाल करें।

25

गर्भावस्था में मालिश की 15 सावधानियां और लाभ

गर्भावस्था के दौरान मालिश को प्रसवपूर्व मालिश कहा जाता है, जिसमें शारीरिक और मानसिक दोनों लाभ मिलते हैं। यह गर्भवती महिला के शरीर और दिमाग को आराम देता है। गर्भावस्था के दौरान जहां मालिश के कई फायदे हैं, वहीं मालिश करते समय ध्यान रखने योग्य कुछ लेकिन महत्वपूर्ण सावधानियां भी हैं।

गर्भावस्था में मालिश- क्या यह सुरक्षित है?

हां, गर्भावस्था में मालिश सुरक्षित है, अगर सावधानी से की जाए। कुछ मामलों में,

पहली तिमाही में मालिश करने की सलाह नहीं दी जाती है। फिर भी अपने डॉक्टर से परामर्श करने की सलाह मैं जरूर दूंगा। हालाँकि, कुछ दुर्लभ स्थितियों को छोड़कर, यह पूरी तरह से सुरक्षित है।

गर्भावस्था में कब मालिश नहीं करनी चाहिए?

मालिश की सिफारिश नहीं करने की कुछ शर्तें होती हैं।

• **पहली तिमाही के दौरान मालिश** - गर्भावस्था के पहले तीन महीनों के दौरान

गर्भावस्था, किसी भी नई गर्भवती के लिए, डॉक्टर का परामर्श अत्यधिक जरुरी है। मालिश पर भी यही नियम लागू होता है।

• गर्भावस्था के दौरान, मालिश की कुछ तकनीकें (जैसे Deep tissue massage) अच्छी नहीं हैं।

• पेट की मालिश करते समय विशेष सावधानी बरतनी चाहिए। मैं कहूंगा, बस तेल का प्रयोग हल्के हाथों से लगाना ही पेट के लिए अच्छा है।

• तेल की मालिश के बाद, आमतौर पर तेल की कुछ बूंदें छलक जाती हैं, जिससे फर्श बहुत फिसलन भरा बनता है। तब उस पर कदम रखने से बचें, गर्भवती महिला को इसका खास ख्याल रखना चाहिए।

गर्भावस्था में मालिश की स्थिति

मालिश करते वक़्त, शरीर को बहुत आराम की स्थिति में रखने की जरूरत है और पेट और छाती पर कोई दबाव नहीं पडे इसका विशेष ध्यान रखें। यदि आवश्यक हो तो मुलायम तकिए और गद्दे (पैडिंग) बिछाने चाहिए । क्योंकि किसी को बैठने में आराम महसूस होता है तो किसी को लेटने से आराम महसूस होता है।

गर्भावस्था में मालिश के फायदे:

• **तेल से पीठ की मालिश** करने से गर्भावस्था में कमर दर्द से राहत मिलती है। हल्का से मध्यम दबाव, पीठ मालिश के लिए उपयोगी है।

• **स्तन की मालिश** खिंचाव के निशान (stretch marks) से बचने में मदद करती है और स्तन स्वास्थ्य (breast tone) को ऊपर रखती है।

• **पैरों की मालिश** गहरी आराम दिलाने और पैरों के दर्द से बचने में मदद करती है।

• **सिर की मालिश** दिमाग को आराम देने और चिंता दूर करने में मदद करती है।

• **शरीर की मालिश** मांसपेशियों, जोड़ों को आराम देने और हड्डियाँ को मजबूत बनाने में मदद करती है। दर्द से राहत दिलाता है।

• **पिण्डलियों की मालिश**, टांगों की ऐंठन से राहत दिलाने में मदद करती है।

• यदि गर्भावस्था के शुरूआती दिनों से प्रतिदिन मालिश करने से गर्भावस्था के कारण होने वाले खिंचाव (stretch marks) के निशानों से बचा जा सकता है।

• मालिश के लिए उचित आयुर्वेदिक तेलों का प्रयोग करने से खुजली, जलन और कालापन दूर होता है | त्वचा के विवर्णता से बचा जा सकता है |

निष्कर्ष

• सामान्य गर्भावस्था वाला कोई भी व्यक्ति प्रसव पूर्व मालिश करवा सकता है।

• मालिश के लिए जाने से पहले चिकित्सक से परामर्श कर लें।

• गर्भवती महिलाओं को हमेशा योग्य मालिश चिकित्सक से मालिश करवाने की सलाह दी जाती है।

कौन से तेल अच्छे हैं?

तिल का तेल (जिंजिली ऑयल) उपयोग करने के लिए सबसे अच्छा और सुरक्षित तेल है। वहाँ अन्य आयुर्वेदिक तेल जैसे महा नारायण तेल, बाला अश्वगंधादि तेल आदि भी हैं, जोअपने चिकित्सक से परामर्श करने के बाद इसका उपयोग किया जा सकता है।

26

बच्चे की तेल मालिश करते समय यह 11 गलतियाँ करने से बचें

तेल मालिश शिशुओं के लिए अवश्य की जाने वाली चीजों में से एक है। आयुर्वेद के अनुसार है, सभी उम्र के स्वस्थ बच्चों के लिए तेल मालिश जरुरी हैं । आयुर्वेदिक तेल का चयन करते समय, बच्चे की त्वचा की टोन, समग्र निर्माण और सामान्य स्वास्थ्य पर निर्भर करता है। इस तरह की चयन सलाह के लिए आयुर्वेदिक चिकित्सक से परामर्श करना बेहतर है। हालाँकि, बच्चों की तेल मालिश करते समय कुछ गलतियों से बचना चाहिए।

बहुत अधिक दबाव डालना: इससे बच्चे को दर्द और परेशानी हो सकती है। बहुत कोमल दबाव या बस त्वचा पर तेल लगाना ही काफी है।

आंखों से संपर्क ना करें: हर्बल तेल के कई तत्व स्वभाव में गर्म होंगे (hot potency) और इससे बच्चे की आँखों में जलन हो सकती है। इसलिए तेल, आंखों के संपर्क में नहीं आना चाहिए।

मुंह में प्रवेश: अगर तेल मुँह मे प्रवेश कर जाए तो गले में जलन और उल्टी हो सकती है। इसलिए एहतियात बरतनी चाहिए।

बच्चे को अपने हाथों में पकड़ना: बच्चे को अपने हाथों में पकड़ने के बजाय, उसे चटाई या मुलायम तौलिये पर लिटा दें। चूंकि तेल फिसलन भरा होता है, इससे आपके हाथों से शिशु फिसलने से बचाव होगा।

मालिश के बाद बच्चे को रेंगने देना: तेल लगाने के बाद बच्चे को लावारिस ना छोड़ दें । इससे बच्चा फिसल कर गिर सकता है।

बच्चे को सर्दी और बुखार होने पर मालिश करना: अगर बच्चे को सर्दी और बुखार हो तो मालिश करने से बचें। इससे हालत और खराब होगी।

नहाने के लिए ठंडे पानी का इस्तेमाल: मालिश के बाद गुनगुने पानी का ही इस्तेमाल करना चाहिए, नहीं तो लगा हुआ तेल त्वचा पर वापस रह सकता है और खुजली हो सकती है।

अधिक समय तक शरीर पर तेल छोड़ना: आदर्श रूप से, तेल मालिश और नहाने के बीच 10 – 15 मिनट का अंतर होना चाहिए, यह समय शिशुओं के लिए काफी अच्छा होता है जिससे तेल त्वचा मे अच्छी तरह अवशोषित हो सके।

दूध पिलाने के तुरंत बाद या ठीक पहले मालिश करें: दूध पिलाने के तुरंत बाद या ठीक पहले मालिश करने से अपचन या उल्टी हो सकती है । आदर्श रूप से, खिलाना और मालिश करने के बीच में कम से कम 30 – 45 मिनट का अंतर होना चाहिए।

मसाज के लिए बहुत ठंडे तेल का इस्तेमाल करना: अगर आप ठंडे इलाके में रहते हैं या सर्दी के मौसम में तब मालिश के लिए उपयोग करने से पहले तेल को 40 डिग्री सेल्सियस तक गर्म कर सकते है।

मालिश करते समय आप टीवी, फेसबुक/ट्विटर देख रहे हैं: आपकी तेल मालिश, बच्चे के शरीर की ताकत और प्रतिरक्षा को बढ़ावा देने का एक अच्छा तरीका है, अगर सही तरीके से किया जाए । इसलिए मालिश करते समय हमेशा बच्चे पर ध्यान देने की सलाह दी जाती है।

तेलों का सुझाव:

(पहले अपने डॉक्टर से सलाह लें)

नालपमारादि तेल

एलादि तेल

बला अश्वगंधादि तेल

महा नारायण तेल

आमतौर पर तिल का तेल और ऊपर दिए गए किसी एक तेल को बराबर मात्रा में मिलाया जाता है।

400 डिग्री से थोड़ा कम गर्म करके इस्तेमाल करें।

सवाल:

मैं एक ठंडे देश में रहता हूँ। मेरा बच्चा चार महीने का है। क्या मैं नालपमारादि तैलम का उपयोग उसके लिए कर सकता हूँ? क्या इसका उपयोग करना ठीक है, क्योंकि यहाँ की जलवायु ठंडी है? मुझे बच्चे के लिए कोई भी साबुन इस्तेमाल न करने की भी सलाह दी हैं ,तो क्या यह जरूरी है कि मैं इस थैलम को साबुन से धो लूं । मैं अब नारियल का तेल लगा रहा हूं और कोई साबुन का उपयोग नहीं कर रहा हूं।

उत्तर:

ठंडे मौसम वाले देश में भी आप नालपामरादि तैलम का इस्तेमाल कर सकते हैं।

लेकिन मेरा सुझाव है कि, नहाते समय आप कुछ हल्के बेबी सोप या कम से कम चने के आटे (बेसन) से धो लें,

नहाते समय तेल छुड़ाना बहुत जरूरी है, नहीं तो बच्चे को सर्दी लग सकती है।

मुझे नहीं लगता कि सिर्फ गर्म पानी से धोने से ही लगा हुआ तेल निकल जाएगा।

शिशु की मालिश शुरू करने की आदर्श उम्र क्या है?

जन्म के 15 दिन बाद शिशु की मालिश शुरू की जा सकती है।

27

आयुर्वेदिक पंचकर्म उपचार: सरल व्याख्या आसानी से समझने के लिए

पंचकर्म उपचार आयुर्वेदिक उपचार का एक प्रमुख तरीका है। कुल आयुर्वेदिक उपचारों को तीन मुख्य प्रभागों में विभाजित किया है।

• आयुर्वेदिक पंचकर्म उपचार

• सहायक / अतिरिक्त आयुर्वेदिक उपचार जैसे तेल मालिश, भाप चिकित्सा आदि।

• आयुर्वेदिक औषधियां, जो रोगों के आधार पर निर्धारित की जाती हैं तथा स्वास्थ्य को बढ़ावा देती हैं ।

पंचकर्म के मूल सिद्धांत:

आयुर्वेद के अनुसार वातावरण, मौसम के प्रभाव से, अनुचित खान-पान और रहन-सहन की आदतों आदि से शरीर में विषैले पदार्थ (Toxins) जमा हो जाते हैं। इन

विषाक्त पदार्थों को, आयुर्वेदिक शब्द में 'आम ' कहा जाता है।

विष दो प्रकार के हो सकते हैं -

• अनुचित खान-पान/जीवनशैली के कारण शरीर में प्रवेश करने वाले विषाक्त पदार्थ – जैसे भोजन, वायु आदि के माध्यम से सूक्ष्म जीवों का शरीर से संपर्क में आना।

• हमारे शरीर में मौसमी बदलावों, अनुचित आहार आदि के कारण जो विष उत्पन्न होते हैं - जैसे अत्यधिक मात्रा मे वसा का सेवन, अत्यधिक कोलेस्ट्रॉल की ओर ले जाता है, बुढ़ापा - जोड़ों में टूट-फूट के कारण गठिया आदि का कारण बनता है।

किसी भी रोग की अभिव्यक्ति को विषाक्त पदार्थ और उसका संबंधित प्रभाव जो दोषों, और शरीर (और मन) और उसके कार्य पर प्रदर्शित करता है, इस संदर्भ में समझाया जा सकता है।

आयुर्वेद में विष को त्रिदोष कहा गया है। - वे वात, पित्त और कफ हैं।

जब वे संतुलित होते हैं, तो वे शरीर का पोषण तथा सहारा देते हैं और स्वास्थ्य को बनाए रखते हैं। लेकिन जब वे असंतुलित हो जाते हैं, तब रोग पैदा करते हैं |

- त्रिदोष - जब सभी दोष एक दूसरे के साथ सामंजस्य रखते हैं। इसका मतलब हैं अच्छा स्वास्थ्य।
- त्रिदोष असंतुलन - एक या दो या तीनों दोष अत्यधिक बढ़ जाते हैं, जो रोगों का कारण बनता है।
- अब, या तो हमें इन अति सक्रिय त्रिदोषों को वापस सामान्य स्थिति मे लाना होगा या हमें असंतुलित दोषों को शरीर से बाहर फेंकना होगा।
- दोषों को सामान्य स्तर पर लाने के लिए हम मालिश, आहार परिवर्तन, तथा दवाओं का उपयोग करते हैं। दोष असंतुलन कम मात्रा मे होने पर ही यह सहायक होता है।
- लेकिन अगर दोषों को काफी हद तक दूषित कर दिया गया है, तो इससे छुटकारा पाना बेहतर है। यह पंचकर्म उपचार द्वारा किया जाता है।
- आयुर्वेदिक उपचार का उद्देश्य पंचकर्म उपचार के माध्यमों से शरीर को विषाक्त पदार्थों से छुटकारा दिलाना है।

पंचकर्म क्या है?

पंचकर्म आयुर्वेदिक उपचार प्रक्रियाओं के पांच विभागों को निर्देशित करता है।

वे हैं -

1. वमन - वमन उपचार - यह विषाक्त पदार्थों को उल्टी के माध्यम से दूर करने के लिए निर्देशित करता है । पूर्व तैयारी प्रक्रियाओ के बाद वमन उपचार दिया जाता है। वमन उपचार आमतौर पर ऐसे व्यक्ति को दिया जाता है, जिसे कफ असंतुलन के कारण रोग हुए हैं । वमन उपचार में 3 से 7 दिन लग सकता हैं।

2. विरेचन - रेचक उपचार - इसका अर्थ है

रेचक औषधियों के माध्यम से विष को पेट से निकाल देना। प्रारंभिक प्रक्रिया के बाद ही विरेचन उपचार भी दिया जाता है। आमतौर पर विरेचन उपचार पित्त असंतुलन के रोगों मे दिया जाता है। विरेचन उपचार में 3 से 7 दिन का समय लग सकता हैं।

3 और 4 – 2 प्रकार की बस्ती - रेक्टल एनीमा – आयुर्वेदिक एनीमा, आमतौर पर दिए जानेवाले एनीमा से काफी अलग है, जो कब्ज, मलबद्धता दूर करने के लिए दिया जाता है। यहाँ, उद्देश्य मल त्याग को नियमित करने तक सीमित नहीं है। असली उद्देश्य वात दोष को संतुलित करना है, इस प्रकार कई वात असंतुलन का इलाज करते है | वात विकार जैसे Paraplegia, Gout, Arthritis, आदि

बस्ती के दो प्रकार होते हैं

1. तेल वाली बस्ती - अनुवासन बस्ती

2. जड़ी-बूटियों के काढ़े, शहद, नमक आदि के मिश्रण से बस्ती - निरुह बस्ती।

बस्ती उपचार का मूल सिद्धांत - कुछ नैसर्गिक सक्रिय तत्व (herbal active principles) के सेट ऐसे होते हैं, जो मौखिक मार्ग के माध्यम से दिए जाने पर पाचन से नहीं गुजरते हैं। या तो ये नैसर्गिक सक्रिय घटक पेट में एसिड के कारण या यकृत द्वारा इन घटकों के चयापचय के कारण (hepatic first pass effect) नष्ट हो जाते हैं।

इस प्रकार, प्राचीन आयुर्वेदिक विशेषज्ञों ने मलाशय मार्ग का पता लगाया, जिससे जड़ी-बूटियों का चिकित्सा के लिए उपयोग कर सकते है, जिससे नैसर्गिक सक्रिय घटक सीधे आंतों के स्तर पर अवशोषण के लिए उपलब्ध है।

5. नस्य उपचार - चूर्ण या आयुर्वेदिक तरल पदार्थ का नाक के माध्यम से नाक मे टपकाना/ बिंदुपातन करना, नस्य उपचार कहा जाता है। यह आमतौर पर कान, नाक, गला, सिर दर्द आदि के रोग के लिए निर्धारित है |

कौन सा पंचकर्म आयुर्वेदिक उपचार आपको अनुकूल या उपयुक्त है?

पंचकर्म आयुर्वेदिक उपचार पांच प्रकार के होते हैं।

पंचकर्म उपचार का चुनाव आमतौर पर आपके आयुर्वेदिक चिकित्सक द्वारा किया जाता है।

आयुर्वेदिक उपचार इन सिद्धांतो के आधार पर चुना जाता है -

- स्वस्थ व्यक्ति की आयु, प्रकृति और शरीर का प्रकार
- रोगी की ताकत और शरीर का प्रकार।
- रोग की ताकत।
- रोगी और रोग में दोष की प्रबलता।

पंचकर्म आयुर्वेदिक उपचार विकल्प का चुनाव, आयुर्वेदिक चिकित्सक के लिए छोड़ दिया गया है। हालांकि एक विशिष्ट पंचकर्म चिकित्सा का विशिष्ट रोग की चिकित्सा के लिए उल्लेख किया गया है, इसे आयुर्वेदिक डॉक्टर अपने निकष पर निर्णय ले सकते हैं। ये पंचकर्म चिकित्सा के संकेत आयुर्वेदिक पाठ्य संदर्भ के अनुसार है।

वमन उपचार:

वमन उपचार व्याधियों लिए उपयुक्त हैं - श्वसन प्रणाली के रोग (खांसी, सर्दी, अस्थमा), कर्क रोग, वृद्धि, मधुमेह, अपच, विषाक्त स्थिति, अत्यधिक लार, स्वाद की कमी, मानसिक रोग, रक्ताल्पता, मोटापा, फोड़ा, ठीक न हुआ घाव आदि

इन रोगी को वमन चिकित्सा नहीं करनी चाहिए - कमजोर, घायल, बहुत मोटे, बहुत दुबले, बच्चे, वृद्ध, थके हुए, भूखे-प्यासे, हृदय से रोग, जो उपवास पर हैं, आदि।

विरेचन उपचार - यह बुखार, त्वचा रोग, मधुमेह, बवासीर, फिस्टुला, ट्यूमर, सूजन, एनीमिया, त्वचा संक्रमण, अपच, की कमी स्वाद, यकृत रोग, मानसिक रोग, फोड़ा, बिना ठीक हुए घाव, आँख और नाक से संबंधित रोग आदि रोगियों के लिए अच्छा है।।

दो प्रकार की बस्ती - विभिन्न प्रकार की बस्ती और संयोजन का उपयोग आयुर्वेदिक चिकित्सक द्वारा विभिन्न रोगों के इलाज के लिए किया जाता है। आयुर्वेदिक चिकित्सक पर प्रक्रिया का चुनाव निर्णय छोड़ देना ही सबसे अच्छा है।

नस्य उपचार आमतौर पर कान, नाक, गला, दांत से संबंधित रोग, सफेद बाल, बाल झड़ना, सिरदर्द आदि रोगों में दिया जाता है। मुख्य आयुर्वेदिक तेल में से एक, नस्य उपचार के लिए अणु तेल का प्रयोग किया जाता है।

प्रश्न एवं उत्तर

पंचकर्म उपचार क्या है?

पंचकर्म उपचार पांच उपचार प्रक्रियाओं का एक समुह है जिसका पालन आयुर्वेदिक उपचार में किया जाता है। वे हैं -

1 वमन - (उल्टी चिकित्सा)

2 विरेचन - (शुद्धिकरण चिकित्सा)

3 और 4 बस्ती - (गुदमार्ग से एनीमा के दो प्रकार)

5 नस्य (नाक की बूंदें)

क्या कोई भी व्यक्ती का पंचकर्म उपचार हो सकता है?

बहुत बुजुर्ग लोगों, बच्चों, गर्भवती महिला जैसे लोगों की कुछ श्रेणियों को छोड़कर, कोई भी पंचकर्म उपचार करवा सकता है।

क्या बिना किसी रोग के एक सामान्य व्यक्ति पंचकर्म उपचार कर सकता है?

यहां तक कि एक स्वस्थ व्यक्ति में आहार परिवर्तन, मौसमी परिवर्तन इत्यादि के कारण भी उनमें दोष थोड़े असंतुलन से गुजरते हैं। इसलिए, एक स्वस्थ व्यक्ति भी लंबे समय तक उचित स्वास्थ्य रखरखाव के लिए पंचकर्म उपचार कर सकता है।

क्या मैं स्वयं पंचकर्म कर सकता हूँ?

स्वयं औषधि (Self medicine) लेना खतरनाक है, चाहे वह कोई भी औषधि प्रणाली हो। पंचकर्म

विशेषज्ञों द्वारा ही किया जाना चाहिए। इसलिए यह एक विशेषज्ञ आयुर्वेदिक चिकित्सक की देखरेख में होना चाहिए।

क्या इसके लिए अस्पताल में भर्ती होने की आवश्यकता है? क्या मुझे आयुर्वेदिक पंचकर्म उपचार के लिए अस्पताल में भर्ती होने की आवश्यकता है?

इसके लिए आपको आयुर्वेदिक पंचकर्म उपचार के अस्पताल में भर्ती होने की आवश्यकता नहीं है। आप आयुर्वेदिक क्लीनिक/आयुर्वेदिक अस्पताल में जब आयुर्वेदिक डॉक्टर आपको बुलाता है तब जा सकते हैं, और उपचार खत्म करके घर वापस जा सकते है।

जब मैं पंचकर्म उपचार पर हूँ, तो क्या मैं काम पर जा सकता हूँ?

पंचकर्म उपचार के दौरान काम पर जाएं। यदि आपके काम में ज्यादा शारीरिक गतिविधि शामिल नहीं है, तो आप निश्चित रूप से काम कर सकते हैं | आम तौर पर एक व्यक्ति को

पंचकर्म से गुजरने के लिए कुछ मात्रा में आराम की जरूर आवश्यकता होगी।

क्या मैं पंचकर्म के चुनाव के बारे में निर्णय ले सकता हूँ?

प्रभावी पंचकर्म उपचार का चयन करना विशेषज्ञ आयुर्वेदिक चिकित्सक का काम है। तो, आप उपचार चयन की चिंता करने के बजाय उपचार का आनंद ले सकते हैं।

पंचकर्म उपचार की प्रारंभिक प्रक्रिया क्या है?

पंचकर्म उपचार के लिए बहुत ही सरल प्रारंभिक प्रक्रियाएँ हैं

जैसे कि -

पाचन चिकित्सा - पाचन शक्ति का सुधार

स्नेहन - तेल लगाने का उपचार तथा यहां औषधीय घी की एक विशिष्ट मात्रा, रोगी को 1 से 7 दिनों तक दी जाती है। यह चिपचिपे,असंतुलित दोषों को, जो ऊतकों की गहराई में चिपके होते है उन्हें नरम और द्रवीभूत करने में मदद करता है।

स्वेदन-पसीने का उपचार- यहां पसीना निर्मित किया जाता है। तेल मालिश के बाद यह किया जाता है। यह बिगड़े हुए दोषों को रोग के स्थान से जठराग्नि पथ (आंत) तक ले जाने में मदद करता है। एक बार आंत में पहुंचने के बाद, यह वमन (उल्टी) या विरेचन (शुद्धि) उपचार द्वारा निष्कासित किए जाते हैं ।

पंचकर्म प्रक्रिया के बाद क्या करते है?

पंचकर्म उपचार से गुजरने के बाद आहार और जीवन शैली के कुछ नियम होते है, अधिकतम लाभों का आनंद लेने के लिए 3 - 7 दिनों की अवधि के लिए इन पंचकर्म नियमों का पालन किया जाना चाहिए। इन नियमों का पालन करना बहुत आसान है और इसका मुख्य उद्देश्य है, रोगी को पाचन शक्ति और शारीरिक शक्ति को बहाल करना।

क्या पंचकर्म से ही रोग ठीक हो जाता है?

पंचकर्म उपचार से 50 से 60 प्रतिशत से अधिक आयुर्वेदिक उपचार पुरा हो जाता है। लेकिन बीमारी का पूरी तरह से इलाज करने के लिए एक निश्चित समय के लिए आयुर्वेदिक दवाएं आवश्यक होंगी।

क्या मुझे सभी पांच पंचकर्म प्रक्रियाओं से गुजरने की आवश्यकता है?

• यदि आप किसी बीमारी से पीड़ित हैं और आपका डॉक्टर पांच पंचकर्म उपचारों में से एक या दो के बारे में फैसला करता है, तो वह पर्याप्त है।

• अगर आप एक स्वस्थ व्यक्ति हैं, तो आयुर्वेद डॉक्टर से सलाह लें । अधिकांश मामलों में, सभी पाँचों की आवश्यकता नहीं होती है।

• आमतौर पर एक या दो पंचकर्म उपचारों की सलाह दी जाती है।

संपूर्ण पंचकर्म चिकित्सा उपचार कितने समय तक चलती है?

आपके स्वास्थ्य, बीमारी की स्थिति और डॉक्टरों की सलाह पर निर्भर करता है। आमतौर पर 5 - 15 दिन।

आम तौर पर पंचकर्म चिकित्सा किसे नहीं मिल सकती है?

गर्भवती महिला, बच्चों, बुजुर्गों को पंचकर्म उपचार न कराने की सलाह दी जाती है।

एक स्वस्थ व्यक्ति के लिए पंचकर्म के क्या लाभ हैं?

एक स्वस्थ व्यक्ति के लिए पंचकर्म उपचार मदद करता है -

- वज़न बढ़ना या कम होना (व्यक्ति की ज़रूरतों के आधार पर)
- पिंपल्स या अन्य मौसमी त्वचा संक्रमण से छुटकारा पाने के लिए
- सामान्य सर्दी, बुखार आदि जैसी मौसमी श्वसन स्थितियों से छुटकारा पाने के लिए
- रोगप्रतिरोधक शक्ती बढ़ाने के लिए
- कायाकल्प, पुनर्योवन और विश्रांति तथा तनावमुक्ती में मदद करता है।
- किसी भी शरीर के विषाक्त पदार्थों, मुक्त कणों (free radicals) आदि से छुटकारा पाएं।
- इंद्रियों के स्वास्थ्य में सुधार करता है।
- सामान्य हार्मोनल संतुलन आदि का समर्थन करता है।
- सफ़ेद बाल, बाल झड़ना और ऐसे ही अन्य सौंदर्य विषयक (कॉस्मेटिक) मुद्दों में उपयोगी है |

28

दांतों की देखभाल का आयुर्वेदिक तरीका दाँत तथा जीभ सफाई

आयुर्वेद हजारों सालों से दांतों को ब्रश करने की सलाह देता आ रहा है। प्राचीन भारत में लोग जड़ी-बूटियों की टहनियों को दातून की तरह इस्तेमाल करते थे। अब भी, भारत के कुछ हिस्सों में, आप लोगों को कुछ पौधों और पेड़ों की टहनियों के उपयोग से दांत साफ़ करते हुए देख सकते हैं। हम अक्सर देखते हैं कि उनमें दंत क्षय (dental caries) की घटनाएं उन लोगों की तुलना में जो नियमित पेस्ट और ब्रश का उपयोग करते हैं कम होती हैं। आइए जानते हैं इसके फायदे तथा दांत साफ करने की प्राचीन विधि।

टहनियाँ -

प्राचीन काल में पेड़ों की टहनियों का उपयोग टूथ ब्रश के रूप में किया जाता था।

किसी भी पेस्ट की आवश्यकता नहीं थी, क्योंकि टहनी में ही सभी आवश्यक औषधियां गुण होते थे। दातुन काँटेदार खड़ा (bristles) बनाने के लिए टहनी के किनारे को चबाया जाता था । ब्रिसल्स मुंह के सभी कोनों तक पहुंचने और दांतों को साफ करने के लिए पर्याप्त थे। इस जड़ी-बूटी के औषधीय गुण दांतों का क्षरण (dental caries) और दांतो का मैल (plaque) बनने से रोकने के लिए पर्याप्त थे ।

चुने गए पौधे कसैले, तीखे या कड़वे स्वाद के थे।

- नीम, असन (टेरोकार्पस मार्सुपियम) जैसी कड़वी स्वाद वाली जड़ी-बूटियाँ बहुत ही शक्तिशाली रोगाणुरोधी गुणवाली है, जो मौखिक स्वच्छता के लिए बहुत फायदेमंद है। साथ ही, कड़वा स्वाद - मुँह के स्वाद को बेहतर बनाने और सांसों की बदबू तथा अरुचि से लड़ने में मदद करता है।

- तीखे स्वाद वाली जड़ी-बूटियाँ लार में सुधार करती हैं, विषाक्त पदार्थों को मुँह से बाहर निकालने में मदद करती हैं।
- खदिरा (बबूल कत्था) जैसी कसैली जड़ी-बूटियाँ मसूड़ों के घावों और मुँह के छालों को ठीक करने में मदद करती हैं। गह सांसों की बदबू से लड़ने में भी मदद करता है।

दंत ब्रश के लिए पौधे:

• निंब - नीम की टहनी

• करंज (Pongamia pinnata)

• खदिर - बबूल कत्था

• अर्क - (Calotropis gigantean R.Br.ex Ait)

• मालती (Aganosma dichotoma K. Schum)

• ककुभ - अर्जुन (Terminalia arjuna W.&A)

• असन (Terminalia Tomentosa W.&A)

• तेजोव्हा - दांत दर्द का पेड़

• वट (Ficus benghalensis) - बरगद

• यष्टिमधु - मुलेठी (केवल एक वनस्पती, जो मीठी है, लेकिन फिर भी टूथ ब्रश के रूप में उल्लिखित)।

टहनी को टूथ ब्रश के रूप में उपयोग करने के लिए टहनी की मोटाई लगभग किसी की छोटी उंगली की नोक के बराबर होनी चाहिए। यह लंबाई में 12 अंगुला (लगभग 22.6 सेमी) हो । ब्रश के रूप में बनाने के लिए टहनी की नोक को चबाना चाहिए।

मेस्वाक के बारे में रोचक तथ्य:

मेस्वाक - पीलू / पीलू - Salvadora persica - यह जड़ी बूटी आजकल बाजार में है, जो प्राचीन काल के टूथ ब्रश के लिए पसंद की टहनी के रूप में मिलती थी । लेकिन यह काफी दिलचस्प है की, इस जड़ी बूटी को चरक संहिता और अष्टांग हृदयम में पसंद के टूथ ब्रश के रूप में सूचीबद्ध नहीं किया गया है ।

हालांकि कई अन्य उद्देश्यों के लिए, कई अन्य अवसरों पर, दांतों को ब्रश करने के अलावा, इस जड़ी बूटी का उल्लेख दोनों के द्वारा किया गया है।

इसका मतलब यह नहीं है कि मेस्वाक एक अच्छा टूथ ब्रश नहीं बनाता है। या फिर ऐसा हो सकता है कि आमतौर पर दाँत ब्रश करने के उद्देश्य से इसका इस्तेमाल नहीं किया जाता था।

दंत मंजन (Tooth Powder):

मैं टूथ पेस्ट की तुलना में दंत मंजन (हर्बल या अन्य) को अधिक दर्जा देता हूं। कम से कम, वे दांतों के कोनों - कोनों तक पहुँचने के लिए पर्याप्त ठोस होते हैं, जो किसी भी ब्रश के खांचे और आकार की कोई भी संख्या उन कोनों मे पहुंचने में विफल रहती है।

पारंपरिक दंत मंजन के लिए उदाहरण

- दशन संस्कार चूर्ण
- दशनकान्ति चूर्णम

जीभ की सफाई (Tongue scraping):

• टंग स्क्रेपर्स, जिनकी धार नुकीली नहीं होनी चाहिए और मुड़ी हुई होती है तथा सोना, चाँदी, ताँबा, टिन और पीतल जैसी धातुओं से निर्मित होना।

• जीभ की जड़ में जमा मैल दुर्गंध को जन्म देता है। इसलिए जीभ को नियमित रूप से कुरेदना (Tongue scraping) चाहिए।

संदर्भ:

चरक संहिता सूत्रस्थान 5वाँ अध्याय
अष्टांग हृदय सूत्रस्थान दूसरा अध्याय

29

जड़ीबूटियुक्त धूम्रपान - लाभ, नियम, दुष्प्रभाव, तथा कोशिश करने के लिए मिश्रण

आयुर्वेद के अनुसार हर्बल धूम्रपान दैनिक दिनचर्या में से एक है। वात और कफ दोष को संतुलित करने मे यह मदद करता है। इसका उपयोग रोगप्रतिरोधी (preventive) और उपचारात्मक दोनों उद्देश्यों के लिए किया जाता है। स्वस्थ रहने की इच्छा रखने वाले व्यक्ति को तथा कफ और वात बढ़ने के कारण ऊपर के हिस्सों याने कंधे (कान, नाक, गला, आंख, दिमाग) को प्रभावित करने वाले रोगों की शुरुआत को रोकने या इलाज के लिए रोजाना जड़ी-बूटी का धुंआ सूंघना चाहिए ।

जड़ीबूटियुक्त धूम्रपान लेने के लिए अनुपयुक्त व्यक्ति -

इन व्यक्ति को जड़ीबूटियुक्त धूम्रपान के धुएं में सांस नहीं लेनी चाहिए,

- अत्यार्तव, नाक से खून बहने जैसे रक्तस्रावी रोगों से जो पीड़ित है।
- जिसने अभी-अभी विरेचन चिकित्सा (शुद्धि उपचार) की है।
- जलोदर, आंत्र रुकावट, मधुमेह, मूत्र मार्ग के विकार, अंधापन, पेट फूलना, सूजन, डिप्थीरिया, खून की कमी और पीलिया।
- जिसे अभी-अभी एनीमा दिया गया हो।
- जिसने अभी-अभी मछली, शराब, दही, दूध, शहद, वसा और विष खाया हो।
- सिर में जिसे चोट लगी है।
- यदि वह पूरी रात जागता/जागती है।

हर्बल धूम्रपान के लिए उपयुक्त समय –

- छींकने के बाद
- जम्हाई लेने के बाद
- शौच के बाद
- पेशाब करने के बाद
- संभोग करने के बाद
- सर्जिकल ऑपरेशन के बाद
- हंसने के बाद
- दांत साफ करने के बाद
- स्नान के बाद
- खाना खाने के बाद
- उल्टी के बाद

हर्बल धूम्रपान करने की विधि –

• रोगी को सीधा, सतर्क, अपना मुंह खोलकर बैठना चाहिए और वैकल्पिक (alternatively) रूप से प्रत्येक नथुने के माध्यम से धुएं को अंदर लें।

• एक नथुने से सांस लेते हुए दूसरे नथुने को बंद कर लेना चाहिए।

• अंतःश्वसन तीन बार किया जाना चाहिए। एक बार मे, धुएं को अंदर लेना और छोड़ना इसे एक बाउट कहते हैं। ऐसे तीन बाउट, प्रत्येक समय को किए जाने चाहिए, तीन बार बारी-बारी से सांस लेना और तीन बार सांस छोड़ना।

• अगर असंतुलित दोष, नाक और सिर में स्थानीयकृत हैं , तब सबसे पहले धुएं को नाक से अंदर लेना चाहिए।

• जब दोष कंठ में स्थित हों - तब धुंए को पहले मुंह से और बाद में नाक से अंदर लेना चाहिए।

• साँस द्वारा लिया गया धुंआ (या तो मुँह से या नाक से) केवल मुंह से बाहर आना चाहिए; अगर नाक से बाहर निकल जाए, तो इसके कारण दृष्टि की हानि हो सकती है।

यहां कुछ सरल मिश्रण दिए गए हैं जिन्हें आजमाया जा सकता है।

गुग्गुलु लें, इसे अच्छे से कूट लें। नीम, हल्दी, केसर और काले चने डालें।

इसे बत्ती के आकार में बना लें। चिकनाई के लिए घी डालें। अगर आप इस बाती को जलाते हैं, तो इसे आसानी से आग पकड़नी चाहिए और धुआँ देना चाहिए।

यदि गुग्गुलु उपलब्ध नहीं है, तो आप उपलब्धता के अनुसार,अन्य जड़ी बूटियों, के साथ मिश्रण बना सकते हैं, इसे एक गर्म तवे पर डालें और धुआँ अंदर लें।

हर्बल धूम्रपान की वैकल्पिक विधि - एक मिट्टी के बर्तन के अंदर एक जलता हुआ कोयला/चारकोल रखा जाता है। इसके ऊपर जड़ी बूटियों का पाउडर छिड़क कर एक अन्य बर्तन के द्वारा जिसके केंद्र में एक छेद होता है, इसे ढक दिया जाता है, । एक ट्यूब छेद से

जुड़ा हुआ होता है, जिससे धुआं अंदर जाता है।

हर्बल धूम्रपान मिश्रण –

आप निम्नलिखित में से किसी भी उपलब्ध जड़ी-बूटी / जड़ी-बूटियों के संयोजन का उपयोग कर सकते हैं।

यव (जौ), तिल (तिल के बीज), तेल, माष (काला चना), अगुरु, गुग्गुलु,
मुस्ता (Cyperus rotundus), कुमकुम (केसर), नलदा, उशीर (Vetiver),
वालका, वरंगा, कौंटी, मधुका, बिल्वमज्जा, एलवालुक, श्रीवेस्टक,
सर्जरस, ध्यामक, मदन, प्लव, शल्लकी, कुंदुरुक, से प्राप्त वृक्षों के फल और गूदा, वसा, मज्जा, पेशी-वसा और घी।

चरक द्वारा बताई गई जड़ी-बूटियाँ –

चंदन (Sandalwood)
पत्रा (Cinnamomum tamala Nees and Eberum)
त्वक (दालचीनी)
इला इलायची (Elettaria cardamomum)
उशीर (खसखस)
मधुक (Licorice - Glycyrrhiza glabra)
जटामांसी (Nardostachys jatamansi)
गुग्गुलु (Commifora mukul Engl)
अगुरु (Aquilaria agallocha Roxb)
शर्करा (चीनी)
हरेनुका (Pisum sativum Linn)
प्रियंगु (Callicarpa macrophylla Vahl)
पृथ्वीका (Nigella sativa Linn)
नागकेशर (Mesua ferrea Linn)
नख (Capparis sepiaria)
ह्रीबेर (Pavonia Odorata Willd)
पद्मक - Wild Himalayan Cherry (Prunus cerasoides)
ध्यामक (Cymbopogon Schoenathus Spreng)
न्यग्रोध की छाल (Ficus bengalensis Linn)
उदुम्बर (Ficus racemosa Linn)
अश्वत्थ (Ficus religiosa Linn)
प्लक्ष (Ficus locor Bunch - Ham)
लोध्र (Symplocos racemosa)
वन्या (Cyperus tenuiflorus)

सर्जरस (Resin of Vateria indica Linn)
मुस्ता (Cyperus rotundus)
शैलेया (Permellia perforta)
कमल (Nelumbo uncifera Gaertn)
उत्पल (Nymphaea alba)
श्रीवेस्टक (Resinous extract from Pinus roxburghii Sargent)
शल्लकी (Boswellia serrata Roxb)

उचित हर्बल धूम्रपान के लक्षण:

- मन की स्पष्टता, सोचने की प्रक्रिया में स्पष्टता
- गले में स्वच्छता, गले में बलगम जमा न होना
- इंद्रियों में शुद्धता, स्पष्टता
- सिर का हल्कापन

धूम्रपान चिकित्सा के लाभ - धूम्रपान चिकित्सा निम्नलिखित बीमारी के विरुद्ध लाभकारी है।

- खांसी, श्वास कष्टता, नसाशोथ, नासास्त्राव(Rhinitis), आवाज के विकार, नाक और मुँह से दुर्गंध
- चेहरे की निस्तेजता,पाण्डुता, बालों के विकार और बालों का झड़ना
- कान और नाक में स्राव, खुजली और दर्द
- कान, मुंह और आंखों के काम करना बंद कर देना
- सिरदर्द, माइग्रेन, आंखों में दर्द, दांत दर्द, अधिक सुस्ती
- ज्ञानेन्द्रियों को मजबूत करता है, अधिक नींद मे
- धूम्रपान करने की आदत वाले व्यक्ति पर बेहोशी और हिचकी का कोई प्रभाव नहीं पड़ता है।

हर्बल धूम्रपान के दुष्प्रभाव;

धूमपान को अनुचित समय पर या अधिक मात्रा में करने से,

- रक्तस्राव रोग
- अंधापन
- बहरापन
- अधिक प्यास
- मुर्च्छा या बेहोशी
- भ्रम

आप देख सकते हैं कि ये सभी पित्त वृद्धि के लक्षण हैं।
इसके लिए ठंडी व्यवस्था अपनानी चाहिए।

अपर्याप्त धूम्रपान के लक्षण - आवाज की हानि,

गले में कफ की उपस्थिति और सिर में भारीपन यह अपर्याप्त धूम्रपान के लक्षण हैं।

यदि कोई अधिक धूम्रपान करता है तो उसका तालु, सिर और कंठ बहुत सूख जाता है।

किसी को प्यास लगती है और वह बेहोश हो सकता है; अत्यधिक रक्तस्राव, चक्कर आना और इंद्रियों में गरमी हो सकती है।

हर्बल धूम्रपान के उपद्रवों का उपचारः

यदि असमय और अधिक धूम्रपान के कारण जटिलताएं उत्पन्न होती हैं, तो आपको एक आयुर्वेद चिकित्सक से तुरंत परामर्श करने की आवश्यकता है। यहाँ कुछ उपचार विकल्प दिए गए हैं:

• घी का सेवन - यह जलन और गलत हर्बल धूम्रपान के कारण हुए सूखेपन की अधिकता को दूर करने में मदद करता है।

• अणु तैलम जैसे तेलों के साथ नस्य (नाक की बूंदों) का प्रयोग।

यह सूजन वाले नाक के अंदरवाले त्वचा के स्तर (mucosa) को शांत करने में मदद करता है और इंद्रियों को मजबूत करने मे मदद भी करता है।

• काजल और शांतिदायक पेय लेने हैं।

• वात दोष (दर्द से जुड़ा हुआ) असंतुलन की स्थिति में उपचार मे प्रयुक्त दवाओं को स्निग्ध होना चाहिए।

• यदि लक्षण पित्त (जलन) से जुड़े हैं तो, उपचार के लिए ठंडी प्रकृति की जड़ी-बूटियों का चयन करना चाहिए।

30

आयुर्वेदिक नस्य कैसे करें घर पर उपचार? लंबे जीवन के लिए नाक मे डालिए बुँदे

नस्य उपचार का अर्थ है नाक मे औषधियुक्त तेल की बुँदे डालना। कफ से भरे हुए (congestion) नाक की तकलीफ को दूर करने के लिए नाक मे औषधियुक्त तेल की बूंदों का उपयोग, आप पहले से ही जानते होंगे, लेकिन आयुर्वेदिक नस्य चिकित्सा इस सामान्य अभ्यास से काफी अलग है। नस्य करने की प्रक्रिया याने नथुने में बूँदें डालना, एकसमान ही रहती हैं। लेकिन आयुर्वेद में, इस उपचार का उद्देश्य अलग-अलग होता है। वैसे तो नस्य उपचार कई प्रकार के होते हैं, लेकिन केवल एक ही प्रकार दैनिक आधार पर किया जा सकता है। जो स्वास्थ्य के समग्र सुधार के लिए और रोगों को रोकने के लिए होता है।

परिभाषा:

आयुर्वेदिक ग्रंथ नस्य को इस प्रकार परिभाषित करते हैं - "औषधम औषध सिद्ध स्नेहम वा नासिकायम दीयते इति नस्यम"

इसका मतलब है, वह प्रक्रिया जिसमें नथुने के माध्यम से औषधीय दवाएं या तेल दिए जाते हैं।

नोट: नस्य कई प्रकार के होते हैं, उदा. नस्य के लिए चूर्ण, रस, अर्क, काढ़े, हर्बल धुएं आदि का उपयोग, जो चिकित्सीय उद्देश्य के लिए उपयोग किए जाते हैं। यहां
मैं केवल उसी पर ध्यान केंद्रित कर रहा हूं जिसे हर कोई दैनिक आधार पर उपयोग कर सके। यह
नस्य का प्रकार जो कोई भी कर सकता है (कुछ निषेध को छोड़कर जो नीचे समझाया गया

है) को प्रतिमर्श नस्य कहा जाता है।

कंधों के उपरोक्त भागों के रोगों के उपचार के लिए नस्य की दवा सलाह दी जाती है।

नाक को सिर का प्रवेश द्वार माना जाता है, जिससे दवाई फैलकर, सिर और गर्दन के सभी हिस्सों में पहुंचकर संबंधित उस क्षेत्र के रोग ठीक कर देती है।

इस्तेमाल के संकेत (Indication):

इस प्रकार का नस्य सभी स्वस्थ लोगों पर लागू होता है। विशेष रूप से यह इन व्याधियोंसे पीड़ित लोगों में सहायक होता है,

- सिर, दांत, गर्दन, जबड़े, कंधों में अकड़न
- गले की रुकावट
- Rhinitis - नाक बहना
- Uvulitis - जिव्हाशोथ
- Tonsillitis - गलतुण्डिका शोथ
- नाक, कान और आँखों (Corneal) विकार
- अतिवर्णकता (hyper pigmentation), झाइयां
- माइग्रेन और अन्य प्रकार के सिरदर्द
- मुँह, मसूड़े की सूजन और दांत के रोग
- नेत्र विकार
- चेहरे का पक्षाघात
- Motor neuron विकार और आक्षेप (Convulsions)
- गोइटर
- कर्कश आवाज और अस्पष्ट वाणी
- तंत्रिका-पेशी संबंधी विकार (Neuro-muscular disorders)

जो निर्धारित विधि के अनुसार समय पर नस्य चिकित्सा करता है, उसे कभी सफ़ेद बाल नहीं होंगे और बालों के झड़ने का अनुभव नहीं होगा। बल्कि उसके बाल बढ़ जाते हैं। उनकी आंखों, नाक और कानों मे किसी तरह की बीमारी का असर नहीं होगा।

नस्य के द्वारा प्रयुक्त औषधी के अंतःश्वसन (inhalation) द्वारा पोषित होने से, उसकी शिराओं, जोड़ों, स्नायुबंधन और सिर की नसें और गर्दन को ताकत मिलती है। उसका चेहरा हर्षित और मोटा हो जाता है, और उसकी वाणी मधुर और स्थिर होती है। सभी इंद्रियां स्पष्ट हो जाती हैं और तीनों मे काफी ताकत आती हैं।

जो व्यक्ति नस्य चिकित्सा का अभ्यास करता है, वह सिर और गर्दन के संबंधित रोगों से पीड़ित नहीं होता है। उम्र के साथ उनके बाल सफेद नहीं होते। (संदर्भ : चरक सूत्रस्थान 5वाँ अध्याय)

नस्य उपचार कब ना करें:

• नस्य की दवा भोजन, पानी, शराब, कृत्रिम जहर, (गरविष - पुरानी विषाक्तता) और वसा (स्नेहन चिकित्सा के भाग के रूप में) के सेवन के बाद तुरंत नहीं दी जानी चाहिए। इसके अलावा, नस्य देने के तुरंत बाद उपरोक्त सभी का सेवन भी नहीं करना चाहिए।

नस्य उपचार के लिए निषेधवाले व्यक्ती:

- नस्य उन लोगों को नहीं दिया जाना चाहिए जिनकी उम्र सात वर्ष से कम हो और 80 वर्ष से अधिक पुराना।
- किसी ऐसे व्यक्ति को नहीं दिया जाना चाहिए जो अपच, अत्यधिक प्यास, और अत्यधिक भूख या गंभीर रूप से थका हुआ, इससे पीड़ित है। यह
- किसी ऐसे व्यक्ति के लिए उचित नहीं है जिसकी स्वाभाविक इच्छा जैसे कि पेशाब करने की इच्छा, शौच आदि है।
- यह उन लोगों के लिए संस्तुत (recommended) नहीं है जिन्हें तेज बुखार, तीव्र सर्दी, तीव्र नासास्त्राव और जिन लोगों को रक्त देने वाली चिकित्सा (bloodletting therapy) या गंभीर रक्तस्राव - भारी मासिक धर्म, नाक से खून बहना, अल्सरेटिव कोलाइटिस के मामले में।
- आदि, सांस की तकलीफ, दमा, खांसी और संक्रामक नासास्त्राव (Rhinitis) के रोगी है।
- आदर्श रूप से, नहाने और नस्य उपचार के बीच कम से कम 30 मिनट का अंतर होना चाहिए।
- ऐसी महिला को नहीं दिया जाना चाहिए जिसने 3 महीने पहले या उससे कम समय मे प्रसूति की हो।
- उन लोगों को नहीं दिया जाना चाहिए जिनका शुद्धिकरण हो चुका है जैसे (पंचकर्म) थैरेपी और जिन्हें बस्ती ट्रीटमेंट हाल ही में दिया गया है।
- कम सुनने की क्षमता वाले लोग, जिनमें दोष बहुत ज्यादा, असंतुलित और एक स्थान से दूसरे स्थान पर जानेवाले होते हैं ।

नस्य चिकित्सा का सही समय –

- नाक की दवा दी जानी चाहिए

सुबह - अगर कफ बढ़ा हुआ है।
मध्याह्न - यदि पित्त बढ़ गया हो ।
संध्या - यदि वात बढ़ा हुआ हो।

- शरद ऋतु (Autumn) और वसंत (Spring) के दौरान इसे दोपहर में देना चाहिए ।
- सर्दी के दिनों में इसे दोपहर के समय देना चाहिए।

- गर्मियों के दौरान शाम को।
- बरसात के मौसम में, जब धूप होती है ।

प्रतिमर्श नस्य - नीचे दिए गए नस्य के प्रकार को प्रतिमर्श नस्य कहा जाता है । इसका प्रयोग किया जा सकता है -
- सिर की मालिश के बाद
- गण्डूष के बाद (गरारे करना)
- अंजन के बाद - काजल
- शौच के बाद
- दांत साफ करने के बाद
- भारी हँसी के बाद

नस्य उपचार की प्रक्रिया –

- उपचार शुरू करने से पहले, अपने नैसर्गिक आवेगों (मल , मूत्र आदि) पर ध्यान दें और आपकी आवश्यक दिनचर्या को समाप्त करें।
- तिल का तेल लें और पूरे चेहरे और गर्दन पर हल्की मालिश करें।
- मालिश के लिए तिल के तेल के अलावा निम्नलिखित तेलों का प्रयोग किया जा सकता है।
- महा नारायण तेल, यदि आप सिरदर्द और साइनसाइटिस के लिए नस्य कर रहे हैं।
- नाल्पामरादि तैल / कुंकुमादि तैल - चेहरे की अच्छी त्वचा और रंग के लिए ।
- बला अश्वगंधादि तेल / क्षीरबला तेल - इंद्रियों की शक्ति में सुधार के लिए ।
- मालिश करते समय आंखों की पलकों और आंखों को दूर रखें , इनके ऊपर मालिश न करें।
- मालिश के बाद गर्म सेंक दें। इसे आप गर्म पानी में डूबे तौलिये से चेहरे को पोछा लगाकर कर सकते हैं / गर्म पानी से चेहरा धोना / नमक की कपड़े की पोटली से सेंक देना | इस पोटली को गरम कड़ाही पर रखकर गर्म करके, सेंक देना। आंखों और आंखों की पलकों को बचाते हुए चेहरे और गर्दन पर गर्म सिंकाई करनी चाहिए।
- हवा या अधिक धूप से रहित कमरे में खाट पर लेट जाएं। गर्दन के नीचे पतले तकिये का भी आप उपयोग कर सकते हैं। चेहरे को ऊपर की ओर करके तथा हाथ और पैर फैलाकर सीधे लेट जाएं |

अणु तैलम - यह एक प्रकार का औषधीय जड़ी-बूटी का तेल हैं, जिसका उपयोग नस्य प्रक्रिया के लिए किया जाता है। प्रक्रिया से ठीक पहले, अणु तैल को गर्म पानी के बर्तन में थोड़ा गर्म किया जाता है। प्रत्येक नथुने में तेल की दो बूंदें डाली जाती हैं। यह

किसी अन्य व्यक्ति द्वारा किया जा सकता है क्योंकि स्वयं प्रशासन करते समय, खुदका निशाना चूक सकता है।

- नस्य प्रक्रिया के बाद तलवों, गर्दन, हथेलियों, कानों आदि की हल्की मालिश करनी चाहिए।
- लगभग 30 मिनट के बाद दवा के साथ थूक बाहर आ सकता है और आपको यह सब थूकना होगा।
- यदि आपको अधिक गर्मी/जलन महसूस हो तो ठंड़े पानी से अपना चेहरा धो लें।
- इस प्रक्रिया के बाद 2 मिनट तक चेहरा ऊपर की ओर करके लेटना चाहिए।
- फिर औषधीय जड़ी बूटियों के साथ धुंआ सूंघना चाहिए। इस कार्यविधि को हर्बल धूम्रपान कहा जाता है, जिसे एक अलग अध्याय में समझाया गया है।
- प्रकिया ख़तम होने पर व्यक्ति को गला साफ करने के लिए गर्म पानी से अच्छी तरह गरारे करने चाहिए|

अच्छी नस्य प्रक्रिया के लक्षण –

- बिना किसी कठिनाई के सांस लेना
- अच्छी नींद
- ज्ञानेन्द्रियों की शक्ति बेहतर होना

अपूर्ण / अयोग्य नस्य के लक्षण –

- नज़रों की समस्या
- दुर्बलता, नाक और मुंह का सूखापन
- सिर में खालीपन महसूस होना

अगर आपको ये लक्षण महसूस हों तो नस्य की प्रक्रिया को दोहराएं।

अधिक मात्रा मे किए गए स्नेह नस्य के लक्षण –

खुजली, सिर में भारीपन, अधिक लार आना, अरुचि और नासाविवरशोथ (Rhinitis) यह अधिक मात्रा मे किए गए नस्य के लक्षण हैं |

नस्य उपचार के लाभ –

• त्वचा और चेहरा चमकदार बनता है और छाती अच्छी तरह विकसित होती है।

• शरीर के अंग और ज्ञानेन्द्रियाँ मजबूत बनती हैं।

• अगर नाक से नियमित रूप से दवा दी जाती है तब धीरे-धीरे, सफेद बाल कम होते हैं और अंततः गायब होते हैं।

यह काम किस प्रकार करता है?

नासिका के माध्यम से दी जाने वाली औषधियाँ, नासिका में और उसके आसपास मौजूद रहनेवाली चेता तंत्रिका प्रणाली और सिरा प्रणाली में व्याप्त हो जाती हैं। फिर यह औषधि, नाक तथा सिर के क्षेत्र में मौजूद विकृति को खाली कर देती हैं। इस प्रकार यह अवयवों मे रहनेवाली सभी अवरोधों से राहत दिलाता है

और रोगों का प्रभावी ढंग से इलाज किया जाता है।

नस्य चिकित्सा की तर्कसंगतता:

यह सर्वविदित है कि घ्राण केंद्र, मस्तिष्क के टेम्पोरल लोब में स्थित है। पहली कपाल तंत्रिका (Cranial nerve), घ्राण तंत्रिका (Olfactory nerve) के तंतु इससे उत्पन्न होते हैं, और नाक के श्लेष्मल स्तर (Mucosa) के ऊपरी हिस्से, जहां से सूक्ष्म तंतु, घ्राण बल्ब (Olfactory bulb) के तंतुओं के साथ मिलते हैं। आगे यह तंत्रिका क्रिब्रीफॉर्म प्लेट से गुजरती है और दिमाग के टेम्पोरल लोब में घ्राण केंद्र में शामिल हो जाती है।

जैसा कि पहले उल्लेख किया गया है, नाक के श्लेष्मल स्तर (Mucosa) में कई केशिकाएँ अंत: स्थापित (Embedded) हैं | जो नस्य के माध्यम से दिए गए औषधीय तत्वों को अवशोषित करती है और इन तत्वों के यांत्रिक और रासायनिक प्रतिक्रियाओ द्वारा विभिन्न प्रकार के स्थानीय और सर्वांगीण प्रणालीगत प्रभाव को दिखाती हैं ।

छूटे हुए स्त्राव में अवरोधक विकृती (Blocking morbid) होती है जो नासिका मार्ग से खाली कर दिया जाता है।

इस प्रकार रोग की स्थिति उलट जाती है और रोग से राहत मिलती है।

31

गण्डूष / तेल से कुल्ला (Oil Pulling) कैसे करें? जानिए असली आयुर्वेदिक तरीका? 9 टिप्स

दरअसल, इस प्रक्रिया को तेल का इस्तेमाल कर मुंह से गरारा करना कहते हैं। सिर्फ तेल ही नहीं बल्कि

मनोवांछित लाभ के आधार पर प्रयोजित, कई प्रकार के तरल पदार्थों का उपयोग किया जा सकता है।

आयुर्वेद दो प्रकार की समान प्रक्रियाओं की व्याख्या करता है।

गंडूष – इसे हम तेल से कुल्ला करना / oil pulling कहते हैं। (हालांकि तेल के अलावा अन्य तरल पदार्थ भी प्रयोग किया जाता है)। यह गरारे नहीं होते। द्रव की मुंह की क्षमता से भरा जाता है और इसे विशिष्ट समय के लिए मुंह के अंदर रखा जाता है।

कवल - यह वास्तव में मुंह से गरारा करना है। विशिष्ट समय के लिए मुंह को कुल्ला करने के लिए यहाँ, कम मात्रा में द्रव का उपयोग किया जाता है। और बाद में इसे थूक दिया जाता है।

ऑयल पुलिंग के प्रकार-

चिकनाई / स्नेहन (Lubricating) के लिए तेल और वसा के साथ - वात असंतुलन विकारों के लिए किया जाता हैं; मीठे, खट्टे और नमक स्वाद की जड़ी-बूटियों से संसाधित तेल द्वारा किया जाता है।

पित्त असंतुलन विकारों के लिए **प्रशामक**; यह कड़वे, कसैले और मीठा स्वादवाली जड़ी बूटियों द्वारा किया जाता है।

सफाई / शोधन – कफ असंतुलन विकारों के लिए। इसे कड़वे, तीखे, खट्टे, नमक स्वाद वाले और गर्म गुण रखने वाली जड़ी-बूटियों से किया जाता है।

उपचारात्मक (healing) - यह कसैले और कड़वे स्वाद की जड़ी-बूटियों के साथ किया जाता है |

तेल का कुल्ला करने में प्रयुक्त विभिन्न तरल पदार्थ

- वसा - तेल, घी दूध
- पानी के साथ शहद
- किण्वित दलिया
- शराब
- मांस का रस / मांस का सूप
- गोमूत्र आसुत (distillate)
- धान्याम्ल – किण्वित अनाज तरल

तरल पदार्थ को कल्क (हर्बल पेस्ट) के साथ मिलाया जा सकता है।

तरल पदार्थ पके या कच्चे हो सकते हैं।

तरल पदार्थ, छूने और मुंह में रखने के लिए आरामदायक होना चाहिए।

कुछ व्यावहारिक उदाहरण-

पानी के साथ तिल के बीज की चटनी - तिल के बीज का एक बड़ा चम्मच पेस्ट बनाया जाता है। इसे एक कप गुनगुने पानी में मिलाएं। इस मिश्रण का इस्तेमाल गरारे करने के लिए करें। यह दांतों में झुनझुनी सनसनी, दांतों की कमजोरी, दांतों की बीमारी तथा वात के कारण मुंह (जिसमें लक्षण के रूप में दर्द शामिल है)मे उत्पन्न होने वाली व्याधियों से राहत दिलाने में उपयोगी है।

दैनिक उपयोग के लिए, **तिल के तेल / मांस रस** के साथ तेल का कुल्ला करना |

ऑयलपुलिंगकेफायदे-

- **तिल का तेल** (रोजाना इस्तेमाल किया जा सकता है) जबड़ेकी ताकत, जबड़े, आवाज की गहराई, चेहरे की चंचलता, उत्कृष्ट स्वाद संवेदना और खाने का अच्छा स्वाद के लिए गरारे करना फायदेमंद होता है। जो नियमित रूप से तेल का कुल्ला करता है, उसका न तो कभी गला सुखेगा और न होंठ कभी फट सकते हैं; उसके दांतों में कभी क्षय नहीं होगा और जड़ें गहरी होगी; न तो उसके दांत में दर्द होगा और न ही खट्टे सेवन से दांत हिलेंगे; और ऐसे मनुष्य के दांत सख्त से सख्त खाने को भी चबा सकते हैं। संदर्भ: (चरक संहिता सूत्रस्थान 5)
- **घी और दूध**, कुल्ला करने के लिए बहुत उपयोगी होते हैं, जब स्थानिक या सर्वांगीण जलन, छाले और बाहर के कारणों की वजह से शरीर पर होनेवाले घाव, ज़हर की वजह से

होनेवाले घाव, क्षार (क्षार) और आग से हुई जलन इनमें घी और दूध उपयोगी हैं।

- **शहद** - शहद को मुंह में रखने से मुंह का पतलापन दूर हो जाता है | मुंह के छालों को जल्दी ठीक करता है, जलन और प्यास से राहत देता है।

यह मुंह के छालों को जल्दी ठीक करने में भी उपयोगी है।

- **धान्यम्ल** धारण करने से – किण्वित धान्यम्ल मुख में रखने से अरुचि, मैल (दांत और जीभ की) और मुंह से दुर्गंध आना दूर होता है।
- **बिना नमक की धान्यम्ल**, ठंडे प्रयोग से, मुँह का रूखापन दूर करने के लिए सर्वोत्तम है।
- **क्षारम्बु** धारण करना – क्षार युक्त जल (जैसे यवक्षार), मुंह में जल्दी से कफ के संचय को तोड़ देता है।
- मुंह में **गर्म पानी** रखने से मुंह मे हल्कापन और सफाई होती है।

विधिपूर्वक ऑयल पुलिंग कैसे करें –

- व्यक्ति को ऐसे स्थान पर बैठना चाहिए जहां हवा न हो लेकिन हल्की धूप हो।
- उसके कंधों और गर्दन को सादे तिल के तेल / महा नारायण तेल / बाला अश्वगंधादी तेल / क्षीरबला तेल से मालिश करनी चाहिए।
- 5-10 मिनट तक मालिश की जा सकती है।
- हल्की मालिश के बाद, 2-3 मिनट तक सिंकाई की जाती है। यह सिंकाई, सिर्फ गर्म पानी से चेहरा और गर्दन धोना, या गर्म पानी में डुबाये तौलिये से चेहरा पोंछना या चेहरे को भाप देना इससे हो सकती है। सिंकाई के समय ठंडे कपड़े से आंखें ढक देना।
- सिंकाई के बाद ऑयल पुलिंग की जाती है।
- अपने चेहरे को थोड़ा ऊपर उठाकर रखते हुए, तरल को मुँह के अंदर तब तक रखना चाहिए, जब तक मुंह कफ (थूक / घिनौना तरल) से भर न जाए, या जब तक नाक और आंखों से तरल स्राव शुरू न हो जाए। आमतौर पर यह 5 - 20 मिनट के बीच में होता है।
- इसके बाद मुंह की सामग्री को थूक दिया जाता है।

आमतौर पर, इसके बाद हर्बल धूम्रपान किया जाएगा (इसे अलग अध्याय में समझाया गया है)

कवल - मुंह के गरारे -

यह आगे दिए हुए व्याधियों के उपचारों में प्रयोग किया जाता है,

• गर्दन, सिर, कान, मुंह और आंखों के रोग

• प्रसेक – अधिक लार आना, गले के रोग

• मुंह का सूखापन, मतली

- तन्द्रा – मूर्च्छा
- अरुचि – अरुचि
- पीनास - नासा विवर शोथ (rhinitis)

इसकी प्रक्रिया गंडूष के समान है, लेकिन यहां कम मात्रा में तरल को मुंह में लिया जाता है और 5-20 मिनट के लिए खंगाला जाता है।

32

मालिश के बाद भाप लें

सवाल: क्या अभ्यंग के बाद भाप लेना बहुत जरूरी है और ये शरीर पर कैसे काम करता है?

भाप त्वचा से मसाज किए गए तेल को निकालने में मदद करती है। लेकिन भाप के फायदे, तेल मालिश के बाद की थेरेपी या हीट ट्रीटमेंट से भी ज्यादा हैं।

पंचकर्म में,

उदाहरण के लिए, जब आपको खांसी के साथ थूक या sinusitis होता है, तो भाप लेने से थूक का आसानी से निष्कासन होने मदद मिलती है। सही?

पंचकर्म खराब दोष (विकृत पदार्थ) को शरीर से बाहर निकालने की एक प्रक्रिया है। कल्पना कीजिए कि यह विकृती, किसी अंग में और कुछ मार्गों में फंस गई है।

तब तेल मालिश से दोष मुलायम होते हैं। और मसाज के बाद स्टीम थैरेपी दोषों को ज्यादा नरम बनाती है

तथा दोषों को शरीर की आंतरिक अंगों की परत से अलग कर देता है। इस प्रकार, यह शरीर से दोषों के निष्कासन की शुरुआत करता है |

वात दोष को संतुलित करने के लिए:

रूखापन और शीतलता वात के दो गुण हैं। तेलीयता (अस्थिरता) विरोधी गुणवत्ता है। अतः वात प्रधान होने पर तेल लगाने से लाभ होता है |

इसलिए वात को दूर करने के लिए, तथा

दर्द से राहत दिलाने में मदद करता है। भाप दी जाए तो गर्मी पैदा होती है,

आगे वात से राहत और मांसपेशियों में शिथिलता लाना।

जोड़ों की जकड़न से बचने के लिए

जोड़ वे स्थान हैं जहां कफ प्रमुख है (वात के साथ)। जबकि वात है

जोड़ों की गति के लिए जिम्मेदार, कफ कॉम्पैक्टनेस, स्मूदनेस सुनिश्चित करता है

और जोड़ों की गद्दी। अगर बिना स्टीम थेरेपी के सिर्फ तेल लगाया जाए, तो अंदर

कुछ मामलों में, जोड़ों में कफ बढ़ जाता है (क्योंकि तेलीयता एक कफ गुण है)।

33

चालीस की उम्र मे तंदुरुस्ती प्राप्त करने के लिए व्यायाम युक्तियाँ

चालीस और शानदार होना हर व्यक्ति का सपना होता है। हम आम तौर पर, हमारे 30 के दशक में शादी, परिवार और काम प्रतिबद्धताओं के साथ व्यस्त होते हैं। और 40 साल की उम्र तक पहुंचते-पहुंचते चीजें काफी हद तक व्यवस्थित हो जाती हैं और फिर से जोश में आने का विचार आता है और 20s की वीरता मन को भा जाती है। यदि आप इन पंक्तियों में सोच रहे हैं, तो संभावना है कि आप अपनी दिनचर्या में एक शारीरिक गतिविधि को शामिल करने की योजना बना सकते हैं। लेकिन उम्र के साथ व्यायाम पर विचार करने के लिए कुछ तथ्यों पर ध्यान देना जरुरी हैं।

40 से अधिक उम्रवाले पुरुषों के लिए तंदुरुस्ती - विचार करने योग्य बातें

1. पूरी तरह से योजना बनाएं (Plan perfectly) - आपके पास चुनने के लिए व्यायाम के कई विकल्प हैं।

- घर पर जिम या व्यायामशाला (GYM) मे प्रवेश लेना |
- योग - इसे स्वयं करना या किसी कोर्स में शामिल होना।
- टहलना/जॉगिंग करना
- घर के बाहर खेले जाने वाले खेल

आप इनमें से कोई भी चुन सकते हैं, लेकिन आपके पास इसका वास्तविक ज्ञान और संपूर्ण रुचि होनी चाहिए।

व्यायामशाला / जिम - आप अपने 20 के दशक जैसे जल्दी वजन कम नहीं कर सकते। हालांकि जिम का व्यायाम आपके मांसपेशियों की ताकत मजबूत रखने में सक्षम बनाता है। क्षमता से अधिक भार नहीं उठाने के लिए पर्याप्त ध्यान रखना। क्योंकि 40 के बाद, चोट

लगने और मांसपेशियों में मरोड़ आदि ठीक होने मे अधिक समय लगता है।

योग - तनाव, मधुमेह, हाई बीपी आदि से पीड़ित लोगों के लिए यह उत्तम है |

अपने वर्कआउट शेड्यूल से अगर आप मानसिक और शारीरिक संतुलन की तलाश करें तो योग आप के लिए एकदम सही है।

टहलना/जॉगिंग उन लोगों के लिए उत्तम है जो अच्छे हृदय स्वास्थ्य की तलाश में हैं।

खुले मैदान के खेल- कसरत का एक शानदार तरीका है। यह आपको रिश्ते मजबूत करने में मदद करता है।

2. चालीस से ऊपर तंदुरुस्ती के लिए, शुरुआती दर्द भरे दिनों के लिए तैयार रहें -

क्योंकि आप लंबे समय के बाद शारीरिक गतिविधि कर रहे हैं, तो शरीर तालमेल ज़माने में समय लेगा। ऐसे दर्द से निपटने का सबसे अच्छा तरीका है

- बहुत धीरे-धीरे और अल्पांश मे शुरू करना
- हिम्मत मत हारो।
- मांसपेशी समूह के उस विशेष भाग को आराम देना जिसमें अत्यधिक दर्द हो
- अपने आयुर्वेद चिकित्सक की सलाह के अनुसार, दर्दनिवारक हर्बल तेल लगाना |

3. बहुत धीमी गति से शुरुआत करें और शुरुआत में कभी भी भारी वजन उठाने का लक्ष्य न रखें। आप शायद अपने २० मे व्यायाम के विशेषज्ञ हो सकते हैं, लेकिन उस समय का व्यायाम कार्यक्रम अचानक शुरू करना एक अच्छा विचार नहीं है।

4. शुरू में, केवल सामान्य व्यायाम (Ground exercise) - मैं दृढ़ता से सामान्य व्यायाम पर टिके रहने की सलाह देता हूं, कम से कम 2-3 महीने तक यही व्यायाम करें, खासकर यदि आप जिम जा रहे हैं।

वजन उठानेवाले व्यायाम के बजाय खिंचाव पैदा करनेवाले व्यायाम पर ध्यान दें | (वेट ट्रेनिंग के बजाय स्ट्रेच एक्सरसाइज पर ध्यान दें।)

इसी वजह से, जिम से बेहतर योगा है (हालांकि, चुनाव आपका है)।

आपके द्वारा किए जाने वाले कम से कम 70% व्यायाम में स्ट्रेचिंग शामिल होनी चाहिए।

जिम के साथ योगा का मिश्रण - यह एक और अच्छा और आदर्श फिटनेस विकल्प है, क्योंकि आप इसमे स्ट्रेचिंग एक्सरसाइज और डम्बल का आनंद ले सकते हैं। साथ ही आप एक ही समय में मन और शरीर दोनों की शक्ति भी बढ़ा सकते हैं।

5. पीठ का विशेष ध्यान रखें - वजन के साथ व्यायाम करते समय, लम्बो-सेक्रल बेल्ट तथा जिम दस्तानों का विशेष रूप से प्रयोग करें।

जिम सत्र को हमेशा पीठ को मजबूत करने वाले खिंचाव (streches) या व्यायाम के साथ समाप्त करें।

शारीरिक गतिविधियों के बाद, महा नारायण तेल को शरीर पर लगाना अच्छा है, इसे लगाने के बाद 20 मिनट के लिए प्रतीक्षा करें और फिर गर्म पानी से स्नान करें। इससे

मांसपेशियों में आए खिंचाव से राहत मिलेगी और पूरे शरीर को आराम मिलेगा |

34

जिम या योग? आपके लिए कौन सा अच्छा है?

लगातार बढ़ते मधुमेह और अन्य जीवनशैली विकारों के खतरे के वजह से, आजकल प्रत्येक व्यक्ति को किसी न किसी प्रकार की शारीरिक गतिविधियों में संलग्न होना लगभग अनिवार्य है। नृत्य और खेल सर्वोत्तम विकल्प हैं; जिम और योगा भी एक समान अच्छा हैं। इनमें से सर्वश्रेष्ठ चुनने में आपकी मदद करने के लिए मैंने प्रत्येक के लाभों को नीचे सूचीबद्ध किया है।

नृत्य और खेल सर्वोत्तम विकल्प हैं क्योंकि -

• अगर पूरी तरह से योजना बनाई जाए, तो परिवार के सभी सदस्यों को शामिल किया जा सकता है।

• सबको आनंद मिलता है।

• यह परिवार/दोस्ती के बंधन में सुधार करता है।

जिम के फायदे:

• जिम की कसरत मांसपेशियों को बेहतर बनाने और कैलोरी जल्दी से बर्न करने में मदद करती है। योग, स्ट्रेचिंग और आसन की स्थिरता पर अधिक ध्यान देते हैं।

• एक घंटे जिम में काम करने से ज्यादा कैलोरी बर्न की जा सकती है लेकिन उतनी ही अवधि तक योग करते हैं तो इतनी ऊर्जा नहीं इस्तेमाल होती।

• जल्दी वजन कम करने के लिए जिम और व्यायाम योग से बेहतर विकल्प है।

• 18 साल से ऊपर के युवाओं के लिए जिम एक बेहतर विकल्प है, क्योंकि यह एक अच्छा है क्योंकि, जिम वर्कआउट द्वारा देहयष्टि / शरीर गठन को तेजी से हासिल किया जा सकता है और बनाए रखा जा सकता है।

• शारीरिक रूप से विकलांग लोगों के लिए योग की तुलना में चुनिंदा जिम व्यायाम करना आसान होता है |

योग के फायदे:

• हालांकि योग और जिम दोनों ही वर्कआउट लयबद्धता और नियंत्रित श्वास पर जोर देते हैं, इसमें योग अधिक नियंत्रित श्वास लेने में मदद करता है।

• योग (और प्राणायाम) एकाग्रता में सुधार करने में मदद करता है।

• योग के आसन और व्यायाम में शरीर की अधिकांश मांसपेशियां शामिल होती हैं, लेकिन जिम में, आमतौर पर कसरत विशिष्ट मांसपेशियों के समूह पर केंद्रित होती है।

• योग के आसन और व्यायाम में स्ट्रेचिंग प्रकार के व्यायाम शामिल होते हैं। इसलिए 18 वर्ष तक के बच्चों के लिए योग अधिक उपयुक्त है क्योंकि यह उचित प्रकार से हड्डियों और उनके समग्र विकास में मदद करता है।

चोट लगने की संभावना योग से ज्यादा जिम में होती हैं।

निष्कर्ष:

• नृत्य और खेलकूद, शारीरिक व्यायाम के लिए सर्वोत्तम विकल्प हैं।

• जिम या योग? -प्रत्येक व्यक्ति की जरुरत के आधार पर फैसला करना बेहतर है।

• 18 वर्ष की आयु तक, योग बेहतर है क्योंकि यह विकास और पढ़ाई में आवश्यक एकाग्रता मे बहुत कुछ को बढ़ावा देता है।

• 18 साल के बाद के युवाओं के लिए जिम एक बेहतर विकल्प लगता है क्योंकि इससे अच्छी देहयष्टी और मांसपेशियां बनाए रखने मे मदद मिलती है, हालांकि योग भी उनके लिए एक अच्छा विकल्प है।

• मोटे लोगों के लिए जल्दी वजन कम करने के लिए जिम बेहतर है ।

• उनके लिए जो पहले से ही तंदुरुस्त हैं, वृद्ध लोगों के लिए, और जो जुनूनी हैं और योग के बारे में इच्छुक हैं, उनके लिए योग एक बेहतर विकल्प है।

जिम और व्यायाम के लाभ:

• प्राचीन आयुर्वेदिक पाठ्य पुस्तक - सुश्रुत संहिता में जिम और व्यायाम के लाभों को बहुत अच्छी तरह समझाया गया है। इसका अर्थ समझना बहुत ही मूल्यवान है।

• आसानी से समझने के लिए, कुछ शर्तें - वजन उठानेवाले व्यायाम, कसरतवाले व्यायाम , वेट ट्रेनिंग एक्सरसाइज, व्यायाम का नित्यक्रम , सभी व्यायाम शब्द के अंतर्गत आते हैं।

• शरीर को थका देने वाली कोई भी चीज व्यायाम कहलाती है ।

• व्यायाम के बाद पूरे शरीर को धीरे से दबाना चाहिए।

• व्यायाम के कारण शरीर का संपूर्ण पोषण, कांति और शरीर सुडौल होता है ।

• यह पाचन शक्ति, शरीर की स्थिरता में सुधार करता है, हल्का महसूस कराता है, आलस्य को दूर करता है और थकान के प्रति सहनशीलता लाता है।

इसप्रकार व्यायाम से स्वास्थ्य बनता है।

• मोटापे को दूर करने के लिए व्यायाम से अधिक प्रभावशाली कोई दूसरी चीज नहीं है।

एक व्यायाम किए हुए शरीर से उसके शत्रु भी भयभीत रहते हैं। ऐसा शरीर वृद्धावस्था को भी मात दे देगा।

व्यायाम और अच्छी तरह से मालिश करने से शरीर रोगों को वैसे ही दूर रखता है जैसे शेर, छोटे जानवरो को रखता है |

व्यायाम करने से शरीर आधा पका हुआ भोजन भी पचा सकता है।

जिम और व्यायाम करने वाला व्यक्ति थोड़ा तैलीय (oily) भोजन भी कर सकता है।

जाड़े और पतझड़ में अधिकतम व्यायाम किया जा सकता है।

आधी शक्ति तक व्यायाम करना चाहिए।

जब किसी व्यक्ति को ऐसा महसूस होने लगे कि उसकी सांस उसके हृदय के स्तर से बाहर आ रही है, फूल रही हैं तो यह संकेत देता है कि वह अपनी मूल शक्ति के आधे तक पहुंच गया है और अब व्यायाम रोका जाना चाहिए।

व्यायाम की मात्रा, स्थान के अनुसार होनी चाहिए (गर्म स्थानों पर - कम व्यायाम), समय (गर्मी - कम व्यायाम), आहार (भोजन के तुरंत बाद - व्यायाम नहीं करना चाहिए) और रोग की स्थिति।

यदि कोई अधिक व्यायाम करता है, तो वह शरीर की शक्ति कम होना, प्यास, क्षीणता, स्वादहीनता, चक्कर आना, रक्तस्राव विकार (जैसे नाक से खून बहना), खांसी, बुखार, सांस की बीमारी आदि से पीड़ित होगा।

जिम से दूर रहें (AvoidGYM)- जो रक्तस्राव विकारों से पीड़ित हैं, क्षीण हैं, खाने के तुरंत बाद या संभोग के तुरंत बाद श्वसन संबंधी विकारों से, चक्कर आना, आदि से पीड़ित हैं उन्हें व्यायाम से बचना चाहिए |

35

जिम और व्यायाम के लाभ - आयुर्वेदिक व्याख्या

प्राचीन आयुर्वेदिक पाठ्य पुस्तक - सुश्रुत संहिता में व्यायाम के लाभों को बहुत अच्छी तरह से समझाया गया है। यह इतना अर्थपूर्ण और दिलचस्प है कि मैं पाठ्य-पुस्तक से मूल संस्कृत श्लोक का उल्लेख और अर्थ लिखे बिना आगे बढ़ नहीं सकता।

आसानी समझने के लिए, कुछ शर्तें - वेट लिफ्टिंग एक्सरसाइज, वर्कआउट एक्सरसाइज,

भार प्रशिक्षण व्यायाम, व्यायाम नित्यक्रम यह सभी व्यायाम शब्द के अंतर्गत आते हैं।

शरीरायासजननं कर्म व्यायामसञ्ज्ञितम् |
तत् कृत्वा [१] तु सुखं देहं विमृद्गीयात् समन्ततः ||
शरीरोपचयः कान्तिर्गात्राणां सुविभक्तता |
दीप्ताग्नित्वमनालस्यं स्थिरत्वं लाघवं मृजा ||
श्रमक्लमपिपासोष्णशीतादीनां सहिष्णुता |
आरोग्यं चापि परमं व्यायामादुपजायते ||
न चास्ति सदृशं तेन किञ्चित् स्थौल्यापकर्षणम् |
न च व्यायामिनं मर्त्यमर्दयन्त्यरयो बलात् [२] ||
न चैनं सहसाऽऽक्रम्य जरा समधिरोहति |
स्थिरीभवति मांसं च व्यायामाभिरतस्य च ||
व्यायामस्विन्नगात्रस्य [३] पद्भ्यामुद्वर्तितस्य [४] च |
व्याधयो नोपसर्पन्ति सिंहं क्षुद्रमृगा इव ||
वयोरूपगुणैर्हीनमपि कुर्यात् सुदर्शनम् |
व्यायामं कुर्वतो नित्यं विरुद्धमपि भोजनम् ||
विदग्धमविदग्धं वा निर्दोषं परिपच्यते |
व्यायामो हि सदा पथ्यो बलिनां स्निग्धभोजिनाम् ||

स च शीते वसन्ते च तेषां पथ्यतमः स्मृतः |
सर्वेष्वृतुष्वहरहः पुम्भिरात्महितैषिभिः ||
बलस्यार्धेन कर्तव्यो व्यायामो हन्त्यतोऽन्यथा |
हृदि स्थानस्थितो वायुर्यदा वक्त्रं प्रपद्यते ||
व्यायामं कुर्वतो जन्तोस्तद्बलार्धस्य लक्षणम् |
वयोबलशरीराणि देशकालाशनानि च ||
समीक्ष्य कुर्याद्व्यायाममन्यथा रोगमाप्नुयात् |
क्षयतृष्णारुचिच्छर्दिरक्तपित्तभ्रमक्लमाः ||
कासशोषज्वरश्वासा अतिव्यायामसम्भवाः |
रक्तपित्ती कृशः शोषी श्वासकासक्षतातुरः ||
भुक्तवान् स्त्रीषु च क्षीणस्तृड्भ्रमार्तश्च वर्जयेत् ||

अनुवादः

शरीर को थका देने वाली कोई भी चीज व्यायाम (व्यायाम) कहलाती है।

व्यायाम के बाद पूरे शरीर को धीरे से दबाना चाहिए।

व्यायाम करने से शरीर का समग्र पोषण, चमक और शरीर की सुडौलता में सुधार होता है।

यह पाचन शक्ति, शरीर की स्थिरता और हल्कापन में सुधार करता है। यह आलस्य को दूर करता है,

थकान, प्यास, गर्म या ठंडे मौसम के प्रति सहनशीलता लाता है। इसप्रकार व्यायाम से स्वास्थ्य प्राप्त होता है।

मोटापे को दूर करने के लिए एक्सरसाइज से ज्यादा कारगर कोई दूसरी चीज नहीं है।

व्यायाम करनेवाले पुष्ट शरीर से दुस्साहसी शत्रु भी भयभीत रहते हैं। ऐसा शरीर वृद्धावस्था को भी मात दे देगा।

व्यायाम और अच्छी तरह से मालिश करने से शरीर रोगों को वैसे ही दूर रखता है जैसे शेर - छोटे जानवरो को रखता है।

व्यायाम करने वाला शरीर आधे पके भोजन को भी पचा सकता है।

जिम और व्यायाम करने वाला व्यक्ति थोड़ा तैलीय (Oily) भोजन भी कर सकता है।

जाड़े और पतझड़ में अधिकतम व्यायाम किया जा सकता है।

आधी शक्ति तक व्यायाम करना चाहिए।

जब किसी व्यक्ति को ऐसा महसूस होने लगे कि उसकी सांस उसके हृदय के स्तर से बाहर आ रही है, ज्यादा फूल रहीं हैं तो यह इंगित करता है कि वह अपनी मूल शक्ति के आधे तक पहुंच गया हैऔर अब व्यायाम को रोका जाना चाहिए।

व्यायाम की मात्रा स्थान के द्वारा निर्धारित की जानी चाहिए - (गर्म स्थान - कम व्यायाम), समय (गर्मी - कम व्यायाम), आहार (भोजन के तुरंत बाद - कोई व्यायाम नहीं)

और रोग की स्थिति।

यदि कोई अधिक व्यायाम करता है, तो वह शरीर की शक्ति कम होना, प्यास, क्षीणता, स्वादहीनता, चक्कर आना, रक्तस्राव विकार (जैसे नाक से खून बहना), खांसी, बुखार, सांस की बीमारी आदि से पीड़ित होगा।

जिम से बचें (Avoid GYM) –

- जो रक्तस्राव विकारों और श्वसन विकारों से पीड़ित हैं उन्हें जिम से बचना चाहिए।
- खाने के तुरंत बाद या चक्कर आ रहा हो तब व्यायाम नहीं करना चाहिए।
- जो लोग अत्यधिक यौन क्रिया में लिप्त होते हैं, भारी वजन उठाते हैं, लंबी दूरियां चलते हैं या अत्यधिक शारीरिक और मानसिक श्रम से कमजोर हो, वात विकार से पीड़ित, भूखे-प्यासे हो तो ऐसे लोगों व्यायाम से नहीं करना चाहिए।

ज्यादा व्यायाम करने के दुष्प्रभाव:

- श्रम – थकान
- क्लम – थकावट
- क्षय – शरीर के ऊतकों का ह्रास
- तृष्णा – अत्यधिक प्यास लगना
- रक्तपित्त – रक्तस्राव संबंधी विकार – जैसे नाक से खून आना, महिलाओं में माहवारी के समय अत्यधिक रक्तस्त्राव हो तो ज्यादा होना आदि।
- प्रातमक – सांस लेने में कठिनाई
- कास – खांसी
- ज्वर – बुखार
- छर्दी – उल्टी होना

36

कब तक व्यायाम करें?

मोटापा, मधुमेह, उच्च कोलेस्ट्रॉल, तनाव आदि जीवनशैली से जुड़ी कई बीमारियों के लिए व्यायाम सबसे अच्छी दवा है।

यदि आप किसी व्यायाम कार्यक्रम का पालन नहीं कर रहें हैं, तो मेरा सुझाव है, आज ही सही दिन है। सवाल यह है की, अधिकतम स्वास्थ्य लाभ के लिए कितनी देर व्यायाम का आनंद ले ?

आयुर्वेद क्या कहता है?

आयुर्वेद के अनुसार माथे पर या पेट और जांघों पर पसीना और जब तक सांस कठोर न हो जाए तब तक व्यायाम करना चाहिए।

वैसे भी, कसरत की अवधि एक व्यक्ति से दूसरे व्यक्ति में भिन्न होती है।

कसरत की अवधि निर्भर करती है-

- कसरत की प्रकृति - योग, जिम, बाहरी खेल, तैराकी आदि।
- व्यक्ति की ऊंचाई, वजन और उम्र।
- समय की उपलब्धता
- **कसरत में अनुभव** - विशेषज्ञों के अनुसार कसरत करने में जो सक्षम हैं उनकी तुलना में शुरुआत करने वाले बहुत ही कम समय तक व्यायाम कर सकते हैं ।
- **नींद और खाने की आदतें** - उदाहरण के लिए, एक तंदुरुस्त व्यक्ति भी व्यायाम करना मुश्किल है ऐसा महसूस कर सकता है, अगर वह कम से कम 6 घंटे तक सोया नहीं है।
- व्यायाम का उद्देश्य - वजन कम करना, पहले से प्राप्त शरीर के अच्छे आकार को बनाए रखना।

कब तक व्यायाम करना है?

यदि आपके पास पर्याप्त समय है, और यदि आप बॉडी बिल्डिंग का इरादा नहीं रखते हैं, तो बस 45 मिनट से 1 घंटे का वर्कआउट आदर्श है।

कई बार, किसी जरूरी काम के कारण आप अपने नियमित कार्यक्रम का पालन नहीं कर पाएंगे। ऐसे में पूरे व्यायाम को छोड़ने के बजाय बाहर, आप 5-10 मिनट के लिए कठोर व्यायाम करने का प्रबंधन कर सकते हैं। यह भी महत्वपूर्ण हैं |

कुछ व्यायाम योजनाएँ :

योजना 1- 20 पुश अप्स, 20 सिट अप्स, 5 सूर्य नमस्कार, 30 डंबल बाइसेप्स का व्यायाम और 30 एब्डॉमिनल क्रंचेस - सभी 5 मिनट में, बिना रुके।

योजना 2 - जॉगिंग/दौड़ना/तेज गति से 1 मील तक चलना।

योजना 3 - तेज बैडमिंटन खेल का एक त्वरित सेट।

इन 5 मिनट के व्यायाम अभ्यास के फायदे-

- आप अपने नियमित व्यायाम कार्यक्रम को याद करने के लिए दोषी महसूस नहीं करेंगे।
- भारी श्वास उत्तेजित होती है, आपके दिन को उत्साह से किक स्टार्ट करने के लिए प्रेरित करती है।
- शरीर लचीला बनता है। ऊर्जा बढ़ेगी और आपको आसानी से थक जाना महसूस नहीं होगा।
- आपके शरीर को अगले दिन की आपकी नियमित कसरत के लिए तैयार रखता है।
- आप लगभग 40 – 50 त्वरित कैलोरी बर्न करने में सक्षम होंगे। तो, इस लघु व्यायाम कार्यक्रम के साथ, यदि आपके नियमित भारी नाश्ते के बजाय केवल सब्जी का सलाद या सिर्फ मकई फ्लेक्स आपके नाश्ते के लिए लेते हैं तो यह नियमित व्यायाम के नुकसान की भरपाई करेगा।

तो, अगर आपने कोई व्यायाम कार्यक्रम शुरू नहीं किया है, क्योंकि आपके पास कोई व्यायाम कार्यक्रम नहीं था या इसके लिए समय नहीं है, तो बस आज ही 5 मिनट की साधारण कसरत से शुरुआत करें। यह फायदेमंद है।

क्या आप अधिक व्यायाम कर रहे हैं?

आयुर्वेद के अनुसार अधिक व्यायाम करने से वात असंतुलन होता है और कई जटिलताओं की ओर ले जाता है।

व्यायाम करते वक्त इन लक्षणों को देखने के संकेत -

- सांस लेने में कठिनाई
- मांसपेशियों और शरीर की ताकत में कमी
- दिन भर अत्यधिक नींद आना
- अत्यधिक थकान और हर समय थकान महसूस होना।

- आप बिल्कुल भी ऊर्जावान महसूस नहीं करते हैं।
- जोड़ों, मांसपेशियों और पूरे शरीर में दर्द

आयुर्वेद के अनुसार अधिक व्यायाम के दुष्प्रभाव:

थकान, क्लांति, शरीर के ऊतकों का ह्रास, अत्यधिक प्यास, रक्तस्राव विकार - जैसे कि नाक से खून बहना, महिलाओं के माहवारी मे अत्यधिक रक्तस्त्राव, सांस लेने में कठिनाई, खांसी, बुखार और उल्टी।

ज्यादा व्यायाम करने के बाद क्या करें?

अच्छी मात्रा में फलों का रस पियें, आराम करें, और अपने व्यायाम कार्यक्रम में कटौती करें।

37

आयुर्वेद के अनुसार व्यायाम के नियम

सदियों पहले, उस समय के दौरान आयुर्वेदिक शास्त्रीय पाठ्य पुस्तकें लिखी गईं, उस समय की कई आयुर्वेदिक शरीर सौष्ठव और मांसपेशी संघटक (muscle toning) सप्लीमेंट्स भी मशहूर थे!

नियमित व्यायाम से होने वाले ये हैं फायदे:

शरीरायासजनकं कर्म व्यायाम उच्यते |
लाघवं कर्मसामर्थ्यं दीप्तोऽग्निर्मेदसः क्षयः|
विभक्तघनगात्रत्वं व्यायामादुपजायते||
वातपित्तामयी बालो वृद्धोऽजीर्णो च तं त्यजेत्|
अर्धशक्त्या निषेव्यस्तु बलिभिः स्निग्धभोजिभिः||
शीतकाले वसन्ते च, मन्दमेव ततोऽन्यदा| - अष्टांग संग्रह सूत्रस्थान अध्याय ५

अर्थ:

जो शरीर को थका देता है उसे व्यायाम कहते हैं।

नियमित व्यायाम से शरीर में हल्कापन आता है और शरीर स्वस्थ और पूरे दिन सक्रिय रहता है।

यह पाचन शक्ति में सुधार करता है।

यह चर्बी को कम करता है और शरीर को मजबूत और दृढ़ बनाता है।

किसे केवल सीमित व्यायाम करना चाहिए?

जिनके पास वात और पित्त प्रधान शरीर प्रकृती है, जो युवा या बहुत वृद्ध, और अपच से पीड़ित लोगों को बहुत अधिक कसरत से नहीं करना चाहिए।

जिम और व्यायाम के लिए किस तरह का खाना अच्छा होता है?

स्निग्ध भोजन - तैलयुक्त भोजन पदार्थ - घी, कार्बोहाइड्रेट और प्रोटीन समृद्ध खाद्य पदार्थ। ऐसा इसलिए है, क्योंकि जिम और व्यायाम वात को बढ़ाते हैं उसे काम करने के लिए

उपरोक्त भोजन की सलाह दी जाती है।

व्यायाम के लिए कौन सी ऋतु सर्वोत्तम हैं?

सर्दी और वसंत ऋतु के दौरान, व्यायाम की पूरी श्रृंखला कर सकते हैं। बाकी ऋतुओं में, यह सावधानी से और मर्यादा में किया जा सकता है। इसका कारण आयुर्वेद यह बताता हैं की – सर्दियों में और वसंत ऋतु मे, व्यक्ति का बल (ताकत) सबसे ज्यादा होता है।

व्यायाम या कसरत कितने समय तक करना चाहिए:

किसी की मूल शक्ति के आधे बल तक व्यायाम करना चाहिए। जब तक कोई भारी सांस के साथ माथे, बांहों और जांघों पर पसीना आने पर व्यायाम रोकने की सलाह दी जाती है।

अधिक व्यायाम करने के क्या नुकसान हैं?

आयुर्वेद कहता है, अधिक व्यायाम करने से शरीर के ऊतकों का ह्रास, भूख में असंतुलन, क्षीण इच्छा और क्षीण शरीर वृद्धि।

यह भी काफी सामान्य रूप से देखा जाता है कि अधिक व्यायाम या जिम अभ्यास से भूख में असंतुलन, मोटापा और कई ह्दय और श्वसन संबंधी समस्याएं, अत्यधिक थकान, और क्लांति आदि की भावना दिखाई देती हैं।

जिम के लिए सबसे अच्छा समय कौन सा है?

आयुर्वेद सुबह को व्यायाम के लिए सबसे अच्छा समय बताता है। दिनचर्या के रूप में आयुर्वेद द्वारा निर्धारित सुबह 5 बजे उठना, दैनिक अनुष्ठानों में भाग लेना और फिर व्यायाम अभ्यास करना यह कार्यक्रम होना चाहिए।

सुबह के समय, चूंकि सभी अंग आराम पर होते हैं और दिन की ऊर्जावान शुरुवात प्राप्त करने के लिए तैयार होते हैं, इसलिए सुबह जिम जाना अधिक उचित होता है। इसका अर्थ यह नहीं हैं की, शाम को व्यायाम नहीं करना चाहिए। अगर शाम के समय व्यायाम किया जाए तो व्यक्ति आसानी से थक जाता है और नींद भी जल्दी आती है।

38

कसरत के बाद नहाने के लिए गर्म पानी या ठंडा पानी?

मान लीजिए, आपने योगा/वर्कआउट/जिम/आउटडोर गेम्स करके घर आ गए हैं और नहाना चाहते हैं। आप नहाने के लिए गर्म पानी और ठंडे पानी के बीच कैसे तय करते हैं? वर्कआउट के बाद नहाने का फैसला करने के क्या निकष हैं? क्या सुबह या शाम, समय के अनुसार आपकी पसंद अलग-अलग होती है ? क्या जिम / आउटडोर खेल या योग है तो भी नहाने के पानी के विकल्प भिन्न होते है |

व्यायाम और त्रिदोष –

व्यायाम में शरीर के विभिन्न अंगो की गति शामिल होती है। गतिविधियाँ या गति यह हमेशा वात से संबंधित होती हैं, इसलिए किसी भी प्रकार का व्यायाम, योग या बाहरी खेल, मुख्य रूप से वात को बढ़ाएगा। शीत याने ठंडापन यह भी वात दोष का एक गुण है।

लेकिन कुछ व्यायाम/योग प्रकार, शरीर की गर्मी और पसीना बढ़ाते हैं। याद रखें, गर्मी और पसीना पित्त से जुड़ा होता हैं, क्योंकि गर्मी पित्त से जुड़ी है।

ठंडे पानी से कब नहाना चाहिए ?

- अपनी कसरत/योग या किसी भी शारीरिक गतिविधि में, यदि आपको बहुत अधिक पसीना आता है, तो इसका अर्थ है कि पित्त अधिक है, तब ठंडे पानी से स्नान या गुनगुने पानी से स्नान करें।
- यदि आप स्वाभाविक रूप से पित्त प्रधान व्यक्ति हैं, (हथेलियों और पैर की लाली , सामान्य रूप से अधिक पसीना आना, गर्माहट के प्रति बहुत संवेदनशील, अत्यधिक भावुक) तो ऐसे व्यक्ति ने ठंडे पानी से नहाने में ही समझदारी है।

- गर्मियों के दौरान

गर्म पानी से कब नहाना चाहिए ?

- यदि आप लंबे समय से भारी शारीरिक गतिविधि में लिप्त हैं, तो निश्चित रूप से वात बढ़ जाएगा, तब गुनगुना या गर्म पानी स्नान के लिए लेना समझ में आता है।
- अगर आपको कसरत के दौरान दर्द होता है, तो गर्म पानी नहाने के लिए लेना चाहिए।
- अगर आप कफ प्रकृति (यानी मोटे, ज्यादा पसीना न आना आदि) के हैं या वात प्रकृति (यानी दुबला, हाथ और पैरों में सुष्पष्ट दिखनेवाले रक्त वाहिकाओं के साथ आदि) हैं, तो गर्म पानी का स्नान समझदारी में आता है।
- सर्दी और बरसात के मौसम में।

39

प्राणायाम को अपने दैनिक दिनचर्या में शामिल करने के कारण

प्राणायाम मानसिक और शारीरिक स्वास्थ्य में सुधार के लिए एक प्राचीन योग तकनीक है। प्राणायाम एक सरल और प्रभावी विधि है, जिसे आयुर्वेद में विभिन्न स्वास्थ्य स्थितियों में उपचार के लिए अच्छी तरह से अपनाया गया है।

प्राणायाम क्या है?

यह छोटी अवधि के लिए नियंत्रित और लयबद्ध श्वास की तकनीक है। यह

यौगिक साधना का चौथा चरण है। लेकिन आध्यात्मिक लाभ के अलावा, यह कई बीमारियों को रोकने या उनका इलाज करने की एक स्वस्थ तकनीक भी है ।

दैनिक प्राणायाम के लाभ

1. एकाग्रता बढ़ाता है। दिमाग अधिक सक्रिय होता है।

- स्मरण शक्ति बढ़ती है।
- शरीर के सभी अंग उत्तेजित हो जाते हैं।
- मस्तिष्क और शरीर के अन्य सभी अंगों में ऑक्सीजन युक्त रक्त का प्रवाह अच्छा होता हैं ।
- मांसपेशियां आराम महसूस करती हैं, इस प्रकार दर्द संवेदना कम हो जाती है।
- तनाव, अवसाद, चिंता आदि के खिलाफ मददगार।
- आत्मविश्वास और साहस पैदा करता है।
- वाणी संबंधी समस्याओं को दूर करने में उपयोगी है।
- यह मधुमेह, बीपी, कोलेस्ट्रॉल और मोटापा, जैसे पुराने रोगों से लड़ता है।

- यह सोचने, बोलने और कार्य करने में जल्दबाजी से राहत दिलाने में मदद करता है। यह आपको मानसिक संतुलन देता है ।

प्राणायाम और आयुर्वेद –

आयुर्वेद वात को तीन दोषों में से एक के रूप में समझाता है। वात बहुत महत्वपूर्ण है क्योंकि शरीर और मन की सभी प्रक्रिया और गतिविधियां वात द्वारा नियंत्रित होती हैं। श्वास को प्राण वात कहा जाता है और यह अन्य सभी प्रकार के वात को नियंत्रित करता है। प्राणायाम, प्राण वात को संतुलित करने में मदद करता है। इस प्रकार, यह पूरे शरीर में वात दोष संतुलन लाता है। जिससे यह एक अच्छी तरह से संतुलित शरीर और दिमाग की ओर जाता है।

40

प्राणायाम कैसे करें - एक सरल सहज तकनीक

प्राणायाम उन सामान्य सुझावों में से एक है जो मैं रोगियों को कई बिमारियो मे स्वास्थ्य की चिकित्सा के तौर पर देता हूँ। लेकिन अक्सर ऐसा देखा जाता है कि लोगों को किसी योग शिक्षक के पास जाए और तकनीक सीखें इसका समय नहीं मिल पाता है (हालांकि इसकी अत्यधिक सिफारीश की जाती है)। यहा बताया गए प्राणायाम के सरल - सहज तकनीक का भी आप इस्तेमाल कर सकते है। लेकिन कृपया याद रखें, यह तकनीक योग शिक्षक से सीखे हुए प्राणायाम के बाद की दूसरी पसंद है |

प्राणायाम को सरल - सहज बनाने की आवश्यकता क्यों –

- योग में वर्णित नियमित प्राणायाम पूरी तरह स्वस्थ लोगों के लिए है।
- इसमें योग पूर्वापेक्षाएँ हैं। अर्थात्- यम, नियम और आसन।
- इसका मतलब है, नियमित प्राणायाम के लिए आहार का पालन करने की आवश्यकता होगी और मन पर प्रतिबंध और आसनों में उचित प्रशिक्षण प्राप्त करना आवश्यक हैं। स्वामी विवेकानंद कहा करते थे की, तंदुरुस्त दिमाग के लिए तंदुरुस्त शरीर जरूरी है।
- एक ही नथुने से बारी-बारी से सांस लेना और छोड़ना शुरुआत करनेवालों के लिए काफी भ्रामक हो सकता हैं।
- प्राणायाम करते समय यदि अत्यधिक जोर लगाया जाए तो चक्कर आता है और सांस लेने में कठिनाई भी हो सकती हैं |

प्राणायाम करने के लिए पूर्व-आवश्यकताएँ क्या हैं?

- **प्राणायाम का समय** - सुबह, खाली पेट या चाय / कॉफी के 20 मिनट बाद, हो सके तो नहाने के बाद करना भी अच्छा हैं। प्राणायाम मन और शरीर को ताजी हवा और ऊर्जा के साथ भरने की एक तकनीक है। इसलिए सुबह का समय इसके लिए सही है। नहाने के बाद हम तरोताजा महसूस करते हैं। तो यह प्राणायाम के लाभों को और बढ़ाता है। इस ताजा प्राण (सांस) से मन को साफ करना आसान हो जाता है।
- **प्राणायाम स्थानः** स्थान खुला होना चाहिए, जिसमें पर्याप्त हवा और प्रकाश हो। खिड़कियां खुली रखना बेहतर है। अगर यह एक बंद कमरे में किया जाता है

तो चक्कर आ सकता है। ऐसे में ताजी हवा बहुत जरूरी है। तथा स्थान शोर मुक्त होना चाहिए।

प्राणायाम आसन- जमीन पर चटाई बिछाकर पैरों को पालथी मारकर बैठ जाएं। रीढ़ (पीठ) सीधी और खड़ी होनी चाहिए। सिर सीधा। चेहरा आगे देखनेवाला । घुटने की समस्या वाले और जो फर्श पर नहीं बैठ सकते, उनके लिए एक कुर्सी का उपयोग किया जा सकता है।

- **हाथों की स्थितिः** उंगलियां और हथेली फैली हुई। अँगूठे की उँगली का सिरा और तर्जनी के सिरे एक दूसरे को छूते हुए। दीपक की ओर इशारा करते हुए यह सोचे की – प्राणायाम का अभ्यास मुझे ज्ञानसंपन्न कर रहा है, और मेरे भीतर का अंधेरा शुद्ध कर रहा है। शून्यता का संकेत - कि मैं अपने आपको पसंदीदा देवता के सामने शुन्य हूँ। मैं उनके पवित्र चरणों में पूरी तरह से समर्पण करता हूं |

आंखें - नाक की नोक की ओर इशारा करते हुए पलकों से आंखों को बंद करें । यानि आपको नाक की नोक की ओर ध्यान देते हुए पलकों से आंखों को बंद करने की जरूरत है। इस तरह, जब आप आंखें बंद करेंगे तो आंखें अपने आप दो भौंहों का केंद्र बिंदु के उपर ध्यान केंद्रित करेंगी।

- **प्राणायाम के लिएमनोवृत्ति** – बिना किसी हड़बड़ी के बहुत आराम महसूस करें और कोई अतिरिक्त विचार नहीं करें। हो सके तो अपने इष्ट देवता का ध्यान करें। अगर आप अपने दिमाग को आराम नहीं दे सकते हैं, या यदि आप जल्दी में हैं, तो उस दिन के लिए प्राणायाम सत्र, बजाय आधे मन से करने या दौड़ते हुए करने से तो बेहतर है कि इसे छोड़ दें ।

सरल प्राणायाम तकनीक –

- एक मिनट चुपचाप बैठें। गहरी सांस लें, आसानी से सांस लें। इसके दौरान एक मिनट के लिए, सोचें कि आप शरीर और दिमाग स्वस्थ बनने के लिए ऊर्जा प्राप्त करने जा

रहे हैं, जिससे वे सुदृढ़ और मजबूत बने। साँस छोड़ते हुए सोचें आप मन और शरीर की सभी अशुद्धियों को बाहर निकालने जा रहे हैं और ताजा प्राण को अंदर खींचकर सोचें कि आप तरोताजा होने जा रहे हैं और शुद्ध ऊर्जा - पूरी तरह से जीवन, शक्ति, सकारात्मकता और ऊर्जा भरी हुई सांस अंदर ले रहे हैं।

- एक बार जब आंखें बंद हो जाएं और नाक की ओर इशारा कर रहे हों, तो पीठ सीधी, दिमाग आरामदायी अवस्था मे, और प्राणायाम शुरू करें। इसके तीन चरण हैं।
- **धीमी सांस लें** - बहुत धीरे-धीरे और लगातार, बिना जल्दबाजी के ,गहरी सांस (जितना संभव हो उतनी गहरी) लें। मन को यह सोचना चाहिए कि आप अपने शरीर में भगवान की ऊर्जा ले रहे हैं। अपने फेफड़े और दिल ताजा ऊर्जा के साथ भरें।
- **रुकें** - सांस को आराम से जितनी देर तक हो सके रोके रखें। इसके दौरान जो समय है उसमे, सोचें की आपने जो प्राण (ऊर्जावान श्वास) ग्रहण किया है वह आपके दिमाग के सिरे से पैरों के सिरे तक पूरे शरीर की सफाई कर रहा है।

कल्पना कीजिए जैसे कि हवा पूरे शरीर में घूम रही है और सभी अंग और मन की सफाई कर रही है।

- **धीमी साँस छोड़ें** - धीरे-धीरे साँस छोड़ें। साँस छोड़ने की अवधि से साँस लेने की अवधि अधिक होनी चाहिए। साँस छोड़ते हुए सोचें कि आपकी सारी अशुद्धियाँ शरीर और मन, जो शुद्ध हो गए थे, अब शरीर से बाहर निकल गए हैं। अपनी क्षमता के आधार पर इन्हीं चरणों को 1 से 3 या तीन से दस बार आपकी सुविधा के अनुसार दोहराएं।
- प्राणायाम के बाद आपको एक ही जगह कम से कम पांच मिनट तक बैठना है। इस दौरान पूजा की जा सकती है |

इससरलीकृतप्राणायामकीअवधिकितनीहोनीचाहिए?

5 मिनट से ज्यादा नहीं।

क्या ऐसा कोई नियम है कि इसे रोज करना चाहिए?

इसे रोजाना करना बेहतर है। कुछ दिन छूटे तो ठीक, जब मन बहुत व्यस्त है या जब आप बहुत व्यस्त हैं |

क्या इसका कोई दुष्प्रभाव हैं? यह किसे नहीं करना चाहिए?

- यदि किसी को चक्कर आना या सांस लेने में कठिनाई या पसीना या अस्थायी अंधेरे की भावना महसूस हो रही हो, तो इसे करना बंद करिये। एक ऐसे स्थान पर जाएँ जहाँ भरपूर हवा लें सकते है, वहाँ लेट जाएं और आराम से सांस लें। इसे दोबारा करने की कोशिश न करें।
- यह गर्भवती महिला या 12 वर्ष से कम उम्र के बच्चों के लिए उपयुक्त नहीं है।

- यह दमा, पुरानी खांसी जैसी सांस की समस्याओं वाले लोगों के लिए उपयुक्त नहीं है।
- यह गंभीर बीमारियों वाले लोगों के लिए उपयुक्त नहीं है, जैसे हृदय रोग, कैंसर आदि
- इस पद्धति का पालन करने की तुलना में, किसी योग्य योग शिक्षक से प्राणायाम सीखने की सलाह मे जरूर दूँगा।

सांस, मुंह से लेनी चाहिए या नाक से?

सांस हमेशा नाक से ही लेनी और छोड़नी चाहिए |

41

आपको क्या सोचना चाहिए जब आप प्राणायाम करते हैं?

"आप जो सोचते हैं वही आप बन जाते हैं।" प्राणायाम करते समय ऐसा और भी होता है।

यह एक सुस्थापित तथ्य है कि रोग का सीधा संबंध मन से है। एक सकारात्मक विचारों वाले व्यक्ति में रोगों से लड़ने की शक्ति नकारात्मक मानसिकता के व्यक्ति से अधिक होती है।

सकारात्मक सोच अपनाकर प्राणायाम के फायदे को दोगुना किया जा सकता है। प्राणायाम और व्यक्ति के सोचने के तरीके दो तरह से संबंधित हैं।

1. प्राणायाम को सकारात्मक भाव और शांत मन से किया जाए तो अधिक लाभ मिलेगा।

2. अगर इसका अभ्यास लम्बे समय अवधि तक किया जाए तो, प्राणायाम आपको सकारात्मक सोच अपनाने में मदद करता है।

इस प्रकार प्राणायाम तकनीक पुराने (दीर्घकालिक) रोगों में बहुत लाभदायक है। हालांकि 'पीड़ा' हो सकती है, 'पीड़ा के कष्ट' जरूर कम होगे।

प्राणायाम के दौरान मनोस्थिति –

यहाँ, मैंने कुछ तरीके सुझाए हैं, की प्राणायाम का अभ्यास करते वक्त मन को क्या और कैसे सोचना चाहिए।

अगर आपको चिंता है-

श्वास लेते समय - सोचें कि आप श्वास के द्वारा पूरी शक्ति और साहस फूंक रहे हैं और ईश्वर की कृपा से किसी भी स्थिति से निपट सकते हैं।

सांस रोककर रखें - सोचें कि आपके शरीर और दिमाग की एक-एक कोशिका किसी भी स्थिति से निपटने के लिए ऊर्जा और साहस का संचय कर रहा है।

साँस छोड़ते समय - सोचें कि आपकी सांस के माध्यम से आपकी सारी चिंता, नकारात्मकता, और आपके शरीर और दिमाग से डर निकल जा रहा है।

इस तरह, प्राणायाम को सबसे अच्छे तनाव से राहत देने वाले तकनीक के रूप में अपनाया जा सकता है।

अगर आपको डिप्रेशन है -

श्वास लेते समय - सोचें कि आप सारी ऊर्जा और खुशी को, श्वास के साथ आपका दिमाग और शरीर अंदर ले रहे हैं।

सांस रोककर रखें - सोचें कि आपका शरीर और दिमाग बेहतर कल के लिए काम करने के लिए ऊर्जावान हो रहा है।

साँस छोड़ते समय - सोचें कि आप अपने अंदर से सारी उदासी मन, शरीर और आत्मा और अपने जीवन से बाहर निकाल रहे हैं।

यदि आप एक छात्र हैं -

श्वास लेते समय - सोचें कि आप आपके दिमाग में बुद्धि, स्मृति और सारी एकाग्रता शक्ति श्वास में ले रहे हैं। सोचें कि आप एकाग्रता, स्मरण शक्ति सब कुछ लंबे समय तक अध्ययन करने की लगन के लिए आपका शरीर के अंदर ले रहे हैं।

सांस रोककर रखें - सोचें कि आपका पूरा शरीर और दिमाग एकाग्रता, समर्पण, इच्छा शक्ति और स्मरण शक्ति से भरा हुआ है।

साँस छोड़ते समय - सोचें कि आप अपनी सारी सुस्ती, आलस्य को दूर फेंक रहे हैं।

आपकी सांस के माध्यम से आपके शरीर, मन और आत्मा से थकान बाहर छोड़ रहे हैं।

अगर आपको कोई बीमारी है -

प्राणायाम करने से पहले अपने डॉक्टर से सलाह लें। आमतौर पर मधुमेह, ऑस्टियोआर्थराइटिस आदि रोगों के दौरान प्राणायाम करना ठीक रहता है।

श्वास भरते समय - सोचें कि आप अपने मन में विशेष ऊर्जा ले रहे हैं, जिससे आपका शरीर और आत्मा, नई प्रतिरक्षा और शक्ति के साथ सशक्त बन जायेंगे।

सांस रोककर रखें - सोचें कि आपका शरीर और दिमाग सभी विषाक्त पदार्थों और सूक्ष्म जीवों से साफ हो रहा है।

साँस छोड़ते समय - सोचें कि आप सभी विषाक्त पदार्थों और सूक्ष्म जीवों को आपके शरीर से बाहर फेंक रहे हैं।

इस तरह तन और मन को स्वस्थ करने के लिए प्राणायाम को अपनाया जा सकता है। लेकिन कृपया ध्यान दें | प्राणायाम कुछ लोगों के लिए उपयुक्त नहीं हो सकता है और विशेषज्ञ मार्गदर्शन अत्यधिक अनुशंसित है।

इस लेख में व्यक्त किए गए अधिकांश विचार डिवाइन पार्क से लिए गए हैं |

42

प्राणायाम के प्रकार - स्वास्थ्य पर प्रभाव - आयुर्वेद के दृष्टिकोन से

विभिन्न प्रकार के प्राणायाम का हमारे स्वास्थ्य पर अलग - अलग प्रभाव पड़ता है। सही

प्राणायाम का चुनाव कई कारकों पर निर्भर करता है जैसे शरीर का गठन, मौसम, उद्देश्य (बीमारी के इलाज के लिए या ध्यान के लिए) आदि। आओ देखते हैं, आयुर्वेद की दृष्टि से विभिन्न प्रकार के प्राणायाम कौनसे हैं और यह त्रिदोष और शरीर और मन के विभिन्न पहलूओं को कैसे प्रभावित करते हैं।

प्राणायाम को विभिन्न तरीकों से वर्गीकृत किया गया है। उनमें से ज्यादातर यहाँ मैंने समाविष्ट करने की कोशिश की है ..

इस लेख में बहुत सारे जगह पर वात, पित्त और कफ इन दोषों का प्रयोग किया गया है। यदि आपको वास्तव में कोई कल्पना नहीं हैं, तो बस याद रखें, वात शरीर का वह कारक है, जो है हवा के समान है, पित्त, अग्नि के समान है और कफ, जल के समान है।

कपालभाति- इसमें फेफड़ों से वायु जोर-जोर से बाहर निकाली जाती है, लेकिन अंतःश्वसन अनैच्छिक रूप से की जाती है। कई लोग इस प्राणायाम का उपयोग ध्यान के प्रारंभिक चरण में करते हैं। यह सतर्कता और एकाग्रता में सुधार करने में मदद करता है।

आयुर्वेदिक शब्दों में, घेरंड संहिता में उल्लेख है कि यह कफ दोष को कम करता है। आमाशय और फेफड़ों में कफ प्रधान होता है। जोर से सांस छोड़ना

वात में वृद्धि की ओर जाता है। यही कारण है कि इस व्यायाम के बाद व्यक्ति अधिक सतर्क और सक्रिय महसूस करता है। कफ पर वात का उड़ाने जैसा प्रभाव होता है। जैसे हवा से जल सूख जाता है, वात, कफ को संतुलित करने में मदद करता है।

कफ मोटापे से संबंधित है और यह प्राणायाम पेट की मांसपेशियों को मजबूत करता है और कैलोरी बर्न करने में भी मदद करता है। अतः कफ संतुलन प्राप्त करने के लिए यह लाभदायक है।

अग्निसार प्राणायाम - इसमें वायु को बाहर निकाला जाता है और इस समय उदर की मांसपेशिया फूल जाती है। इससे पाचन शक्ति में सुधार होता है। इसलिए यह पित्त को पेट और आंतों के स्तर पर बढ़ाता है। पेट के दबाव में वृद्धि के कारण यह बड़ी आंत में वात को भी सक्रिय करता है।

भस्त्रिका प्राणायाम - Bellow's breathing - यह रक्त परिसंचरण को बढ़ाने के लिए और शरीर सुक्ष्म मार्गों को सक्रिय करने के लिए होता है। यह वात को काफी हद तक और पित्त को कुछ हद तक बढ़ाता है।

चंद्रांगा भस्त्रिका, बाएं नथुने से अभ्यास की जानेवाला और इड़ा नाड़ी को प्रभावित करनेवाला होता है। यह प्रकृति में शीतल होता है। इसलिए यह पित्त को नहीं बढ़ाएगा बल्कि वात और थोड़ा कफ बढ़ाता है।

सूर्यांग भस्त्रिका, जिसका अभ्यास दाहिने नथुने से किया जाता है, पिंगला नाड़ी को प्रभावित करता है और इसी क्रम में पित्त और वात को बढ़ाता है।

उज्जायी प्राणायाम - Victorious breathe - इसमें गले से ध्वनि का निर्माण शामिल है। कुछ विशेषज्ञ मानते हैं कि यह रक्तचाप को कम करता है। कुछ कहते हैं, यह कान, नाक और गले के रोगों के इलाज में उपयोगी है। आयुर्वेद की दृष्टि से देखें, तो यह उदान प्रकार के वात को उत्तेजित करता है, जो भाषण, स्मृति, प्रतिरक्षा और उत्साह जैसे कार्यों को नियंत्रित करता है।

भ्रामरी प्राणायाम - Humming bee breathe - यह शरीर से ज्यादा मन और आध्यात्मिकता की तरफ अधिक लक्षित है। यह तीनों दोषों को संतुलित करता है।

मैंने एक आध्यात्मिक योगी से सुना है कि यह आपको "बात करने से पहले सोचने" के लिए मजबूर करता है - इस व्याख्या के आधार पर कहा जा सकता है कि यह मन और भाषण में वात को नियंत्रित करने में मदद करता है। यह कफ को भी कुछ हद तक बढ़ाता भी है।

नाड़ी शोधन प्राणायाम - यह तीनों दोषों को संतुलित करता है।

सीत्कारी और शीतली प्राणायाम - यह एक शीतल श्वास व्यायाम है, जो शरीर को शीतलता प्रदान करता है, पित्त को कम करता है और कफ और वात दोष को बढ़ाता है।

सूर्य भेदन प्राणायाम - यह गर्मी उत्पन्न करता है। यह पित्त दोष को बढ़ाता है और कफ दोष को कम करता है।

अनुलोम विलोम प्राणायाम - यह नाडी शोधन से उत्पन्न हुआ है, इसमें सांस रोकने का चरण शामिल नहीं है। यह त्रिदोष को संतुलित करता है।

प्राणायाम की फिजियोलॉजी -

थोड़ी देर के लिए प्राणायाम के आध्यात्मिक पहलुओं को नजरअंदाज करें और सोचें। प्राणायाम सरल साँस लेने के व्यायाम हैं, जो बैठने की मुद्रा में किए जाते हैं। अधिकांश प्राणायाम व्यायाम स्वभाव में रोमांचक और उत्तेजक हैं।

वात दोष पर प्रभाव - चूंकि इसमें सांस लेना शामिल है, इसलिए सभी प्राणायाम सामान्य तौर पर वात को बढ़ाते हैं। श्वास स्वयं एक वात की क्रिया है। क्योंकि इसमें बैठना शामिल है, और मन के नियंत्रण की अवधारणाएँ हैं, वात केवल उत्तेजित होता है और एक हद तक बढ़ता है लेकिन बीमारियाँ नहीं पैदा करता।

पित्त दोष पर प्रभाव - कुछ प्रकार के प्राणायाम, जो गर्मी उत्पन्न करते हैं, या पिंगला नाड़ियों को उत्तेजित करने से जिससे पित्त में वृद्धि होती है, और कुछ ऐसे होते है, जो शीतल होते हैं, जैसे शीतली और सीत्कारी ,जो पित्त को कम करते हैं।

कफ पर प्रभाव – बैठना शरीर की एक निष्क्रिय मुद्रा है, इसलिए देर तक बैठे रहना कफ को बढ़ाता है। इसलिए प्राणायाम धीरे-धीरे कफ को बढ़ाता है। लेकिन यह, एक मानसिक रूप से बहुत सक्रिय व्यायाम है, और लयबद्ध तरीके से सांस लेना, इस वजह से प्राणायाम कफ को उस सीमा तक नहीं बढ़ाता जिससे रोग होता है। वे प्रकार, जो कपालभाति की तरह गर्मी उत्पन्न करते हैं, कफ को कम करते हैं।

प्राणायाम सामान्य रूप से ख़ास तरह के थोड़े से बदलाव के साथ त्रिदोष संतुलन कार्य करता है |

43

क्या आप इससे पीड़ित हैं ये है प्राणायाम के 18 दुष्प्रभाव? और समाधान

आपने किसी से सुना है कि प्राणायाम सिर दर्द, पीठ दर्द, एकाग्रता की कमी आदि, के इलाज के लिए अच्छा है, कभी इसके बारे में इंटरनेट पर अच्छी तरह से पढकर आप प्राणायाम करने लगे। तो कुछ दिनों के बाद आपको हल्का चक्कर, उल्टी सनसनी और बेचैनी आने लगता है। कुछ परिचित लग रहा है? इसका मतलब है आप प्राणायाम के दुष्प्रभाव से प्रभावित हो सकते हैं।

यदि प्राणायाम का सही तरीके से अभ्यास नहीं किया जाता है, तो आप एक (या अधिक) निम्नलिखित दुष्प्रभावों का सामना कर सकते हैं।

सिर दर्द
चक्कर आना
अवसाद
सुस्ती
ऐसा महसूस होना जैसे आपकी बंद आंखों के आसपास कुछ लगातार घूम रहा है
विचारों में स्थिरता का अभाव
उल्टी सनसनी (मतली)
बेचैनी, आसानी से उत्तेजित मन
सांस लेने में कठिनाई / अस्थमा का बिगड़ना
खट्टी डकार
कब्ज या दस्त
मानसिक असंतुलन, बेचैनी

अवसाद का बिगड़ना

मुँह का सूखना

आंतरिक भय का बढ़ना

अत्यधिक पसीना, लार आना

रक्तचाप और रक्त शर्करा के स्तर में भिन्नता

तनाव के स्तर में वृद्धि

रोग प्रतिरोधक क्षमता कम होना

शरीर में दर्द, कमर में दर्द

धुंधली दृष्टि

ऐसा क्यों होता है?

यह निम्न कारणों से हो सकता है -

1. स्व-उपचार -

चूंकि आयुर्वेदिक चिकित्सा से स्व-उपचार खतरनाक है, उसी प्रकार प्राणायाम से स्व उपचार भी खतरनाक है। मे हमेशा किसी विशेषज्ञ से प्राणायाम सीखने की सलाह दूंगा। तो इसे सीखो, इसे करो, इसमें महारत हासिल करो और जीतो!

2. बंद कमरे में, बिना खिड़कियों के -

प्राणायाम किसमें करना चाहिए? प्राणायाम अच्छी तरह के हवादार कमरे मे जहां हवा में ताजगी होनी चाहिए। यदि ऐसी जगह नहीं होगी, तो इससे सांस लेने में कठिनाई हो सकती है या यह मस्तिष्क की मुक्त-विचार प्रक्रिया को बाधित कर सकता है, जिससे प्राणायाम के दुष्प्रभाव हो सकते हैं। अगर आपका घर ठीक हवादार नहीं है, तो आप अपने घर की छत पर प्राणायाम का अभ्यास कर सकते हैं।

3. उतावला मन, और शांति की कमी -

अगर आपका दिमाग बहुत ज्यादा अस्थिर है या आपका मूड बहुत ज्यादा खराब है तो आप इसके लिए उस दिन का प्राणायाम अभ्यास छोड़ सकते हैं।

प्राणायाम के अधिकतम लाभ पाने के लिए, इसे अच्छे मूड के साथ करें। यदि आप उदास हैं, तो अपनी पसंदीदा स्वयं सहायता पुस्तक (Self help book) से एक पृष्ठ पढ़ें, या अपने मित्र से कुछ मिनटों के लिए बात करें, अपने सकारात्मक स्वरूप में वापस आएं और फिर प्राणायाम के लिए बैठें। यदि आप नहीं कर सकते हैं, तो इसे उस दिन के लिए छोड़ दें। जिंदगी मे वापस लड़ने और जीतने के लिए हमेशा एक और दिन तो जरूर मिलता है। तुम कुछ नहीं खोओगे। सकारात्मक और आशान्वित रहें।

4. बाहरी शोर -

प्राणायाम का अभ्यास करते समय ज्यादा शोरगुल से बचें क्योंकि आप खुद को शांत करने और अधिक ध्यान केंद्रित करने के लिए प्राणायाम कर रहे हैं। यदि आप शांत वातावरण में अभ्यास करेंगे तो यह अधिक प्रभावी होगा।

5. बैठने की गलत मुद्रा -

अगर आपको कमर दर्द है और सीधे तौर पर आप बैठ नहीं सकते हैं, तो आपको अपने विशेषज्ञ से सलाह लेनी होगी कि इस प्राणायाम का एक हल्का रूप कैसे करें।

गलत आसन, प्राण (महत्वपूर्ण - सकारात्मक ऊर्जा) आपके शरीर के सुक्ष्म मार्गों के माध्यम से अनियमित प्रवाह का कारण बन सकता है और ऊपर सूचीबद्ध दुष्प्रभावों का कारण हो सकता है।

6. ज्यादा प्राणायाम करने से -

जब आयुर्वेदिक दवाओं की बात आती है, तब अपने डॉक्टर की खुराक पर टिके रहें। जब योग या प्राणायाम की बात आती है तो विशेषज्ञ ने सुझाव दिया है की, आपके योग की बारम्बारता पर टिके रहें, । ज्यादा करने से, आपका 'वात' गड़बड़ा सकता है।

7. बहुत भूख लगने पर प्राणायाम करना -

हमने सीखा है कि आयुर्वेदिक सिद्धांतों के अनुसार भूख नहीं दबानी चाहिए। यदि आप प्राणायाम करते वक्त भूखे हो, तब इसका अंत अपनी अग्नि - यानी पाचक अग्नि को हानि पहुँचना, पित्त और वात, जिससे पाचन संबंधी समस्याएं, सूजन, मतली, चक्कर आना, धुंधली दृष्टि, माइग्रेन आदि से भी हो सकता हैं। यदि आपको भूख लगी है, तो कुछ सब्जी या फलों का सलाद लें । दो घंटे रुकें और फिर प्राणायाम करें।

8. भोजन के तुरंत बाद प्राणायाम करना-

भोजन के तुरंत बाद प्राणायाम नहीं करना चाहिए। यह आपके कफ, पित्त और वात को नुकसान पहुंचाएगा। कम से कम 2 घंटे का अंतर भोजन और प्राणायाम के बीच का आदर्श समय है।

9. भौंहों के बीच के क्षेत्र में बहुत अधिक एकाग्रता -

आमतौर पर आंखें बंद रखी जाती हैं और आपको श्रृंगाटक क्षेत्र पर ध्यान केंद्रित करने के लिए कहा जाता है। लेकिन उस क्षेत्र पर बहुत अधिक ध्यान केंद्रित करने से चक्कर आ सकते हैं।इसलिए सबसे पहले नासिका के अग्रभाग पर ध्यान केंद्रित करें। फिर धीरे-धीरे कई दिनों की अवधि के बाद, एकाग्रता भौंहों के बीच के बिंदु तक बढ़ाएँ।

10. अत्यधिक नकारात्मक मानसिकता -

हो सकता है कि आप पूरी तरह से उदास न हों। परन्तु आपमे इस पृथ्वी पर सभी प्राणियों में दोष निकालने की आदत है। "क्या यह प्राणायाम मेरी एकाग्रता के लिए क्या करेगा? मुझे यकीन नहीं है कि यह एक अच्छा स्वास्थ्य व्यायाम है या सिर्फ समय की बर्बादी है?" यदि आप ऐसे विचारों में उलझे हैं, तो इससे दूर ही रहें तो बेहतर है।

11. प्राणायाम के बाद हड़बड़ी में किए जाने वाले कार्य -

प्राणायाम के तुरंत बाद उठना और अपनी दिनचर्या के साथ शुरू करना ऐसा न करें। कम से कम 7 - 10 मिनट के लिए एक ही जगह पर बैठें और ध्यान, प्रार्थना या चिंतन करें या अपने दिन की प्राथमिकताओं पर विचार करें, फिर धीरे-धीरे अपनी दिनचर्या में वापस आ

जाएँ |

12. गलत प्रकार के प्राणायाम आपके सही के लिए -

उदाहरण के लिए, यदि आप कफ शरीर प्रकार के है, तो शीतली प्राणायाम आपको नुकसान पहुँचा सकता है। हमेशा अपने विशेषज्ञ से सलाह लें।

13. सांस रोके रखने में समस्या -

कई प्रकार के प्राणायाम हो सकते हैं जिसमें निर्दिष्ट समय के लिए आपको अपनी सांस रोककर रखने की आवश्यकता होती है। लेकिन बहुतों को इसे करने में कठिनाई लग सकती है ऐसे में, ऐसे प्राणायाम से बचें और एक जो बहुत आसान है, जैसे सरल अनुलोम-विलोम-प्राणायाम उसका अभ्यास करें ।

तो, क्या प्राणायाम अच्छा है? बेशक यह अच्छा है; यह सुरक्षित है, जब इसे सही ढंग से , एक योग्य योग शिक्षक के मार्गदर्शन में किया जाता है।

लेकिन कई बार इसके कुछ प्रतिकूल प्रभाव भी पड़ सकते हैं। अपने योग शिक्षक से परामर्श लें, क्योंकी चीजें सुलझाई जाती हैं, इसे सही तरीके से करें और इसके लाभों का आनंद लें।

44

गर्मी के मौसम के लिए आयुर्वेदिक स्वास्थ्य नुस्खे

गर्मी के दिनों में कुछ आयुर्वेदिक नुस्खे आपके शरीर को शीतल और रोगों के खतरों से दूर रखने में आपकी मदद करेंगे |

गर्मियों के दौरान दोष संतुलन

गर्मियों के दौरान वात दोष धीरे-धीरे बढ़ने लगता है और कफ दोष जो की वसंत ऋतुकाल में बढ़ जाता है, वह इस दौरान नैसर्गिक रूप से कम होने लगता हैं |

ग्रीष्म ऋतुकाल में सूर्य की किरणें शक्तिशाली होकर प्रसारित होती हैं जो की बहुत हानिकारक प्रतीत होती हैं | इस दौरान कफ धीरे-धीरे कम होता है और इसके परिणामस्वरूप वातदोष बढ़ता है।

अपेक्षित (जरुरी) भोजन के गुण:

मीठे स्वादवाला भोजन, शीतल भोजन, तरल आहार, तेल में तला हुआ भोजन और पेय पदार्थ आदि गर्मियों के दौरान खाना अपेक्षित हैं |

हमारा भोजन स्वाद में मीठा, पचाने में हल्का (सुपाच्य), चर्बीयुक्त, ठंडा और तरल होना चाहिए |

ठंडे पानी से नहाने के बाद, मक्के के आटे (कॉर्न फ्लोर) को ठंडे पानी और चीनी में मिलाकर लेना चाहिए |

सफेद रंग के उबले हुए चावल को रेगिस्तान में पाए जानेवाले जानवरों के गोश्त के साथ खाना चाहिए |

मंथ - मीठे फलों को कद्दूकस करके पानी और मिश्री के साथ मिलाके खाना फायदेमंद होता है |

रेगिस्तानी इलाके में पाए जाने वाले पशु या पक्षियों का मांस ग्रीष्म ऋतुकाल में अभीष्ट माना जाता हैं |

चावल के साथ घी और दूध शरीर को ठंडा रखने में मदद करते हैं।

मांस का सूप (मांसरस) जो बहुत गाढ़ा न हो,

रसाला (दही को मथ कर काली मिर्च पाउडर और चीनी के साथ मिलाकर खा सकते हैं),

राग (सीरप जो मीठा, खट्टा और थोड़ा नमकीन होता है)

और खांडव (चाशनी जो कई पदार्थों से बनाई जाती है और उसमें सभी स्वाद भी शामिल होते हैं) इत्यादि सेवन करने की सलाह दी जाती है।

पानक पंचसार, (एक ऐसा शरबत जिसमें किशमिश (द्राक्षा), मधुक, खजूर, काश्मर्य, और परुषक इन सभी के फल सभी समान मात्रा में, ठंडा करके और दालचीनी के पत्तों, दालचीनी और इलायची आदि के पाउडर के साथ मिलाकर बनाया जाता हैं) और केले और नारियल के पेड़ों की पत्तियों के साथ एक ताजे मिट्टी के बर्तन के अंदर रखा जाता है और इसे खट्टा (किण्वित) बनाकर मिट्टी के मग या शंख में डालकर पीना चाहिए।

मिट्टी के बर्तन का एकदम ठंडा पानी, पाढ़ल के फूल (स्टीरियोस्पर्मम सुएवोलेंस) और कपूर के साथ मिलाकर पीना चाहिए।

सासंका किराना जैसे खाद्य पदार्थ (मक्के/ मैदा से बनी खोखली, उंगली जैसी, तली हुई पेस्ट्री) रात के समय लेना चाहिए।

भैंस के दूध में शक्कर मिला कर उसे चांदनी और तारों की रोशनी में ठंडा करके उसका पीने के लिए उपयोग किया जाए।

गर्मियों में शराब से दूर रहें -

शराब का सेवन या तो कम करना चाहिए या बिल्कुल भी नहीं करना चाहिए। अगर सेवन करना हि है तो उसे खूब सारे पानी के साथ लेना चाहिए |

वाइन को पूरी तरह से टालना चाहिए, या बहुत कम मात्रा मे ले सकते हैं या फिर बहुत ज्यादा पानी के साथ मिलाकर पिया जा सकता हैं |

अगर शराब ज्यादा मात्रा में ली जाती हैं तोह इसके परिणामस्वरूप शरीर में सूजन आना, कमजोरी बढ़ जाना, शरीर में जलन महसूस होना और भ्रम पैदा होना आदि लक्षण दिख सकतें हैं |

नमकीन, खट्टे, तीखे और गर्म गुणों वाले भोजन से परहेज करना चाहिए

क्योंकि इस ऋतु में वात बढ़ता है और कफ घटता है। ये स्वाद वाले खाद्य पदार्थ वात को बढ़ानेवाले और कफ को कम करनेवाले होते है।

अत्यधिक शारीरिक परिश्रम और उच्च स्तर के व्यायाम से बचना चाहिए, क्योंकि यह मौसम ही अधिक कैलोरी बर्न करता है।

गर्मियों मे करने के लिए स्वस्थ गतिविधियाँ -

गर्मियों के दौरान, झपकी लेना ठीक रहता है। रात में शरीर पर चंदन का लेप मलने के बाद खुली हवादार छत में सोना चाहिए, जो चंद्र किरणों की वजह से ठंडी हो गयी हो ।

मोती धारण करना चाहिए। यह शीतलक का कार्य करता है।

गर्मी के दिनों में बगीचों, ठंडे पानी और फूलों का आनंद लेना चाहिए।

दिन का समय ऐसे वनों में व्यतीत करना चाहिए जहाँ आकाश तक पहुँचने वाले ऊँचे वृक्ष हों

जैसे शाल (shorea robusta), ताल- Borassus flabellifera आदि, जो सूरज की किरणें जमीनपर आने में बाधा डालते हैं, या जिन घरों के चारों ओर फूलों और अंगूरों के गुच्छे लताओं से लटक रहे हो।

सुगन्धित जल बिखेरने वाले कपड़े की चादरें (हवा को पंखा करने के लिए) चारो ओर फैलाकर रखना।

केले, कमल आदि के फूलों से तैयार नर्म शय्या पर चारो तरफ खिले फूल बिखेरकर सोएं।

पानी के फव्वारे, तथा उशीरा (खस कस घास) के साथ सुगंधित किए पानी से बने ठंडे घर के अंदर दिन बिताएं, जो आपको सूरज की गर्मी से राहत दिलाएगा।

इन गतिविधियों से बचें:

अधिक मैथुन न करे , क्योंकि शरीर पहले से ही परिश्रम कर रहा है और ऊर्जा कम हो रही है और,अधिक मैथुन से थकावट हो सकती है |

अधिक शारीरिक व्यायाम और धूप के संपर्क में आने से बचें।

रात्रिचर्या : रात के समय छत पर चांद की रोशनी में मुंह करके सोना चाहिए।

शरीर पर लेप करने से दिन भर की गर्मी से होने वाली थकान दूर हो जाती है |

चंदन की माला पहनना, मैथुन गतिविधियों से बचना, बहुत हल्की और पतली पोशाक पहनना, ताल (Sugar Palm) के पत्तों से बने पंखे से हवा करके या पद्मिनी (लिली) की बड़ी पत्तियों को गीला कर इस्तेमाल करना; धीरे से ठंडे पानी का छिड़काव करती सीरिंज बाजू मे रखना, कपूर, चमेली के फूलों की माला और और मोतियों की माला पहनना | सफेद चंदन के मोतियों का लेप लगाना, बच्चों, सारिका (मैना पक्षी) और शुक (तोता), सुखद बाते करना।

45

सर्दियों के मौसम के लिए आयुर्वेद के अनुसार सलाह

आयुर्वेद सर्दियों को मौसमों में से ही एक के प्रकार में वर्णित करता है, जब शरीर में अच्छी ताकत और प्रतिरक्षा होती है। लेकिन कुछ सावधानियां और जीवनशैली में बदलाव इस सर्दी को और भी सुखद बना देंगे।

पाचन शक्ति अधिक होती है:

सर्दियों के मौसम में पाचन शक्ति इतनी तेज होती है कि

किसी भी खाद्य सामग्री को उसके भारीपन और मात्रा के बावजूद पचाने में सक्षम होती है। यह एक सरल संकल्पना के साथ समझाया गया है। आयुर्वेद मे पाचन शक्ति की तुलना अग्नि से की गई है। मौसम के कारण शरीर की गर्मी शरीर से बाहर नहीं निकल पाती। इसलिए, शरीर के भीतर की आग प्रज्वलित होती है, जिससे पाचन शक्ति में सुधार होता है।

खाद्य पदार्थों में वांछित गुण:

उचित मात्रा में भोजन करना चाहिए। यदि नहीं किया, तो यह रस धातू (पाचन के उत्पाद के रूप में उत्पन्न पहला पोषक द्रव) की गुणवत्ता को प्रभावित करता है और इससे रस धातु का पोषण क्षीण हो सकता है ।

इस अवधि दौरान मीठे, नमकीन और खट्टे स्वाद वाले खाद्य पदार्थों की सलाह दी जाती है।

जब भी, शरीर के ऊतकों की कमी (पोषण काम होने के वजह से संख्या भी कम होती हैं) होती है, तब वात बढ़ने लगता है। इसलिए, सर्दी के दौरान, भोजन की मात्रा कम होने के कारण, यदि रस धातु कम हो जाए, तो यह मौसम की ठंडक के साथ जोड़ा जाता है और इससे वात दोष असंतुलित हो जाता है। (शीतलता भी एक वात की गुणवत्ता है)

सर्दियों का आहार:

- तेल, घी, खट्टा और नमकिन भोजन

- समुद्री भोजन – (औदक मांस) – केकड़ा, मछली, मोती सीप, शंख घोंघा,लॉबस्टर आदि
- दलदली जगह के जानवरों का मांस (अनूप मांस) - भैंस का मांस, याक का मांस।
- चर्बी (वसा) के साथ मांस
- विभिन्न फलों की मदिरा
- गाय का दूध और उसके उत्पादन
- गन्ना और उसके उत्पादन, तिल का तेल, ताजे अनाज की सिफारिश की जाती है।
- अधिक तीखे, कड़वे और कसैले खाद्य पदार्थों से परहेज करें। क्योंकि ये भूख बढ़ा सकते हैं, जो अपेक्षित नहीं है, क्योंकि पहले से ही भूख ज्यादा है।
- ठंडे पेय, वातित पेय से बचें, हल्के पचने वाले भोजन से बचें।
- मांस सूप वसा के साथ मिश्रित, अच्छी तरह से पोषित पशुओं का मांस, गुड़ से तैयार शराब, और शराब का सतही हिस्सा (सूरा) अधिक होना चाहिए।
- गेहूं के आटे, गन्ने के काले चने और दूध के उत्पादों से तैयार भोजन,
- ताजा काटा हुआ मक्का, मांस, वसा और खाद्य तेलों से तैयार किया भोजन ग्रहण करना चाहिए।

मालिश और स्नान:

• **गर्म पानी का उपयोग:** सर्दी के प्रभाव का मुकाबला करने के लिए गर्म पानी से स्नान और पीने के लिए गर्म पानी की सलाह दी जाती है।

• **तेल मालिश** - अत्यधिक सिफारिश कि जाती है। यह त्वचा के रूखेपन को दूर करता है, रक्त परिसंचरण में सुधार करता है। सर्दी के दिनों में बदन दर्द (ठंडा मौसम - वात वृद्धि - दर्द में वृद्धि) और बढ़ जाता है। इसलिए तेल मालिश से मांसपेशियों को राहत और बदन दर्द से आराम मिलता है।

• **हथेली की मालिश** - कभी-कभी सिर्फ सूखी हथेली से मालिश करना सबसे अच्छा होता है। यह हाथों और पैरों में रक्त के प्रवाह को अच्छा रखने में मदद करता है।

• **सिर पर तेल मालिश** - सिर की सूखी त्वचा, रुसी, बाल झड़ना, सिरदर्द, माइग्रेन का ज्यादा बिगड़ना इनसे बचने के लिए सिर पर तेल मालिश करने की सलाह दी जाती है, जो सर्दियों के दौरान काफी आम हैं। मालिश के बाद तेल को कसैले चूर्ण से धोना चाहिए और नहाकर निकाल देना चाहिए। फिर केसर, अगरु (Aquilaria Agallocah) और कस्तूरी (कस्तूरी) का महीन चूर्ण लगाना चाहिए। शरीर को अगुरु (Aquilaria Agallocha) धुएं के संपर्क में रखना चाहिए |

• **पसीने का उपचार:** बस अतिरिक्त ठंडक को दूर करने और सूरज की रोशनी की कमी के कारण गर्मी का संतुलन बनाने के लिए , कभी एक बार पसीने का उपचार करवाना सबसे अच्छा है। यह छोटी लकड़ी की आग या गर्म पानी से" नहाने के रूप में हो सकता है।

• धूप: जब भी आपको मौका मिले, अपनी त्वचा को धूप में रखें और विटामिन डी फिर से प्राप्त करें। हवा के संपर्क में आने से बचें।

बिस्तर:

• यह सुनिश्चित करना चाहिए कि वाहन, बिस्तर और सीटें, भारी आवेष्टन, रेशमी कपड़े, रस्सी और कंबल के साथ अच्छी तरह से ढकी हुई हैं। भारी और गर्म कपड़ेधारण करना चाहिए।

• नींद के दौरान कपास, चमड़े, रेशम, ऊन या वृक्षों की छाल से बनी मोटी चादर, जो वजन मे हल्के हो इनका उपयोग करना चाहिए।

मैथून: सर्दियों के मौसम में सेहत और ताकत के बेहतरीन होने की वजह से कोई भी रोजाना इस गतिविधि को कर सकता है।

जूते : हमेशा जूते पहनना चाहिए। बढ़े हुए नितम्ब टांगों में दर्द के कारणों में से एक कारण हैं सर्दियों के दौरान पैरों का लगातार ठंडा रहना। इससे वात तेजी से बढ़ता है, और दर्द बढ़ जाता है। इसलिए घर में भी हमेशा जूते पहनें।

सर्दियों में रूखी त्वचा:

रूखापन, वात का एक गुण है। वात दोष असंतुलन के कारण त्वचा में रूखापन बढ़ जाता है। शीतलता फिर से एक और वात गुण है। सर्दी में ठंडक, त्वचा की शुष्कता में वृद्धि की ओर ले जाता है। इसलिए त्वचा के रूखेपन को दूर करने के लिए विशेष देखभाल की जरूरत होती है |

सर्दियों की रूखी त्वचा के लिए उपाय:

एलादि तैलम (जड़ी-बूटी का तेल) लें - इसकी कुछ बूंदें शुष्क त्वचा के साथ नहाने से 10 मिनट पहले शरीर के अंगों पर लगाएं।

46

हेमंत ऋतू के लिए स्वस्थ पथ्यापथ्य नियम

स्वास्थ्य की दृष्टि से शरद ऋतु बहुत ही महत्वपूर्ण ऋतु है। आयुर्वेद के अनुसार, इस ऋतु मे वात दोष धीरे-धीरे कम होता है और पित्त अपने चरम पर पहुंच जाता है।

पतझड़ के लिए यहां स्वास्थ्य सुझाव दिए गए हैं।

शरदऋतुमेंपित्तदोषकैसेबढ़ताहै:

बरसात के मौसम में व्यक्ति ठंडक का आदी हो जाता है। जब शरीर अचानक सूर्य की गर्म किरणों के संपर्क में आता है, तब बरसात के मौसम मे थोड़ी मात्रा मे बढ़ा हुवा पित्त, शरद ऋतु मे आक्रामक हो जाता है।

वात दोष नैसर्गिक रूप से कम हो जाता है। बरसात के मौसम में, शीतलता (जो एक वात गुण है) के कारण, वात आक्रामक हो जाता है (इसीलिए; बरसात के मौसम में दर्द और बढ़ जाता है।) लेकिन शरद ऋतु की गर्म किरणों के कारण बढ़ी हुई गर्मी वात को शांत करती है।

खाने के लिए:

- बढ़े हुए पित्त को खत्म करने के लिए, तिक्त घृत (कड़वे जड़ी बूटियों के साथ बनाया हुआ औषधीय घी) का विशेष रूप से उल्लेख किया गया है।
- भूख लगने पर व्यक्ति को कड़वा, मीठा और कसैले स्वाद का भोजन करना चाहिए। ये स्वाद स्वभाव में पित्त विरोधी होते हैं।
- आसानी से पचने वाले खाद्य पदार्थ जैसे चावल, मूंग दाल, चीनी, आंवला, परवल, शहद का सेवन अच्छा रहता है।
- बकरी का मांस, मटन, चिकन, खरगोश।
- चावल, जौ और गेहूं का सेवन ठीक रहता है।

हंसोदक –

वह जल जो लगातार कई दिनों तक, दिन में सूर्य की गर्म किरणों से गर्म होकर ठंडा हो जाता है और रात के समय चंद्रमा की शीतल किरणों से ठंडा होता हैं , तथा जो अगस्त्य तारे के उदय से विषमुक्त हो गया है, जो शुद्ध, असंदूषित है और शरीर की रुग्णता उत्पन्न करनेवाले विषाणुओं को कम करने में सक्षम है, ऐसा जल हंसोदक के रूप में जाना जाता है।

यह न तो शरीर की स्त्रोतसों (body channels) को बाधित करने के लिए अधिक नम है, और न ही बहुत शुष्क। ऐसा पानी अमृत है और पीने और खाना पकाने के उद्देश्यों के लिए इस्तेमाल किया जाना चाहिए।

परहेज करने के लिए खाद्य पदार्थ: अपथ्य

- अतिमात्रा मे क्षारीय पदार्थ खाना, बहुत से भारी भोजन से तृप्ति।
- खट्टी दही
- मांस पेशियों की चर्बी, दही, सरसों के तेल का प्रयोग ।
- तेज शराब, जो पित्त को बढ़ाती है |
- मछली और अन्य जलीय जानवर

पालन करने के लिए आदर्श गतिविधियाँ:

- विरेचन उपचार - विरेचन चिकित्सा शरीर से पित्त को बाहर निकालने में मदद करती है।
- पित्त का संबंध रक्त (खून) से भी है। इसलिए अगर खून, पित्त के साथ खराब हो गया है, फिर रक्तमोक्षण (blood letting) करना चाहिए। भारत के कुछ हिस्सों में, उच्च रक्तचाप वाले लोगों के लिए, शरद ऋतु के दौरान चिकित्सा रक्तमोक्षण चिकित्सा की जाती है, जिससे के बाकी सीज़न के दौरान भी रक्तचाप सामान्य रहता है।
- घरों की छतों पर, जो सफेद रंग की (चित्र द्वारा) रंगी होती हैं, उनपर शाम बितानी चाहिए, चंदन के लेप से शरीर का विलेपन करना, खस खस घास, कपूर, मोतियों की माला और चमकीले वस्त्र धारण करे और चांदनी का आनंद ले।
- शरद ऋतु के फूलों की माला और साफ कपड़े का प्रयोग भी करें, शाम को चंद्रमा की किरणें बहुत फायदेमंद होती हैं।
- धुंध - दोपहर की धूप के संपर्क में आने से बचें।
- दिन के समय सोने से बचना चाहिए क्योंकि पाचन क्रिया ठीक नहीं होती है | पित्त के कारण पाचन शक्ति बदल जाती है और झपकी इसे और बिगाड़ सकती हैं ।
- पूर्वी हवा से भी बचना चाहिए, क्योंकि यह लू लाती है।

47

आयुर्वेद स्वास्थ्य युक्तियाँ बरसात के मौसम के लिए

बारिश के मौसम में आपको अपनी सेहत का खास ख्याल रखने की जरूरत होती है। जबकि बरसात के मौसम में किस प्रकार का भोजन करना निश्चित ही अच्छा होता है, और हमें कुछ भोजन और कुछ आदतें प्रतिबंधित करने की आवश्यकता होती है।

वर्षा ऋतु पर दोष का प्रभाव - वात में वृद्धि और पित्त में हल्की वृद्धि।

बरसात के मौसम में शरीर और स्वास्थ्य की स्थितिः

कम पाचन शक्ति, कम प्रतिरक्षा और कम शरीर शक्ति

वर्षाऋतुआहारः

बरसात के मौसम में खाना चाहिएः

- पुराने अनाज, पुराने चावल, गेहूँ, जौ, दालों का सूप, दही का सतह पर तैरनेवाला गाढ़ा पानी, अंगूर की शराब, शहद।
- खट्टा, मीठा और नमकीन स्वाद वाला भोजन।
- एक चुटकी नमक, काली मिर्च, लौंग, काली मिर्च और अदरक को एक कप पानी में डालकर बनाया गया आयुर्वेदिक पेय लेना आदर्श है। यह पाचन शक्ति सुधारने में मदद करता है।

बारिश के मौसम में परहेज करने वाले खाद्य पदार्थः

- भोजन जो वात और पित्त के असंतुलन का कारण बनता है जैसे कि कड़वा, गर्म और कसैले पदार्थ उदा। आलू।
- ऐसे खाद्य पदार्थ जो पचने में भारी होते हैं।
- ठंडा (Frozen) भोजन और आइसक्रीम।

- तैलीय खाद्य सामग्री।

बरसात के मौसम के लिए स्वास्थ्य सुझाव:

- चूंकि बाहरी गतिविधियां / व्यायाम करना मुश्किल है, इसलिए आपको यह सुनिश्चित करना चाहिए, घर के अंदर ही कोई शारीरिक गतिविधियाँ करें। आलस्य को अपने ऊपर हावी न होने दें।
- मधुमेह रोगियों के लिए पैरों की देखभाल - चूंकि पैर हर समय गीले रहते हैं, यह हर किसी के लिए और विशेष रूप से मधुमेह रोगियों के लिए पैरों की विशेष देखभाल बहुत ही महत्वपूर्ण है। जब भी पैर गीले हों, उन्हें तुरंत सुखाना सुनिश्चित करें।
- त्वचा के संक्रमण और खुजली से बचने के लिए, इसमें 1 या 2 चम्मच नीम का तेल आधा कप तिल के तेल में मिलाना आदर्श है। गर्म जल स्नान होने से पहले मालिश के लिए इसका इस्तेमाल करें, सप्ताह में कम से कम एक बार यह करें।
- बारिश के मौसम में गर्म पानी से नहाना फायदेमंद होता है। यह वात पर नियंत्रण के लिए मदद करता है।
- जो लोग जोड़ों के दर्द और गठिया से ग्रस्त हैं उन्हें फर्श पर, बैठने या लेटने से बचना चाहिए। ठंडी सतह के साथ त्वचा का संपर्क, जबरदस्त वात वृद्धि, तथा दर्द की वृद्धि के लिए प्रमुख कारण होगा ।
- बारिश तथा सर्दी के मौसम में घर के अंदर जूते-चप्पल पहनना बेहतर होता है |
- अपने नाखूनों को बहुत नियमित रूप से काटें। उनके बीच नमी, संक्रमण को आमंत्रित करेगी।
- शरीर को पूरी तरह से ढक कर रखें, बिना बाँह (sleeveless) के कपड़े न पहनें।
- घर लौटते ही बालों को सुखा लें।
- बारिश के मौसम में दोपहर के भोजन के तुरंत बाद सोना अच्छा नहीं होता, यह अपच की समस्या को और बढ़ा देता है।
- पीने के लिए केवल गर्म पानी का प्रयोग करें।
- आयुर्वेद, बरसात के मौसम के दौरान पंचकर्म उपचार करने की सलाह देता है।
- फिसलने और गिरने से बचने के लिए अच्छी पकड़ वाले जूतों का उपयोग सुनिश्चित करें।

48

आयुर्वेदिक स्वास्थ्य युक्तियाँ वसंत ऋतु के लिए

वसंत के दौरान, हालांकि धूप होती है, कई बार अस्थमा, पाचन और श्वसन संबंधी विकार और बढ़ जाने से रुग्ण पीड़ित होते हैं। ऐसा इसलिए है क्योंकि यानी

सर्दियों में जमा हुआ कफ सूरज की गर्मी से द्रवीभूत हो जाता है और पाचन शक्ति को बिगाड़ देता है। इससे कई बीमारियां होती हैं।

वसंत ऋतु में कफ दोष का क्या होता है?

कफ की कल्पना बर्फ के रूप में करें। तो, सर्दियों के दौरान कफ दोष मजबूत होता है और एक स्थान पर रहता है। लेकिन वसंत ऋतु में तेज धूप के कारण कफ दोष पिघल जाता है और शरीर के अन्य स्थानों में चला जाता है, और दमा, अपच, सर्दी, खांसी आदि कफजनित विकारों का कारण बनता है को कहते हैं। यह प्रक्रिया कफ दोष प्रकोप कहलाती है। इसलिए तीव्र उल्टी की चिकित्सा (वमन पंचकर्म प्रक्रिया), नस्य का सहारा लेना (नाक की दवा) और अन्य उपचारो से कफ को जल्दी से नियंत्रित करना चाहिए |

वमन पंचकर्म उपचारः

कफ दोष के लिए वमन उपचार की सलाह दी जाती है। वसंत के दौरान, कफ दोष द्रवित हो जाता है और अन्य स्थानों पर चला जाता है। इस प्रक्रिया को प्रकोप कहा जाता है।

अतः असंतुलित कफ दोष को दूर करने के लिए, इस मौसम के दौरान वमन उपचार की सलाह दी जाती है।

नस्य उपचार - कफ दोष को सिर, आंख, कान नाक और गले से बाहर निकालने के लिए नस्य उपचार (नाक की बूंदों) की सलाह दी जाती है।

हर्बल धूम्रपान की सिफारिश की जाती है। यह ऊपरी श्वसन पथ के विकारों को दूर रखता है। यह कफ संग्रह को साफ करने और साइनसाइटिस से राहत दिलाने में मदद करता है।

ऑयल पुलिंग - गंडूष- दांतों को मजबूत करने और मौखिक स्वास्थ्य सुधारने की सलाह आयुर्वेद देता है।

प्रश्न है- तेल कफ बढ़ाता है। फिर ऑयल पुलिंग किस तरह से कफ को वसंत के दौरान बाहर निकालने में मददगार है ? ऑयल पुलिंग में हम तेल का सेवन नहीं कर रहे हैं। हम सिर्फ तेल से मुंह धो रहे हैं। यह मंथन प्रभाव देने में मदद करता है और कान, नाक और गले से सारा कफ दोष मुंह में खींच लेता है, जो बाहर निकाल दिया जाता है।

भोजन गुण:

हमें कफ दोष को संतुलित करना है। इसलिए, गुरु - भारी पचने वाले, अतिरिक्त तेल और वसा, मीठे और खट्टे खाद्य पदार्थों से बचें।

सिफारिश के योग्य खाद्य पदार्थ - पुराना जौ, गेहूं, किशमिश, अंगूर की शराब, शहद, आसानी से सुपाच्य और शुष्क (नमी रहित, वसा रहित) खाद्य पदार्थ।

आम के रस में दालचीनी, इलायची जैसे सुगन्धित पदार्थ मिलाकर - जो दोपहर में प्यास बुझाने मे इस्तेमाल कर सकते हैं।

जांगल मांस - शुष्क, रेगिस्तान जैसी भूमि के जानवरों के मांस की सिफारिश की जाती है - बकरी का मांस, चिकन, खरगोश।

आग में भुना हुआ मांस/चिकन अच्छा होता है।

पेय जैसे आसव (किण्वित आसव), अरिष्ट (किण्वित काढ़ा), सिद्धू (किण्वित आसव), अंगूर का रस, शरम्बु (चंदन आदि का अर्क), जल में शहद मिला हुआ या जलद (मुस्ता-अखरोट घास) उबाला हुआ जल सुयोग्य है। इसे पानी की जगह दिन में दो या तीन बार लिया जा सकता है।

दिनकीनींद:

गर्मियों के दौरान, जब ऊर्जा कम होती है, झपकी लेना अच्छा होता है, लेकिन वसंत के दौरान निश्चित रूप से नहीं। यह कफ दोष को बढ़ाता है, जिससे अपच और पेट के विकार होते है। इसलिए इसकी सलाह नहीं दी जाती है।

व्यायाम जरूरी है। यह कफ को कम करता है और फेफड़ों के स्वास्थ्य में सुधार करता है।

हथेलियों की मालिश और थपथपाना, कफ दोष द्वारा उत्पन्न हुई जोड़ों और मांसपेशियों की जकड़न को दूर करने में मदद करता है।

अंजन - काजल-काजल लगाना आंखों के भारीपन को दूर करने के लिए उपयोगी होता है।

शरीर पर केसर, कपूर, चंदन और अगुरु (Aquilaria Agallocha) का लेप करना चाहिए। ये खुजली और शरीर की दुर्गंध को कम करते हैं। यह इत्र का प्राचीन तरीका हैं।

यहअष्टांगहृदयसूत्रस्थानअध्याय 3 सेसटीकउद्धरणहै -

वसंत ऋतु में व्यक्ति को अपना मध्यान्ह किसीके सानिध्य में व्यतीत करना चाहिए वनों में सुखद खेल, मनोरंजन, कहानी कहने आदि में लगे मित्र (या

उद्यान) मे वक्त बिताना चाहिए। बगीचों में दक्षिण दिशा से भरपूर ठंडी हवा आनी चाहिए | चारों ओर पानी के जलाशय, अदृश्य या कम धूप,

चमकते स्फटिकों के साथ ढकी हुई भूमि, हर जगह सुखद मीठे आवाज निकालती, कोयल प्रेम-क्रीड़ा में लगे हुए हो तथा पेड़ों पर विभिन्न प्रकार के सुंदर सुगंधित फूल हो |

49

आयुर्वेदिक मौसमी विभिन्न वातावरण की परिस्थितियों पर आधारित व्यवस्था

आयुर्वेद ने विस्तृत रूप से विभिन्न मौसमों में, पालन किए जाने वाले विशिष्ट आहार के बारे में बताया है। यह शरीर की शारीरिक प्रक्रियाओं को प्रभावित करने वाले मौसम की भिन्नता पर आधारित है। आयुर्वेद बाहरी वातावरण का आंतरिक वातावरण (स्वास्थ्य) पर सीधा प्रभाव पड़ता है इसे मानता है।

प्राचीन आयुर्वेद ने मौसम को वर्ष को छह में विभाजित करके, प्रत्येक मौसम के 2 महीने ऐसी व्याख्या की है।

लेकिन तब से जलवायु बहुत बदल गई है, और दुनिया के विभिन्न हिस्सों में, अभी विभिन्न जलवायु परिस्थितियां दिखाई दे रहीं है। प्राचीन कहावत को वर्तमान समय और स्थान के अनुरूप बनाया जा सकता है, इस दृष्टि से निम्नलिखित धारणाएँ बतायी ह।

1. हेमंत ऋतु- इस ऋतु की तुलना शीत ऋतु के पूर्वादर्ध से की जा सकती है।

यह सर्दी का हल्का रूप है, या शुरुआती सर्दी, जो भी आपकी जगह हो।

2. शिशिर ऋतु- इस ऋतु की तुलना द्वितीयार्ध सर्दी से की जा सकती है, जब तापमान और गिर जाता है।

3. वसंतऋतु- वसंत ऋतु की तुलना सर्दी और गर्मी के ऋतुओं के बीच के मौसम से की जा सकती है।

4. ग्रीष्म ऋतु- इस ऋतु में गर्मी का मौसम होता है |

5. वर्षा ऋतु - वर्षा ऋतु

6. शरदऋतु - शरद ऋतु

जलवायु के आधार पर निर्धारित ऋतुचर्या को अधिक समय तक जारी रखा जा सकता है, लेकिन सही संतुलन बनाने के लिए सावधानी बरतनी चाहिए। उदाहरण के लिए, सर्दियों (शिशिर) के दौरान लंबे समय तक व्यायाम करने की सलाह दी जाती है।

पाठ्य पुस्तक के अनुसार यह सलाह केवल दो महीने के लिए मान्य होती है। लेकिन लंबी सर्दी वाली देशों में, व्यायाम तब तक जारी रखा जा सकता है जब तक सर्दी रहती है, और वात की वृद्धि से बचने के लिए तेल मालिश और गर्म पानी के स्नान के साथ होना चाहिए। (अधिक व्यायाम वात को बढ़ाता है।)

खाड़ी जैसे उच्च तापमान वाले देशों में रहने वाले लोगों के लिए अधिक पित्त संतुलन करनेवाला आहार और गतिविधियों का पालन करना होगा। क्योंकि अत्यधिक सूर्य का संपर्क और उच्च तापमान, पित्त को बढ़ाता है।

निष्कर्ष:

प्राचीन आयुर्वेदिक पाठ्य पुस्तकों में दी गई सलाह वर्तमान समय और स्थान लिए पूरी तरह से उपयुक्त नहीं हो सकती है। लेकिन ज्ञान के साथ, एक बेहतर स्वास्थ्य के लिए, उन्हें बहुत अच्छी तरह समायोजित किया जा सकता है।

50

आयुर्वेद सलाह - ठंडे जलवायु देश में रहनेवाले लोगों के लिए

सवाल: डॉक्टर क्या आप विश्व के उत्तरी भागों में रहने वाले लोगों की जीवन शैली के लिए स्वास्थ्य के मूल तत्वों के बारे में लेख लिख सकते हैं ?

उदाहरण के लिए मेरे देश में, अक्टूबर के मध्य से मार्च के मध्य तक सूर्य का प्रकाश बहुत सीमित होता है। सूर्य बहुत कम आता है, आमतौर पर कम बादलों से ढका रहता है और तापमान शून्य डिग्री सेल्सियस से नीचे पहुंच जाता है। दिसंबर में अंतिम दिन सुबह 8 बजे से दोपहर 3 बजे तक होता है। अक्टूबर से मई तक, कोई ताजी सब्जियां नहीं हैं, प्रकृति पूरी तरह से सोती है। आयात की हुई सब्जियां हम खरीद सकते हैं, लेकिन आमतौर पर रासायनिक रूप से संरक्षित और पुरानी होती हैं।

यह लोगों के लिए बहुत कठिन समय (अक्टूबर-मार्च) होता है। सर्दी लोगों की मनोदशा, भावनाएं, स्वास्थ्य की स्थिति को प्रभावित करती है | डॉक्टर, क्या आप कुछ सलाह दे सकते हैं कि कैसे शरीर में ऊर्जा बनाए रखें और कम प्रकाश समय का लाभ कैसे उठाएं? कुछ जानवर उस समय सोते हैं। क्या हम अपनी गतिविधियों को सीमित कर दें?"

आयुर्वेद की प्राचीन पाठ्य पुस्तकें भारत और आसपास को ध्यान में रखकर लिखी गई हैं। लेकिन आयुर्वेद प्राप्त समझने के लिए काफी गहरा और विस्तृत है, इसलिए दुनिया के किसी भी हिस्से के लोगों के लिए यह जीवन शैली सलाह दे सकता है। आइए जानें

A. गर्मी की शुरुआत के दौरान -

आयुर्वेद एक प्रकार के मौसम से दूसरे मौसम में परिवर्तन अवधि की व्याख्या करता है - 'ऋतु संधि'।

इस दौरान विशेष सावधानी बरतने की जरूरत है

अत्यधिक सर्दियां होने के कारण कफ और वात की वृद्धि होगी और यह शरीर के अंदर ही अंदर एकत्रित हो जाएगा। यह द्रवित हो जाता है और गर्मी की शुरुआत के दौरान पूरे शरीर में फैलने लगता है। इससे कफ और वात में वृद्धि होती है और अस्थमा, रूमेटोइड गठिया, और अन्य प्रकार के गठिया जैसे गाऊट/ वातरक्त, शरीर का भारीपन, माइग्रेन, अपच, त्वचा की एलर्जी, सांस की समस्या और बहुत कुछ इनकी स्थिति बिगड़ सकती है ।

अदरक, काली मिर्च, दालचीनी, इलायची, लहसुन, हल्दी, सब्जियां और भोजन की जो चीजें गर्म प्रकृति की हों उनका अधिक प्रयोग करना चाहिए।

हल्के आहार का पालन करें (तैलीय और भारी मांसाहारी भोजन से बचें) और अधिक खाने (over - eating) से परहेज करें।

यदि आपके आस-पास कोई आयुर्वेद केंद्र है, तो वमन और बस्ती जैसी पंचकर्म चिकित्सा काम आती है।

B. धूप वाले दिनों और गर्मियों के दौरान -

पूछताछ से, मैं मानता हूं कि इस अवधि के दौरान जीवन सामान्य और आसान है।

बस वो सभी काम करें जो आप सर्दियों में नहीं कर सकते।

शरीर से पसीना निकलने देना जरूरी है। जितना हो सके उतना एयर कंडीशनर से बचें।

सुबह-सुबह अपनी त्वचा को धूप में रखें और कुछ विटामिन डी प्राप्त करें क्योंकि आप वर्ष के दूसरे भाग में सूर्य के प्रकाश से वंचित रहेंगे।

पूरे दिन भी, मैं सलाह दूंगा कि जितना संभव हो बाहरी वातावरण मे हाथों और पैरों को खुले में रखें। त्वचा को धूप और हवा के सम्पर्क की जरूरत होती है, जो सर्दियों के दौरान आपके लिए मुमकिन नहीं है। तो, अधिकतम गर्मी का इस्तेमाल करें। अपने आप को गर्म रखने के लिए कोट और टाई पहनना, और एयर कंडीशनर का अति प्रयोग करना इसका कोई मतलब नहीं है। हालाँकि, बेहद संवेदनशील त्वचा वाले लोगो के लिए यह लागू नहीं हो सकता है।

इस अवधि में आप हल्का तैलीय भोजन और तला हुआ भोजन, ठंडा भोजन कर सकते हैं।

भोजन थोड़ा भारी हो सकता है, क्योंकि आपका शरीर अधिक सक्रिय होगा और अतिरिक्त कैलोरी जला सकता है।

तेल मालिश और व्यायाम, शरीर और त्वचा को सुडौल और अच्छा बनाए रखेंगे |

दोष का प्रभाव : पित्त और वात प्रधान रहेगा

इसलिए पाचन शक्ति, त्वचा का स्वास्थ्य अच्छा रहेगा।

यदि आप दिन में थके हुए हैं तो भोजन से पहले 15-30 मिनट की झपकी लेना पर्याप्त अच्छा होता है।

सुबह व्यायाम करना शाम की तुलना में बेहतर होता है।

अगर आपको बहुत अधिक गर्मी महसूस हो रही है तो अपने चेहरे को धोने के लिए गुलाब जल का उपयोग करें।

ठंडे पानी के स्नान का आनंद लें (उन दिनों जब आप शरीर पर तेल नहीं लगा रहे हों)।

C. सर्दियों के शुरुआती भाग के दौरान

फिर से विशेष देखभाल और सावधानियों की आवश्यकता है। रोग प्रतिरक्षा को बढ़ावा देने के लिए, कड़वे और मसालों का अधिक प्रयोग करें। पंचकर्म उपचार पर विचार करें।

सर्दियों के दौरान

सर्दियां शुरू होते ही कफ और वात उक्त क्रम में प्रभावी हो जाएंगे।

पूर्वाद्र्ध में पाचन क्षमता अधिक होगी और मौसम के आखिर में घटने की प्रवृति होगी (दिसंबर और जनवरी के दौरान)।

"कुछ जानवर उस समय सोते हैं। क्या हम भी अपनी गतिविधियों को सीमित कर दें?"

देखिए, हममें और जानवरों में दो मूलभूत अंतर हैं। पशु प्रकृति के नियमों का पालन करते हैं और हम इसके खिलाफ लड़ते हैं। हमारे अस्तित्व के लिए हम प्रकृति मे बेहतर ढंग से उपयोग मे लाते है, समायोजन/ अनुकूल बनाते है और हेरफेर भी करते हैं।

उदाहरण 1. पशु वर्ष के एक विशेष मौसम में प्रजनन करते हैं। लेकिन हमें अपने इच्छाओं को संबंधों और नैतिकता की डोरियों में बांधकर उनको नियंत्रित करते हैं, तथा उचित दिशा देंकर उस ऊर्जा को एकाग्रता से अपने जीवन के उद्देश्य में परिवर्तित करना चाहिए ।

उदाहरण 2. पशुओं के पास कपड़ा या आवास जैसी कोई चीज नहीं होती। इसलिए अत्यधिक सर्दियों मे उनके पास प्रकृति के साथ तालमेल बिठाने और इस दौरान निष्क्रिय रहने के अलावा कोई विकल्प नहीं होता है।

लेकिन हमारे जीवन में लक्ष्य और उद्देश्य हैं। हमारे पास लाँघने के लिए मील के पत्थर हैं, देखभाल करने के लिए रिश्ते, करने के लिए सामाजिक कार्य, लोगों को प्यार दिखाने के लिए, कार्य-लक्ष्य प्राप्त करने के लिए, ज्ञान साझा करने के लिए जैसे बहुत सारे काम है। हमारे पास करने के लिए बहुत सी चीजें हैं और इतना कम समय है। इसलिए, पूरे सर्दियों की अवधि के दौरान निष्क्रिय रहने का कोई सवाल ही नहीं है।

हमें मौसम की स्थिति को एक सक्रिय वातावरण में परिवर्तित करना होगा।

- अदरक, पिप्पली, नीम, दालचीनी, इलायची, लौंग, हल्दीऔर काली मिर्च का सेवन करें। इससे शरीर गर्म रहेगा।
- आप शराब (Wine) ले सकते हैं, इसे उतना ही पियें कि यह आपको अधिक नींद न आने का कारण न बने।
- दिन में सोने से बचें। याद रखें, आलस्य, कफ का उप उत्पाद है, लेकिन हमें इसके खिलाफ काम करने की, इसे संतुलन में रखने की आवश्यकता है।

- सुदृढ़ मांसपेशियाँ बनाए रखने के लिए, अच्छा रक्त संचार बनाए रखने के लिए और दिमाग को सक्रिय रखने के लिए व्यायाम आवश्यक है।
- हल्के गर्म तेल जैसे सरसों के तेल से मालिश करना अच्छा होता है। अगर सरसों का तेल आपके लिए बहुत गर्म है, आप सरसों के तेल + तिल के तेल को बराबर भागों में मिला सकते हैं और मालिश के लिए इसका इस्तेमाल करें। या आप तिल के तेल का भी इस्तेमाल कर सकते हैं।

मालिश करने से पहले तेल को हल्का गर्म कर लें।

- यदि आप तैलीय भोजन करते हैं, तो गर्म पानी पीना सुनिश्चित करें।
- कॉफी या चाय - उत्तेजक पेय के रूप में अच्छा है।
- बहुत अधिक दूध, दही और दूध के उत्पादों से बचें।
- कभी-कभी कम चीनी के साथ नींबू का रस पीना अच्छा होता है।
- मालिश करने की आदत न हो तो भी थोड़ा सा घी या तिल का तेल दिन में एक या दो बार पूरे शरीर पर लगाएं। इससे त्वचा के रूखेपन से बचने में मदद मिलती है।
- दिन में आठ घंटे से ज्यादा न सोएं।
- ब्रह्मचर्य - संयम का पालन करें और अपनी ऊर्जा को उत्पादक कार्य में परिवर्तित करें, जितना आप कर सकते हैं।
- यदि ताजी सब्जियां उपलब्ध न हों तो उपलब्ध सब्जियों का सेवन करें, इसे दो मिनट के लिए गर्म पानी में रखें और फिर इसका इस्तेमाल करें। इस तरह से, कम से कम कुछ preservatives को धोया जाता सकता है।
- प्राणायाम और योग किसी भी मौसम के लिए अच्छे हैं।

तो ये आपकी खुद की दिनचर्या बनाने और भोजन और जीवन शैली की आदतों का चयन करने के लिए कुछ बुनियादी दिशानिर्देश हैं।

51

बहुत ठंडी जगह की सफर में? आपके लिए स्वास्थ्य टिप्स

एक पाठक पूछता है, "मैं इस अक्टूबर के दौरान बद्रीनाथ (भारत) जाने की योजना बना रहा हूं।

मैं अपने पिता के स्वास्थ्य को लेकर बहुत चिंतित हूं। वह 64 साल के हैं और उन्हें मधुमेह और उच्च रक्तचाप है। कृपया सलाह दें कि इस मामले में क्या किया जाना चाहिए | अगर वह बहुत ठंडा महसूस करते है और कांपने लगते है, और अंत में अल्पतापमान याने हाइपोथर्मिया में जा रहे है तब क्या करना चाहिए ?

उस समय तापमान 0 डिग्री सेल्सियस से नीचे होगा।

यहां बहुत ठंडे स्थानों पर जाते वक़्त, आपके शरीर को गर्म और स्वस्थ रखने के कुछ आयुर्वेदिक तरीके दिए गए हैं।

अपने कपड़े ठीक भरें:

ऐसे कपड़ों का प्रयोग करें जो गर्मी को अंदर ही रोके रखे और शरीर को तापमान के नुकसान से बचाए। कुछ विंटर-वियर कलेक्शन रखें।

व्यायाम या योग

याद रखें कि अगर आप टूर पर भी हैं तो किसी ठंडे स्थान पर जाते समय भी व्यायाम करें, यह आपको शरीर को गर्म रखने में मदद करेगा, आपको पसीने आना और त्वचा को सांस लेने देता है देता है।

च्यवनप्राश - अपने साथ ले जाने के लिए यह एक अच्छा आयुर्वेदिक उत्पाद है। च्यवनप्राश में ज्यादातर सामग्री गर्म प्रकृति की होती है। यह फेफड़े सुधारने और मजबूत करने में मदद करता हैं | रक्त संचार बढ़ता है।

यहाँ एक त्वरित टिप - आमतौर पर दूध के साथ च्यवनप्राश लेने की सलाह दी जाती है। लेकिन, जबकि

उप शून्य तापमान वाले स्थानों पर जाकर, च्यवनप्राश के लिए अनुपान / सह पेय विकल्प, गर्म पानी हो सकता है।

च्यवनप्राश में चीनी होती है। इसलिए, मधुमेह के लोगों को इसे लेने से पहले उनके डॉक्टर का परामर्श करने की आवश्यकता होगी।

अदरक - सुनिश्चित करें कि आपके पास अच्छी मात्रा में अदरक है और इसे लें। अदरक, रक्त परिसंचरण में सुधार करता है और शरीर को गर्म रखता है। अगर आपका पेट अदरक के प्रति संवेदनशील, तो आप अदरक की चाय ले सकते हैं।

घीकुँवार - घीकुँवार एक और जड़ी बूटी है, जो रक्त परिसंचरण को बढ़ावा देता है। इसलिए घीकुँवार की चाय पीना एक अच्छा विचार है।

कुमार्यवासम जैसे घीकुँवार युक्त आयुर्वेदिक उत्पाद पास रखना बहुत अच्छा हैं। लेकिन इसके लिए जाने से पहले अपने डॉक्टर से सलाह लें।

हल्दी और नीम - हल्दी और नीम का चूर्ण अपने पास रखें और उन्हें अपने आहार में प्रयोग करें। आप इन्हें बाहरी रूप से भी इस्तेमाल कर सकते हैं। (नीचे समझाया गया है)

मसाले - अदरक, काली मिर्च, इलायची, प्याज, दालचीनी, करी पत्ते किमती हैं। ये फेफड़ों और रक्त संचार के लिए अच्छे होते हैं।

तेल लगाना - आपको त्वचा पर थोड़ा तेल लगाने की जरूरत है। इससे सूखेपन से बचने में मदद मिलती है, त्वचा के नीचे रक्त परिसंचरण में सुधार करता है और दर्द से भी राहत देता है। आप निम्न संयोजनों में से एक का उपयोग कर सकते हैं -

- **मालिश के लिए सरसों का तेल** - यदि आप सादा तेल मालिश करना चाहते हैं, तो सरसों का तेल अच्छा रहेगा।
- **नियमित रूप से लगाने के लिए तेल का मिश्रण** -

किसी कारण से, अगर आप सरसों के तेल से नफरत करते हैं | तो फिर महा नारायण तैल - 1 औंस लें, और एक चुटकी भर काली मिर्च पाउडर और अच्छी तरह मिलाएँ। अगर पूरे शरीर पर नहीं, तो इस तेल को खासतौर पर हाथ और पैरों में, दिन में कम से कम दो बार लगाएं।

दशमूलारिष्ट - यह लेने के लिए एक सुरक्षित आयुर्वेदिक उत्पाद है। शरीर गर्म रखने में मदद करता है, सूजन से लड़ता है, फेफड़े, पेट और दिल के लिए अच्छा है। ध्यान रखिये, मधुमेह रोगियों को इसे चिकित्सक की सलाह के तहत ही लेना चाहिए।

एलोवेरा स्किन क्रीम - त्वचा को नम रखने में मदद करता है।

निम्नलिखित से बचें -

धूम्रपान - धूम्रपान फेफड़ों और रक्त वाहिकाओं के स्वास्थ्य को खराब करता है। याद रखना की, आपको ठंडे स्थान पर शरीर के इन दो हिस्सों पर अतिरिक्त ध्यान देने की आवश्यकता है।

लंबे नाखून आपको अपनी उंगलियों पर विशेष ध्यान देने की जरूरत है। अतः लंबे नाखून से परहेज करें।

अनुपचारित घाव - कम रक्तवाले, एक छोटे से घाव पर भी ध्यान दें, घाव भरने में लंबा समय लग सकता है, खासकर मधुमेह के लोगों के लिए।

भोजन और दवाई - दोनों ही बहुत महत्वपूर्ण हैं, खासकर यदि आपको मधुमेह या उच्च रक्तचाप हैं।

सुनिश्चित करें कि आप भोजन और दवाई मे से किसी को भी न छोड़ें।

चिकित्सा सहायता की उपेक्षा करना –

अपने चिकित्सक की सहायता लेना हमेशा बेहतर होता है, खासकर शुन्य के नीचेवाले तापमान में। सेहत से जुड़ी छोटी-सी परेशानी को अगर नज़रअंदाज किया जाए तो यह एक बड़ी जटिलता में परिवर्तित हो सकती हैं। अपने डॉक्टर का फोन नंबर संभाल कर रखें।

52

सफर के लिए सलाह - सफर के दौरान वात दोष संतुलन रखें कैसे करें?

आयुर्वेदिक सिद्धांतों के अनुसार यात्रा करना वात असंतुलन का एक प्रमुख कारण है। यह सिरदर्द, चक्कर आना, उल्टी, सनसनी, कमर दर्द, बदन दर्द आदि जैसे लक्षणों के माध्यम से प्रदर्शित होता है। वात असंतुलन को रोकने के सरल उपाय जो सफर के दौरान भी आप ले सकते हैं।

यात्रा के लिए स्वास्थ्य सुझाव - यात्रा के दौरान वात संतुलन बनाए रखें:

एक अच्छी सीट चुनें: यदि आप बस या कार से यात्रा कर रहे हैं, तो एक आरामदायक सीट चुनें, जो आपकी पीठ को अच्छा आराम देती है। बस में ऐसी सीट चुनें, जो झटकेदार गतिविधियों से बचने के लिए आगे और पीछे के टायर के बीच में हो। यदि आप कार से यात्रा कर रहे हैं, तो आप आराम के लिए तकिए का इस्तेमाल कर सकते हैं।

उचित पैर की स्थिति: अपने पैरों को फर्श पर टिका कर रखें ताकि घुटने का कोन तिरछा कोन बने। पैरों को तिरछा (cross) करके न रखें।

अपने कानों को बंद रखें: यदि आपको आमतौर पर यात्रा करते समय या बाद में सिरदर्द होता हो तो, कानों को रूई के फाहे से बंद रखने की सलाह दी जाती है।

खिड़कियां बंद रखें या न्यूनतम खोलें: इस तरह, आपका शरीर सीधे हवा के संपर्क में नहीं आता है। प्रत्यक्ष हवा के संपर्क में आने का एक प्रमुख कारण है, वात असंतुलन।

ए/सी को बहुत कम तापमान पर सेट न करें: अत्यधिक ठंडी हवा वात असंतुलन की ओर ले जाती है। पोशाक या कपड़े से अपनी बाहों और पैरों को ढके: ताकि हवा के सीधे त्वचा के संपर्क में आने से बचा जा सके क्योंकी, यह वात दोष असंतुलन का कारण है।

आयुर्वेदिक मालिश: लंबी यात्रा से पहले और बाद में आयुर्वेदिक हर्बल तेल के साथ एक आयुर्वेदिक मालिश करना एक अच्छी आदत है।

हेल्मेट पहनें: अगर आप बाइक पर सफर कर रहे हैं तो हेल्मेट जरूर लगाएं। यह न केवल वात रांतुलन को बनाए रखता है, बल्कि आपके सिर की भी रक्षा करता है।

गर्म पानी: खासतौर पर लंबी यात्रा के दौरान पीने के लिए गर्म पानी का इस्तेमाल करें। क्योंकी यह वात संतुलन मे रखता है।

यात्रा के दौरान ज्यादा बात न करें।

तो ये वात संतुलन के लिए पालन करने में आसान, अत्यधिक प्रभावी यात्रा युक्तियाँ हैं।

7th chapter – Diet advice

53

भोजन की आदतें

'जो आप खाते हैं वही आप बनते हैं' ऐसी एक पुरानी लेकिन सदाबहार कहावत है।

कुछ सामान्य आहार नियम हैं जिनका आपको पालन करना चाहिए।

जंक फूड नहीं

जो भोजन अत्यधिक कुरकुरा, खस्ता, अत्यधिक नमकीन या स्वाद में खट्टा हो, कृत्रिम स्वादों, रंजकों आदि से युक्त हो ऐसे खाद्य पदार्थों को जंक के अंतर्गत वर्गीकृत किया जाता है। उनमें कई कैंसर पैदा करने वाले घटक जैसे PhIP, विघटित पॉलीअनसैचुरेटेड फैटी एसिड (disintegrated polyunsaturated fatty acids) आदि होते हैं। इसलिए जंक फूड से बचना बेहतर है और जहां तक हो सके बाहर का खाना न खाएं।

स्वाद:

आयुर्वेद दृढ़ता से सभी स्वादों के साथ भोजन करने की सलाह देता है - मीठा, नमक, खट्टा और कड़वा। यह तीन दोषों को संतुलित करने में मदद करता है और समग्र स्वास्थ्य सुधारने की ओर ले जाता है |

खाने के शिष्टाचार:

• खाना खाते समय टीवी, कंप्यूटर या मोबाइल फोन की बजाय प्लेट पर ध्यान दें।

• भोजन करते समय लिखना, फेसबुक या ईमेल देखने की सख्त परहेज करें ।

• भूख लगने पर ही खाएं।

• पहले या खाने के बाद पानी, पीने के बजाय भोजन के बीच में पानी पीना अच्छा है।

• रात को दही खाने से बचें, इसके बजाय छाछ लें।

• रात के समय मिठाई और आइसक्रीम से परहेज करें।

• खाना तभी खाएं जब खाना गर्म हो। जितना हो सके खाने को दोबारा गर्म करने से बचें।

• जल्दी-जल्दी न खाएं। धीमी गति से खाने की सलाह दी जाती है, खासकर मोटे लोगों के लिए।

• जब भूख न हो तो भोजन न करें और जब आप उपवास नहीं कर सकते तो उपवास न करें।

54

पीने का पानी पहले या भोजन के बाद - एक गलत आदत - आयुर्वेद प्रमाण

मैंने कई ऑनलाइन प्लेटफॉर्म में देखा है, कई आयुर्वेदिक डॉक्टर सुझाव दे रहे हैं, खाना खाने के बाद पानी पीना। आइए हम इस विषय को प्रामाणिक पारंपरिक पद्धति से, एक बार और सभी के लिए संदर्भ के साथ जोड़ दें।

हमें वास्तव में कितना पानी पीना चाहिए?

प्यास लगने पर ही आपको पानी पीना चाहिए। प्यास एक प्राकृतिक आग्रह है। आयुर्वेद के अनुसार, प्राकृतिक आग्रहों पर तभी ध्यान दिया जाना चाहिए जब वे आए। उदाहरण के लिए, हमें भूख लगने पर ही भोजन करना चाहिए।

हमें पेशाब करने और शौच करने की आवश्यकता तभी होती है जब उनके लिए प्रेरणा हो। शरीर की प्राकृतिक जैव-चक्रीय आवर्तन (natural circadian rhythm) को बनाए रखना इसका उद्देश्य है। प्रकृति द्वारा दिए गए संकेतों के आधार पर, शरीर को प्रकृति के अनुकूल बनाना भी इसका उद्देश्य है। तो, बात यह है, एक सामान्य व्यक्ति को पीने के लिए अधिक पानी नहीं चाहिए। हालांकि कुछ बीमारियों में यह नियम अपवाद भी हैं।

भोजन के संबंध में पानी कब पिएं?

कई आयुर्वेद डॉक्टरों, 'डिस्कवरी' समेत कई साइंस वेबसाइट्स ने, भोजन के बीच में पानी नहीं पीने की सलाह दी। लेकिन आयुर्वेद के अनुसार, आप को भोजन के बीच में ही पानी पीना चाहिए।

खाना खाने से पहले पानी पीना -

आयुर्वेद के अनुसार भोजन से पहले पानी पीने से अग्नि और पाचन शक्ति कमजोर हो जाती है |क्योंकि पानी एक ठंडा पदार्थ है, जो आयुर्वेद के एक सिद्धांत के अनुसार पाचन

शक्ति (अग्नि) के सीधे विपरीत है। इसलिए भोजन से पहले पानी लेना आदर्श नहीं है |

खाना खाने के बाद पानी पीना -

यह भोजन की गुणवत्ता और पाचन शक्ति दोनों को प्रभावित करता है। जो कुछ भी खाया जाता है उस पर यह ठन्डे प्रभात का स्पर्श देता है। इस प्रकार ऐसे व्यक्ति कुछ समय के बाद मोटे होने लगते हैं। इसलिए यह आदर्श नहीं है।

खाने के बीच में पानी पीना -

यह भोजन को नम करने में मदद करता है, यह भोजन के कणों को छोटे टुकड़े में तोड़ने में मदद करता है और यह प्यास भी बुझाता है। इसलिए यह आदर्श है।

संदर्भ: अष्टांग हृदयम, सूत्रस्थान 5वाँ अध्याय 13वाँ और 14वाँ श्लोक

पानी का सेवन नहीं करना चाहिए/उनको थोड़ा पानी पीना चाहिए, जो खराब पाचन क्रिया से पीड़ित, पेट के कर्करोग, खून की कमी ,पेट का बढ़ना, दस्त, बवासीर, ग्रहणी, जलोदर आदि रोगों से पीड़ित हैं ।

शरद (शरद ऋतु) और निदघ (ग्रीष्म) को छोड़कर एक स्वस्थ व्यक्ति को बाकी अन्य मौसमों में कम मात्रा में पानी पीना चाहिए।

जलपान से लाभ - (भोजन के संबंध में पीने के पानी का प्रभाव)

भोजन से पहले पानी पीना – दुर्बलता, थकावट का कारण बनता है।

भोजन के बाद पानी पीना – मोटापा बढ़ाता है

भोजन के बीच में पानी पीना - स्वस्थ आदत

खाना खाने से पहले पानी पीना ठीक नहीं तो खाने से पहले दवाई कैसे लें?

दवाई लेते समय आवश्यक मात्रा में पानी खाने से पहले, 20 मिनट तक ले सकते हैं।

भोजन से कितने समय पहले और बाद में पानी नहीं लेना चाहिए ?

हम भोजन से लगभग एक घंटे पहले और लगभग डेढ़ घंटे, भोजन के बाद पानी ले सकते हैं। यह एक अनुमानित अनुमान है |

माना जाता है कि भोजन से पहले या बाद में पानी पीने से अग्नि तनु / पतली हो जाती है, यदि भोजन के दौरान लिया जाए तो इसका समान प्रभाव नहीं होता है?

भोजन के दौरान, अग्नि भोजन के साथ काम करना शुरू कर देती है जिससे पाचन की प्रक्रिया शुरू होती है । इसलिए, इस बिंदु पर पिया हुआ पानी, खाद्य कणों द्वारा विघटित करने के लिए उपयोग मे आता है। और इस समय अग्नि और जल के बीच पारस्परिक व्यवहार / मेलजोल भी बहुत कम होगा।

55

गर्म पानी पीने के फायदे - आयुर्वेद क्या कहता है?

गर्म पानी पीना बहुत अच्छी आदतों में से एक है जो ज्यादातर लोगों को अनुकूल होती है।

यह रात के समय विशेष रूप से लाभकारी होता है। यहाँ मूल आयुर्वेदिक संदर्भ जो गर्म पानी के लाभों के बारे में बहुत विस्तार से बताता है।

गर्म पानी तैयार करने के लिए पानी को तब तक उबाला जाता है जब तक कि यह घटकर आठवां या पानी की शुरुआती मात्रा का चौथाई या आधा या बस पानी को तब तक गर्म करें जब तक यह उसके क्वथनांक तक पहुँच जाए।

गर्म पानी के फायदे – रात के समय गर्म पानी पीने से लाभ होता है, कफ संबंधी विकारों के साथ रोग, आमवात (रुमेटाइड गठिया जैसे), शरीर में चर्बी के जमाव को कम करता है, मूत्राशय को साफ करता है, खांसी, अन्य सांस की बीमारियों और बुखार के इलाज में भी उपयोगी है |

आयुर्वेदिक दवाएं जिन्हें विशेष रूप से गर्म पानी के साथ लेने के लिए कहा जाता है

आमतौर पर घी या तेल लेने के बाद गर्म पानी की सलाह दी जाती है। यह आसान पाचन में सहायता करता है और अपच की समस्या से बचाता है। आयुर्वेदिक उपचार में आयुर्वेदिक घी और तेल के साथ , गर्म पानी यह पसंदीदा सह पेय है।

इनके अलावा कुछ विशिष्ट आयुर्वेदिक औषधियां भी हैं जहां गर्म पानी का सेवन किया जाता है, क्योंकी यह सबसे पसंदीदा सह पेय है। वे हैं -

अजमोदादि चूर्ण - आमवात (रूमेटाइड अर्थराइटिस), जोड़ों की सूजन तथा दर्द, ऑस्टियोआर्थराइटिस, पीठ दर्द, कटिस्नायुशूल और ऐसे अन्य जोड़ों की बीमारीयों के उपचार में इसका उपयोग किया जाता है।

आंत्रकुठारम गुलिका - एक आयुर्वेदिक गोली जिसका उपयोग सूजन, कब्ज और ऐसी अन्य पेट की स्थितियों में किया जाता है।

पंचकर्म इलाज के दौरान हमेशा गर्म पानी की सलाह क्यों दी जाती है?

पंचकर्म उपचार विषाक्त पदार्थों को और शरीर से चयापचय के अपशिष्ट को दूर करने की आयुर्वेदिक प्रक्रिया है। यह दोनों के लिए किया जाता है, अच्छे स्वास्थ्य को बनाए रखने के लिए और रोगों को दूर करने के लिए। पंचकर्म प्रक्रिया के दौरान कई नियमों का पालन करना होता है, जिसमें गर्म पानी पीना बहुत महत्वपूर्ण है।

पंचकर्म चिकित्सा का उद्देश्य खराब दोषों (विषाक्त पदार्थों) को शरीर से दूर करना है। इसे बर्तन से दाग हटाने से जोड़ा जा सकता है। जब

आप स्टील के बर्तन से बहुत चिपचिपे दागों से छुटकारा पाना चाहते हैं, तब अक्सर आप इसे ठंडे पानी की बजाय गर्म पानी का इस्तेमाल करना पसंद करते हैं। उसी तरह, शरीर के विषाक्त पदार्थों से आसानी से छुटकारा पाने में गर्म पानी मदद करता है।

जठरांत्र (GIT) का समावेश: पंचकर्म उपचार में, जठरांत्र नलिका शामिल है, इसलिए इसमे पाचन तंत्र भी सीधे उपचार प्रक्रिया में शामिल है।

इसलिए, पंचकर्म उपचार के दौरान, आमतौर पर रोगी की पाचन शक्ति कम होती है। और उस व्यक्ति को हल्का और आसानी से पचने वाला भोजन लेने की सलाह दी जाती है। पंचकर्म उपचार के बाद। ठंडे पानी की तुलना में, गर्म पानी पाचन शक्ती में सुधार करता है। इसलिए पंचकर्म चिकित्सा के पहले और बाद भी गर्म पानी का इस्तेमाल जरूरी है । पंचकर्म के पूर्व चरण के दौरान घी पीना, इस उपचार का हिस्सा है।

घी या तैल युक्त खाना जब भी खाएं तो हमेशा गर्म पानी लेने की सलाह दी जाती है। यह पाचन को आसान बनाता है और आंत से अतिरिक्त चर्बी को धोता है। तथा , गर्म पानी, शरीर की आवश्यकता के आधार पर चर्बी का अवशोषण भी सीमित करता हैं ।

56

आपको वास्तव में कितना पानी पीना चाहिए? आयुर्वेद राय

"सर, आपने अपनी किताब में लिखा है कि पानी तभी पियें जब अच्छी प्यास लगी हो। लेकिन मैंने एक किताब में पढ़ा है कि प्यास शरीर के तंत्र को नष्ट कर देती है। प्यास लगना शरीर में कमजोरी की निशानी है। इसलिए भले ही आपको प्यास नहीं लगी, फिर भी एक दिन में पानी जितना ज्यादा पानी पी सकते हो पी लें।"

"कई स्वास्थ्य विशेषज्ञ सलाह देते हैं कि व्यक्ति को 8 गिलास पानी पीना चाहिए। यह सच है क्या ? आयुर्वेद इसके बारे में क्या कहता है?"

उत्तर:

इस प्यास के सिद्धांत में कोई सच्चाई नहीं है।

हमें भूख लगती है। क्या यह हमारे शरीर तंत्र को नष्ट कर देता है? बहुत से लोग भोजन रहित और जलहीन उपवास करते हैं। क्या इससे उन्होंने अपने शरीर पर चोट पहुंचाई है? नहीं, तो,

यह कहने में कोई सच्चाई नहीं है कि प्यास आपदा का संकेत है।

हमें भूख लगती है, जब शरीर को भोजन की आवश्यकता होती है, वैसे ही हमें प्यास तब लगती है, जब शरीर को पानी की जरूरत है। आयुर्वेद के अनुसार, प्यास "प्राकृतिक वेगों " में से एक है - शरीर की एक नैसर्गिक प्रेरणा या आग्रह, जो एक जरूरत का संकेत देता हैं।

आयुर्वेदिक मंत्र - जब आग्रह हो तब ही सेवन करें।

आयुर्वेद के अनुसार प्यास, भूख, नींद, छींक, पेशाब, शौच आदि प्राकृतिक आग्रह कहलाते हैं।

आयुर्वेद का उपदेश है कि "प्राकृतिक आग्रह में शामिल न होना, जब वह हो, और जब यह नहीं होता है तब जबरदस्ती आग्रह शुरू करना, इससे बीमारी हो जाती है।"

उदाहरण के लिए, किसी भी स्वस्थ व्यक्ति को भूख लगने पर भोजन करना चाहिए।

यदि भूख न हो तो उसे भोजन नहीं करना चाहिए। इसी तरह जब भी प्यारा लगे, पानी भी पीना चाहिए और जब प्यास न लगे तो उसे नहीं पीना चाहिए |

57

आयुर्वेद के अनुसार पानी का उपयोग - पूरा संकलन

यहां आयुर्वेद में बताए गए पानी के सेवन के नियमों की पूरी सूची दी गई है।

आयुर्वेद गर्म पानी और ठंडे पानी के गुणों में अंतर करता है और इसके फायदों का अलग से उल्लेख करता है।

संदर्भ: यहाँ अधिकांश सिद्धांत अष्टांग हृदयम 5वें अध्याय से लिए गए है - जो तरल खाद्य पदार्थों से संबंधित है।

जल के स्रोत – प्राचीन काल में प्रदूषण बहुत कम था। इसलिए ठंडा पानी, सीधे बारिश से एकत्र किया गया, जो साफ, प्रदूषण रहित और अदूषित, जरूरतों के लिए इस्तेमाल करते थे।

ऐसा ताजा और साफ पानी - जीवंत, जीवन की गुणवत्ता में सुधारनेवाला, तृप्तिदायक, दिल के लिए अच्छा, मन और पेट को शांत और सुखदायक, उत्तेजित करनेवाला, बुद्धि बढ़ानेवाला, सूक्ष्म, अगोचर स्वाद, शीतल, पचने में हल्का और अमृत के समान होता है।

उपयोग के लिए केवल मौसमी वर्षा के जल की सिफारिश की जाती है। वर्षा मे जमा होनेवाले पानी को एकत्रित करके एक दिन से ज्यादा नहीं रखना चाहिए। गर्मी और सर्दी के दौरान, जब बारिश नहीं होती है, तो नदी के पानी का उपयोग किया जा सकता है।

बारिश का पानी, हमेशा एक साफ बर्तन में एकत्र किया हुवा और जिसमें रंग, स्वाद और गंध मे कोई बदलाव नहीं होता है, ऐसा पानी का पीने के लिए उपयोग करना चाहिए। इसके अभाव में पृथ्वी का जल, जो वर्षा के जल के समान होता है, जो स्वच्छ विशाल, काली या सफेद मिट्टी होती है ऐसे स्थान से एकत्रित किया जाता है, जो धूप और हवा के संपर्क में रहता है ऐसा पानी इस्तेमाल करें |

पानी पीने पर प्रतिबंध: पानी का सेवन/ बहुत कम मात्रा में उपयोग करना चाहिए ऐसे लोग - खराब पाचन क्रिया से पीड़ित लोगों द्वारा, पेट के कर्करोग, खून की कमी, पेट का बढ़ना, दस्त, बवासीर, ग्रहणी के रोग, जलोदर। इन सभी रोगियों में पाचन शक्ति की कमी होती है और अधिक पानी पीने से पाचन क्रिया बिगड़कर बीमारी बढ़ जाती है।

पतझड़ और गर्मी को छोड़कर, स्वस्थ लोगों को भी कम पानी पीना चाहिए।

भोजन के संबंध में पानी पीने का समय –

भोजन के बीच में पानी पीना एक स्वस्थ आदत मानी जाती है। यह भोजन के कणों को छोटे कणों में विघटित करने के लिए मदद करता है और इसलिए पाचन में सहायता करता है।

खाना खाने के बाद पानी पीने से मोटापा बढ़ता है। भोजन के तुरंत बाद, प्रारंभिक अवस्था में पाचन में कफ प्रधानता होती है। इसलिए, अगर पानी का सेवन किया जाता है तो यह कफ को और बढ़ाएगा। यह खाद्य पोषक तत्वों के गलत शोषण / परिपाक होता है, जिससे शरीर, मोटापे की ओर जाता है।

भोजन से पूर्व जल पीने से दुर्बलता, थकावट होती है। अगर आप भोजन से पहले पानी पीते हैं तो जठराग्नि, भूख और शक्ति क्षीण हो जाती है। इसलिए यह आदर्श नहीं है |

ठंडा पानी बनाम गर्म पानी:

ठंडा पानी शराब का नशा, थकावट, बेहोशी, उल्टी, दुर्बलता (थकान), चक्कर आना, चक्कर आना, प्यास, गर्मी (धूप की), जलन, रक्तस्राव की स्थिति और पित्त की प्रबल स्थिति और जहर का प्रभाव दूर करता है।

गर्म पानी -

गर्म पानी भूख बढ़ाता है, पाचन में मदद करता है, गले के लिए अच्छा है, पाचन को आसान बनाता है, मूत्राशय को साफ करता है, हिचकी, पेट फूलना, वात असंतुलन, कफ असंतुलन से राहत दिलाता है। यह पंचकर्म चिकित्सा के दौरान आदर्श है, बुखार , सर्दी, खांसी, अमा की स्थिति, राइनाइटिस, पुरानी सांस की स्थिति और पार्श्व में दर्द आदि के खिलाफ उपयोगी है।

पित्त विकारों में उबालकर ठंडा किया हुआ पानी बहुत उपयोगी होता है, लेकिन ऐसा पानी चाहिए, जो एक दिन से अधिक के लिए संग्रहीत नहीं किया हो ।

पेयजल के विभिन्न प्रकार के नैसर्गिक प्रसंस्करण –

1. पानी जमा करने के लिए मिट्टी के बर्तन का प्रयोग करें। यह पानी को रेफ्रिजरेटर की तुलना में, ठंडा रखता है और काफी बेहतर है।

2. प्राचीन काल में जल में निर्मली का बीज या समाशोधन अखरोट / clearing nut (कतक) मिलाई जाती थी, जो पानी से सभी घुले हुए/निलंबित अपशिष्ट कणों को छान लेंता था ।

3. पीने के लिए पांच लीटर पानी में दो चुटकी जीरा पाउडर मिलाएं। यह पाचन में सहायता करेगा और स्वाभाविक रूप से अपच से राहत दिलाएगा।

4. पानी के बर्तन में उशीर (खसखस) की कुछ जड़ें डालें। इससे गुर्दे और मूत्राशय की सफाई करने में , और रक्त को शुद्ध / विषहरण करने के लिए मदद मिलती है।

इन सभी मामलों में 12 घंटे के अंदर पानी पी लेना चाहिए। इसका मतलैब है, ताजा जल प्रसंस्करण हर रोज किया जाना चाहिए और उसी दिन सेवन किया जाना चाहिए।

58

शाकाहारी आहार के स्वास्थ्य लाभ - आयुर्वेदिक राय

शाकाहारी भोजन के स्वास्थ्य लाभ बहुत अधिक हैं, लेकिन कहा जाता है कि आयुर्वेद में मांसाहारी भोजन प्रतिबंधित नहीं है। लेकिन अगर आप जीवनशैली से जुड़ी बीमारियों के प्रति अतिसंवेदनशील हैं, जैसे मधुमेह, हाई बीपी, हाई कोलेस्ट्रॉल, मोटापा आदि तो आपको शाकाहारी भोजन अपनाने से काफी मदद मिलेगी।

शाकाहारी भोजन के स्वास्थ्य लाभ:

हृदय रोगों का कम जोखिम: ऑक्सफोर्ड विश्वविद्यालय में किया गया एक नया अध्ययन,

अमेरिकन जर्नल ऑफ क्लीनिकल न्यूट्रिशन में प्रकाशित इस बात का खुलासा हुआ है की,

शाकाहारियों की तुलना में जो लोग मांस और मछली खाते हैं, उनमें अस्पताल में भर्ती होने या हृदय रोग से होने वाली मौतों की दर 32% से कम है। क्योंकि,

- सब्जियां आहार में अधिक फाइबर प्रदान करती हैं।
- कोलेस्ट्रॉल का कम सेवन। इसलिए कोलेस्ट्रॉल का रक्त वाहिकाओं में जमा होने की संभावना भी कम होती हैं ।
- कम कोलेस्ट्रॉल के सेवन से उच्च रक्तचाप की संभावना कम हो जाती है |

पैरों में हल्कापन महसूस करें - शाकाहारी भोजन का यह पहला सकारात्मक बदलाव है, जो आप गौर करेंगे की, सभी मांसाहारी खाद्य पदार्थों की तुलना में, अधिकांश शाकाहारी

खाद्य पदार्थ प्रकृति में हल्के होते हैं। ये आसानी से पचने वाले होते हैं और आमाशय तथा आँतों में पाचन में लगने वाला समय कम होता है। इससे मन का हल्कापन और पूरे शरीर का हल्कापन भी महसूस होता है ।

उच्च कोलेस्ट्रॉल भोजन के सेवन का जोखिम कम करता है - मांसाहारी भोजन के कण, शाकाहारी भोजन की तुलना में प्रोटीन और कोलेस्ट्रॉल में तुलनात्मक रूप से समृद्ध होते हैं, क्योंकी अधिकांश मांसाहारी भोजन ज्यादा तेल से बनते होते हैं। इसलिए शाकाहारी भोजन पर परिवर्तित (shifting) करने से मधुमेह, मोटापा, हाई बीपी आदि को नियंत्रित करने में मदद मिलती है।

वजन कम करने में मदद करता है - मांसाहारी भोजन छोड़ना आहार से अधिक, मन पर नियंत्रण का एक कार्य है। इसलिए यह निर्णय ही आपके दृष्टिकोण पर और सकारात्मक प्रभाव डालता है जो आपके स्वास्थ्य की ओर लेके जाएगा । यह आपको स्वास्थ्य के प्रति अधिक जागरूक बनाता है।

मनोवैज्ञानिक लाभ - शाकाहार मन को अधिक सक्रिय, सकारात्मक और केंद्रित रखने में मदद करता है। यह एक बेहतर शारीरिक और मानसिक स्वास्थ्य की दिशा में एक तरह का शुभ कदम है।

आध्यात्मिक दृष्टीकोन - अधिकांश शाकाहारी खाद्य पदार्थों को प्रकृति में सात्विक भोजन माना जाता है। मतलब सकारात्मक गुणों को मन में धारण करते हैं। मांसाहारी खाद्य स्रोत और निर्माण प्रक्रिया में छिपी हिंसा हुई होती है। इसलिए यह माना जाता है, की तामसिक, नकारात्मक रूपवाले होते हैं । आध्यात्मिक संस्था, डिवाइन पार्क की यह राय है की, "जब कोई आध्यात्मिकता की सीढ़ी पर चढ़ता है, तो निश्चित रूप से ,शाकाहारी भोजन की ओर उसका स्वाभाविक रूप से झुकाव होगा।

यकृत, अग्न्याशय, पेट, आंतों को मजबूत करता है - शाकाहारी आहार, पाचन से संबंधित अवयवों पर काम का भार कम करता है, और उन्हें मजबूत बनाता है।

त्वचा के स्वास्थ्य में सुधार करता है - मुँहासे, सांसों की बदबू की समस्या को कम करता है और बालों की गुणवत्ता में भी सुधार करता है।

लंबी उम्र - सेहत का राज पौष्टिक खाना खाने में छिपा है। लेकिन एक और रहस्य है यह शरीर के अंगों का पोषण करने, उन्हें उत्तेजित करने और उन्हें ठीक करने में भी निहित है।

इस तरह, शाकाहारी भोजन करने से व्यक्ति का जीवन काल बढ़ जाता है।

मांसाहारी भोजन के अपने फायदे हैं। शाकाहारी भोजन में जबरदस्ती से परिवर्तन नहीं करना चाहिए। परिवर्तन के लिए व्यक्ति को पूरी तरह से सेल्फ मोटिवेटेड होना चाहिए। यदि आप मोटापे से पीड़ित हैं या आपके चिकित्सक द्वारा सलाह दी गई है, तो शाकाहारी भोजन पर विचार करें, शाकाहारी भोजन का पालन करने के और भी अनेक कारण हैं।

59

कैसे बनें शाकाहारी? - आयुर्वेद आसान परिवर्तन के लिए सलाह

शाकाहारी बनना मुख्य रूप से पसंद का मामला है। शाकाहारी आहार में अनेक स्वास्थ्य सुविधाएं हैं। शाकाहार जीवनशैली से जुड़ी बीमारियों जैसे मधुमेह, उच्च रक्तचाप, मोटापा आदि के खिलाफ मदद करता है। शाकाहारी बनने के कुछ उपाय यहां दिए गए हैं।

ज़ोर जबरदस्ती से नहीं होना चाहिए - बस सलाह के कारण, शाकाहारी बनने के बारे में न सोचें। आपको वास्तव में शाकाहार अपनाने के लिए प्रेरित होने की आवश्यकता है।

अपने शाकाहारी परिवर्तन का स्तर चुनें -

आप शाकाहार अपनाना चाहते हैं, तो यह आपकी स्वीकृति सीमा पर निर्भर करता है या आप निम्न में से किसी एक को चुन सकते हैं।

- संपूर्ण शाकाहार - सभी प्रकार के मांसाहार स्रोत से पूरी तरह परहेज।
- कुछ मांसाहारी खाद्‌य पदार्थों से दूर रहना जिनमें कोलेस्ट्रॉल की मात्रा अधिक होती है।
- मांसाहारी आहार को केवल मछली, दूध, अंडा आदि तक सीमित रखना।
- शाकाहारी बनने की पूरी प्रक्रिया की सफलता, अपनी स्वीकृती सीमा और वचनबद्‌धता के स्तर पर निर्भर है ।

मानसिक तैयारी उतनी ही जरूरी है जितनी शारीरिक तैयारी। यह किसी और चीज की तुलना में अपने मन को अधिक नियंत्रित करना है।

मुख्य शामिल अंग हैं - पेट, यकृत, आंते और मस्तिष्क। इन अंगो को अपनी नई आहार शैली में खुद को फिर से तैयार करने की जरूरत होती है।

परिवर्तन की गति - आयुर्वेद सिफारिश करता है की, आहार (या जीवन शैली) में कोई भी परिवर्तन क्रमिक होना चाहिए। एक बार जन्म से आहार का एक विशेष गट अनुकूल

(सत्म्य) हो जाता है, तो ऐसे शरीर को नई व्यवस्था के अनुकूल होने में समय लगता है। मांसाहारी भोजन के दिनों को धीरे-धीरे कम करके और एक के बाद एक मांसाहारी भोजन छोड़ने से बदलाव की योजना बन सकती है ।

शाकाहारी बनने के बाद आपको इन खाद्य पदार्थों का अधिक सेवन करना चाहिए -

- भोजन आदर्श रूप से प्रोटीन और विटामिन बी 12 से भरपूर होना चाहिए, क्योंकि मांसाहारी भोजन इन दो आहार घटकों से भरपूर होता है।
- पनीर, कच्चे अंडे, मट्ठा पाउडर, दूध और दही आदि विटामिन बी 12 के कुछ शाकाहारी स्रोत हैं।
- बीन्स, काजू, मूंगफली, तिल, पिस्ता, दाल, दही, पालक, चुकंदर, पनीर, अंडा, सोयाबीन, मछली, दही, दूध, सोयामिल्क, सोयाबीन और फलियां प्रोटीन के कुछ शाकाहारी स्रोत हैं।

आपको क्या टालना चाहिए?

- परिवर्तन के शुरुआती छह महीनों में कम से कम उपवास से बचें, भोजन छोड़ना, अधिक मसालेदार भोजन से बचना, जिससे भूख में वृद्धि और अपने पेट मे खिचांव उत्पन्न हो सकता है।
- तैलीय भोजन से परहेज करें – यदि आप बहुत अधिक तेलयुक्त भोजन ले रहे हैं, तो यह शाकाहारी बनने के उद्देश्य को हरा सकता है।

लाभकारी कार्य –

योग, प्राणायाम या किसी भी अन्य प्रकार की शारीरिक गतिविधि, शाकाहार के स्वास्थ्य लाभों के साथ आपके शरीर को और मजबूत करेगी।

60

रात का खाना बहुत जरूरी है। देखें कि आप रात में क्या खाते हैं!

आयुर्वेद के अनुसार, अगर आप वास्तव में अपने स्वास्थ्य के प्रति गंभीर हैं तो आपको इस बात का बहुत ध्यान रखना चाहिए कि आप रात के खाने में क्या लें। रात का भोजन हल्का हो इसकी अत्यधिक सिफारिश आयुर्वेद और आधुनिक विज्ञान दोनों द्वारा की है। मेरी सामान्य सिफारिशें , हमेशा रात में परहेज करने योग्य खाद्य पदार्थों की एक सूची तैयार करें।

यदि हम एक दिन को तीन बराबर भागों में विभाजित करते हैं, तो अंतिम भाग में कफ की प्रधानता होती है। इस अवधि में हम जो भोजन करते हैं वह कफ को संतुलित करनेवाला चाहिए और कफ दोष को बढ़ानेवाला नहीं चाहिए |

जिन खाद्य पदार्थों से परहेज करना है - रात के समय, तैलीय भोजन, जंक फूड, मिठाई, चॉकलेट, पचने में भारी भोजन, मांसाहारी भोजन, ठंडा या जमा हुआ (frozen) भोजन, आइसक्रीम,अधिक मात्रा में भोजन, दही से बचना चाहिए या कम मात्रा में लेना चाहिए, क्योंकि ये कफ को बढ़ाते हैं, जिससे सुबह के समय नाक बहना, खांसी और जुकाम का बिगड़ना, एलर्जी, अत्यधिक वजन बढ़ना, सुबह के समय अत्यधिक लार आना, उल्टी का बिगड़ना, अपच आदि जैसी जटिलताएं उत्पन्न होती हैं। समय के साथ, यह शरीर में जहरीले पदार्थ के संचय का कारण बनता है, जो आगे की जटिलताओं का कारण हैं। तो इनमें से एक या अधिक लक्षण से पीड़ित व्यक्ति, रात के खाने के लिए उपरोक्त खाद्य पदार्थों से निश्चित रूप से परहेज करना चाहिए। कई मामलों में यह पाया जाता है कि केवल यह साधारण आहार परिवर्तन से ही, श्वसन संबंधी कई विकार ठीक हो जाते है या उनकी स्थिति बेहतर हो जाती हैं।

रात के लिए आहार योजना - स्वस्थ कम कार्बोहाइड्रेट वाला आहार, जो पचने में आसान हो, वह रात के दौरान बेहतर है। दही को छाछ से बदला जा सकता है। भोजन की मात्रा सीमित होनी चाहिए। करी पत्ता, दाल, हल्दी, थोड़ी मात्रा में अदरक आदि का सेवन रात के समय अच्छा रहता है। सामान्य नियम (thumb rule) यह है की, ऐसा भोजन ले, जो आपके पेट को हल्का महसूस कराए। आपको भारीपन का अहसास नहीं होना चाहिए।

आम तौर पर नींद के दौरान हमें कम ऊर्जा की आवश्यकता होती है। इसलिए अगर हम अधिक मात्रा में खाते हैं तब, रात में उत्पादित ऊर्जा का अधिकांश भाग शरीर में जमा हो जाता है, जिससे चर्बी का जमाव होता है और वजन बढ़ता है । इसलिए, आधुनिक विज्ञान भी रात का खाना हल्का रखने की सलाह देता है |

61

गलत खाद्य संमिश्रण और आयुर्वेद के अनुसार समाधान

हालांकि कुछ खाद्य पदार्थ काफी सुरक्षित हैं, आयुर्वेद उस संमिश्रण की व्याख्या करता है, जिसमे दो विशेष सुरक्षित खाद्य पदार्थ अगर एकत्रित किए जाए तो वह स्वास्थ्य के लिए आदर्श नहीं हो सकते हैं। यह प्रत्येक भोजन की मात्रा, भोजन लेने का समय, भोजन का प्रसंस्करण और बहुत कुछ अन्य कारकों पर निर्भर करता है।

शामिल सिद्धांतः

- **विरोधी द्वैत गुणः** यदि दो पदार्थों मे, दो गुण प्रबलता से प्रदर्शित हों और उनके संमिश्रण से खराब गुणवत्ता का मेल होगा, तब उन्हें अनुचित संमिश्रण कहा जाता है। आमतौर पर पदार्थों का गर्म प्रभाव और ठंड प्रभाव माना जाता है। लेकिन यह हमेशा अच्छा नहीं रहता है। उदाहरण के लिए, कुछ मामलों में, कुछ गर्म शक्ति प्रभाव वाली जड़ी-बूटियों का उपचार दूध के साथ किया जाता है (कोल्ड पोटेंसी) जिससे इसकी गर्माहट कम करने के लिए उपयोग होता है। उदाहरणः लहसुन का दूध में उबालकर लेना, भल्लातक (मार्किंग नट) - दूध आदि के साथ संसाधित।
- **समान गुणः** यदि दो खाद्य पदार्थ बहुत अधिक समान हैं, इस हद तक की, उनका संमिश्रण एक विशेष दोष को ही बहुत अधिक बढ़ा देगा, तो उन्हें भी असंगत कहा जाता है।

उदाहरणः मूली के साथ मछली – दोनों की प्रकृति गर्म होती है।

- **एकाधिक गुणों का विरोध करना:** यदि दो खाद्य पदार्थों में एक से अधिक विरोधी गुण हैं, उनके संयोजन को आमतौर पर असंगत घोषित किया जाता है। उदाहरण के लिए - शहद और घी बराबर मात्रा में।
- **प्रसंस्करण** (processing): यदि भोजन के प्रसंस्करण से भोजन की मूल गुणवत्ता का परिवर्तन या विनाश होता है, तो यह उचित नहीं है, जैसे दही को गर्म करना और शहद को गर्म करना।
- **सेवन का समय:** दिन और रात को तीन भागों में बांटा जा सकता है।

सुबह से शाम तक पहले भाग में कफ, दूसरे भाग में पित्त और तीसरे भाग में वात सक्रिय होते हैं। यदि कुछ भोजन करने से दोषों के समय के साथ गुणों में समानता के कारण दोष बढ़ जाता है, तो उस भोजन पर, उस विशेष समय को असंगत के रूप में परिभाषित किया गया है। उदाहरण: दही लेना, रात में या रात में अधिक मीठा खाना असंगत है ।

आयुर्वेद के अनुसार गलत खाद्य संयोजन:

- सूअर का मांस, भैंस का मांस, हंस का मांस, हंस, केकड़ा, मछली और कछुए का मांस आदि को काले चने, शहद, दूध और अंकुरित अनाज के साथ नहीं लेना चाहिए।
- मूली और मछली का संमिश्रण योग्य नहीं है।
- **दूध के साथ मछली** असंगत है। मछली और दूध दोनों का स्वाद मीठा होता है, लेकिन उनकी शक्ति में विरोधाभास के कारण (मछली गर्म होती है और दूध ठंडा होता है) वे रक्त को दूषित करते हैं और परिसंचरण के सूक्ष्म मार्गों को बाधित करते हैं।
- **अनूप मांस** - याक, भैंस, गाय, हिरण, हाथी, औदक का मांस / वारिशय - मछली, व्हेल, मोती सीप, शंख घोंघा, बिल्ली, मछली, मगरमच्छ,आदि शहद, तिल, मिश्री, दूध, काले चने (माष), मूली, कमल की डंठल या अंकुरित अनाज (विरुढ धान्य),के साथ नहीं लेना चाहिए क्योंकि व्यक्ति बहरेपन, अंधेपन, कांपना, बुद्धि की हानि आवाज और नाक की आवाज का नुकसान आदि से पीड़ित हो जाता है। यह मौत का कारण भी हो सकता है।
- कपोत (कबूतर) का मांस, शहद के साथ सरसों के तेल में तला हुआ और दूध, परिसंचरण के सूक्ष्म मार्गों को बाधित करता है और रक्तवाहिकाओं के विस्फारण का कारण बनता है, मिर्गी, शंखक (सिर का एक रोग जिसकी विशेषता होती है, टेम्पोरल क्षेत्र में तीव्र दर्द), गलगंड (Scrofula) या मृत्यु भी।
- मूली, लहसुन, सहजन, अर्जक (Ocimum gratissimum Linn), पवित्र तुलसी के बाद दूध नहीं लेना चाहिए। इससे त्वचा की बीमारी हो सकती है। हालांकि, लहसुन और दूध को गर्म करके एक साथ कई दवाओं मे इस्तेमाल किया जाता है
- लेकिन फिर भी लहसुन, मूली और पवित्र तुलसी के सेवन के तुरंत बाद ठंडे दूध का सेवन नहीं करना चाहिए।

- **दूध के साथ पवित्र तुलसी** - यदि आप पवित्र तुलसी कैप्सूल या टैबलेट
- किसी भी श्वसन या वायरल संक्रमण की स्थिति के लिए ले रहे हैं, तो इसके तुरंत बाद दूध नहीं पीना चाहिए। दोनों के बीच में, कम से कम 30 मिनट का अंतराल जरूर रखें।
- **खट्टे फलों वाला दूध** - सभी खट्टे पदार्थ, खट्टे फल जैसे खट्टे आम, खट्टा अनार और संतरा, दूध के साथ मेल नहीं खाते।
- दूध के साथ कुलथी की दाल एक खराब संयोग है।
- हरी पत्तेदार सब्जियां और मूली खाने के बाद दूध पीने से परहेज करें।
- **तिल के बीज के साथ पालक** -

तिल के पेस्ट के साथ संसाधित किया हुआ भारतीय पालक (Basella rubra) खाने से दस्त लग जाते हैं।

- साही मांस के साथ सूअर का मांस नहीं लेना चाहिए।
- **शहद** को गर्म नहीं करना चाहिए। अत्यधिक गर्मी से पीड़ित व्यक्ति द्वारा शहद का सेवन नहीं करना चाहिए। यह पित्त वृद्धि का कारण बनता है।
- शहद और घी या शहद और बारिश का पानी बराबर मात्रा में नहीं लेना चाहिए।
- काले चने के साथ मूली खाना मना है।
- खजूर के साथ दही भी ठीक नहीं है।
- मछली के साथ या मछली के पाचन के दौरान काली मिर्च
- छाछ के साथ केला लेने की सलाह नहीं दी जाती है
- दही के साथ चिकन और चित्तीदार हिरण नहीं लेना चाहिए
- पशुओं के पित्त सहित कच्चा मांस खराब होता है
- कुसुम्बा के पत्तों के साथ भेड़ का मांस (कुसुम / तोता बीज / जंगली केसर)
- कमल के डंठल सहित अंकुरित अनाज
- लकुच फल (wild jack) काले चने के सूप के साथ।
- काकमाची (Black night shade) गुड़ के साथ।
- पिप्पली - मछली की चर्बी और काकमाची मे पकाए हुए पिपली के फल को, (ब्लैक नाइटशेड - सोलेनम नाइग्रम), शहद के साथ मिलाकर खाने से मौत होती है।
- जिसमें मछली तली है ऐसे तेल मे पीपली नहीं पकानी चाहिए।
- कांसे के पात्र में 10 दिन से अधिक रखा हुआ घी नहीं लेना चाहिए।
- भल्लातक सेवन के साथ (मार्किंग नट - सेमेकार्पस एनाकार्डियम), गर्म पदार्थ या गर्म प्रक्रिया (जैसे सन बाथ) की सिफारिश नहीं की जाती है |
- दूध, बीयर और कृशरा का मिश्रण (चावल - हरे चने की डिश)

निम्नलिखित में से किन्हीं 2, 3 या सभी को समान मात्रा में नहीं मिलाना चाहिए -

- शहद, घी, मांस, चर्बी, तिल का तेल और पानी के अतिरिक्त सभी पेय पदार्थ।
- घी के साथ शहद, असमान मात्रा में भी पानी के साथ नहीं लेना चाहिए।
- पुष्कर के बीजों के साथ शहद (Inula racemosa)
- शहद, साथ में खजूर की शराब (मैरेया) और शक्कर
- मंथ (मकई के आटे का घोल) के साथ दूध पीना
- पीली टोपी वाला मशरूम, सरसों के तेल के साथ असंगत है।
- जतुक (Ferula narthex) की पत्तियां या निकुच (Artocarpus lakoocha Roxb) का पका हुआ फल शहद और दूध के साथ नहीं लेना चाहिए।
- निकुच (Artocarpus lakoocha Roxb) का पका फल, माष (काले चने), मिश्री और घी के सूप के साथ नहीं लिया जाता है, क्योंकि वे परस्पर विरोधी हैं।
- सरसों के तेल में तला हुआ, तित्तिर (Patridge), मोर, गोधा (Iguana lizard), लावा का मांस (common quail), कपिंजला], और अरंडी की लकड़ी की आग से पकाया गया है तो वो घातक है।

असंगत भोजन की खाने के बाद हुइ विषाक्तता के लिए उपचार

- शोधन - शुद्धिकरण प्रक्रिया - पंचकर्म। यह विषाक्त पदार्थों को शरीर और आंत से यह साफ करने में मदद करता है।
- शमन - शामक उपचार - रोगी में देखे गए विशेष दोष असंतुलन पर आधारित होते हैं।
- विरोध चिकित्सा - लक्षण आधारित उपचार।
- असंगत खाद्य पदार्थों के गुणों के विपरीत भोजन करने से स्वास्थ्य शीघ्रता से ठीक होता है।

किसमें इसका प्रभाव नहीं हो सकता है?

- नियमित रूप से व्यायाम करने वालों में, जिन्हें तैलीय वसायुक्त भोजन की आदत होती है, जिनकी पाचन शक्ति अच्छी हो, युवा और बलवान में असंगत भोजन
- कोई बुरा प्रभाव नहीं डालता।
- उनमें, जो असंगत भोजन के आदी (सात्म्य) हैं और
- जो लंबे समय तक कम मात्रा में असंगत भोजन लेते हैं,
- वह असंगत भोजन के प्रभाव से बीमार नहीं होते हैं।

विरूद्ध आहार के प्रकार- भोजन की असंगति के प्रकार जैसे चरक द्वारा समझाया गया:

1.देश विरुद्ध - स्थान - शुष्क और तीक्ष्ण पदार्थों का सेवन जैसे रेगिस्तान में, तीक्ष्ण शराब; दलदली (marshy land) भूमि में तैलीय एवं ठण्डे पदार्थों का आहार स्थानविरोधी

होता है। क्योंकि मरुस्थल (deserts) में यह वात और पित्त की अत्यधिक वृद्धि करता है तथा दलदली भूमि में कफ दोष की अत्यधिक वृद्धि होती है |

2.काल विरुद्ध - समय के विपरीत आहार की आदत - सर्दियों में, ठंडे और सूखे पदार्थ का सेवन; गर्मी में तीखा और गर्म पदार्थों का सेवन ।

3. अग्नि विरुद्ध - पाचन शक्ति विरोधाभासी आहार का सेवन - भारी से पचने वाला भोजन जब पचने की शक्ति कम हो (मंदाग्नि); या जब पाचन शक्ति बहुत अधिक (तीक्ष्णाग्नि) हो तब हल्का भोजन करना ।

4.मात्रा विरुद्ध - खुराक विशिष्ट आहार विरोधाभास - का सेवन उदा. शहद और घी बराबर मात्रा में

5.सात्म्य विरुद्ध - आदत विशिष्ट आहार विरोधाभास- का सेवन, तीखे और गर्म के आदी व्यक्तियों द्वारा मीठा और ठंडा पदार्थों का सेवन।

6.दोष विरुद्ध - दोष विशिष्ट आहार विरोधाभास- दोषों के समान गुणों वाली दवाएं, आहार और रहन सहन का उपयोग करना लेकिन व्यक्ति की आदत के साथ भिन्नता।

7. संस्कार विरुद्ध - प्रसंस्करण - विशिष्ट तैयारी की विधि आहार विरोधाभास: - दवाएं और आहार जो तैयार किए जाने वाली विधि के विशेष तरीके से जहरीला प्रभाव उत्पन्न करता है, उदाहरण के लिए, मोर का मांस, अरंडी के तेल पर भूनना, शहद को गर्म करना आदि।

8. वीर्य विरूद्ध - शक्ति विशिष्ट आहार विरोधाभास- गर्म शक्तिवाले पदार्थ के साथ में ठंडी शक्तिवाले पदार्थों का संमिश्रण करना।

9. कोष्ठ विरुद्ध - आंत्र विशिष्ट आहार विरोधाभास - कठोर आंत्र (क्रुर कोष्ठ) के व्यक्ति के लिए एक छोटी खुराक में जुलाब की हल्की दवाई देना या नरम आंत्र वाले व्यक्ति के लिए (मृदु कोष्ठ), तीक्ष्ण जुलाब वाली दवाई देना |

10. अवस्था विरुद्ध - चरण विशिष्ट विरोधाभास: शारीरिक तनाव, मैथुन, व्यायाम के बाद वात बढ़ानेवाले आहार का सेवन करना।

सुस्त, आलसी व्यक्ति द्वारा कफ बढ़ाने वाले आहार का सेवन करना।

11. क्रम विरुद्ध - क्रम विशिष्ट विरोधाभास - यदि कोई व्यक्ति उसकी आंत और मूत्राशय साफ (खाली) होने से पहले भोजन लेता हो या जब वह भूख नहीं लगती है या उसकी भूख अत्यधिक बढ़ जाने के बाद आहार लेता है ।

12. परिहार विरूद्ध - नुस्खे विशिष्ट विरोधाभास - सूअर का मांस खाने के बाद गर्म चीजें का सेवन

13. उपचार विरुद्ध - उपचार विशिष्ट विरोधाभास - घी खाने के बाद ठंडी चीजें खाना।

14. पाक विरुद्ध - खाना पकाने का विरोधाभास - भोजन की तैयारी खराब या बेकार ईंधन के साथ करना, कम पकाना, अधिक पकाना या खाना पकाने के दौरान जलना।

15. संयोग विरुद्ध - संमिश्रण - खट्टे पदार्थ का दूध के साथ सेवन।

16. हृदय विरुद्ध - स्वादिष्टता: कोई भी पदार्थ जो स्वाद में सुखद नहीं है।

17. संपत विरुद्ध - गुण की समृद्धि: अपक्व, अति-परिपक्व या शुद्ध नहीं हैं ऐसे पदार्थ का सेवन।

18. विधि विरुद्ध - खाने के नियम : सार्वजनिक जगहों पर भोजन करना | उदा. रास्ते पर भोजन करना

असंगत / परस्पर विरोधी / विरुद्ध आहार लेने के प्रभाव –

इसके लिए गलत खान-पान जिम्मेदार है

षंढता - बाँझपन का कारण,

अंध्य - अंधापन,

विसर्प (दाद, फैलने वाला चर्म रोग),

दकोदर - जलोदर,

विस्फोट - विस्फोट,

उन्माद - पागलपन,

भगंदर - बवासीर ,

मूर्च्छा - बेहोशी,

मद - नशा,

आध्मान - फूलना

गलग्रह - गले में खिंचावयुक्त बाधा,

पांडु - रक्ताल्पता, यकृत विकार की प्रारंभिक अवस्था

आमविष - आम (अपच और परिवर्तित चयापचय) के कारण विषाक्तता, किलास प्रकार का चर्म रोग,

कुष्ठ - त्वचा विकार

ग्रहणी - स्प्रू, IBS,

शोथ - सूजन,

अम्लपित्त - एसिडिटी,

ज्वर - ज्वर,

पीनस - नासिकाशोथ,

संतान दोष - भ्रूण रोग और

मृत्यु - मृत्यु।

विरुद्ध आहार और भोजन की आदतों के विकारों के लिए उपचार –

सबसे पहले बिना पचे हुए भोजन के आंत में जमा हुए कण और अत्यधिक असंतुलित दोषों, शरीर से बाहर निकाल देना चाहिए। इस प्रयोजन के लिए, दो पंचकर्म उपचार – वमन – उल्टी का उपचार और विरेचन – जुलाब का उपचार अपनाया जाता है।

फिर, विशिष्ट विषनाशक (antidotes) और रोगनिरोधी उपचारों (prophylaxis) को अपनाया जाता है

गलत खाने के संमिश्रण को कैसे छोड़ें और सही खाने को कैसे अपनाएं?

अस्वास्थ्यकर चीजें - ऐसे खाद्य पदार्थ, पेय पदार्थ, और गतिविधियां जिनका लंबे समय तक उपयोग करने से हम उनके आदी हो गए हैं, उन्हें धीरे-धीरे तिमाही और तिमाही से बंद कर दिया जाना चाहिए।

इसी प्रकार स्वस्थ वस्तुओं (खाद्य पदार्थ आदि) का 1, 2 और 3 दिनों के अंतराल पर धीरे-धीरे उपयोग करना चाहिए।

इसलिए, अचानक बदलाव के बजाय, गलत से अच्छे भोजन की ओर जाने की प्रक्रिया क्रमिक और व्यवस्थित होनी चाहिए।

अस्वास्थ्यकर चीजें, खाद्य पदार्थ, पेय आदि का अचानक बंद कर देना और स्वस्थ चीजों में, अचानक और अनुचित तरीके से किया गया बदलाव भी रोगों को जन्म देता है।

विरुद्ध प्रभाव के खाद्य पदार्थों के दुष्प्रभाव जो धीरे-धीरे समाप्त करें और अच्छी आदतों को धीरे-धीरे विकसित करने से आप मजबूत स्वास्थ्य की ओर जाने लगते है।

संदर्भ:

चरक संहिता सूत्रस्थान 26वाँ अध्याय

अष्टांग हृदय सूत्रस्थान 7वाँ अध्याय

62

सबसे अच्छा मोटापा घटानेवाला स्वास्थ्य टिप - खाने के तुरंत बाद शॉपिंग मॉल मे जाएँ

क्या आपने कभी गौर किया है कि शॉपिंग मॉल के अंदर की सुगंध कहीं और से बहुत अलग होती है? क्या आपने गौर किया है की, वो सुगंध आपको उत्तेजित, प्रसन्न और सक्रिय करती है ? यह संयोग से नहीं है। इसकी योजना बनाई गई है।

शॉपिंग मॉल के अंदर सुगंध सेट की / लगाकर रखी जाती है ताकि आप खुश महसूस करें और आप अधिक खरीदारी करें। वे आपमें रजस को बढ़ाने की कोशिश कर रहे हैं।

सेंटर ऑफ साइंस इन पब्लिक इंटरेस्ट द्वारा प्रकाशित रिपोर्ट के अनुसार, बाहर निकलनेवाले रास्तों के गलियारों में अस्वास्थ्यकर भोजन की उत्तेजनापूर्वक खरीदारी से मोटापे का खतरा बढ़ जाता है।

हमें इसे रोकने की जरूरत है, हमें केवल स्वस्थ फलों और जंक फूड सामग्री की तुलना में सब्जियां को प्रदर्शित करनेवाले शॉपिंग मॉल की जरूरत है। लेकिन, उन्हें नियंत्रित और नियमित करने की कोशिश के बजाय, हम अपने स्वयं के मन को नियंत्रित और विनियमित करने का प्रयास क्यों नहीं करते?

यदि आप लालच को प्रेरित करने की इस पूरी व्यवस्था के बारे में और अधिक से अधिक सोचते हैं, तो इसके जाल में फंस जाते हैं, आपको यह एहसास होने लगता है कि, यह दुनिया कैसे काम करती है। जब मैंने 2008 की वैश्विक वित्तीय दुर्घटना के बारे में एक वृत्तचित्र देखा, तो

इसकी जड़ उन लोगों को अवास्तविक होम लोन देने वाले बैंकों में है जो इसे चुकाने में सक्षम नहीं थे । सारी गड़बड़ी वहीं से शुरू हो गई। तो, यह किसकी गलती थी ? बैंक, लोगों को लुभाने के लिए, सस्ती विक्री, सस्ते ऑफर्स / प्रस्ताव जैसे बदसूरत विचार, खरीदने के लिए देती गयी।

ठीक है, बैंक वाले खराब थे, लेकिन क्या होता अगर आम आदमी अपनी समझदारी पर कायम रहता और लालच के आगे नहीं झुकता, होम लोन लेने से परहेज करता, जिसकी उसे वास्तव में जरूरत नहीं थी? ठीक है, चलो वापस अपने शॉपिंग मॉल में चलते हैं।

अधिक खरीदने या उन जंक कोला, चिप्स, आपके शॉपिंग कार्ट मे, अधिक से अधिक डालने का आग्रह, वात और पित्त दोष के कारण होता है। सुपरमार्केट के अंदर अच्छी सुगंध और रंगीन माहौल वात और पित्त को बढ़ाता है। यह

आपकी ज्ञानेंद्रियाँ अधिक से अधिक ललचाता है और आपका मन, आपको अंदर से जानने से पहले, वह चीज़ जिसकी आपको आवश्यकता नहीं है वह आपकी टोकरी के अंदर रख देता है ।

मन के लोभ को रोकने की, आवेग की कली को दबाने की, प्रलोभन को निष्प्रभावी करने की, भूख को नियंत्रित करने के लिए, तरकीब है, वात और पित्त को नियंत्रण में रखे। और यह कफ को बढ़ाकर किया जा सकता है।

इसे करने का सबसे अच्छा तरीका बहुत मजबूत दिमाग है। लेकिन मैं और आप जानते हैं की, यह वास्तव में हमारी ताकत नहीं है।

इसलिए, इससे पहले कि आप शॉपिंग मॉल जाएं, अपना खाना खा लें।

भोजन करने के तुरंत बाद शरीर में कफ की प्रधानता हो जाती है।

खाना खाने के बाद कुछ कदम चलना यह भी एक अच्छा विचार है । तो, भोजन के बाद जल्द ही शॉपिंग मॉल जाना बहुत उत्तम विचार है ।

फिर भी एक बेहतर विचार यह है कि वहां जाने से पहले कुछ मीठे व्यंजन/फल खा लें। क्या ऐसा होता है, जब वह स्वादिष्ट सुगंध आपकी नाक से टकराती है, तो आपको पेट में मीठे की वजह से थोड़ी मिचली महसूस होती है, जो कफ को बढ़ाने का कारण है । तो आप उन सभी अनावश्यक खाद्य पदार्थों को देखने के बजाय, लोभ उत्पन्न होने से पहले, जितनी जल्दी हो सके मॉल से बाहर निकल जाओ। यह बहुत सारा पैसा भी बचाएगा।

एक और अच्छा विचार यह है कि बालों में थोड़ा तेल लगाएं। यह आपके मस्तिष्क को बाहरी उत्तेजनाओं की अनावश्यक उत्तेजना से दूर रखेगा।

63

प्रति दिन कितना खाना खाना है आयुर्वेद के अनुसार?

इसका उत्तर देना वास्तव में एक कठिन प्रश्न है। भोजन की मात्रा जो हम ग्रहण करते हैं, उसकी मात्रा हमारे मनोदशा , हमने पिछले भोजन में क्या खाया था, स्वभाव क्या है, वर्तमान भोजन का, क्या पूर्व में ग्रहण किया हुआ भोजन पूर्णतः पच चुका है या नहीं, आदि के आधार पर भिन्न होती है। हालांकि कुछ अनिश्चित कारक हैं, कुछ सामान्य नियम भी हैं, जो उत्तर देने में मदद करते हैं - प्रति दिन कितना खाना खाना है।

भूख के आधार परः

'आयुर्वेद के प्राकृतिक आग्रह' का नियम कहता है कि, आपको तभी खाना चाहिए जब, तुम पूरी तरह से भूखे हो। भूख शांत होने तक भोजन करना चाहिए।

आपको भूख कब लगती है, इसका मतलब है कि पाचन एंजाइम इष्टतम सीमा तक पूरी तरह से तैयार हो गए हैं। इसलिए आप जो भोजन करेंगे वह अच्छे से पचेगा। भूख शांत होने तक भोजन करना चाहिए। भोजन करते समय यदि आप भूख महसूस करना बंद कर दें, इसका मतलब है कि आपने जो खाना खाया है वह आपके पाचन शक्ति साथ के मेल खाता है। इसलिए, यह खाना बंद करने का समय है। अगर हम भूख से परे, खाते हैं, तब पाचन एंजाइमों पर अतिरिक्त दबाव पड़ता है और भोजन का कुछ हिस्सा अपचित छोड़ दिया जाता है। यह अपच और चयापचय बिगड़ने का प्रमुख कारण है। आयुर्वेद के अनुसार, इस तरह ' आम ' विकसित होता है।

कभी-कभी हम अपने मन से, मूर्ख बन जाते हैं, और हमें भूख लगती हैं क्योंकि हमें मेज पर रखा खाना बहुत ज्यादा अच्छा लगता है। ऐसे कठिन हालात में हमें मजबूत रहना होगा और हमारे पेट को ध्यान से सुनना होगा, तथा हमारे मन को अनदेखा करना होगा ।

भूख पूरी तरह से तृप्त होने से ठीक पहले:

ऐसा हम अपने माता-पिता और दादा-दादी से सुनते हैं। हमें उठना चाहिए बिस्तर से जब हमारी आँखों में थोड़ी नींद बाकी हो, और पेट में थोड़ी भूख बाकी हो तो हमें खाना बंद कर देना चाहिए। इस तर्क मे वजन है। यह अभ्यास हमेशा यह सुनिश्चित करेगा कि कभी भी अधिक भोजन न करें। इसकी आदत हमारे मन और इंद्रियों पर भी अच्छा नियंत्रण लाती है।

खाना पचने का समय:

भोजन की मात्रा इतनी होनी चाहिए कि अगली बार का खाना खाने से पहले खाया हुवा पच जाए। इसलिए, यदि आप प्रति दिन केवल दो भोजन ले रहे हैं, तो अपेक्षाकृत भोजन की मात्रा अधिक हो सकती है, ताकि यह दिन में आपको पूरे समय और रात में दूसरा भोजन करने तक ऊर्जावान बनाए रखे।

यदि आप प्रति दिन 4 - 5 भोजन के आदी हैं, (मधुमेह, कुछ प्रकार के जठरशोथ के रोगी आदि में अनुशंसित है), लेकिन इसमे भोजन की मात्रा छोटी होनी चाहिए।

यह भोजन की मात्रा की ऊपरी सीमा को परिभाषित करने जैसा लगता है। लेकिन यह निचली सीमा को भी परिभाषित करता है। इसका अर्थ है - भोजन की मात्रा इतनी ज्यादा नहीं होनी चाहिए की जब अगले भोजन का समय आता है, तब भी आपको भूख नहीं लगती है और यह इतनी कम भी नहीं होनी चाहिए कि अगले भोजन के समय से पहले ही आप भूखा महसूस करने लगें |

गुरु - लघुगुणोंकेआधारपर

आयुर्वेद भोजन को दो मुख्य श्रेणियों में वर्गीकृत करता है।

गुरु - भारी याने वह भोजन जिसे खाने के बाद शरीर में भारीपन आ जाता है, जो खाने के बाद आपको भारी लगता है, जिसे पचने में अधिक समय लगता है।

उदाहरण: गेहूं, ताजी शराब, काला चना, लोबिया, लबलब बीन, मटन, मछली, लौकी, खजूर, जामुन फल, प्याज, लहसुन, गाय का दूध, भैंस का दूध, गुड़, शहद, तिल, डेयरी उत्पाद, मीठे उत्पाद, तले हुए खाद्य पदार्थ आदि।

लघु - हल्का, वे भोजन जो खाने के बाद शरीर को हल्कापन प्रदान करते हैं, जो खाने के बाद आपको हल्का महसूस होता है, जिसे पचने में कम समय लगता है। जो आसानी से पच जाता है।

उदाहरण: पुराना चावल, हरा चना, बकरी का दूध, ऊँटनी का दूध, चना, दाल, घास,मटर, नींबू, पुरानी शराब, मोरिंगा (सहजन), अनार, जीरा, गर्म पानी, नारियल पानी, छाछ आदि।

जो खाद्य पदार्थ भारी हों, उन्हें कम मात्रा में खाना चाहिए। - पेट की क्षमता का लगभग आधा से एक तिहाई।

जो भोजन हल्का होता है, वह भारी भोजन की तुलना में पेट के एक तिहाई तक अधिक हो सकता है।

कैसे तय करें कि एक तिहाई पेट भरा है या नहीं? - यह आपके खुद के अवलोकन पर छोड़ दिया गया है। यह वो समय होता है जब आप भोजन करते हैं, लेकिन आप अधिक सहज महसूस नहीं करते हैं।

दिन का समय: सामान्य नियम अच्छी मात्रा में नाश्ता करना है, दोपहर के भोजन की मात्रा - मध्यम और रात के खाने की कम मात्रा। यह समझ में आता है, क्योंकि, आप सुबह अधिक कैलोरी की , दोपहर में मध्यम कैलोरी और रात के दौरान कम कैलोरी की आवश्यकता होती है।

तो, ये कुछ मानदंड हैं जो आयुर्वेदिक पाठ्य पुस्तकों में बताए गए हैं। हालांकि इनमें से अधिकतर व्यक्तिपरक हैं, मुझे आशा है कि अनुभव और स्वयं के साथ अवलोकन करके आप भोजन की सही मात्रा के बारे में स्वयं निर्णय ले सकते हैं।

64

आयुर्वेदिक खाने के टिप्स अच्छी सेहत के लिए

हम कैसे खाते हैं यह उतना ही महत्वपूर्ण है जितना कि हम क्या खाते हैं। विधिपूर्वक खाने से भोजन का सबसे अच्छा भाग बाहर निकालने में मदद मिलती है, जिससे शरीर और मन बनता हैं । खाने से ऊर्जा के लिए ईंधन के साथ सिर्फ पेट भरना नहीं होता है। खाने की अच्छी आदतें मूड को बेहतर बनाने में मदद करती हैं, सभी अंगों को मजबूत बनाती हैं और पूरे शरीर का पोषण करते हैं। यहां अच्छे स्वास्थ्य के लिए खाने के टिप्स दिए जा रहे हैं।

1. **भूख लगने पर ही खाएं:** भूख लगने पर ही खाना खाएं। इससे आमाशय रस और पाचन एंजाइमों के समय पर स्राव में मदद मिलती है। इसलिए बार-बार भूख को नजरअंदाज करके मत खाओ और जब बहुत भूख हो तब खाने से परहेज न करें।

2. **नियमित अंतराल पर खाएं।**

• खाने के लिए एक विशेष समय बनाए रखने से, शरीर की घड़ी को एंजाइम स्त्रावित करने के लिए और पाचन प्रक्रिया के लिए, समय सेट करने में मदद मिलती है।

• गलत फूड कॉम्बिनेशन न लें जैसे बहुत गर्म पदार्थ, ठंडे पदार्थों के साथ मिलाना। उदाहरण के लिए, एक कप आइसक्रीम के तुरंत बाद कॉफी होना।

3. **पाचन क्रिया ठीक होने के बाद ही भोजन करें।** अधपका भोजन अधिक मात्रा में न करें। पिछला खाना पूरी तरह से पचने तक इंतजार करें। आयुर्वेद निम्नलिखित लक्षणों को बताता हैं, जिससे पता चलता है कि पहले लिया हुआ भोजन पूर्णतः पच चुका है।

• **साफ़ डकार आना:** ऐसी डकार आना जिसमें पहले लिए गए भोजन का कोई गंध, या स्वाद न हो।

• **उत्साह और सक्रिय रहना:** आप सुस्त या आलसीपन महसूस करने के बजाय उत्साह का अनुभव करेंगे।

• **हल्कापन:** आपको अपना पेट हल्का महसूस होगा। कोई भारीपन नहीं होगा।

• **भूख और प्यास लगना**

4. भोजन शुरू करने से ठीक पहले, यह लें: एक चुटकी सेंधा नमक और एक चुटकी अदरक पाउडर। यह एंजाइमों के उचित स्राव और पाचन में मदद करता है।

5. संतुलित आहार क्या है? आयुर्वेद के अनुसार स्वाद छह होते हैं। - मीठा, खट्टा, नमक, तीखा, कड़वा और कसैला। आदर्श रूप से एक संतुलित आहार को पूर्ण और संतुलित आहार बनाने के लिए इन सभी स्वादों का होना आवश्यक है।

6. कौन सा स्वाद वाला भोजन पहले करना चाहिए ? आयुर्वेद के अनुसार आहार योजना के लिए, निम्न क्रम आदर्श है। मीठा, खट्टा, नमकीन, तीखा, कड़वा और कसैला |

7. खाने की गति: अगर आप जल्दी-जल्दी खाते हैं तो आप भोजन की ज्यादा मात्रा में खाने लगेंगे। धीरे-धीरे खाने से कम खाना पड़ेगा। तो, खाने की मध्यम गति उचित है। वजन कम करने के लिए धीमी गति से खाने की सलाह दी जाती है |

8. भोजन की मात्रा: यदि अधिकांश भोजन पचने में भारी हो, जैसे तैलीय भोजन, काले चने आदि भोजन की मात्रा अपनी पाचन शक्ति के आधे तक ही लेनी चाहिए। हल्का खाना हो तो संतुष्ट होने तक ले सकते हैं |

9. पानी कब लें: भोजन से पहले या बाद में नहीं, बल्कि भोजन के बीच में पानी रखने की सलाह दी जाती है।

10. प्यासा और भूखा : प्यासे को भोजन नहीं करना चाहिए और भूखे व्यक्ति को तरल पदार्थों का सेवन नहीं करना चाहिए।

11. समाप्त करने के लिए: भोजन समाप्त करने के लिए, थोड़ा दूध या कोई एक दूध उत्पाद या एक मीठे फल के रस के साथ समाप्त करना एक अच्छी आदत है। यह पित्त को शांत करने में मदद करता है।

कृपया ध्यान दें कि स्वस्थ लोगों के लिए ये सामान्य नियम हैं। बीमारियाँ वाले लोगों के लिए, इसमें से कुछ नियम लागू नहीं हो सकते हैं।

65

बच्चे को एक दिन में कितनी बार खाना चाहिए / कितना खाना चाहिए?

एक पाठक पूछता है – "बच्चे को खाना पचाने में लगभग कितना समय लगता है? क्या यह पाचन प्रक्रिया, एक वयस्क और एक बुजुर्ग व्यक्ति के लिए अधिक समय लेता है ? कुछ खाद्य पदार्थ जैसे फल आदि कम समय लेते है? क्या बीच बीच मे थोड़ा थोड़ा न खाए (snacking) ऐसा क्यों कहा जाता है क्योंकि यह भोजन के बीच में आता है, जिसमे पहले का खाना शायद पूरी तरह नहीं पचा होता है ?"

बच्चों के लिए स्वस्थ खाने की आदत - आयुर्वेद क्या कहता है?

आयुर्वेद का मत है कि जब तक पेट और आंतों में बिना पचे भोजन है, तब भोजन करना स्वस्थकर नहीं है। क्योंकि, पाचक एंजाइम (अग्नि के रूप में संदर्भित - आयुर्वेदिक साहित्य में), पहले से ही आंत में, भोजन को पचाने में व्यस्त होते हैं। इसलिए वे भोजन की अगली खुराक का भार नहीं उठा सकते। इससे अपच हो सकती है।

पाचन तंत्र में होने वाली चीजों का एक प्राकृतिक चक्र होता है।

- पाचन एंजाइम लार, पेट, यकृत, अग्न्याशय और आंतो में उत्पन्न होते हैं और विशिष्ट समय पर आते है।
- भोजन पेट में जाता है, पाचन के पहले स्तर से गुजरता है,और फिर यह आंतों में प्रवेश करता है, और पाचन के दूसरे स्तर से गुजरता है।
- आंत से पोषक तत्व रक्त में अवशोषित हो जाते हैं, जो पूरे शरीर में फैल जाते हैं।
- पिछला भोजन पचने के बाद, मस्तिष्क को फिर से संकेत भेजे जाते हैं, जिससे एंजाइम स्रावित होते हैं और व्यक्ति को भूख लगने लगती है।

केवल जब पिछला भोजन पाचक एंजाइमों द्वारा पच जाता है, तब एंजाइमों के नए सेट का स्राव होता है तभी भोजन करें | आयुर्वेद के अनुसार जब तक व्यक्ति भोजन करने के इस नियम का पालन कर रहा है, तब तक वह स्वस्थ और तंदुरुस्त रहेगा |

यदि यह चक्र टूट जाता है और यदि हम वास्तव में भूख लगने से पहले ही भोजन कर लेते हैं, तो अपच पेट में अपचित भोजन की ओर ले जाता है। यह आधे पाचक स्त्रावों के साथ मिलता है, और मुक्त कणों (free radicals) को पैदा करता है । इससे पाचक स्राव प्रणाली भी बाधित होती है, शरीर की प्राकृतिक लय गड़बड़ा जाती है और रोग प्रक्रिया शुरू हो जाती है।

बच्चे के पाचन में लगने वाले समय को प्रभावित करने वाले कुछ कारक –

व्यायाम और शारीरिक गतिविधि - यदि बच्चा शारीरिक खेलों में लिप्त है,तो शरीर कम समय में अच्छी मात्रा में कैलोरी जलाएगा और इसलिए पाचन में लगने वाला समय कम होगा। जबकि, एक निष्क्रिय बच्चे में, जो भी वह खाता है, पोषक तत्व केवल शरीर में जमा होते हैं, और ऊर्जा का भण्डार आसानी से उपलब्ध होता है। इसलिए, कम पाचक स्त्राव उत्पन्न होते हैं और इसमें पाचन के लिए अधिक समय लगता है।

भोजन की प्रकृति - आयुर्वेद के अनुसार कुछ प्रकार के भोजन जल्दी पचते है जैसे अनार, कुछ को पचने में अधिक समय लगता है – उदाहरण - मांस।

मसाले- अगर आप भोजन कर रहे हैं तो अदरक, काली मिर्च आदि के साथ भोजन करें, जो तेजी से पचाने मे मदद करते है |

बच्चे का मूड - अगर बच्चा तनाव में है तो उसकी पाचन शक्ति कमजोर होगी, और पाचन में अधिक समय लगेगा।

तो इन सब पर विचार करते हुए, तीन साल से ऊपर के बच्चे के लिए, कम से कम 5 - 6 घंटे के अंतराल के साथ खाने की आदत अच्छी हैं।

यानी तीन साल से ऊपर के बच्चे के लिए सुबह करीब 8 बजे नाश्ता, 1 – 2 के बीच में लंच , शाम का नाश्ता, 5 – 6 बजे के बीच एनर्जी ड्रिंक के साथ और रात का खाना 8 - 10 बजे के बीच में, यह एक अच्छा शेड्यूल है।

लेकिन यह नियम सार्वभौमिक नहीं है। यह एक बच्चे से दूसरे बच्चे की भिन्नता यानी शारीरिक और मानसिक गतिविधियों का स्तर, बच्चे की प्राकृतिक खाने की आदतें, भोजन का स्वभाव आदि पर निर्भर करता है |

उदाहरण के लिए, यदि आपके बच्चे ने दोपहर 2 बजे लंच किया, खेलने के लिए बाहर गया, और शाम 5 बजे थककर घर आते हैं, तब शाम 7 बजे तक इंतजार करने का कोई मतलब नहीं है। बच्चे को कुछ त्वरित ऊर्जा चाहिए। तो उसे कुछ खाने पीने को दो।

जब बच्चे ने सुबह 8 बजे अदरक और लहसुन की चटनी के साथ हल्का नाश्ता किया है, जो प्राकृतिक क्षुधावर्धक हैं; उसे दोपहर 12 बजे तक भूख लग ही सकती है। तब दोपहर 1 बजे तक प्रतीक्षा न करें।

पिछला खाना अभी पचा नहीं है यह देखने के संकेत –

- पेट और शरीर में भारीपन
- भोजन के प्रति अरुचि
- जीभ पर मोटी सफेद परत
- सामान्य सुस्ती और कम शारीरिक गतिविधि

पिछले भोजन के पचने के संकेत –

- बच्चे को भूख लगती है
- पेट और शरीर में हल्कापन महसूस होना
- पहले लिए गए भोजन के स्वाद के बिना साफ़ डकारें,

क्या यह एक वयस्क और एक बुजुर्ग व्यक्ति के लिए अधिक समय लेता है?

यदि भोजन की मात्रा स्थिर रखी जाए तो एक वयस्क को पचने में लगने वाला समय, एक बच्चे की तुलना में उतने ही भोजन के लिए कम लगता है।

क्या कुछ खाद्य पदार्थ जैसे फल कम समय लेते हैं?

हाँ। जैसे अनार जल्दी पच जाता है जबकि कटहल ज्यादा समय लेता है।

बीच - बीच मे खाने (स्नैकिंग) को विरोध क्यों किया जाता है क्योंकि यह भोजन के बीच में आता है और पहले का खाना शायद पूरी तरह नहीं पचा होगा?"

यदि दोपहर के भोजन और शाम के नाश्ते के बीच कम से कम 3-4 घंटे का अंतर हो, तो मुझे लगता है कि यह ठीक है।

स्नैक्स ज्यादा भारी नहीं होना चाहिए। बेशक, यह जंक फूड नहीं होना चाहिए।

66

उच्च कोलेस्ट्रॉलयुक्त आहार के बाद करने के लिए 5 चीजें

यद्यपि आप, स्वास्थ्य के प्रति एक जागरूक व्यक्ति हैं और विशेष रूप से आपके खाने के मामले मे, कभी-कभी आप अधिक खा लेते हैं या उच्च कैलोरी वाला भोजन कर लेते हैं। अगले आयुर्वेदिक दिशानिर्देश आपको उच्च कोलेस्ट्रॉलयुक्त आहार के नकारात्मक प्रभावों को कम करने में मदद करेंगे।

1. **गर्म पानी या गर्म पेय:** जब आप तैलीय भोजन कर रहे हों, तो इसके साथ दो गिलास गर्म पानी या कॉफी जैसे किसी भी गर्म पेय का एक कप पीने के लिए (कम चीनी के साथ) सुनिश्चित करें। यह तैलीय भोजन को आसानी से बाहर निकालने में मदद करता है। यह पेट, यकृत और आंतों को तेल के दुष्प्रभाव से अप्रभावित और स्वस्थ रखता है।

2. **आइसक्रीम और ठंडे खाद्य पदार्थों से परहेज करें:** आयुर्वेद के अनुसार, ठंडे खाद्य पदार्थों के साथ वसा युक्त आहार न मिलाएं, ऐसा करना ही बेहतर है। जब आप वसा युक्त खाद्य पदार्थ लेते हैं, तो इसके अंत में आइसक्रीम या किसी भी ठंडे भोजन से बचना सुनिश्चित करें। यह पेट, लिवर और आंतों को परेशान करता है। आयुर्वेदिक शब्दों में, यह आम उत्पन्न करता है, जो अपच और परिवर्तित चयापचय का उत्पाद है ।

3. **व्यायाम करें:** भारी भोजन या तैलीय भोजन के बाद थोड़ा टहलना बेहतर होता है। शारीरिक गतिविधि के माध्यम से, ऊर्जा की खपत के रूप में अतिरिक्त कैलोरी जल जाएगी। खाने से आपको अतिरिक्त भारीपन महसूस नहीं होगा।

4. **तुरंत बिस्तर पर जाने से बचें:** ऑयली डाइट के बाद, बिस्तर पर जाने से पहले कम से कम 2 घंटे का अंतर खाने और सोने मे जरूर रखें ।

तैलीय आहार के प्रतिकारक (Antidotes) -

ये आयुर्वेदिक उपाय, तैलीय आहार के प्रतिकूल प्रभावों को बराबर करने में मदद करते हैं। इन उपायों का अल्पावधि समय के लिए किया गया उपयोग भी उच्च कोलेस्ट्रॉल खाद्य पदार्थ के बुरे प्रभावों को कम करने में मदद करेगा।

a. **लंबी काली मिर्च:** हालांकि मसालेदार और गर्म, लंबी काली मिर्च, लीवर को वसा का प्रारंभिक चयापचय करने के लिए उत्तेजित करती है। पिसी काली मिर्च का चूर्ण- 2 चुटकी 2 दिन मे बार, 2-3 दिनों के लिए शहद या आसुत गाय के मूत्र (गो अर्क) के साथ ले।

b. **त्रिफला:** यह तैलीय आहार के प्रभाव को कम करने में भी सहायक है। 1 चम्मच त्रिफला चूर्ण गर्म पानी या शहद के साथ दिन में 2 बार, 3 दिन तक खाने के बाद लें।

c. **शहद** : स्वाद में मीठा होने के बावजूद आयुर्वेद के अनुसार शहद एक गुणकारीऔषधी है, जिसमे तैलीय खाद्य पदार्थों के लिए मारक गुण होते हैं। दिन में दो बार, 3 दिन के लिए, भोजन के बाद एक चम्मच शहद लें।

d. **गाय का मूत्र** : यह मोटापे के लिए सबसे अच्छा उपाय है, लघु और दीर्घकालिन समय, दोनों के आधार पर। भारतीय रीति-रिवाजों में, गाय के मूत्र के अर्क का उपयोग दवा के तौर पर किया जाता है। भोजन के बाद दिन में दो बार 10 बूंदों की एक छोटी खुराक, 3 दिन के लिए काफी अच्छा हैं। गोमूत्र अर्क की अतिरिक्त गरमी को कम करने के लिए पानी मिलाया जा सकता है|

e. **गुग्गुलु:** गुग्गुलु कोलेस्ट्रॉल कम करने या उच्च कोलेस्ट्रॉल आहार के दुष्प्रभावों को कम करने के लिए एक उत्कृष्ट जड़ी बूटी है। इसकी टेबलेट्स बाजार में उपलब्ध हैं। आपके लिए गुग्गुलु टैबलेट के सर्वोत्तम विकल्प के लिए पहले अपने आयुर्वेदिक चिकित्सक से परामर्श करें। गुग्गुलु कैप्सूल की सामान्य खुराक - 1 कैप्सूल, भोजन के बाद दिन में 2 बारहै।

उच्च कोलेस्ट्रॉल आहार के दुष्प्रभावों को कम करने के ये कुछ तरीके हैं |

67

उपवास के विभिन्न प्रकार आपके लिए विकल्प

विभिन्न प्रकार के उपवास हैं जिन्हें आसानी से अपने दिनचर्या में शामिल किया जा सकता है। उपवास का अर्थ हमेशा सभी प्रकार के खाद्य पदार्थ से पूरी तरह परहेज करना नहीं होता है। व्यस्त कार्यक्रम वाले व्यक्ति के लिए, लंबे समय तक भोजन के बिना गतिविधियाँ करते हुए, सामान्य बने रहना वास्तव में कठिन होता है। हालांकि, शरीर के गठन, खाने के तरीके, शक्ति और इच्छा शक्ति के आधार पर उपवास का कोई भी विकल्प अपना सकता है।

नोट - चूंकि उपवास एक प्रकार का शारीरिक और मानसिक तनाव है, इसलिए हमेशा अपने डॉक्टर से सलाह लेने के बाद ही उपवास करने की सलाह दी जाती है।

उपवासकेप्रकार

1. **पूर्णउपवास - नभोजननपानी** - यह सबसे उपवास कठिन का तरीका है, क्योंकि इसके लिए बहुत अधिक मानसिक और शारीरिक शक्ति की आवश्यकता होती है, अपने आप को पीने और खाने से पूरी तरह रोक लो। इस प्रकार के उपवास, केवल जिन्हे उपवास करने की आदत है उनके (pro fasters) लिए उपयुक्त है।

2. **ब्रेकफास्टस्किपकरना** - इस तरीके में आप अपना ब्रेकफास्ट छोड़ देते या अपनी सुविधा के अनुसार 11, 12 या 1 बजे तक कुछ खाए या पियें। यह उन लोगों के लिए आदर्श है जो देर से नाश्ता कर सकते हैं।

मामूली गैस्ट्रिक समस्याओं वाले लोगों के लिए इसकी सिफारिश नहीं की जाती है क्योंकि उनका पेट 12-14 घंटे से अधिक समय तक भोजन से रहित रहेगा। (पिछली रात से अगले दिन दोपहर तक)।

दोपहर का खाना या रात का खाना छोड़ना या दोनों छोड़ देना - यहाँ आप नाश्ता करेंगे लेकिन बाकी दिन भोजन या पानी न लें।

यदि आप इस प्रकार के उपवास का पालन कर रहे हैं, तो सुनिश्चित करें कि आप नाश्ते के साथ बहोत पानी पिएं। यह आपको पूरे दिन हाइड्रेटेड रखने में मदद करता है, जिससे

आसानी से थकान से बचा जा सके।

दोपहर का भोजन छोड़ना शारीरिक श्रमिकों और सूर्य प्रकाश के नीचे काम करने वालों के लिए आदर्श नहीं है, क्योंकि उपवास करने से वात, और पित्त की वृद्धि होती है, सूर्य के संपर्क में आने से पित्त बढ़ जाता है जिससे तीव्र जलन, चक्कर आना आदि होता है|

3. पानीकाउपवास - इस प्रकार में आप पूरे दिन पानी पी सकते हैं। उपवास पूरा करने के लिए यह अगला सबसे अच्छा विकल्प है क्योंकि शरीर में आमतौर पर संचित वसा के रूप मे ऊर्जा का भंडार होता है। इसलिए यह एक सुरक्षित तरीका है।

4. जूसउपवास - यहां आप दिन भर, पानी की जगह सिर्फ फलों का जूस ही पिएंगे। उपवास का यह तरीका उन लोगों के लिए आदर्श है जो लंबे समय तक भोजन से दूर नहीं रह सकते हैं। पानी के उपवास की तुलना में यह हल्के प्रकार का उपवास है, क्योंकि रस आपको अधिक कार्बोहाइड्रेट और अन्य फल पोषक तत्व द्वारा अधिक पोषण प्रदान करेगा।

सुनिश्चित करें कि आप जूस तभी पीए जब आप भूख को नियंत्रित नहीं कर सकते।

अपने रस में बहुत कम चीनी न डालें या न डालें। ज्यादा चीनी उपवास का उद्देश्य कम करेगी।

5. केवल फलाहार- इस प्रकार के व्रत में दिनभर केवल फल ही ग्रहण किया जाता है।

6. चॉकलेट फास्टिंग – यह नवीनतम तरीकों में से एक है। हालांकि चॉकलेट, कार्बोहाइड्रेट से भरपूर हैं और दिल पर अत्यधिक स्वास्थ्य लाभ देता हैं और एंटी ऑक्सीडेंट की शक्ति भी इसमें होती है । यह फलों के उपवास का विकल्प हो सकता है। लेकिन, अति-पोषण का खतरा होता है और इसलिए, उपवास का उद्देश्य मार खा सकता है।

7. सब्जियों फास्टिंग - जब भी भूख लगे तो सब्जियों का कचूमर (Vegetable salads) ले सकते हैं। जठरशोथ (gastritis) वाले लोगों के लिए यह एक अच्छा विकल्प है क्योंकि फाइबर युक्त सब्जियां, भूख को नियंत्रण में रखती हैं।

उपरोक्त विधियों का मिश्रण भी अपनी सुविधानुसार आजमाया जा सकता है। मूल सिद्धांत है, सीमित मात्रा में सेवन और भूख अधिक होने पर ही सेवन, इसका सख्ती से पालन करना चाहिए |

68

उपवास कैसे करें? आपके लिए एक क्रमिक मार्गदर्शन

उपवास आत्म शुद्धि का एक उत्कृष्ट तरीका है। इसमें आध्यात्मिक, मनोवैज्ञानिक और भौतिक लाभ है। व्रत की सफलता व्रत की विधि, उपवास के प्रकार और उपवास करते समय मानसिक और शारीरिक गतिविधियाँ आदि पर निर्भर करती है।

कैसे करें व्रत?

इससे पहले कि आप उपवास करना शुरू करें, आपको विभिन्न प्रकार के उपवासों में से एक उपवास को चुनना होगा। आप अपने डॉक्टर की मदद भी ले सकते हैं। फैसला इन मुद्दों पर आधारित होता है,

- आपकी मानसिक शक्ति और इच्छा शक्ति
- आपके पेट की ताकत
- दोष शरीर प्रकार - दोष प्रकृति
- आपकी आहार संबंधी आदतें

व्रत करने के तरीके के बारे में क्रमिक मार्गदर्शक -

• दिनों की संख्या तय करें

मैं केवल एक दिन उपवास करने की सलाह देता हूं। अगर आप लगातार कई दिनों तक व्रत करना चाहते हैं तो, दो उपवास सत्रों के बीच, कम से कम एक सप्ताह का अंतराल देने की सलाह दी जाती है। आपका डॉक्टर एक बेहतर मार्गदर्शक होगा।

• यदि आप ज्योतिष या अंक ज्योतिष का अनुसरण करते हैं, तो व्रत के लिए एक शुभ दिन चुनना समझ में आता है। आपको इससे मनोवैज्ञानिक और आध्यात्मिक फायदे भी होगे।

• शुरुआत में छुट्टियों के दिन उपवास करना बेहतर होता है, जब आप घर पर आराम से रह सकते हो। लेकिन उपवास के लिए छुट्टी चुनने का एक नकारात्मक पहलू भी है।

यदि आप काम कर रहे हैं, तो आप व्यस्त रहेंगे और मुश्किल से ही आपके पास भोजन के बारे में सोचने का समय होगा। इसलिए भूख के बारे में भूलना आसान है।छुट्टी, जाहिर है आप उपवास पर अधिक ध्यान देते हैं और हर समय भूख और भोजन के बारे में सोचते हैं |

सभी बुरी आदतों को छोड़ दें -

उपवास के दौरान आपको धूम्रपान या शराब का सेवन नहीं करना चाहिए क्योंकि यह आपके शरीर के लिए अधिक विषाक्त पदार्थ जोड़ता है। याद रखें कि आप अपने शरीर से विषाक्त पदार्थों को साफ करने के लिए उपवास कर रहे हैं।

मांसाहारी भोजन बिल्कुल नहीं -

यदि आप केवल-नाश्ता-उपवास कर रहे हैं या एक-भोजन-प्रतिदिन का उपवास कर रहे हैं, तो मांसाहारी भोजन से बचना सुनिश्चित करें। उपवास का मूल उद्देश्य खाने से बचना है, या बहुत कम खाना है। उपवास का आध्यात्मिक साधनाओं से संबंध है। इसलिए उपवास के दौरान, मांसाहार भोजन से परहेज करना सबसे अच्छा है।

पिछले दिन पर्याप्त भोजन करें -

- सुनिश्चित करें कि उपवास से एक दिन पहले आपने पर्याप्त भोजन खाया हो।
- सुनिश्चित करें कि रात के खाने के अंत में अधिक नमक और मसालेदार भोजन न लें। यह आपको उपवासवाले दिन, सुबह-सुबह प्यासा बना सकता है।
- पिछली रात को देर से भोजन करना एक अच्छा विचार है |

व्रत के दिन -

- **जल्दी उठें** – सुनिश्चित करें कि आप सुबह जल्दी उठें।
- **सिर से स्नान करें** - अपनी सुविधा के अनुसार गर्म या ठंडे पानी से।
- **प्राणायाम करें** - प्राणायाम आपको मन एकाग्र रखने में मदद करता है। यह आपके पेट और फेफड़ों को भी मजबूत बनाता है।
- **प्रार्थना करें** - आंतरिक शक्ति के लिए प्रार्थना करें।
- **अच्छी किताब के कुछ पन्ने पढ़ें** - एक स्वयं सहायता किताब (self-help book) या कोई अन्य सकारात्मक किताब जो आपको प्रेरित महसूस करने में मदद करती है। आपके उपवास का दिन, यह अपने शरीर और मन को शुद्ध करता हैं और एक बेहतर जीवन शैली का संकल्प लेते हैं। स्वयं सहायता पुस्तक के कुछ पन्ने आपको अपनी सोच विचारों की धारा को पुनः उन्मुख करने में काफी मदद करते हैं।
- **जितना हो सके भूख पर अंकुश लगाएं।** आसानी से हार मत मानो। अगर आप जूस का उपवास कर रहे हैं या सब्जियों का उपवास , तो अधिक खाने की प्रवृत्ति हो सकती है। भूख के आगे न झुकने का संकल्प लें। उच्चतम आत्म - संयम रखें। उपवास के दिन खाए जानेवाले फलों/जूस/सब्जी सलाद की मात्रा तय करें।

- **आराम करें** – शरीर को कैलोरी की उपलब्धी के बिना रहना पड़ता है। इसलिए, उचित आराम आपको भोजन को लंबे समय तक दूर रखने में मदद करता है।
- **धूप में न निकलें** - उपवास करने से वात और पित्त में वृद्धि होती है। सूरज और हवा के संपर्क में आने से वात और पित्त भी बढ़ता है। इसलिए, उपवास के दौरान धूप और हवा से दूर रहना आदर्श है।
- **व्यायाम नहीं / बहुत कम व्यायाम** –

यदि आप व्यायाम करने के आदी हैं, तो उपवास के दिन, अपने आप को एक बहुत ही कम व्यायाम सत्र के लिए, हो सकता है कि केवल स्ट्रेचिंग व्यायाम तक सीमित करें |

- **अपने डॉक्टर का सेल नंबर साथ रखें** - अगर कुछ भी गलत हो जाता है, तो एक डॉक्टर ही आपकी तत्काल मदद कर सकता है।
- **परिवार के सदस्यों और दोस्तों के साथ उपवास करें** - यह संबंध सुधारने में मदद करता है। इससे आप उपवास का बेहतर आनंद ले सकते हैं | आपका हौसला और मजबूत होगा।
- **आपकी नियमित दवाएं** - आपको उन नियमित दवाओं के बारे में अपने डॉक्टर से बात करनी होगी, जिन्हें आप उपवास के दौरान ले सकते हैं या नहीं ले सकते हैं। कुछ दवाएं जो पेट में जलन पैदा कर सकती हैं, उनसे बचना होगा।

इसलिए अच्छी तरह से योजना बनाएं, उपवास से अधिकतम लाभ प्राप्त करने के लिए पहले से योजना बनाएं।

69

मानसिक और आध्यात्मिक उपवास के लाभ

उपवास आपके मन और मस्तिष्क को बेहतर प्रदर्शन करने के लिए प्रशिक्षित करने का एक शानदार तरीका है। उपवास एक शारीरिक व्यायाम की तरह होता है, लेकिन इसके लिए मन पर अच्छे नियंत्रण की आवश्यकता होती है। इसलिए यह एक मानसिक और आध्यात्मिक व्यायाम भी है। भले ही आप नास्तिक हों, उपवास के लाभ आपके मानसिक कौशल और मस्तिष्क की कार्यक्षमता में सुधार कर सकते हैं, जिसे शायद ही नजरअंदाज किया जाए।

उपवास के आध्यात्मिक लाभ –

यदि आप एक आध्यात्मिक साधक हैं, तो सर्वशक्तिमान के साथ सम्पर्क करने के माध्यम के रूप में उपवास कार्य कर सकता है। यह ईश्वर के प्रति अपने प्रेम को व्यक्त करने का एक तरीका है। यह भगवान में विश्वास मजबूत करने के लिए मन को प्रशिक्षित करने का एक तरीका है।

उपवास के मानसिक लाभ –

मन पर नियंत्रण – उपवास, मन पर नियंत्रण करने में मदद करता है। जब आप उपवास शुरू करें, पेट की भूख से अधिक यह मानसिक भूख से संबंधित है जिसे आपको नियंत्रित करने की आवश्यकता है ।

उपवास मन पर अच्छा नियंत्रण रखने में मदद करता है, जो कि

- बेहतर एकाग्रता प्राप्त करने में मदद करता है।
- आत्मविश्वास बढ़ाता है।
- विकर्षणों / मन के गलत लगाओ को दूर रखने में मदद करता है।
- बोलने से पहले आपको दो बार सोचने पर मजबूर करता है।

क्रोध नियंत्रण के लिए मन पर नियंत्रण और संयम का पालन करना बहुत जरूरी है।

दृढ़ संकल्प- उपवास मन की संकल्प शक्ति को बढ़ाता है। यह आपको मजबूत बनाता है, तथा एक विशेष कार्य से चिपके रहने और उसे पूरा करने के लिए तैयार करता है। यही कारण है कि गांधीजी जैसे महान व्यक्ति हड़ताल पर रहते हुए उपवास का संकल्प लेते हैं। उपवास

विरोधकों पर दबाव डालने के अलावा उन्हें अपने संकल्प पर अडिग रहने में मदद करता है।

मन की स्पष्टता –

- उपवास मन के विचारों को साफ करता है और संगठित सोच में मदद करता है।
- उपवास आपको तपस्या और सरलता की ओर ले जाता है।

- स्टीव जॉब्स उपवास करने का संकल्प लेते थे, या किसी खास समय अवधि के लिए केवल फल खाते थे। इसने उन्हें स्पष्ट विचार के साथ एक सरल जीवन शैली जीने में मदद की और धन के लिए न झुकने का दृढ़ संकल्प भी जीवन में अपना पाए । इस तरह संकल्प उपवास की शक्ति से आता है। उनका प्रसिद्ध उद्धरण -

"भूखे रहो और मूर्ख रहो" ("Stay hungry and stay foolish") का मूल उपवास में है। पेट की भूख को नियंत्रित कर दिमाग की भूख को तेज किया जा सकता है, क्योंकि पेट, भावनाएँ और मन परस्पर जुड़े हुए हैं। (उदाहरण - खराब मिजाज वाले लोगों मे पेट की समस्या हो जाती है।)

आलस्य –

उपवास पेट और आंतों मे जमे 'आम '(अपच) को साफ करने में मदद करता है। यह आम ही आलस्य का कारण बनता है। इसलिए व्रत करने से आलस्य दूर होता है।

हल्का अंदर से -

आपको अंदर से हल्का महसूस कराता है, और आपका शरीर और दिमाग स्वस्थ बनाता है।

आयुर्वेद के अनुसार,

- उपवास मन की सात्विक प्रकृति को बढ़ाता है।
- उपवास पित्त को बढ़ाता है। पित्त दोष उत्साह , बुद्धि, मन की विश्लेषणात्मक क्षमता, समर्पण, हाथ में लिए कार्य संकल्प को पूरा करने का निश्चय आदि से संबंधित है।

इसलिए अपने डॉक्टर से सलाह लेने के बाद, उपवास व्रत को अपने जीवन मे शामिल कर इसके मानसिक और आध्यात्मिक लाभ उठाएं।

सावधानी - रोगी, जो लोग बहुत दुबले और कमजोर हैं, और जिनमे वात और पित्त असंतुलन या पित्त की वृद्धि है, ऐसे लोगों ने आयुर्वेदिक चिकित्सक के साथ परामर्श करने के बाद ही उपवास करना चाहिए |

70

उपवास कब बंद करें? देखने के लिए चेतावनी के लक्षण

एक विशेष समय अवधि के लिए उपवास जारी रखने का आपका लक्ष्य होगा। लेकिन स्वास्थ्य के दृष्टिकोण से, यदि आप कुछ चेतावनी संकेतों का अनुभव कर रहे हैं, तो उपवास करना बंद करना बेहतर है। अगर इनको उपेक्षित किया जाता है, तो यह गलत हो सकता है, जिससे गंभीर जटिलताऐं पैदा हो सकती है

जैसे रक्त में शर्करा और लवण का निम्न स्तर, निर्जलीकरण आदि।

उपवासकबबंदकरें?

चक्कर आना– चक्कर आने से पता चलता है कि मस्तिष्क ग्लूकोज से वंचित हो रहा है। इसका मतलब है कि आपको तुरंत उपवास करना बंद कर देना चाहिए या कम से कम जूस के साथ उपवास करना चाहिए।

बेहोशी जैसा महसूस होना – मतलब भोजन के बिना शरीर चल नहीं सकता।

उल्टी - पेट मे जलन और इलेक्ट्रोलाइट असंतुलन की ओर शरीर इशारा करता है। यह उपवास बंद करने का एक निश्चित संकेत है।

दस्त / अतिसार – ऐसा तब हो सकता है जब आपने उपवास के लिए, गलत फल या जूस का चुनाव किया हो या उपवास के दौरान आपने जो भोजन या पेय लिया था, उसकी गुणवत्ता अच्छी नहीं थी। यदि उपेक्षित किया जाता है, तो इससे गंभीर इलेक्ट्रोलाइट असंतुलन और निर्जलीकरण हो सकता है।

इसलिए उपवास करना बंद कर देना ही बेहतर है।

पेट में गंभीर जलन – जठरशोथ (gastritis) का सामान्य लक्षण। इसलिए जठरशोथ से पीड़ित लोगों को उपवास करने से पहले हमेशा अतिरिक्त सावधानी बरतनी चाहिए।

रोग के लक्षणों का बिगड़ना– जैसे अस्थमा (गलत रस चयन),कब्ज, सर्दी-खाँसी आदि-रस या फल के गलत चयन के कारण ऐसा हो सकता है। आमतौर पर जो सांस की बीमारी से ग्रसित लोगों द्वारा, प्रकृति में ठंडे फलों से परहेज करना सबसे अच्छा है।

यात्रा जैसी अत्यधिक शारीरिक गतिविधि की अचानक आवश्यकता – उपवास करते समय अच्छा आराम करना, यह आदर्श चीजों में से एक है । लेकिन अचानक काम या अन्य कारणों से, यदि आपको अत्यधिक शारीरिक गतिविधि करनी पड़े, तो उपवास रोकने पर विचार करें।

महिलाओं में मासिक धर्म की शुरुआत – आमतौर पर महिलाओं में, माहवारी के दौरान शारीरिक शक्ति कम होती है। आयुर्वेद के अनुसार, माहवारी के दौरान, उपवास या अत्यधिक शारीरिक गतिविधियां, वात को बढ़ाती है। इसलिए, माहवारी के दौरान उपवास जारी रखना उचित नहीं है।

सीने में दर्द, पेट में दर्द– अगर आप आध्यात्मिक लाभ के लिए उपवास कर रहे हैं, तब बहुत से लोग अपने आप को अत्यधिक सीमा तक धकेलने की प्रवृत्ति रखते हैं। लेकिन इस तरह के अभ्यास को प्रोत्साहित नहीं करना चाहिए, क्योंकि स्वास्थ्य ईश्वर का सबसे बड़ा उपहार है।

इसलिए आज जियो, कल लड़ो। अभी के लिए उपवास बंद करो। इसे फिर से करें, बेहतर तैयारी और सावधानी के साथ, अपने चिकित्सक से परामर्श करने के बाद करें।

71

संयम: ब्रह्मचर्य - सबसे बड़ा साधन एकाग्रता में सुधार करें

एकाग्रता, स्मृति, साहस और सकारात्मकता में सुधार करने के लिए सभी तकनीकों में संयम-ब्रह्मचर्य सबसे उत्तम तकनीक है। यह सिर्फ एक आध्यात्मिक विश्वास नहीं है। आयुर्वेद भी परहेज के फायदों को मंजूरी देता है।

ब्रह्मचर्य अर्थ:

• ब्रह्मचर्य, किसी के मन और शरीर को मैथुन, के गतिविधियों और विचारों में लिप्त होने से रोकना है।

• ब्रह्मचर्य सिर्फ एक शारीरिक प्रक्रिया ही नहीं बल्कि एक मनोवैज्ञानिक प्रक्रिया भी है। अगर आप मैथुन के विचारों में सदैव लिप्त हैं, तो आपमें संयम की कमी है।

वैसे ही अगर आप मैथुन करने के बारे में सोचते हैं तो भी आप ब्रह्मचर्य का पालन करने में असफल हो जाते हैं।

• आम लोगों के लिए उच्चतम स्तर का संयम बरतना लगभग असंभव है, लेकिन कोई भी अपने क्षमता और सहजता के अनुसार संयम का अभ्यास कर सकता है।

ब्रह्मचर्य के लाभ:

ब्रह्मचर्य को जीवन के तीन स्तंभों में से एक माना जाता है। (अन्य दो हैं - भोजन और नींद)। अच्छे स्वास्थ्य और दीर्घायु का रहस्य ब्रह्मचर्य में निहित है।

• **आयुर्वेद विवरण:** ओजस (the essence of immunity) - शुक्र के उत्तम सार के रूप में बताया गया है (हार्मोन, वीर्य और मैथुन के अन्य घटक)। अतः शुक्र को धारण करने से रोग प्रतिरोधक क्षमता में सुधार होता है।

• स्वामी विवेकानंद एक किताब में जो कुछ भी देखते थे उसे याद कर लेते थे। केवल एक परिच्छेद की कुछ पंक्तियों को पढ़कर वह शेष पैराग्राफ का अर्थ प्राप्त कर सकता थे। वह कहते थे कि अगर कोई लगातार 12 वर्ष की अवधि के लिए पूर्ण ब्रह्मचर्य का अभ्यास करता है उसकी मेधा नाड़ी (मेधा - बुद्धि) नामक एक विशेष नाड़ी (तंत्रिका शक्ति) विकसित होती है, जो उसके मस्तिष्क को जबरदस्त याददाश्त और एकाग्रता की ओर ले जाता है।

• ब्रह्मचर्य से एकाग्रता, स्मृति और साहस में कई गुना सुधार होता है।

• छात्रों, किशोरों और बच्चों के लिए ब्रह्मचर्य बरतने की सलाह दी जाती है।

• ब्रह्मचर्य चरित्र निर्माण की ओर ले जाता है।

• ब्रह्मचर्य से विश्वसनीयता, चरित्र और विश्वास योग्यता में मजबूती आती है।

• ब्रह्मचर्य आध्यात्मिक यात्रा के लिए ईंधन है। जब ब्रह्मचर्य का अभ्यास किया जाता है तभी अध्यात्म संभव होता है।

ब्रह्मचर्य का अभ्यास कैसे करें

• हालांकि पूर्ण ब्रह्मचर्य का पालन करना लगभग असंभव सा लगता है, कम से कम कुछ क्षेत्र के लिए इसका पालन करने का दृढ़ संकल्प, अभ्यास और दृढ़ता चाहिए ।

• पूर्ण ब्रह्मचर्य नहीं तो कम से कम किशोर उनके जीवन में एक विशेष समय तक यौन गतिविधियों से बच सकते हैं।

• विवाहित लोग कुछ स्थितियों में ब्रह्मचर्य का अभ्यास कर सकते हैं। उदाहरण के लिए गर्भावस्था के दौरान, मासिक धर्म, त्योहार के दिनों में, अपने साथी आदि से दूर होने पर।

• टीवी, गलत संगति जैसे उत्तेजनाओं से खुद को दूर रखना आदि ब्रह्मचर्य का पालन करने में मदद करता है।

• प्राणायाम दिमाग को शांत और तनावमुक्त रखने में मदद करता है। यह एकाग्रता भी सुधारता है |

क्या स्वप्नदोष (night fall) नाईट फॉल ब्रह्मचर्य को तोड़ता है?

स्वप्नदोष एक सामान्य शब्द है जिसका उपयोग रात्री होनेवाले वीर्य उत्सर्जन के लिए किया जाता है, जिसमें शरीर के अंदर जमा हुवा वीर्य, जब व्यक्ति सो रहा होता है तो ओवरफ्लो / प्रवाहित हो जाता है। यह ब्रह्मचर्य को नहीं तोड़ता है ।

यदि ब्रह्मचर्य के लिए वीर्य को रोके रखना ही एकमात्र मानदंड था, तो एक साधारण पुरुष नसबंदी ऑपरेशन ने सभी को इस नेक मार्ग का अनुसरण करने के लिए प्रेरित किया होता । पर वास्तव में ब्रह्मचर्य का पालन करने में क्या हृदय और मन की पवित्रता मायने रखती है और कुछ नहीं।

72

आयुर्वेद मैथुन के नियम स्वस्थ जीवन के लिए

मैथुन हर किसी के जीवन का अविभाज्य हिस्सा है। लेकिन जीवन के अधिकांश पहलुओं की तरह, नियंत्रण और संयम इसकी चाबियाँ हैं। यहाँ कुछ स्वस्थ मैथुन के नियम दिए गए हैं प्राचीन आयुर्वेद के अनुसार।

1.मैथुन स्तिथी (Sex position): स्त्री को ऊपरवाली स्तिथी से बचना चाहिए।

व्याख्या: यह संकल्पना गर्भधारण चाहने वाले लोगों के लिए है। पुराने में दिनों में, कोई वास्तविक गर्भनिरोधक नहीं थे और मैथुन मुख्य रूप से संतान प्राप्ति के उपाय के रूप में देखा जाता था। तो, पुराने आयुर्वेद के शिक्षक सोचते थे कि उपर रहकर मैथुन करनेवाली महिलाओं के योनि में वीर्य का प्रवेश ठीक से नहीं होगा। आयुर्वेद के अनुसार, यह वात दोष असंतुलन का कारण बनता है, जिससे दर्द और परेशानी होती है।

2. मासिक धर्म के दौरान मैथुन से बचें- यह स्वास्थ्य दृष्टिकोण से निषेध है ।

3. जिस व्यक्ति को पसन्द न हो उसके साथ संभोग नहीं करना चाहिए (दुष्ट), जिनकी गतिविधियाँ अप्रसन्न हैं। यह मैथुन का मनोवैज्ञानिक पहलू संदर्भित करता है।

4. गुप्तांग (private parts) की साफ-सफाई का एक स्वस्थ और सुरक्षित मैथुन के लिए ध्यान रखना चाहिए। मैथुन से पहले और बाद में जननांगों को हमेशा साफ करें।

5. जो लोग बहुत दुबले होते हैं उनके लिए मैथुन से परहेज सबसे अच्छा है। यह इसी प्रकार है जैसे क्षीण व्यक्ति द्वारा व्यायाम से परहेज के लिए कहा जाता है।

6. प्रसव के तुरंत बाद और गर्भवती महिलाओं के साथ मैथुन से परहेज करना चाहिए। डिलीवरी के बाद अगर नॉर्मल डिलीवरी होती है तो 2-3 महीने का अंतराल अपेक्षित माना है। अगर सी सेक्शन है तो 5-6 महीने का अंतराल अनुशंसित होता है।

7. कई पार्टनर के साथ मैथुन करने से बचना चाहिए। अपने जीवनसाथी से जुड़े रहें। आयुर्वेद सख्ती से निष्ठा और वफादार होने की सलाह देता है। यह वासना कारक की तुलना में प्रेम कारकता पर अधिक ध्यान केंद्रित करता है।

8. जानवरों के साथ मैथुन नहीं करना चाहिए। आयुर्वेद पशुता के खिलाफ है।

9. मठों में, गुरु, देवताओं,और राजाओं के निवास में, कब्रिस्तान, यातना और बलिदान के स्थान तथा चौराहा सड़कें ऐसी जगहों पर मैथुन से परहेज करें।

10. विशेष महत्व के दिनों से बचना चाहिए (अमावस्या, पूर्णिमा, ग्रहण, त्यौहार, शोक दिवस आदि)- मैथुन यह केवल दोनों भागीदारों को आराम (ब्रेक) देनेवाली विधि नहीं है। यह उनके रिश्ते के लिए ताजगी भी भरता है। इससे उन्हें उनके रिश्ते को भौतिक से अधिक समझने में मदद मिलती है। कभी कभी कुछ अंतराल का संयम / ब्रह्मचर्य भी स्वास्थ्यपूर्ण और ताज़ा मैथुन अनुभव के लिए एक कुंजी है।

11.मैथुन के दौरान हिंसा से बचें आयुर्वेद मैथुन को आपसी प्रेम और सम्मान के साधन के रूप में मानता है न कि क्रोध, शत्रुता और घृणा।

12. भारी भोजन के बाद मैथुन नहीं करना चाहिए- मैथुन भी एक व्यायाम का ही रूप है। यह सलाह उस नियम के समान है जैसे किसी स्वस्थ्य व्यक्ती को खाने के तुरंत बाद व्यायाम नहीं करना चाहिए। आयुर्वेद के अनुसार, इससे अपच की समस्या और वात असंतुलन होता है।

13.भूख-प्यास लगने पर मैथुन नहीं करना चाहिए - मैथुन एक तीव्र शारीरिक गतिविधि है' तथा भूख या प्यास के दौरान इसे करने से वात दोष वृद्धि होती है, चक्कर आना, सिरदर्द, शरीर में दर्द, सूजन और जठरशोथ आदि सकते है।

14. असुविधाजनक आसन से बचना चाहिए जिससे चोट लग सकती है।

15. पेशाब करने या शौच करने की इच्छा होने पर **मैथुन नहीं करना चाहिए।**

16. बीमारी के दौरान मैथुन नहीं करना चाहिए। आयुर्वेद के अनुसार मैथुन और प्रतिरक्षा शक्ति (immunity power) परस्पर संबंधित हैं। इसलिए युवावस्था के दौरान संयम अत्यधिक अनुशंसित है।

आयुर्वेद में प्रतिरक्षण शक्ति (immunity power) को ओजस शब्द से समझाया गया है। बीमारी के दौरान, ओजस समाप्त हो जाता है। उस समय, यदि आप मैथुन करते हैं, तो यह ओजस को और कम कर देगा, जिससे बीमारी के उपचार प्रक्रिया में देरी होगी।

1.कोई कितनी बार मैथुन कर सकता है?

• सर्दी के मौसम में व्यक्ति शरीर की ताकत के अनुसार प्रतिदिन मैथुन कर सकता है, सर्दियों के दौरान शरीर बल अधिक होता है इसलिए यह अधिकतम होगा।

• वसंत (spring) और शरद ऋतु (autumn) में तीन दिन में एक बार – इन मौसमों में मध्यम शारीरिक शक्ति, इसलिए मध्यम मैथुन आवृत्ति।

• वर्षा (बरसात) और निदाघ (गर्मी) में 15 दिनों में एक बार - कम शरीर की ताकत और इसलिए बहुत कम मैथुन आवृत्ति।

2.अनुचित मैथुन के दुष्प्रभाव- चक्कर आना, थकावट, जांघों मे कमजोरी, शक्ति की हानि, ऊतकों का ह्रास, इंद्रियों की तीक्ष्णता की हानि और अनुचित यौन भोग से अकाल मृत्यु

भी होती है।

3.स्वस्थ मैथुन नियमों का पालन करने के लाभ- अच्छी याददाश्त, बुद्धि, दीर्घायु, स्वास्थ्य, पोषण, ज्ञानेन्द्रियों की तीक्ष्णता, प्रतिष्ठा, शक्ति और उम्र का धीमी गति से बढ़ना यह लाभ अनुशासित और संतुलित यौन जीवन से प्राप्त होनेवाले लाभ हैं।

4. संभोग करने के बाद जननांग की सफाई कर लेनी चाहिए, नहाना, सुगंधित लेप लगाना, ठंडी हवा के संपर्क में आना, मिश्री, ठंडे पानी, दूध, मांस से बने शरबत का सेवन, रस, सूप, सूरा - अनाज से तैयार किण्वित शराब, प्रसन्ना - (सुरा के सतह पर तैरनेवाला द्रव) आदि का आनंद ले और फिर सो जाएं |

73

स्वस्थ मैथुन की सलाह एक फलदायी रिश्ता और अर्थपूर्ण जीवन के लिए

एक सार्थक रिश्ते और सार्थक ज़िंदगी के लिए स्वस्थ मैथुन बहुत जरूरी है। 'स्वस्थ मैथुन' में संतुलन, समझ, धैर्य, सहयोग और एक साथ खुशी ढूँढना शामिल है। जबकि ज्यादातर लोग 'उत्तेजना' पर निशाना साधते हैं और मैथुन के दौरान 'अल्पकालिक खुशी', मैं इसके बजाय लंबी अवधि की खुशी और प्यार से भरा एक सफल जीवन लक्षित करने की सलाह दूंगा।

स्वस्थ संभोग के लिए सलाह :

1. **केवल एक ही साथी** : ज्यादा साथी, रिश्तों में धोखा, एक रात का खेल (one night stands) और आवेगपूर्ण व्यवहार यौन जीवन में असंतुलन का कारण बनता है और रिश्ते की रीढ़ - भरोसा तोड़ देता है।

2. **आत्म नियंत्रण:** आप संभोग करने की योजना के साथ घर आते हैं और आपका जीवनसाथी ठीक नहीं है या अत्यधिक थका हुआ पाते हैं, तब उस समय आपके स्वयंनियंत्रण में ही समझदारी है। आत्म-नियंत्रण का अभ्यास प्यार को मैथुन से आगे रखने में मदद करता है। खुद का नियंत्रण और संयम भी शीघ्रपतन को दूर करने में मदद करता है।

3. **साथी की परवाह** : जीवनसाथी की खुशी के प्रति चिंता / सहनुभूति दिखाना, संभावित दर्दनाक आसन स्थितियों से परहेज करना और जब जीवनसाथी बीमार है तब संयम दिखाना।

4. **गर्भनिरोधक का उपयोग करना:** उचित ज्ञान और अनचाहे गर्भ से बचने के लिए गर्भनिरोधक अपनाना यह आपको अनावश्यक गर्भावस्था और गर्भपात से बचाने मे मदद करता है। शीघ्रपतन के कुछ मामलों में, कंडोम का उपयोग उत्तेजना और उत्तेजना में देरी

करने में मदद करता है और आगे सम्भोग शक्ती बढ़ाने के लिए भी मदद करता है।

5. **गर्भावस्था जैसे काल के दौरान मैथुन से परहेज** – गर्भावस्था या माहवारी के दौरान मैथुन करने से कई स्वास्थ्य समस्याएं उत्पन्न हो सकती हैं।

6. **साथी पर जबरदस्ती करना**: साथी को रोजाना मैथुन या करने के लिए जबरदस्ती करना, दिन में कई बार संभोग या मैथुन विकल्प जैसे गुदा मैथुन, वह भी साथी के अनिच्छा से करने पर रिश्ते मे गलतफहमी और कटुता पैदा हो करती है।

कुल मिलाकर, स्वास्थ्यकर मैथुन और अस्वास्थ्यकर मैथुन प्रथाओं के बीच का अंतर निम्नानुसार संक्षेपित किया जाए।

स्वस्थ मैथुन का अभ्यास अस्वास्थ्यकर मैथुन का अभ्यास

केवल एक ही साथी ज्यादा साथीयों के साथ मैथुन

इच्छाओं पर आत्म नियंत्रण और मानसिक नियंत्रण कोई नियंत्रण नहीं, हावी और जोरदार

साथी की परवाह आपका आनंद ही मायने रखता है

लंबे समय का दृष्टिकोण आज की रात का मजा है (Tonight is the night)

लंबा और मजबूत रिश्ता वन नाइट स्टैंड

जीवन के अंग के रूप में मैथुन जीवन के उद्देश्य के रूप में मैथुन

उचित उम्र में मैथुन किशोर उम्र में मैथुन

74

स्वस्थ यौन जीवन

कितने दिन में एक बार मैथुन ठीक है?

- हर व्यक्ति भिन्न होता है।
- दिन में एक बार या दो दिन में सामान्य है।
- यहां तक कि दिन में कई बार भी ठीक है, जब तक कि आप खुद पर बहुत अधिक दबाव नहीं डालते।

समय:

- रात का समय अच्छा होता है।
- लेकिन अपने साथी को सरप्राइज देने के लिए कभी-कभी मैथुन दिन के दौरान भी ठीक है।

कुछ बुनियादी शिष्टाचार:

- संभोग से पहले और बाद में अंगों की सफाई।
- साथी को चोट नहीं पहुँचाना।
- कोई अजीब स्तिथी (awkward postures) नहीं।
- मैथुन से पहले धूम्रपान न करें या बहुत अधिक शराब न लें।
- प्यार मैथुन से ज्यादा महत्वपूर्ण है।

संभोग शक्ती बढ़ाने के उपाय:

- यौन रुचि में कमी, कभी न कभी हर किसी को परेशान करती है।
- इसलिए, अपने यौन जीवन को सुखद और आनंददायी बनाए रखने के लिए कुछ तकनीकों का उपयोग करना बहुत महत्वपूर्ण है। यहां संभोग शक्ती बढ़ाने के 12 टिप्स दिए गए हैं। आशा है कि वे आपके लिए उपयोगी होंगे।

1. **इसे रोज न करें** - एक-दो दिन का अंतर रखें। मैथुन, दैनिक दिनचर्या के एक भाग के रूप में आपको नीरसता, जी उबानेवाला महसूस करवा सकता है और अंततः यौन रुचि में कमी का कारण बनता है।

2. अपने स्वभाव में, या अपने सामान्य व्यवहार में या आपके द्वारा चुने गए उपहार मे हमेशा आश्चर्य (surprise) का तत्व रखें।

3. **अलग-अलग मैथुन स्थितियाँ** - एक ही तरह के पोस्चर से आपको नीरसता महसूस हो सकती है। इसलिए आप नए संभोग के आसन आजमा सकते हैं, जिससे न सिर्फ आपका मैथुन जीवन दिलचस्प होगा, बल्कि कुछ कैलोरी जलाकर आपको स्वस्थ्य भी रखता है।

4. कुछ सुरक्षित यौन कल्पनाओं को आजमाएं।

5. अचानक कपड़े न उतारें। धीमा और स्थिर हमेशा दौड़ जीतता है।

6. कंडोम पहनें; यह संभोगपूर्व गतिविधियों (foreplay) के लिए अधिक समय देते हुए चरमोत्कर्ष में देरी करता है।

7. **व्यायाम** - मैथुन और व्यायाम एक दूसरे से जुड़े हुए हैं।

8. **काला चना** - काले चने को यौन शक्ति में वृद्धि के लिए, एक प्रभावी आहार के रूप में माना जाता है। इसलिए डोसा, या काले रंग से बने अन्य खाने के व्यंजन खाएं | सप्ताह में 2-3 बार चने का सेवन अच्छे यौन स्वास्थ्य में मदद करेगा।

9. **रोगों से मुक्ति** – यदि आप अपने आप को स्वस्थ और स्वच्छ रखेंगे तो ही अधिकतम संभोग आनंद प्राप्त किया जा सकता है। इसलिए अपनी बीमारियों का उचित इलाज करवाएं और उन्हें पुराने न होने दें। मधुमेह और उच्च रक्तचाप जैसी बीमारियों के कारण कामेच्छा में कमी हो सकती हैं, जिसके लिए उचित उपचार की आवश्यकता है।

10. **पार्टनर का ख्याल रखें।** आपसी आनंद के लिए, प्यार और समझ ये तत्व जरूरी है। तो, समझने की कोशिश करें कि आपका साथी किस परिस्थितियों से गुजर रहा हैं। उदाहरण के लिए, महिलाओ मे, उनके मासिक धर्म के करीब, मिमूड मे बदलाव दिखाई देते है और कामकाजी महिलाओं का उच्च तनाव के स्तर से आमना-सामना होता हैं । तो अपना ख्याल रखना।

11. आयुर्वेद बताता है कि मीठा, नमकीन और खट्टा स्वाद वाला भोजन यौन शक्ति बढ़ाता है और कड़वे, गर्म तथा अधिक मसालेदार भोजन से यौन शक्ति में कमी आती है।

12. **यौन हर्बल सप्लीमेंट्स** - अगर आपको निम्नलिखित स्वास्थ्य से जुडी समस्याएं है तो आपको हर्बल सप्लीमेंट्स की आवश्यकता हो सकती हैं ।

- यदि आपको मधुमेह या उच्च रक्तचाप है, जिसके कारण आप घटी हुई कामेच्छा / उत्तेजना की कठिनाइयों से पीड़ित हैं।
- यदि आप किसी पुरानी बीमारी से पीड़ित हैं / ठीक हो रहे हैं, जो कि लंबे समय तक कामेच्छा कम करने के लिए अग्रणी है।
- अगर लगातार लम्बे समय तक कोशिश करने के बाद भी ऊपर दिए गए सुझावों में से कोई भी काम नहीं कर रहा है।

75

अपने बच्चे को यौन शिक्षा कैसे दें?

परवरीश के हमेशा बदलते तरीकों के साथ, यह बहुत महत्वपूर्ण है कि बढ़ती उम्र में आपके बच्चों को कुछ निश्चित चीजें पता होनी चाहिए। आपके बच्चे को मैथुन के बारे में सही और विस्तृत जानकारी पता होनी चाहिए

उन्हें निम्नलिखित शब्दों से शिक्षित करें।

1. जननांग और नितंब क्या हैं? जननांग, भोजन के अपशिष्ट उत्पादों को हमारे स्वच्छ शरीर से बाहर फेंकने के लिए उपयोगी होते हैं।
2. किसी को भी जननांगों या नितंबों को छूना या खेलना नहीं चाहिए, क्योंकि वे आपकी संपत्ति हैं। जननांग के अंगों को होने वाली कोई भी चोट स्वास्थ्य के लिए ठीक नहीं होती। यह कोई खिलौना नहीं है जिससे कोई भी खेलें।
3. आपको दूसरे बच्चों के जननांगों को भी नहीं छूना चाहिए। यह गंदा होता है। इससे बुखार हो सकता है, और खराब कीटाणु आपके शरीर पर हमला कर सकते हैं।
4. अगर कोई बार-बार जननांगों को छू रहा है, जबरदस्ती गले लगा रहा है, या आपको बार-बार चूम रहा है और अगर आप सहज महसूस नहीं कर रहे हैं तो, यह उस व्यक्ति से कहो, वह कोई भी हो, चाचा, चाची आदि, की तुम्हें यह पसंद नहीं है और उन्हें आपके साथ ऐसा नहीं करना चाहिए। तब आप तुरंत उस कमरे से बाहर आओ और अपने माता-पिता को बताओ।
5. मान लीजिए कि कोई आपके कपड़े अनावश्यक रूप से उतार देता है, तो उसे ऐसा करने के लिए अनुमती न दें। किसी को अपनी नग्न तस्वीरें लेने की अनुमति न दें। अगर कोई ऐसा काम कर रहा है तो आप तुरंत अपने माता पिता को बताएं।
6. जब भी आप किसी से बात कर रहे हों और अगर वो किसी तरह की गंदी भाषा का इस्तेमाल कर रहे हों और कोई शंका हो तो आकर मुझे बता देना।

7. अगर कोई आपको लोगों की नग्न और गंदी तस्वीरें दिखा रहा है तो आइए और मुझे तुरंत बताइए |

इन परवरीश की सलाहों पर विचार करें।

आपका बच्चा चाहे जिस भी दौर से गुजरे, उस घटना का वर्णन, उसे करने के लिए प्रोत्साहित किया जाना चाहिए | ताकि आपके बच्चों को दुनियाभर' की कुछ भी बताने में बिल्कुल भी परेशानी न हो ऐसा माहौल बनाना आपकी जिम्मेदारी है।

जब भी वह आए और आपको कुछ बुरी घटना के बारे मे कहे तो अपने बच्चे को कभी भी डांटे नहीं।

उसे सांत्वना दें, उसे फुसलाएं और सरल शब्दों में समझाएं कि क्या सही है और क्या गलत है और भविष्य में क्या किया जाना चाहिए।

यदि आपको संदेह होता है कि अपने बच्चे के साथ संदिग्ध रूप से, आपके परिवार में या बाहर का कोई व्यक्ति ऐसा व्यवहार कर रहा है, तो किसी आपदा के आने तक प्रतीक्षा न करें। बस कार्यवाही करें ! अपने बच्चे को उस व्यक्ति से दूर रखें; उस व्यक्ति को बताएं कि क्या गलत किया गया है। याद रखें, जागरूकता और कार्यवाही करने का साहस बच्चे को यौन शोषण से रोकने की कुंजी हैं |

किशोरों के लिए यौन शिक्षा:

जब तक आपका बच्चा 18 वर्ष का हो जाता है, तब तक उसे निम्नलिखित संदेश देना अच्छा होता है –

• हस्तमैथुन बिल्कुल सुरक्षित है लेकिन अतिभोग हानिकारक है।

• असुरक्षित यौन संबंध एड्स जैसी बीमारियाँ लाता है।

• एक ही साथी के साथ मैथुन करने की सलाह दिजीए ।

• जब तक वह 21 साल का हो जाए तब तक मैथुन से परहेज करना अच्छा है ताकि उस समय पढ़ाई और करियर पर ध्यान केंद्रित करना आदि मे निवेश करना आवश्यक है।

• बेवफाई, अपने साथी को धोखा देने से आप अपना चरित्र खो देते हैं।

यदि आप अपने बच्चे के साथ यौन संबंधों के बारे में बात करने में सहज नहीं हैं, तो उसे एक यौन विशेषज्ञ के पास ले जाना एक अच्छा विचार है।

76

अपने पति से इन बातों को मत छिपाओ

बेशक कुछ राज़ पति और पत्नी दोनों ही रखेंगे। लेकिन एक पत्नी को, मेरे अनुसार निम्न बातों को नहीं छुपाना चाहिए। यहाँ महत्वपूर्ण शब्द है - "परेशान करनेवाली बात"। जो भी चीज आपको परेशान कर रही है, तुम्हें उन्हें अपने प्रिय पति से नहीं छिपाना चाहिए। मैं आपको कुछ उदाहरण देता हूं।

उदाहरण 1:

पति काम या व्यापार के लिए सफर पर गया है और आपका 5 साल का बच्चा बीमार पड़ गया है। तब आप सोच सकते है की - "अगर मैं उसे यह बता दूं, तो उसकी एकाग्रता भंग हो सकती है या वह मुझे बेपरवाह समझ सकता है, बुखार ही तो है आखिर, मुझे खुद ही संभालना चाहिए। क्यों उसे परेशान करो?

हल्के बुखार के साथ उल्टी-दस्त हो सकता है, चीजें नियंत्रण से निकल जाती हैं और आपका बच्चा अस्पताल में भर्ती हो जाता है। इस मौके पर अगर, तुम अपने पति को फोन करके बताओ कि क्या हुआ, वह भौचक्का रह जाएगा। जब वह वापस आएगा, तो तुम्हारे पास देने के लिए बहुत सारे स्पष्टीकरण होंगे।

मैं यह नहीं कह रही हूं कि अगर आप अपने पति को बताएंगी तो आपके बच्चे की हालत खराब हो जाएगी या उसमें नाटकीय रूप से सुधार होगा। लेकिन आपके पति शुरू से ही, इस दर्दनाक सफर का हिस्सा बनेंगे, इसलिए इस स्थिति मे उसे आपको और आपके बारे में बेहतर समझने का मौका मिलेगा।

उदाहरण 2: आपको कार्यस्थल (at work) पर परेशान किया जा रहा है

कहते हैं, तुम्हारा पति तुम्हें नौकरी पर भेजने को तैयार नहीं था, और तुम जबरदस्ती नौकरी करने चले गई , लेकिन दुर्भाग्य से, कार्यस्थल पर आपका यौन शोषण होता है। अगर आप यह आपके पति को बताते हैं, तो वह आपसे इसके बारे में लड़ सकता है; वह आपको तुरंत नौकरी छोड़ने के लिए कह सकता है। यह बिलकुल ठीक है; आप उसे थोड़ी देर बाद

मौका मिलने पर अपनी अगली नौकरी के लिए मना सकते हैं।

लेकिन अगर आप उसे नहीं बताते हैं अन्यथा अगर उसे इसके बारे में किसी से पता चलता है तब, चीजों को संभालना बहुत कठिन हो जाएगा। "क्यों नहीं बताया मुझे? उसमें मुझ से अपनी व्यथा बांटने का आत्मविश्वास नहीं है, क्या वह शोषण था या...!"

आइए इसे सरल रखें। अगर कोई आपको प्रताड़ित करता है, तो बस इसे अपने पति को बताएं और एक साथ, प्यार से, साहसपूर्वक स्थिति का सामना करें |

उदाहरण 3: आप बीमार पड़ जाते हैं

एक प्यार करने वाले पति के लिए अपनी पत्नी के बीमारी के बारे में छुपाने से बुरा कोई दर्द नहीं है। वह आपसे प्यार करता है और वह आपकी अच्छी देखभाल करना चाहता है। उसे अवसर दे दो। उसे निराश मत करो।

हमेशा याद रखें... बेहतर होगा कि शुरुआती चरण में ही सूचित कर दिया जाए और छोटी-छोटी गलतफहमियां चीजों के और बिगड़ने का इंतजार करने के बजाय, जो कुछ भी हो उसे ठीक कर लिया जाए, नहीं तो फिर पछतावे और निराशा के साथ प्यार और देखभाल के लिए तड़पना पड़ेगा |

77

सुबह सुबह जल्दी कैसे जागें? 10 आयुर्वेद टिप्स

आप आयुर्वेद की कोई भी किताब खोलेंगे तो सबसे पहले आपको यही सलाह मिलेगी, सुबह जल्दी उठना है। आयुर्वेद "ब्राह्म्य मुहूर्त" में जागने की सलाह देता है यानी सूर्योदय से करीब 45 मिनट पहले उठना चाहिए।

सुबह के समय की शांति और भव्यता का आनंद लेते हुए, हम सभी सपने देखते हैं, जबकि हमें इस कार्य को प्राप्त करने के लिए हमारे दैनिक दिनचर्या में लगातार कुछ प्रयास की आवश्यकता होती है। यहाँ कुछ सुझाव दे रहा हूँ।

अपना लक्ष्य निर्धारित करें: अपने दिमाग में समय तय करें और इसे अपने लक्ष्य के रूप में देखे। 5 बजे, 6 बजे, 6:30 बजे? घड़ी मे समय निश्चित करें और अपनी सारी मानसिक ऊर्जा उसी पर केंद्रित करें और आपने अपने लिए जो समय निर्धारित किया है, उसे लक्षित करने के लिए पर्याप्त दृढ़ संकल्प लें |

रात को टीवी, फोन और लैपटॉप बंद कर दें। टीवी और फोन यह दो ऐसी बड़ी बाधाएँ जो रात में आपके सोने के समय में देरी करती हैं। इन्हें बंद करने के लिए दृढ़ संकल्पित रहें, कम से कम रात 10 बजे तक टीवी और फोन बंद कर दें।

अपने परिवार और दोस्तों को इसकी उद्घोषणा न करें। यदि आप इसे दूसरों से कहते हैं, तो वे आपका मज़ाक उड़ा सकते हैं और आपकी क्षमताओं पर शक कर सकते हैं। आपको स्वयं पर विश्वास करना होगा और खुद के पास वापस आना होगा।

रात को हल्का खाएं - रात को भारी खाना न लें। मीठे, पचने मे भारी खाद्य सामग्री, तली हुई चीजों और जमे हुए खाद्य पदार्थ (frozen food stuff) इत्यादि से परहेज करें, रात का खाना हल्का होना महत्वपूर्ण है क्योंकि इससे आप सुबह हल्का महसूस कर सकते है, और जल्दी उठना आसान हो जाता है।

रात को आधा गिलास पानी पिएं - इस तरह आपका मूत्राशय सुबह जल्दी भर जाएगा और आप जागने के लिए मजबूर होंगे। मधुमेह रोगियों के लिए, और बार-बार पेशाब की

समस्या वाले लोगों के लिए यह सलाह उपयुक्त नहीं है।

अलार्म बटन को अपने बिस्तर से कुछ दूरी पर रखें, ताकि झपकी आने से बचा जा सके।

पहले आधे घंटे के बाद, यह बहुत आसान हो जाएगा – शुरू में, जब आप निर्धारित समय पर उठें तो आपको चक्कर आना, सिर में भारीपन और आलस्य महसूस होगा। पर उस समय, बिस्तर पर वापस जाने के बजाय, कम से कम बाथरूम जाने की कोशिश करें, ब्रश करें, अपने दाँत, समाचार पत्र पढ़ें, व्यायाम / योग की अपनी सुबह की दिनचर्या के लिए वार्म अप करें और शुरुआती आधे घंटे के लिए थोड़े प्रयास से खुद को जगाए रखें। पहले आधा घंटे के बाद, यह आश्चर्यजनक रूप से आसान हो जाएगा।

ठंडे पानी से नहाएं - ठंडे पानी से नहाने से आपकी सतर्कता और एकाग्रता में सुधार होता है।

जागने के बाद ज्यादा देर तक बिस्तर पर न रहें - उठने के तुरंत बाद, बिस्तर से बाहर निकलो और इससे दूर रहो।

बिस्तर में दिन की योजना बनाना द्वारा अपने आप को बहाने मत दो। यह आपको सोने के लिए वापस प्रोत्साहित कर सकता है। अनुचित लक्ष्य न रखें। यदि आप आमतौर पर 8 बजे उठते हैं, अपने आप को 5 बजे का लक्ष्य ना दें, इसके बजाय 7 बजे का लक्ष्य रखें और सप्ताह दर सप्ताह, धीरे-धीरे सुधार करें।

याद रखें - शुरुआती दिनों में आपके सामने आने वाली सभी कठिनाइयाँ केवल अस्थायी होती हैं, लेकिन आपको मिलने वाले मानसिक और स्वास्थ्य लाभ स्थायी होंगे।

78

नींद, दिन की नींद

नींद से आप तनावमुक्त होते हैं, आपके शरीर का विकास होता है, मरम्मत होती है, मन ताज़ा महसूस करने लगता है, सभी नकारात्मक विचार निकल जाते हैं।

अवधि:

मैं कम से कम 7 घंटे की रात की नींद की सलाह देता हूं। उम्र, शरीर प्रकार, काम, दैनिक आदतों आदि के आधार पर, यह अवधि प्रत्येक व्यक्ति मे भिन्न होती है।

लेकिन इस भागदौड़ भरी जिंदगी में कम से कम 7 घंटे की नींद बेहद जरूरी है।

बेड रूम कैसा होना चाहिए -

बड़े अच्छे से इसकी व्यवस्था होनी चाहिए, यदि आपको गंध से एलर्जी नहीं हैं तो कोमल सुगंध की (room freshner) सिफारिश की जाती है। अंधेरा होना चाहिए।

स्वाभाविक रूप से कैसे सोएं?

- रात के खाने के समय और सोने के समय के लिए एक सख्त दैनिक कार्यक्रम बनाएं और उससे चिपके रहे।
- कोशिश करें कि दोपहर के समय न सोएं। इससे रात की नींद में सुधार होगा। (बुजुर्ग लोगों के लिए दिन की झपकी की सिफारिश की जाती है)।
- रात के समय एक गिलास गर्म दूध पिएं।
- कार्यालय से लौटने के बाद, शाम के समय गुनगुने पानी से स्नान करें।
- ढेर सारे फल और सब्जियाँ खाएँ, जूस पियें, और अपना इष्टतम स्तर की स्थिति का पोषण प्राप्त करें।
- शाम की अवधि के दौरान हल्के से मध्यम व्यायाम करे, ताकि आप थका हुआ महसूस करें, और इसके बाद गर्म स्नान और फिर एक कप गर्म दूध जरूर लें, जो आपको सीधे बिस्तर पर भेज देता है।
- यदि आप शोर के प्रति बहुत संवेदनशील हैं, तो ईयर प्लग का उपयोग करें।

- यदि आप प्रकाश के प्रति संवेदनशील हैं, तो प्रकाश लगाएं या आँखों के पट्टी का उपयोग करें।
- कुछ लोगों के लिए, अच्छी नींद के लिए हल्का संगीत अच्छा सहायक होता है।
- माथे पर थोड़ा सा क्षीरबला तेल लगाने से नींद अच्छी आती है।

दोपहर की झपकी / दिन में सोना –

दिन की नींद सबसे अधिक बहस वाले विषयों में से एक है। दिन में सोने के बारे में अनेक मत हैं। आयुर्वेद के मूल ग्रंथों में से एक, चरक संहिता

लगभग 2500 वर्ष पूर्व लिखी गई पुस्तक में दिन में सोने का पूरा विवरण है। कौन दिन में सो सकता है, किसे दिन में नहीं सोना चाहिए, यह जीवन को कैसे प्रभावित करता है और स्वास्थ्य आदि। आइए जानें पूरी आयुर्वेदिक संकल्पना।

दिन के समय कौन सो सकता है?

• **गायक** - गायन में बहुत सारी वात गतिविधि शामिल होती है और यह समग्र वात बढ़ोतरी का कारण बनती है। वात को संतुलित करने के लिए गायकों को दिन में सोने की सलाह दी जाती है।

- **विद्यार्थी-जो लगातार पढ़ते हैं**- नींद का संबंध स्मृति और सभी पढ़े हुए विषयों को पचाने से है। दिमाग को आराम देना अच्छा है ताकी उसे आत्मसात करने का समय मिले । हो सकता है कि छात्र दिन में घंटों न सोएं, लेकिन दोपहर की एक छोटी झपकी उनके लिए अद्भुत काम करती है।
- **शराब पीने के बाद** - कार चलाने के बजाय दिन के समय, शराबियों के लिए इस दौरान सोना बेहतर होता है।
- **रोजाना मैथून करने वालों को**- रोज मैथून करने से थकान होने लगती है। इसलिए दिन मे सोने की सलाह दी जाती है।
- **भारी काम** - मेहनत करने वालों मे अस्थायी वात वृद्धि होगी और वो थकान का अनुभव करते हैं। क्षतिपूर्ति करने के लिए, उन्हें दिन की नींद लेनी चाहिए।
- **जिन लोगों को अपच की समस्या होती है** - यह उन अपच को संदर्भित करता है जिनके कारण वात असंतुलन उत्पन्न होता है।
- **चोट लगी है ऐसे लोग** - वात को संतुलित करने के लिए।
- **कम वजन वाले और कुपोषित शरीर वाले लोग** - सामान्य दैनिक गतिविधियों के लिए, हमें दैनिक भोजन के माध्यम से इतने कैलोरी का सेवन जरूर करना चाहिए जिससे हमारे शरीर की कैलोरी की जरूरतों को संतुलित किया जा सके। इसलिए वजन बढ़ाने की चाह रखने वाले लोग, दिन के समय सोए इससे उन्हें कैलोरी बचाने और वजन बढ़ाने मे मदद मिलेगी ।

- **बड़ों और बच्चों को** - जाहिर तौर पर उन्हें अपनी उर्जा स्तर और सेहत बनाए रखने के लिए आराम की जरूरत होती है।
- **रोगी** – विशेष रूप से कम शक्ति वाले, अत्यधिक प्यास से पीड़ित, दस्त, पेट दर्द, सांस की बीमारी, हिचकी और जो अत्यधिक थका हुआ है ।
- **जिन्होंने लंबी दूरी की यात्रा की हो** - यात्रा करने से वात असंतुलन और थकान होती है, इसलिए सोने की सलाह दी जाती है।
- **अत्यधिक क्रोध वाले लोग** - नींद मस्तिष्क को आराम देती है और गुस्से से गरम मस्तिष्क को ठंडक पहुँचाती है। इसलिए, सोने के बाद, यह धैर्य के साथ, व्यक्ति को समस्या से निपटने में मदद करता है।
- **दुः ख वाले लोग** - उनके लिए, दिन के समय सोना उन्हें दर्द भूलने और उदासी के कमी में मदद करता है।

उपरोक्त सभी लोगों को सभी मौसमों में दिन के समय सोने की सलाह दी जाती है। इन लोगों के लिए, अच्छी नींद, सभी स्वस्थ ऊतकों को, ऊर्जा और कफ को संतुलित करने में मदद करती है और शरीर को बल देती है ।

हर कोई दिन की नींद कब ले सकता है?

सभी स्वस्थ लोगों के लिए, गर्मियों के दौरान दिन में सोने की सलाह दी जाती है, क्योंकि रात का समय कम होता है और गर्मियों के दौरान ऊर्जा की कमी होती है।

अन्य मौसमों में सामान्य लोगों को दिन में सोने की सलाह नहीं दी जाती है।क्योंकि इससे कफ और पित्त का असंतुलन हो सकता है।

किन लोगों को दिन की नींद नहीं लेनी चाहिए?

- जो लोग मोटापे से परेशान हैं
- जो रोजाना घी या तेल खा रहे हों
- कफ रोग से पीड़ित लोग, जिनका कफ प्रकार का शरीर है
- जो लोग विषाक्तता से पीड़ित हैं उन्हें दिन में कभी नहीं सोना चाहिए।

कफ रोगों का तात्पर्य मधुमेह, मोटापा आदि से है। इन लोगों में, दैनिक गतिविधि के साथ लिए गए भोजन की कैलोरी से अधिक कैलोरी बर्न होनी चाहिए। इसलिए यदि वे दिन के समय में नहीं सोते हैं तो यह वजन कम करना या रक्त शर्करा के स्तर को बनाए रखना आदि मे मदद करता है।

यदि कोई नींद के लिए अयोग्य व्यक्ति दिन में सोता है तो क्या होता है?

सूजन / शोफ, स्वादहीनता, उल्टी की अनुभूति, ठंड का बढ़ना, माइग्रेन, त्वचा रोग, खुजली, आलस्य, खांसी, गले के रोग, अच्छी याददाश्त और बुद्धि की कमी, बुखार, इंद्रियों में कमजोरी, विषाक्तता में वृद्धि, आदि होता हैं । अगर किसी व्यक्ति को ये स्थितियां हैं, तो दिन के दौरान सोने से यह स्थितियां और भी खराब हो जाएगी।

अतः उपयुक्तता और समय के आधार पर व्यक्ति को दिन में सोना चाहिए।

झपकी की अवधिः

बुजुर्गों और बच्चों के लिए - आधे घंटे से एक घंटे तक।

युवा लोगों के लिए - 10 से 15 मिनट। अगर युवा दिन के दौरान ज्यादा घंटे सोते हैं, तो यह रात की नींद के घंटों को नुकसान पहुंचा सकता है, जिससे असंतुलन पैदा हो सकता है |

यदि आप रात में एक घंटे की नींद से चूक गए हैं, तो दिन में आधा समय (आधा घंटा) झपकी लेना बेहतर है।

एक सामान्य नियम - झपकी हमेशा दोपहर के भोजन से पहले लेनी चाहिए। आयुर्वेद ऐसा कहता है, की दोपहर के भोजन के बाद झपकी लेना अपच का कारण बनता है।

79

नींद लेने का सही समय क्या है? अपनी नींद की योजना कैसे बनाएं?

नियमित रात की नींद बनाए रखने में कठिनाई वाले लोगों की संख्या दिन-ब-दिन बढ़ती जा रही है। दुर्भाग्य से, उनमें से ज्यादातर युवा हैं, जो जल्दी नहीं सो पाते और जल्दी जाग जाते हैं। अगर आपकी दिनचर्या बहुत कम उम्र में अनियमित बन जाती है, तो यह निश्चित रूप से आपके भविष्य स्वास्थ्य और जीवन के लिए एक अच्छी नींव रखने में विफल रहता है। अधिकतः रात को 11 बजे तक निश्चित समय पर सोने के लिए इन टिप्स को फॉलो करने की कोशिश करें -

रात 11 बजे सोने का सही समय क्यों है?

बिस्तर पर जाने का सही समय तय करने के लिए कई कारक हैं। हम में से अधिकांश के लिए, सोने का समय रात 11 बजे का तय करना बेहतर है इससे ज्यादा देर न करें। आयुर्वेद के अनुसार, नींद कफ दोष से प्रभावित होती है। कफ शरीर प्रकार वालों को ज्यादा नींद आती है। पित्त या वात शरीर के प्रकार वाले, आमतौर पर कम सोते हैं।

यदि आप रात को तीन भागों में बांटते हैं, तो रात का पहला भाग - लगभग रात 9 बजे - 12 मध्य रात्रि कफ का प्रभुत्व है। तो, आपके दोष शरीर प्रकार की परवाह किए बिना, इस अवधि के दौरान आपके पास कफ का प्रभुत्व होगा। इसलिए, यदि आप इस समय के भीतर सोते हैं, तो आपको रात में अच्छी नींद आने की संभावना बहुत ज्यादा होती है।

12 तक का इंतजार न करें

हालांकि कफ का समय रात के 12 बजे तक रहता है, लेकिन बिस्तर पर जाने के लिए 12 बजे तक इंतजार करना बुद्धिमानी नहीं है। 10 से 11 बजे के बीच सोने का अच्छा समय है। यदि आप अपने सोने के समय में देरी करते हैं, तो 12 बजे के बाद, रात के मध्य एक तिहाई

भाग में पित्त का आधिपत्य होता है, जो नींद के अनुकूल नहीं है।

पित्त असंतुलन से बचें:

इसका मतलब यह है कि जो लोग देर से सोते हैं, वे आमतौर पर पित्त के असंतुलन से पीड़ित होते हैं, जैसे कि माइग्रेन, जलन, जठरशोथ, भूरे बाल, बालों का झड़ना, त्वचा रोगों का बिगड़ना, रक्त के विषों (toxins) का बिगड़ना आदि विकार होते है । इसका यह भी अर्थ है कि, यदि आपको पहले से ही ये विकार हैं, तो जल्दी सोना बेहतर है, नहीं तो आपके लक्षण बिगड़ सकते है।

आपको सुबह 6 बजे से पहले जागने की आदत बनाने के लिए -

11 बजे तक सोने में सक्षम बनने से आप सुबह 6 बजे तक जाग सकते हैं। इससे आपको लगभग 7 घंटे की रात की अच्छी नींद, जो काफी आदर्श है वो मिल सकती है। सुबह 6 बजे उठने के अपने अलग फायदे हैं।

रात 11 बजे तक सोने की योजना बनाएं -

• अगर आपको रात में कॉफी/चाय पीने की आदत है तो शाम के 7:30 बजे के पहले पीनी चाहिए। उसके बाद कोई पेय पदार्थ नहीं।

• रात 9 बजे या उससे पहले भोजन कर लें। इससे आपको रात के खाने और सोने के समय के बीच, 2 घंटे का अच्छा अंतराल मिलेगा, जो आदर्श है। इससे अपच विकारों से बचने मे मदद मिलती है।

• जब तक बहुत प्यास न लगे, रात को 10:00 बजे के बाद कुछ भी पीने से बचें।

• सोने से आधा घंटा पहले टीवी/इंटरनेट न देखें। रात 10:30 बजे तक, आपके लैपटॉप, टैबलेट और फोन आप से बहुत लंबी दूरी पर होने चाहिए।

• 10:30 - 10:40 बजे - 10 मिनट व्यायाम करें। यह कुछ आसान व्यायाम, या सिर्फ चलना या योग हो सकते हैं ।

• 10:40 तक, अपने परिवार के सभी सदस्यों से बात करना बंद कर दें। जब आप अधिक बात करते हैं, तब आप अधिक सोचने की प्रक्रिया को सक्रिय करेंगे, और उतना ही मस्तिष्क को काम में लगा हुआ रखा जाएगा। इससे मस्तिष्क को शांत होने में देरी होगी। इससे सोने के समय में देरी होगी।

• 10:40 - 10:50 अपराहन - अपनी पसंदीदा पुस्तक या पत्रिका पढ़ें (पर आपके फोन या टैबलेट मे नहीं)

• अंतिम 10 मिनट का उपयोग ब्रश करने, शौचालय जाने आदि के लिए किया जा सकता है। अब आप बिस्तर पर सोने के लिए तैयार हैं।

• कमरे में अंधेरा रखना सुनिश्चित करें। अगर आपको सोने में परेशानी है तो सोते समय भी मंद प्रकाश का बटन शुरू न करें। फोन आदि अपने बिस्तर से दूर रखें |

अन्य सुझाव:

• रात के समय मसालेदार भोजन और पेट फूलने वाले खाद्य पदार्थों से बचें।

• रात के समय मिठाई, तले हुए भोजन, पचने में भारी मांसाहारी भोजन से परहेज करें।

• सुबह ठंडे पानी से स्नान करें।

• अपनी प्यास के आधार पर दिन भर में अच्छी मात्रा में पानी पिएं।

एक अच्छी तरह से हाइड्रेटेड शरीर बेहतर ऊर्जा और सोने की बेहतर आदतें बनाए रखने में मदद करेगा।

युवाओं से एक निवेदन:

मैंने late sleeping disorder मुख्य रूप से युवाओं में देखा है। मैं समझ गया कि आप व्यस्त हैं, आपकी अपनी प्राथमिकताएँ हैं, आपके रिश्ते हैं, आपके मित्र हैं, आपकी शौक, विद्यालय और क्या नहीं। मैं समझता हूं कि जब भी कोई मुफ्त सलाह देता है, तब आप बहुत आसानी से नाराज़ हो जाते हैं। (मेरे साथ भी होता था)।

मैं समझता हूं कि आपकी अपनी दुनिया है, जो बाकि लोगों से बिल्कुल अलग हैं ।

लेकिन,

आप एक अनुशासित, स्वस्थ और ऊर्जावान जीवन भी जी सकते हैं, अपने भविष्य के सपनों को हासिल करने के लिए जो आपको सक्षम बनाता है।

या, आप एक लापरवाह, गैर-जिम्मेदार जीवन जी सकते हैं, जहाँ आप कुछ कुछ चीजें, बहुत जल्दी, हासिल कर सकते हैं लेकिन आप उनका आनंद लेने के लिए लंबे समय तक जीवित नहीं रह सकते।

मुझे पता है कि यह दुनिया 24X7 चल रही है। आपकी तरह मैं भी एक दिन मे 10 घंटे, 12 घंटे, 15 घंटे काम करता हूं, लेकिन निश्चित रूप से मेरे स्वास्थ्य की किमत पर नहीं।

आप अपने जीवन के सभी पहलुओं पर ध्यान केंद्रित करते हैं। - आपके दोस्त, शौक, विद्यालय, ट्यूशन, पढ़ाई, रिश्ते, अफेयर्स और क्या नहीं। लेकिन इसके साथ अपने स्वास्थ्य का भी ऐसे ही ख्याल रखें। उसके लिए शुभकामनाएं!

80

आसान आयुर्वेद टिप्स बेहतर नींद के लिए

भूख और प्यास के समान नींद एक प्राकृतिक शरीर की इच्छा है। हालांकि सोना एक

प्राकृतिक घटना है, कुछ को स्वाभाविक रूप से सोना मुश्किल लगता है और वो नींद की कमी और संबंधित रोग इससे पीड़ित होते हैं। इससे पहले कि आप सोने के लिए दवा लेने पर विचार करें, सोने के लिए इन सरल लेकिन प्रभावी नींद आने की सलाहों पर विचार करें।

बेहतर नींद के लिए सलाहें:

अपना कमरा तैयार करें: सोने का कमरा और आपका बिस्तर बहुत साफ-सुथरा और सुव्यवस्थित होना चाहिए। साफ-सफाई मन को शांत रखने में मदद करती है, जिससे अच्छी नींद आती है।

अंधेरा कमरा: अंधेरा दिमाग को तेजी से शांत करने में मदद करता है। अनावश्यक विचार और आत्म-बातचीत जो एक अच्छी नींद के लिए बाधाएँ हैं, इससे बचने में मदद मिलती है।

अगर आपके कमरे में पर्याप्त अंधेरा नहीं है, तो आँखों की पट्टी (Eye band) का उपयोग करने पर विचार करें।

ध्वनि प्रमाण: प्राकृतिक नींद के लिए ध्वनि एक और बाधा है। इससे उबरने के लिए आप ईयर प्लग का इस्तेमाल कर सकते हैं। नाइट शिफ्ट में काम करने वालों के लिए, दिन के समय सोने के लिए, आँखों की पट्टी (Eye band) और ईयर प्लग उपयोगी होते हैं।

सही बिस्तर और तकिया चुनें: सख्त या मुलायम, वह चुनें जो आपके लिए सही हो।

पलंग की चादर का कलर: पलंग के ऊपर की चादर, कवर और तकिए हल्के रंग के हों यह सुनिश्चित करें। हल्का नीला, हल्का बैंगनी या जो भी आपके मन को सुकून दे।

अपनी हाथों को सही स्थिति में रखें: कुछ लोग जब अपनी भुजाओं को सिर के स्तर से ऊपर रखते हैं तो उनको अच्छी नींद आती है। कुछ हाथ में दर्द के कारण नींद से जाग जाते हैं, जिसे तकिए के नीचे रखा गया था। इसलिए आपका हाथ आरामदायक स्थिति में होना चाहिए, जो अच्छी नींद के लिए जरूरी है।

पैरों की मालिश: अपने प्रिय को अपने पैरों की मालिश करने के लिए राजी करें, (यह बिना कोई भी तेल के भी हो सकता है)। यह वास्तव में शरीर और दिमाग को बेहतर आराम करने में मदद करता है।

निश्चित समय: यह वास्तव में सोने के लिए एक निश्चित कार्यक्रम रखने में मदद करता है; शरीर की लय को यह निर्धारीत करता है। यह शरीर और दिमाग की घड़ी को भी निर्धारीत करेगा।

टीवी/कंप्यूटर से दूर रहें: बिस्तर पर जाने से पहले, कम से कम एक घंटा टीवी/कंप्यूटर देखने से बचें।

डरावनी किताबों, फिल्मों, त्रासदीपूर्ण (tragedy) धारावाहिकों आदि से दूर रहें: मनोरंजन, अपने मन को खुश और शांत करनेवाला चाहिए। यह आपके दिमाग को गलत तरीके से उत्तेजित करनेवाला नहीं चाहिए, विशेषत: कम से कम देर रात के समय।

दिन में सोने से बचें: अगर आपको रात में सोने में परेशानी हो रही है तो दिन में सोने से बचें

रात का भोजन भारी न हों: चूंकि रात में ऊर्जा की आवश्यकता बहुत कम होती है, इसलिए भारी भोजन से बचना बेहतर है। हल्का भोजन आपके पेट और शरीर को हल्केपन का अनुभव देता है, और प्राकृतिक नींद को प्रेरित करना।

धूम्रपान की आदत छोड़ें - धूम्रपान नींद की कमी का कारण बनता है। यह आपको धूम्रपान क्यों छोड़ना चाहिए इसके कई में से एक कारण हैं।

कोई तकरार/गुस्सा/भारी सोच - मुद्दों को सुलझाने के लिए, सुबह का समय बेहतर है। देर रात दिमाग को शांत रखने और शरीर तथा मन के आराम करने का समय है।

सप्ताह में कम से कम एक बार तेल मालिश - यदि दैनिक दिनचर्या नहीं है, तो तेल मालिश साप्ताहिक दिनचर्या का हिस्सा होना चाहिए।

रात में व्यायाम करें - कुछ लोगों के लिए, रात में व्यायाम करने से नींद आने में मदद मिलती है, क्योंकि शरीर इतना थक जाता है की वह आराम करने और ताकत हासिल करने के तरीके के रूप में सो जाता है।

गुलाब जल घरेलू उपचार - अगर आपकी आंखें पहले से ही थकी हुई या पूरी तरह से लाल हैं, तो रात को सोने से पहले रूई के दो टुकड़ों को गुलाब जल में डुबोकर कुछ मिनट के लिए अपने बंद पलकों पर रखें। तनावग्रस्त आँखें कभी-कभी नींद की कमी का कारण बनती हैं।

बहुत हल्का संगीत - बहुत कम मात्रा में हल्का संगीत बजाना, आपके मन को आराम करने में मदद करता है।

बालों में तेल लगाने, रात को नहाने से कुछ हद तक अनिद्रा ठीक होने में मदद मिलती है।

81

कारक जो हो सकते हैं आपके बहुत बढ़िया नींद मे परेशानी के कारण

नींद की बीमारियाँ (sleeping disorders) कई प्रकार की होती हैं जैसे सोने में कठिनाई, अशांत नींद, सुबह जल्दी उठना, छोटे टुकड़ों मे नींद आदि। जबकि कुछ स्वास्थ्य स्थितियों के कारण रातों की नींद हराम हो जाती है जैसे कई छोटी-छोटी गलतियां जो आप अनजाने में करते हैं और वो बहुत बड़ी बन जाती है और आपकी रातों की नींद हराम करने का कारण बनती हैं।

रात का मसालेदार खाना - हम पहले ही जान चुके हैं कि मीठा खाना अच्छा नहीं होता और रात को तैलीय खाना। साथ ही रात को, मसालेदार और तैलवाले खाने से परहेज करना भी जरूरी है।

दही - आयुर्वेद के अनुसार रात के समय दही नहीं खाना चाहिए।

दिन में सोना - अनिद्रा से पीड़ित लोगों के लिए दिन में नहीं सोना चाहिए। यह शाम तक शरीर को थका देने में मदद करता है, और इससे स्वाभाविक रूप से सो जाने की संभावना भी बढ़ जाती है|

ऊबड़-खाबड़ तकिया - कभी-कभी, हम तकिये के सतह के ऊपर रहनेवाली उन छोटी-छोटी गांठों, और अनियमितताओं को नज़रअंदाज़ कर देते हैं या तकिया बहुत अधिक मुलायम / कठोर होता हैं तो यह आपको सोने में कठिनाई देता है | इससे अजीब गर्दन की मुद्रा, दर्द, धूल आदि भी नींद में खलल डालते है। इसके अलावा, नियमित रूप से कृपया तकिए के कवर को बदलना और धोना याद रखें।

बहुत खुरदरा / बहुत चिकना बिस्तर - दोनों में से कोई भी आपकी नींद या आपकी पीठ के लिए अच्छा नहीं है। वह बिस्तर चुनें जो आपको आरामदायी हो।

प्रकाश या शोर - यदि आपको रात में प्रकाश और ध्वनि परेशान करते हैं, तो आँख पट्टी और अपने कानों के प्लग का उपयोग करना बेहतर होता है।

खुली हवा (Ventilation) - ताजी हवा प्राकृतिक नींद की संभावना में सुधार करती है। इसलिए बंद, वेंटिलेशन रहित बेड रूम से पूरी तरह परहेज करें।

पीड़ा और दर्द - आयुर्वेद के अनुसार मालिश से आपके शरीर को आराम मिलता है। मैं सप्ताह में कम से कम एक बार इसकी सलाह देता हूँ, विशेषत: किसी आयुर्वेद केंद्र में जाकर करें |

शारीरिक गतिविधि की कमी - कुछ लोगों मे, आरामदायी जीवन शैली की आदतें, तथा दिन में लैपटॉप स्क्रीन या टीवी से चिपके रहने के कारण नींद नहीं आती है। इसलिए काम करने की कोशिश करो।

कुछ के लिए, शाम के समय व्यायाम, उन्हें रात में थका देता है और गिरने में मदद करता है और आसानी से सो वो जाते हैं।

रात को खाना खाने के तुरंत बाद सोना - रात के खाने के बाद से और बिस्तर पर जाने से पहले कम से कम 1-2 घंटे का अंतराल देने की सलाह दी जाती है।

यदि आपको रात के खाने के बाद तुरंत सोना है, उदाहरण के तौर पर, अगली सुबह जल्दी निर्धारित बैठक में भाग लेने के लिए, तो उस समय कम से कम 5-10 मिनट टहलें, और फिर सो जाएं।

देर रात के हॉरर शो / इंटरनेट ब्राउजिंग - यह आपके मन की शांति को स्पष्ट रूप से दूर ले जाते हैं और रात में सोने में कठिनाई का कारण बनता है।

अनियमित भोजन और सोने का समय - यह पाचन हानि का कारण बनता है। तथा शरीर की प्राकृतिक लय और शरीर की घड़ी को बिगाड़ देता है, जिससे सोने में कठिनाई होती है।

अधिक शराब या धूम्रपान अन्य स्पष्ट कारणों के साथ-साथ अनिद्रा का कारण बनता है।

रिश्ते की समस्या- बिस्तर पर जाते समय, अपने पति/ पत्नी के साथ विवादास्पद विषयों पर चर्चा करने से बचें। इससे आप दोनों की नींद में खलल पड़ सकती है।

तनाव, डिप्रेशन, चिंता, डर - जबकि इन समस्याओं को दूर करने के लिए बहुत सारी तकनीकें हैं, पर मेरी सामान्य और सरल सलाह है कि शौक अपनाएं।

नींद न आने/अनिद्रा के कारण

- नस्य (नाक मे डालनेवाली) दवा के कारण जलन
- बार-बार उल्टी होना
- भय, चिंता, क्रोध, घृणा
- धूल, धुएँ आदि के संपर्क में आना
- शारीरिक व्यायाम
- रक्तपात (Bloodletting)
- उपवास

- असुविधाजनक बिस्तर
- प्रौढ़ अवस्था
- शूल, दर्द
- जीवन और परिस्थिति की असुरक्षा
- जीवन, नौकरी, परिस्थितिया आदि में असंतोष

82

हर समय नींद आ रही है? 18 कारण और समाधान आयुर्वेद के अनुसार

यदि आपने कल रात कम नींद ली थी, और आज पूरे दिन भर आपको नींद आ रही है, तो यह काफी सामान्य है। लेकिन अगर आपको रोजाना दिन में नींद आती है, तो फिर शरीर या दिमाग में कोई समस्या हो सकती है जिसे ठीक करने की जरूरत होती है।

दिनभर नींद न आने से कई तरह की समस्याएं हो जाती हैं जैसे,

- एकाग्रता का अभाव
- कार्य अनुसूची के साथ तालमेल बिठाने में कठिनाई
- बिगड़ा हुआ पाचन
- बदन दर्द, सिर दर्द, पीठ दर्द
- सुस्ती, रूचि की कमी
- रात की नींद की कमी
- ऊब, आलस, अवसाद आदि

आयुर्वेद के अनुसार, दिन के समय अत्यधिक नींद महसूस होने के कई शारीरिक और मानसिक कारण हो सकते हैं। समाधान तो अपने कारणों में छिपा है।

1. अपने सोने-जागने के कार्यक्रम को ठीक करें: दिन के समय नींद महसूस करने के प्रमुख कारणों में से एक, रात की उचित नींद की कमी है। सुनिश्चित करें कि आपके पास कम से कम 6-7 घंटे की अच्छी रात की नींद हो सके। सोने के शिष्टाचार जैसे कम से कम तीन घंटे पहले कॉफी से परहेज करना, सोते समय अपने कमरे में अंधेरा रखना आदि सभी का अनुसरण करें।

2.तामस - नकारात्मक शक्ति - यदि आप स्वभाव से सुस्त हैं, अपने भविष्य के प्रति सकारात्मक दृष्टिकोण नहीं रखते, तो इसे बदलने और शारीरिक और मानसिक रूप से सक्रिय जीवन जीने का समय आ गया है। योग, प्राणायाम, प्रार्थना, तथा अपनी दिनचर्या में सकारात्मक स्वयं सहायता पुस्तकें शामिल करें।

3. तनाव, भय, क्रोध और अवसाद - ये सभी आपको सुस्त बनाने के कारक हो सकते हैं और आपको सक्रिय जीवन से दूर रहने के लिए ललचाते हैं, जिससे सभी को दिन भर नींद आती है। रिश्तों, कर्तव्यों और तुम्हारी जिम्मेदारियां के साथ रहनेवाले अपने विवादित मुद्दों को ठीक करें। दोस्तों से मदद मांगें या परामर्श सत्र (counselling) के लिए जाएं या स्वयं-सहायता पुस्तकों में अपनी भावनात्मक समस्याओं का समाधान खोजें। डिप्रेशन से छुटकारा पाए।

4. शरीर का प्रकार - आयुर्वेद के अनुसार, कफ शरीर के प्रकार वाले लोग आमतौर पर दूसरों की तुलना में थोड़ा अधिक समय सोते हैं। अगर आपको आयुर्वेदिक डॉक्टर ने बताया है कि आपके पास कफ शरीर प्रकार है, तो रात के दौरान नींद की अवधि बढ़ाने का विचार करें।

5. आयु - स्वाभाविक रूप से, वृद्ध लोगों और बच्चों को ऊर्जा की कमी के संतुलन के लिए दिन के नींद की आवश्यकता होती है। उनके लिए हर समय नींद महसूस करने से बचने के लिए आयुर्वेद दिन में सोने की सलाह देता है ।

6. दिन की नींद की योजना बनाएं – कुछ प्रकार के लोगों और रोगियों को दिन की नींद आवश्यक होती है। अगर वे इससे बचते हैं, तो उन्हें हर समय नींद का अहसास होता रहेगा। सामान्य नियम के तौर पर, दोपहर के भोजन से पहले 15-30 मिनट की नींद स्वस्थ है।

7. आहार - भारी भोजन से परहेज करें - अगर आपको भारी भोजन के बाद नींद आने लगती है, तो भोजन की मात्रा कम करने पर विचार करें। इसके बजाय दिन में हल्का खाना ज्यादा बार लें।

8. पाचन- पाचन संबंधी समस्या वाले लोगों को अधिक मात्रा मे तंद्रा हो सकती है। उनमें अदरक और काली मिर्च का प्रयोग या उचित उपचार, अपच समस्या को हल करने में मदद करता है।

9. आयुर्वेद 1 ग्राम अदरक को आधा ग्राम सेंधा नमक के साथ भोजन करने से ठीक पहले पानी के साथ लेने की सलाह देता है।

10. नियमित व्यायाम - नींद न आने सहित कई बीमारियों के लिए, एक सक्रिय शरीर और मन की कमी यह मूल कारण है। नियमित व्यायाम आपके शरीर के सभी भागों में ऑक्सीजन प्रवाहित करेगा। यह फेफड़ों को अधिक ऑक्सीजन आकर्षित करने में भी मदद करता है और आपको ऊर्जावान रखता है।

11. तेज रोशनी हो - दिन के समय कमरे को पर्याप्त रोशन रखें। अंधेरे कमरे या प्रकाश की अनुपस्थिति से मेलाटोनिन का स्राव होता है, जो बदले में नींद की ओर ले जाता है।

इसलिए हमेशा प्रकाशमान कमरे में बैठें।

12. उचित हवादार कमरा (ventilation) - कमरे को ठीक से हवादार रखें क्योंकी ताज़ी हवा ताज़ी ऊर्जा लाती है।

13. प्राणायाम - श्वसन के व्यायाम आपको बेहतर तरीके से ऊर्जा उपलब्धी के साथ उपयोग करने में मदद करेंगे, जिससे आपका दिन ऊर्जावान बनेगा।

14. शराब और धूम्रपान से परहेज करें

15. उत्तेजक - थोड़ी कॉफी, चाय, चीनी रहित नींबू का रस और शहदयुक्त गुनगुना पानी, आपको सतर्क और सक्रिय रहने में मदद करेगा।

16. फल और पानी लें - अपने शरीर को अच्छी तरह से पोषित और हाइड्रेटेड रखें। पोषण की कमी से ऊर्जा की कमी, सुस्ती और नींद आने लगती है।

17. सीधे और सतर्क बैठें - थोड़ी बहुत आरामदायी अनौपचारिक बैठने की मुद्राएँ, सिर को आराम देकर, चारों ओर तकिए के साथ, निश्चित रूप से आपको नींद दिलाएगी।

18. गुप्त रोग - कुछ रोग जैसे मधुमेह, हाइपोथायरायडिज्म आदि कमजोरी और नींद भी लाते हैं। उचित विश्लेषण और उपचार के लिए अपने चिकित्सक से परामर्श करें।

19. आयुर्वेदिक औषधियां – कुछ औषधियां ऐसी होती हैं, जो आपको दिन के दौरान ऊर्जावान और जाग्रत रखने मे मदद करती हैं। कुछ जड़ी-बूटियाँ भी हैं जैसे अश्वगंधा और ब्राह्मी, जो आपको बेहतर नींद लाने में मदद करते हैं। सही नुस्खे के लिए अपने आयुर्वेदिक डॉक्टर से सलाह लें।

हमेशा, सुस्ती और आलस्य अत्यधिक नींद आने का कारण नहीं होते हैं। इस समस्या का समाधान तथा सफलता, सही कारण और समाधान खोजने में ही निहित है।

83

तिल और तिल के तेल के लाभ - सम्पूर्ण आयुर्वेद विवरण

तिल सबसे ज़्यादा इस्तेमाल की जाने वाली आयुर्वेदिक दवाओं में से एक है। अगर तिल न होते, तो मैं कहूँगा कि 40% आयुर्वेदिक नुस्खे अस्तित्वहीन होते। तिल का इस्तेमाल कई तरह की खुराकों में किया जाता है - पाउडर, पेस्ट, तेल, तिल के नुस्खों के रूप में। इस अद्‌भुत जड़ी-बूटी का इस्तेमाल कई तरह से किया जाता है, जैसे बाहरी, आंतरिक, मुंह से, आँखों के ऊपर, नाक से, मलाशय से आदि। अब समय आ गया है कि हम तिल के फ़ायदों के बारे में जानें।

तिल से जुड़े तथ्यः

वानस्पतिक नामः सेसमम इंडिकम लिन। आयुर्वेदिक नामः तिल।

काले और सफ़ेद तिल के बीच अंतरः

दोनों में ज़्यादा अंतर नहीं है। सफ़ेद किस्म के तिल छिलके वाले काले तिल होते हैं। काले तिल में सफ़ेद तिल से ज़्यादा कैल्शियम होता है।

तिल के पर्यायवाचीः बेने सीड, तिल, सिम सिम, अबोंग्रा, हु मा, ज़ी मा, सेसमज़ाद, चाम केके, सेसमो, शिरो गोमा, सेमिला डी अजोंजोली, सेसम, सेसमो, सेज़म इंडिज्स्की। ग्रेन्स डी सेसम, सेसम ब्लैंक।

तिल के भारतीय पर्यायवाचीः तिल, तिल, एलु, तारा, गुम्बुलु आदि।

उपयोग किए जाने वाले भागः तिल के बीज, तेल और पूरा पौधा। पूरे पौधे का उपयोग तिल क्षार नामक विशेष आयुर्वेदिक दवा की तैयारी में किया जाता है।

तिल के तेल की संरचनाः तिल में विटामिन ई भरपूर मात्रा में होता है। इसलिए, यह एक प्राकृतिक एंटीऑक्सीडेंट के रूप में कार्य करता है। इसमें विटामिन के भी होता है। तिल में

मैग्नीशियम, तांबा, कैल्शियम, आयरन, जिंक और विटामिन बी6 होता है।

तिल के फायदेः

मास्टर चरक - सभी प्रकार के तेलों में से, तिल का तेल ताकत बढ़ाने और शरीर को तैलीय बनाने के लिए सबसे अच्छा है। (चरक सूत्रस्थान 13वां अध्याय)

आचार्य सुश्रुत ने तिल के आयुर्वेदिक गुणों को निम्नलिखित शब्दों में सूचीबद्ध किया है। ये सभी शब्द तिल के बीज के लाभों के लिए जिम्मेदार ठहराए जा सकते हैं -

दंत्य - दांतों के लिए अच्छा। इसलिए अच्छे दांतों के लिए तिल का उपयोग तीन तरीकों से किया जाता है।

- चबाने की सलाह दी जाती है।
- इसका पेस्ट दांत दर्द वाली जगह पर रखा जाता है।
- तिल के तेल का उपयोग तेल खींचने के लिए किया जाता है।

दांतों में झुनझुनी, कमजोर दांत और वात असंतुलन के कारण मुंह के रोग जैसी स्थितियों में तिल के पेस्ट में पानी मिलाकर 3 से 5 मिनट तक मुंह में रखा जाता है। इसे गंडुष उपचार कहा जाता है।

पथ्य - नियमित रूप से ली जाने वाली चीजों में से एक। इसलिए तिल का तेल भारतीय घरों में खाना पकाने के लिए व्यापक रूप से इस्तेमाल किए जाने वाले तेलों में से एक है।

अग्नि जनन - पाचन शक्ति में सुधार करता है।

मेधा जनन - बुद्धि में सुधार करता है।

वृणशोधन - घावों को साफ करता है।

- तिल को पेस्ट के रूप में बनाकर पारंपरिक रूप से घावों पर लगाया जाता है ताकि घाव जल्दी ठीक हो सकें।
- तिल के तेल का उपयोग मुंह के छालों को ठीक करने के लिए तेल खींचने के लिए किया जाता है।
- तिल के तेल को घाव भरने वाले गुणों वाली कई जड़ी-बूटियों के साथ संसाधित किया जाता है ताकि घाव भरने वाले तेल तैयार किए जा सकें।

त्वच्य, बल्य, केश्या - त्वचा और बालों की गुणवत्ता में सुधार करता है। शरीर की समग्र शक्ति में सुधार करता है। यदि आप कभी तेल से मालिश करना चाहते हैं, तो कृपया तिल के तेल पर विचार करें। तिल के तेल का उपयोग अधिकांश हर्बल तेलों के आधार के रूप में किया जाता है।

तिल वात और कफ को शांत करता है, पित्त को थोड़ा बढ़ाता है।

तिल का तेल एक उत्कृष्ट रेचक है।

तिल का तेल एक उत्कृष्ट त्वचा मॉइस्चराइजर और त्वचा को नरम करने वाला है।
तिल का तेल शिशुओं और बच्चों की मालिश के लिए सुरक्षित तेल है। यह हड्डियों, मांसपेशियों और जोड़ों को मजबूत करने में मदद करता है।
तिल के तेल का उपयोग मालिश, शिरोधारा आदि प्रक्रियाओं के लिए किया जाता है जो मन को शांत करने और गहरी विश्राम को प्रेरित करने में मदद करते हैं और प्राकृतिक नींद में मदद करते हैं और सिरदर्द से राहत देते हैं।

तिल के विभिन्न उपयोग -

- तिल के तेल का उपयोग आयुर्वेद में भोजन तैयार करने, मालिश करने और तेल खींचने के लिए किया जाता है।
- तिल के तेल का उपयोग कई औषधीय तेलों को तैयार करने के लिए आधार के रूप में किया जाता है, जिनका उपयोग बस्ती जैसी पंचकर्म प्रक्रियाओं में किया जाता है।
- तिल के पेस्ट का उपयोग आंतरिक प्रशासन के लिए और घावों पर लगाने के लिए भी किया जाता है।
- तिल के तेल के आधार पर तैयार तेल का उपयोग नाक की स्थापना, कान की बूंदों आदि के रूप में किया जाता है।
- तिल के बीज का उपयोग विभिन्न खाद्य व्यंजनों में किया जाता है।

तिल के तेल से बनी आयुर्वेदिक दवाएँ:

आयुर्वेद के 90% हर्बल तेल तिल के तेल के आधार पर तैयार किए जाते हैं। तिल के तेल का उपयोग कल्याणगुलाम जैसे कई हर्बल जैम में भी एक घटक के रूप में किया जाता है।

तिल के तेल से सिर की मालिश करने के लाभ:

जो व्यक्ति नियमित रूप से अपने सिर पर तिल का तेल लगाता है, उसे सिरदर्द, गंजापन, बालों का सफेद होना या झड़ना जैसी समस्या नहीं होती है। उसके सिर और माथे की शक्ति विशेष रूप से बढ़ जाती है; उसके बाल काले, लंबे और घने हो जाते हैं; उसकी इंद्रियाँ ठीक से काम करती हैं; उसके चेहरे की त्वचा चमक उठती है; सिर पर तिल का तेल लगाने से गहरी नींद और खुशी आती है। तिल का तेल मीठा और कसैला होता है, शरीर के उपयुक्त मार्गों से होकर गुजरता है, गर्म होता है और वातयी (शरीर में व्याप्त होने के बाद पाक या रासायनिक परिवर्तन से गुजरता है) होता है। यह पित्त को बढ़ाता है, आंतों को बांधता है और मूत्र की मात्रा को कम करता है, लेकिन यह कफ को नहीं बढ़ाता है। यह वात को संतुलित करने के लिए सबसे अच्छा है। यह ताकत, त्वचा के स्वास्थ्य, बुद्धि और पाचन शक्ति को बढ़ाता है। विभिन्न औषधियों (सम्यग) के साथ संयोजन में, तिल के तेल को सभी रोगों को ठीक करने वाला कहा जाता है। प्राचीन समय में, दानवों के राजाओं ने तेल के उपयोग के कारण बुढ़ापे पर काबू पा लिया, बीमारियों और थकान से छुटकारा पा लिया, तुरंत महान

शक्ति प्राप्त की और युद्ध लड़े (सफलतापूर्वक)। - चरक सूत्रस्थान 27

एक आसान टिप: अगर आप मालिश के लिए तिल के तेल का इस्तेमाल करते हैं, तो बेहतर होगा कि आप इसके बाद गर्म पानी से नहाएँ। यह वात को शांत करने में मदद करता है, और त्वचा से तेल को भी निकालता है। मालिश और नहाने के बीच का अंतराल आधे घंटे से लेकर कई घंटों तक हो सकता है। अंतराल जितना लंबा होगा, प्रभाव उतना ही बेहतर होगा।

प्रश्न: क्या रात को सोने से पहले घुटनों और पैरों में सादा तिल का तेल लगाने से दर्द हो सकता है? मेरा शरीर वात है। और मुझे ऐसा दर्द होता है। इन दिनों मैं सिर्फ़ एक चीज़ अलग कर रहा हूँ, वह है अपनी पलकों, अपने पैर के तलवों पर सादा तिल का तेल लगाना और घुटनों और पैरों पर मॉइस्चराइज़र की तरह तेल लगाना। मैं यहाँ क्या गलत कर रहा हूँ? अपना समय देने के लिए धन्यवाद। आपसे सुनने के लिए उत्सुक हूँ।

उत्तर:

दो संभावनाएँ हैं:

1. आप जिस तिल के तेल का इस्तेमाल कर रहे हैं, उसमें नमी हो सकती है, जिससे दर्द हो सकता है। इस संभावना को दूर करने के लिए, मेरा सुझाव है कि - लगाने से पहले तेल को हल्की आग पर 2 - 3 मिनट तक गर्म करें।

2. अगर आपके जोड़ों में छिपी हुई अकड़न है, तो तेल लगाने से अकड़न और दर्द बढ़ सकता है। इसे दूर करने के लिए, एक चम्मच काली मिर्च लें, इसे 200 मिली तिल के तेल में मिलाएँ और 4-5 मिनट तक गर्म करें, छान लें और एक एयरटाइट कंटेनर में स्टोर करें। या फिर नियमित तेल की जगह महा नारायण तेल का इस्तेमाल करें।

84

अरंडी का तेल - लाभ, शोध और अनुसंधान, दुष्प्रभाव, कैसे उपयोग करें, खुराक

अरंडी का तेल आयुर्वेदिक उपचार में बाहरी और आंतरिक दोनों तरह से उपयोग किया जाता है। विभिन्न विकारों में इसके उपयोग का उल्लेख किया गया है। इसे कायाकल्प (rejuvenative) और बुढ़ापे को रोकनेवाली (anti aging) दवा के रूप में भी बताया जाता है। यह वात और कफ विकारों को दूर करने में उत्कृष्ट है। यह पंचकर्म चिकित्सा में भी प्रयोग किया जाता है।

विरेचन पंचकर्म उपचार - विरेचन के लिए अरंडी का तेल सबसे अच्छा तेल है।

शरीर के सूक्ष्म चैनलों में प्रवेश करने की क्षमता इसमें है।

त्रिदोष पर प्रभाव:

अरंडी का तेल वात और कफ दोष को संतुलित करता है। कसैले, मीठे और कड़वे स्वाद वाली जड़ी-बूटियों के साथ मिलाकर ,औषधी प्रक्रिया करनेपर यह पित्त को भी अच्छे से कम करता है।

संस्कृत पर्यायवाची नाम : एरंड तैल, गंधर्वहस्त तैल।

औषधीय गुण:

स्वाद - मधुर - मीठा,

कषाय अनुरस - कसैला उप-स्वाद, सतिक्त, कटु - कड़वा और तीखा उप स्वाद

विपाक - पाचन के बाद मधुर स्वाद परिवर्तन से गुजरता है।

उष्ण - शक्ति में गर्म

तीक्ष्ण - शरीर की सूक्ष्म नाड़ियों में छेद करनेवाला

सूक्ष्म - सूक्ष्म

पिच्छिल - चिपचिपा

गुरु - भारी

सर - रेचक, सूक्ष्म मार्गों में तरल पदार्थों की गतिविधि को बढ़ावा देता है |

अरंडी के तेल के स्वास्थ्य लाभ:

स्रोतो विशोधन - शरीर की नाड़ियों की सफाई करता है

त्वच्य - त्वचा की गुणवत्ता में सुधार करता है, त्वचा रोगों में उपयोगी है

वृष्य - कामोत्तेजक

वय स्थापना - बुढ़ापा रोधी, कायाकल्प सुधारनेवाला (rejuvenating)

योनी विशोधन - योनि की सफाई में उपयोगी

शुक्र विशोधन - वीर्य को साफ करने, गतिशीलता में सुधार करने और शुक्राणु दोष का इलाज करने के लिए उपयोगी।

आरोग्यकर - स्वास्थ्य में सुधार करता है

मेधाकर - बुद्धि में सुधार करता है

कांतिकर - त्वचा की चमक में सुधार करता है

स्मृतिकर - स्मृति में सुधार करता है

बलकर - प्रतिरक्षा में सुधार करता है

अधोभाग दोषहर - खराब दोषों को शरीर के निचले हिस्से से बाहर निकालता है (विरेचन)

दीपन - पाचन शक्ति में सुधार करता है

विषम ज्वर - जीर्ण आवर्तक ज्वर

हृद्रोग - हृदय विकार

पृष्ठशूल, गुह्य शूल - कमर दर्द में उपयोगी

वातोदर - गैस, सूजन में उपयोगी

गुल्म - पेट का ट्यूमर, आध्मान

आनाह - गैस के वजह होनेवाला पेट का फैलाव

अष्ठीला - प्रोस्टेटाइटिस

कटिग्रह - पीठ के निचले हिस्से में अकड़न

वातशोणित - वात रोग

विबंध - कब्ज

ब्रध्न - मलाशय का भ्रंश

शोथ - सूजन, सूजन की स्थिति

आम विद्रधि - फोड़े की प्रारंभिक अवस्था, जहां पूरी तरह पूय बनना बाकी है।

आमवात - रुमेटाइड आर्थराइटिस / गठिया

अरंडी का तेल स्वाद में मीठा, भारी, कफ बढ़ाने वाला और वात को संतुलित करने वाला होता है।

रक्तगुल्म (एक प्रकार का पेट का ट्यूमर, खासकर महिलाओं में), हृदय रोग,अपच और बुखार मे उपयोगी ।

संदर्भ - चरक सूत्रस्थान 27

FDA ने अरंडी के तेल को - आम तौर पर सुरक्षित और प्रभावी के रूप में मान्यता दी है।

आंतरिक सेवन :

- यह टॉनिक, रेचक, कायाकल्प के रूप में कार्य करता है।
- यह कृमि संक्रमण, रुक रुक आनेवाले बुखार, त्वचा रोग, संधिशोथ, बवासीर, कठिन मल की समस्या और कब्ज के साथ, उदरशूल से राहत दिलाने में भी उपयोगी है।

बाहरी उपचार के लिए,

- अरंडी का तेल रक्त परिसंचरण में सुधार करता है, शरीर की गर्मी बढ़ाता है।
- यह जोड़ों में दर्द और अकड़न को दूर करने में भी मदद करता है। इसलिए, अक्सर संधिशोथ के मामले में मालिश के लिए प्रमुख तेल के रूप में इसका उपयोग किया जाता है।
- गर्भाशय और मलाशय के बाहर निकलने की स्थिति में अरंडी के तेल को गर्म किया जाता है, फिर ठंडा होने दिया जाता है, और फिर इसे प्रोलैप्स/ भ्रंश वाले हिस्से पर लगाया जाता है। फिर उस विशेष भाग को उसकी सामान्य स्थिति में रखा जाता है और पट्टी बांध दी जाती है।

विरेचन – विरेचन उपचारः

विरेचन उपचार दो प्रकार का होता है। - स्निग्ध (तैलीय) और रुक्ष (सूखा)

जहाँ पित्त विकारों में वात शामिल है, जैसे गाउट, स्केलिंग के साथ त्वचा विकार, लालिमा, जलन और सूखापन, संधिशोथ आदि मे, स्निग्ध विरेचन (तेल शोधन) के लिए, अरंडी का तेल तेल विरेचन के लिए पसंद किया जाता है।

यहां, रोगी को पहले तीन दिन पाचन में सुधार के लिए मसालों का प्रयोग किया जाता है। फिर अगले 3-7 दिनों के लिए औषधीय घी मौखिक रूप से लेने के लिए दिया जाता है। आगे, मालिश और पसीना उपचार 2 - 3 दिनों के लिए किया जाता है। फिर अरंडी का तेल ढीले मल को प्रेरित करने के लिए उच्च खुराक में दिया जाता है। यह असंतुलित पित्त दोष को शरीर से बाहर निकालने में मदद करता है।

दुष्प्रभाव और निषेध :

- इसकी रेचक प्रकृति के कारण, अरंडी का तेल का अतिसार, अमीबी पेचिश में निषिद्ध है याने इस्तेमाल न करें।

- अरंडी के तेल के अन्य आम दुष्प्रभाव हैं - पेट में मरोड़, मतली, उल्टी, चक्कर आना। यह गर्भावस्था के दौरान निषिद्ध है तथा स्तनपान अवधि के दौरान और बच्चों में सख्त चिकित्सा पर्यवेक्षण के इसे तहत इस्तेमाल किया जा सकता है।

अरंडी के तेल से घरेलू उपचार:

रूमेटोइड गठिया (आमवात) के रोगियों के कब्ज के लिए , अरंडी का तेल + हरीतकी के साथ लेना यह घरेलू उपचार बहुत प्रभावी है ।

अरंडी के तेल की खुराक:

- खुराक रोग की गंभीरता, रोगी की आंत, स्वास्थ्य और उम्र पर निर्भर करती है।
- नियमित उपचार (पंचकर्म नहीं) के प्रयोजन के लिए, खुराक है -

आधा से एक चम्मच - 2.5 - 5 मिली, दिन में एक बार।

- बच्चों के लिए, प्रति दिन अधिकतम सुझाई गई खुराक आमतौर पर 2.5 मिली है।

उपयोग कैसे करें?

नियमित उपयोग के लिए अरंडी के तेल का आसानी से सेवन किया जा सकता है। उनके लिए जिन्हें इसका गंध पसंद नहीं है, अब अरंडी तेल कैप्सूल भी उपलब्ध हैं। ऐसे कैप्सूल की खुराक 1 - 2 कैप्सूल दिन में एक या दो बार है।

विरेचन उपचार के लिए अरंडी का तेल दिया जाता है, डॉक्टर के विचार के आधार पर 30 से 120 मिली के बीच की खुराक में अरंडी का तेल दिया जाता है। लेकिन ऐसा ज्यादा मात्रा वाला खुराक, चिकित्सक की देखरेख के बिना खतरनाक हो सकता है।

कब तक इस्तेमाल करें?

बहुत कम मात्रा में, इसे 7 दिनों की अवधि के लिए इस्तेमाल किया जा सकता है। यदि आप चाहते हैं तो आगे जारी रखने के लिए, अपने डॉक्टर से सलाह लें।

अरंडी के तेल के सेवन का समय:

आमतौर पर अरंडी का तेल खाली पेट दिया जाता है, यानी आधा घंटा भोजन से पहले या भोजन के 2 घंटे बाद।

शरीर की मालिश के लिए अरंडी का तेल:

जब भी अकड़न से जुड़ा दर्द हो, तो अरंडी के तेल को प्राथमिकता दी जाती है। यह दैनिक मालिश के तेल के रूप में इस्तेमाल किया जाना चाहिए।

बालों के लिए अरंडी का तेल –

इसे बाल धोने/शॉवर से 30 मिनट से 1 घंटे पहले लगाया जा सकता है। बाद मे, इसे हर्बल हेयर पाउडर मिश्रण या हल्के हर्बल शैंपू के साथ धोया जाता है।

संयुक्त राज्य अमेरिका और समग्र समुदाय में, भौहें के बाल जो या तो अधिक टूट गए हैं या परिपक्वता और रजोनिवृत्ति के कारण झड़ गए हैं, ऐसी स्तिथी मे, अरंडी के तेल को भौहें के बाल फिर से उगाने के तरीके के रूप में प्रचारित किया जा रहा है। ऐसा कहा जाता है कि यह छिद्रों (pores) को बंद कर देता है और बालों को आगे बढ़ने देता है।

आंखों के लिए अरंडी का तेल:

भारत के कुछ हिस्सों में, पारंपरिक प्रथा के रूप में, अरंडी का तेल काजल के रूप में आँखों के ऊपर लगाया जाता है। वे कहते हैं, इससे दृष्टि सुधारने में मदद मिलती है।

अरंडी के तेल के साथ आयुर्वेदिक औषधियां:

गन्धर्वहस्त्यादि तैल – फोड़ा, प्लीहा विकार, उदर, सूजन, और पेट से संबंधित सूजन के विकार और जलोदर की स्थिति में प्रयोग किया जाता है।

बृहत् सैंधवादी तैल– सैंधव का अर्थ है सेंधा नमक। जहां भी कठोरता है, आमतौर पर बाहरी अनुप्रयोग के लिए सेंधा नमक का उपयोग किया जाता है। अरंडी का तेल भी कठोरता से राहत देने का काम करता है, इसलिए यह संमिश्रण। पीठ के निचले हिस्से में दर्द, कटिस्नायुशूल, संधिशोथ, पेट का दर्द, एंकिलोज़िंग स्पोंडिलोसिस और इस तरह के अन्य मांसपेशियों के रोगों में यह उपयोगी है।

हिंगु त्रिगुण तैल – इसका उपयोग सूजन, अम्लपित्त (acid peptic) रोगों और जलोदर के इलाज के लिए किया जाता है।

वातारी रस – इसका उपयोग neuritis, गठिया, नसों का दर्द, लकवा, चेहरे का पक्षाघात, स्पोंडिलोसिस, गाउट के उपचार में किया जाता है।

कल्याण क्षार – इसका उपयोग बवासीर, कब्ज, सूजन, पेशाब मे कठिनाई , खांसी और दमा में के लिए किया जाता है।

आमवातारी रस – रूमेटाइड अर्थराइटिस और ऑस्टियो-आर्थराइटिस में प्रयोग किया जाता है

सिंहनाद गुग्गुलु - त्वचा विकार, फोड़ा, गाउट, श्वसन विकार, उदर शूल, रक्ताल्पता में उपयोग किया जाता है।

दिलचस्प बात यह है कि कई एलोपैथिक दवाओं जैसे कि Miconazole, Tacrolimus, Xenaderm ointment, Paclitaxel आदि मे अरंडी का तेल भी मिलाया जाता है।

वीर्य और गर्भाशय की सफाई के लिए अरंडी का तेल:

प्रश्न: यह जानना दिलचस्प होगा कि शुक्र विशोधन और योनी विशोधन के लिए अरंडी के तेल का उपयोग कैसे किया जाता है। युवा जोड़ों के लिए यह जानना एक बड़ा वरदान होगा कि कैसे खुद को शारीरिक, मानसिक और भावनात्मक रूप से साफ करके बच्चे के लिए खुद को तैयार करना हैं, और शुक्राणु और स्त्रीबीज (ovum) को कैसे साफ करें।

उ: शुक्र शोधन और योनी विशोधन का प्रभाव विरेचन पंचकर्म उपचार के माध्यम से लाया जाता है। गर्भाधान के लिए योजना बनाने से पहले, यदि

दंपत्ति आयुर्वेद केंद्र जा सकते हैं, तब उन्हें इस प्रक्रिया का उचित मार्गदर्शन दिया जाएगा। यदि वे नहीं जा सकते हैं, तो मुझे लगता है कि वे लगभग 5 मिली अरंडी का तेल, सप्ताहांत के दौरान सुरक्षित रूप से ले सकते हैं। अगली सुबह उन्हें 2-4 बार ढीला मल हो सकता है, जो अपने आप बंद हो जाएगा। वे इसे चार सप्ताहांत तक दोहरा सकते हैं।

यदि ढीला मल नियंत्रण में नहीं आ रहा है, तो वे कुटज घनवटी गोली - 2 गोलियाँ दिन में 2 बार, भोजन के बाद, बंद होने तक ले सकते हैं। यह टैबलेट पहले से ही तैयार रखना बेहतर है। अगर चीजें नियंत्रण में नहीं आ रही हैं, तो तुरंत डॉक्टर से सलाह लें। तो, यह निश्चित मात्रा में जोखिम के साथ आता है। इसीलिए, डॉक्टर की सीधी सलाह की सिफारिश की जाती है।

स्तनपान कराने वाली माताओं में बंद दूध नलिकाओं के लिए अरंडी का तेलः

कभी-कभी, स्तनपान कराने वाली माताओं को दूध नलिकाओं के बंद होने के कारण दर्द और सूजन का अनुभव होता है। यहाँ पर भेदी गुणों वाला अरंडी का तेल बहार से लगानेपर क्लॉग से छुटकारा प्राप्त करने में मदद करता है |

स्तनपान समाप्त करने के तुरंत बाद, अरंडी के तेल में एक रुई डुबोएं और इसे 10 मिनट के लिए निप्पल पर लगाएं और फिर साफ करके पोंछ लें और गर्म पानी के साथ धो लें।

85

नारियल का तेल बुरा या अच्छा, लाभ, आयुर्वेदिक और समकालीन विचार

नारियल का तेल अपने लाभों और खतरों के लिए सबसे अधिक विवादित आहार पदार्थों में से एक है। नारियल का तेल, भारतीय रीति-रिवाजों में हजारों सालों से इस्तेमाल किया जाता है।

सुश्रुत संहिता के समय से लगभग 2000 वर्षों से पहले नारियल के तेल का उपयोग किया जा रहा है

नारियल का तेल- आयुर्वेद विवरण -

आयुर्वेद में नारियल और नारियल के तेल का व्यापक रूप से उपयोग किया जाता है -

- खाद्य पदार्थ
- बाहरी अनुप्रयोग के लिए
- आंतरिक सेवन के लिए।

सुश्रुत ने नारियल के तेल के स्वास्थ्य लाभों का वर्णन इस प्रकार किया है -

- यह एक प्रकृति से शीतल है।
- इसे पचने में अपेक्षाकृत अधिक समय लगता है।
- बालों की गुणवत्ता और मजबूती में सुधार करता है। बालों के विकास को बढ़ावा देता है।
- यह एक प्राकृतिक कामोद्दीपक है
- अल्पपोषित शरीर के ऊतकों को पोषण देता है

- दुर्बलता, थकान, श्वसन विकार, मधुमेह, मूत्र प्रणाली विकार जैसे कुछ रोगों के उपचार में उपयोगी।
- **त्वचा के लिए नारियल का तेल:** घाव जल्दी भरता है और त्वचा के छिद्र तथा त्वचा के घावों के गड्ढे भरने में मदद करता है।
- वात और पित्त को शांत करता है, कफ को भी बढ़ने नहीं देता हैं।

ऐसी कई आयुर्वेदिक दवाएं हैं जिनका आधार नारियल का तेल है, कई स्वास्थ्य स्थितियों के लिए मुख्य रूप से बाहरी और आंतरिक रूप से भी उपयोग किया जाता है।

उदाहरण: (सावधानी: केवल जानकारी के लिए है। स्वयं दवा लेना खतरनाक है)

- असन एलादि केर तैलम (आसन एलादि नारियल का तेल) - सिर और कान से संबंधित त्वचा रोगों और विकारों के उपचार में उपयोगी है।
- Chemparuthyadi Kerattailam - एक्जिमा, और बच्चों की चिकित्सा में उपयोगी।
- धुर्दुर पत्रादि केर तैलम - रूसी, खुजली और एक्जिमा में उपयोगी।
- एलादी नारियल का तेल - त्वचा की स्थिति में उपयोगी।
- कर्पूरादि नारियल का तेल - दर्द, ऐंठन, आमवाती जोड़ों की शिकायतें।
- कय्यन्यादि नारियल तेल - सिर दर्द के उपचार में प्रयोग किया जाता है और बालों की गुणवत्ता में सुधार करता है।

नारियल तेल के बारे में समकालीन विचार –

नारियल का तेल संतृप्त फैटी एसिड (saturated fatty acid) से भरपूर होता है, जो हृदय और कोलेस्ट्रॉल के लिए हानिकारक होता है। नारियल के तेल को ठोस वसा के अंतर्गत माना जाता है, और जहाँ भी संभव हो इसे दूसरे तेल से बदलने की सलाह दी जाती है।

नारियल का तेल लॉरिक एसिड, एक प्रकार का फैटी एसिड का एक प्रमुख स्रोत है, जिसका इन्फ्लुएंजा, और साइटोमेगालोवायरस दाद जैसे रोग पैदा करने वाले वायरस और बैक्टीरिया से निपटने में लाभकारी ऐसा दावा किया जाता है।

हालांकि नारियल का तेल संतृप्त फैटी एसिड से भरपूर होता है, लेकिन संरचनात्मक अंतर होता है। यह मध्यम आकार के ट्राइग्लिसराइड्स से भरपूर होता है।

नारियल का तेल अच्छा है या बुरा? चर्चा और निष्कर्ष:

- आयुर्वेद के अनुसार, आंतरिक सेवन के रूप मे लिया नारियल का तेल प्रकृति में पौष्टिक होता है। इसलिए दुर्बलता, थकान आदि में प्रयोग किया जाता है।
- आयुर्वेद, सांस की स्थिति में नारियल तेल के फायदे भी बताता है, बच्चों के निमोनिया में इसकी प्रभावकारिता साबित करने वाले नैदानिक परीक्षण द्वारा यह प्रमाणित है।

- आयुर्वेद, बालों के विकास को बढ़ावा देने, घाव भरने, प्राकृतिक शीतलक के रूप में और एक्जिमा जैसी स्थितियों में नारियल के तेल के बाहरी उपयोग की प्रशंसा करता है।
- नारियल के तेल को औषधीय जड़ी बूटियों के साथ संसाधित किया जाता है और कई बीमारियों में इसका उपयोग किया जाता है।
- वास्तव में मोटापे या उच्च कोलेस्ट्रॉल का सीधा कारण नारियल नहीं है यह साबित करने के लिए शोध के सबूत मौजूद हैं। केरल, भारत में, नारियल तेल का इस्तेमाल लगभग सभी व्यंजनों में किया जाता है। अगर नारियल का तेल वास्तव में मोटापे की वजह था, तो केरल मोटे लोगों का ठिकाना होना चाहिए था, जो वास्तव मे नहीं है।
- बालों का तेल तैयार करने के लिए नारियल के तेल जितना अच्छा कोई अन्य आधार नहीं है।
- नारियल के तेल का उपयोग त्वचा के मॉइस्चराइजर और सॉफ्टनर के रूप में किया जा सकता है।
- एक सामान्य स्वस्थ व्यक्ति के लिए नारियल का तेल बहुत अच्छा होता है, इसे नियमित आहार में शामिल करें, लेकिन सीमित मात्रा में।

बिना चिपचिपा नारियल का तेल - बालों के लिए जो नारियल का तेल है, वह 'पतला' और 'नॉन स्टिकी' होनेपर मैं विश्वास या समर्थन नहीं करता। बाल या त्वचा के लिए, नारियल तेल नैसर्गिक रूप मे ही लगाने के लिए सबसे अच्छा तरीका है।

मधुमेह के लिए नारियल का तेल:

मैं मधुमेह के उपाय के रूप में नारियल के तेल की सलाह नहीं देता; हालांकि, आहार में प्रति दिन एक चम्मच इसका उपयोग, रक्त शर्करा के स्तर में सुधार करने में मदद करेगा। पहले इसका इस्तेमाल करते हुए एक पैन में 500 मिली नारियल का तेल लें, इसमें 15-20 नीम की पत्तियां या कढ़ी पत्ता डालें और पांच मिनट के लिए तेल को हल्की आग में गर्म करें। तेल नहीं जले इसका ख्याल रखना। फिर इसे छान लें। इस तेल का इस्तेमाल खाना बनाने में करें। मधुमेह के खिलाफ प्रभावशीलता सुधारने में यह तेल मदद करता है।

मधुमेह रोगियों के हाथ पैरों में जलन हो तो इसे दूर करने के लिए नारियल का तेल लगा सकते हैं।

८६

क्या बालों के लिए तिल का तेल बेहतर है नारियल के तेल से?

तिल और नारियल का तेल दोनों ही बालों के विकास के लिए, बालों को झड़ने से रोकने के लिए, तथा डैंड्रफ आदि से लड़ने के लिए बेहतरीन हैं,

लेकिन नारियल तेल के इस्तेमाल से कुछ नुकसान भी होते हैं, जिसके कारण, मैं तिल के तेल को सबसे अच्छा पसंद करती हूँ।

तिल के तेल के त्वचा और बालों से संबंधित लाभ (Gingelly Oil):

- त्वच्य - त्वचा की रंगत और त्वचा की गुणवत्ता में सुधार करता है
- केश्य - बालों के विकास को बढ़ावा देता है
- बल्य - त्वचा, मालिश करने पर मांसपेशियों, टेंडन और जोड़ों की ताकत में सुधार करता है।
- बालों के सफ़ेद होने के उपचार मे उपयोगी।
- खुजली और दर्द से राहत दिलाता है
- विटामिन ई से भरपूर, त्वचा के लिए अच्छा।
- सिरदर्द, गठिया आदि के लिए उपयोगी।

नारियल के तेल के त्वचा और बालों से संबंधित लाभ:

- जलन से राहत दिलाता है
- बालों का गिरना और बालों का समय से पहले सफ़ेद होना दूर करने में उपयोगी है।

- घाव भरने में उपयोगी।

तिल का तेल नारियल के तेल से बेहतर क्यों है?

आयुर्वेदिक उपदेश:

सभी वनस्पति तेलों में से तिल का तेल सबसे अच्छा है। यही कारण है कि, यह सभी प्रकार के पारंपरिक जड़ी-बूटियों के तेल के लिए सबसे पहले इस्तेमाल किया जाने वाला आधार है |अगर तिल का तेल त्वचा के स्वास्थ्य में सुधार के लिए अच्छा है, अगर यह मालिश के लिए अच्छा है, अगर यह पोषण में सुधार के लिए अच्छा है, अगर यह लगभग सभी तेल के लिए पसंदीदा आधार है | मालिश तेल प्राचीन पारंपरिक आयुर्वेदिक पाठ्य पुस्तकों में समझाया गया है, तो इसे बालों के लिए भी पसंद का तेल करना चाहिए।

एक संदर्भ (शारंगधार संहिता) भी है कि, संस्कृत के किसी श्लोक में, कोई भी आयुर्वेदिक औषधि मे , यदि तैलं (तेल) शब्द का उल्लेख हो लेकिन विशिष्ट प्रकार के तेल का उल्लेख नहीं है, तो तिल के तेल को ही शास्त्रानुसार वहाँ उल्लेखित किया तेल माना जाना चाहिए।

गुणवत्ता की तुलना: जिंजिली तेल, नारियल तेल की तुलना में बालों के लिए सभी अच्छे काम ज्यादा करता है।

नासाविवरशोथ (sinusitis) , राइनाइटिस, सर्दी खांसी आदि का बिगड़ना।

नारियल के तेल के साथ सबसे बड़ी समस्या यह है कि यह शीतल प्रकृति का होता है। शीतलता कफ को बढ़ाती है। इसलिए, कई लोग, जिन्हें बार बार एलर्जी होती है, जिनमें सर्दी, खांसी, दमा, जैसे कफ के लक्षण होते हैं, वह नारियल तेल आधारित हेयर ऑयल के इस्तेमाल से बिगड़ सकते हैं। यहां तक कि कुछ स्वस्थ लोगों में भी, जिन्हें जुकाम आदि समस्याएँ नहीं होती, नारियल का तेल (या नारियल तेल बेस के साथवाला बालों का तेल) रात में लगाने पर नाक बहने लगती है ।

ठंडी जलवायु में रहने वाले लोगों के लिए

मैंने अपने कई ठंडे देशों के ग्राहकों से सुना है, वे नारियल के तेल (या नारियल के तेल के आधार के साथ हर्बल तेल) के उपयोग के साथ बालों के झड़ने का अनुभव करते हैं। ऐसा इसलिए है क्योंकि नारियल का तेल ठंडा होने के कारण ठंडे वातावरण के साथ जुड़कर वात को बढ़ाता है। तथा वात बढ़ने से बाल झड़ने लगते हैं। ऐसी समस्या तिल के तेल (या तिल के तेल के साथ हर्बल तेल) के उपयोग के साथ नहीं देखी जाती है क्योंकि यह मुख्य रूप से एक वात संतुलन करनेवाला तेल है।

सिरदर्द/माइग्रेन का बिगड़ना -

यह एक और समस्या है, जो कफ और वात वृद्धि से संबंधित है, जो नारियल के तेल के इस्तेमाल के कारण होती है। वहीं, तिल का तेल वात संतुलन करनेवाला होने के कारण सिर दर्द मे राहत दिलाने में मदद करता है।

तेल लगाने का समय:

त्वचा पर तेल जितने अधिक समय तक रहेगा, उतना अधिक प्रतिशत तेल अवशोषित हो जाएगा, और बेहतर प्रभाव होगा। इसलिए, शाम के समय किए जानेवाली, सिर की मालिश या बालों में तेल लगाना आसान और अत्यंत लाभकारी होता है। यदि आप दिन के समय को तीन भागों में विभाजित करते हैं, तो शाम के समय में वात दोष की प्रधानता होती है। अगर इस समय आप नारियल तेल का प्रयोग करते हैं , तो इसकी शीतल प्रकृति के कारण वात खराब हो सकता है, जबकि तिल तेल के इस्तेमाल से वात शांत हो जाएगा।

साथ ही रात के समय जब कफ प्रधान होता है, तब फिर से नारियल का तेल कफ को बढ़ाता है। यही कारण है जब इसे रात में लगाया जाता है तब नारियल के तेल, से लोग सर्दी और संबंधित लक्षणों से पीड़ित होते हैं।

इसलिए, यदि आप नारियल का तेल लगाना चाहते हैं, तो सुबह के समय तेल लगाना सबसे अच्छा विकल्प है।

नारियल तेल का उपयोग कैसे लोकप्रिय हुआ?

केरल आयुर्वेदिक पाठ्य पुस्तकें नारियल के तेल पर आधारित कई जड़ी-बूटियों के तेल के साथ आई हैं, न केवल बालों के लिए, बल्कि अन्य त्वचा की स्थितियों के लिए भी। उदाहरण: ऐलादी केरम, चेमपरुत्यादि केरतैलम आदि।

कारण बिलकुल स्पष्ट है। संपूर्ण केरल मे, वर्ष के अधिकांश समय में गर्मी और नमी रहती है। केरल दक्षिण भारत का एक तटीय राज्य है। गर्माहट के कारण, स्वाभाविक रूप से कफ और वात अच्छी तरह से नियंत्रण में हैं। इसलिए, बालों के लिए नारियल के तेल का उपयोग या आहार के हिस्से के रूप में वास्तव में उनके लिए बहुत फायदेमंद होता है।

कहां फायदेमंद है नारियल का तेल?

गर्म जलवायु में रहने वाले लोगों के लिए, जलन वाले लोगों के लिए – पित्त प्रधान स्थिति, नारियल का तेल बालों पर लगाने से बहुत लाभ होता है। लेकिन हममें से बाकी लोगों के लिए तिल का तेल बेहतर है।

काली मिर्च की मिलावट

कुछ लोग सलाह देते हैं कि, यदि आप वास्तव में नारियल के तेल से प्यार करते हैं, लेकिन ठंड और सर्दी की समस्या हो तो 100 मिलीलीटर तेल में एक चम्मच काली मिर्च पाउडर मिलाकर पांच मिनट तक गर्म करके छान लें और इसका इस्तेमाल करें। लेकिन तिल के तेल का प्रयोग, नारियल के तेल की तुलना मे जगह-जगह करना एक बहुत ही सरल उपाय है।

तिल के तेल के आधार के साथ बालों का तेल:

संयुक्त राज्य अमेरिका और अन्य देशों मे, बालों का तेल बनाने वाली कुछ कंपनियां हैं, जो तिल के तेल के आधारवाला (base) तेल बनाती हैं। अगर आपको ऐसा कोई बालों का तेल नहीं भी मिलता है तो आप जरूर बालों के तेल के रूप में सादे तिल के तेल का भी प्रयोग कर सकते हैं।

87

दालचीनी लाभ, औषधीय मात्रा, घरेलू उपचार, दुष्प्रभाव

दालचीनी पाचन शक्ति में सुधार करती है, मधुमेह, उच्च कोलेस्ट्रॉल में उपयोगी है। इसका तेल शीघ्रपतन और कीड़े के काटने पर बाहरी रूप से लगाया जाता है।

वानस्पतिक नाम - Cinnamomum zeylanica Blume (C. Verum J.S)

Family - Lauraceae

दालचीनी विभिन्न भाषाओं में:

हिंदी नाम - दालचीनी

अंग्रेजी नाम - Cinnamon

कन्नड़ नाम - चक्के

तेलुगु नाम - लवंग पत्ता

तमिल नाम - इलायंगम

बंगाली नाम - दारूचिनी

गुजराती नाम - तज

संस्कृत पर्यायवाची नाम - तनुत्वक, चोचा, दारुसिता, वरंगा,

स्वाद्वी - मीठे स्वाद के कारण

मुख शोध्य, मुखशोधन - मुंह की सफाई करता है

वनप्रिया - जंगल में बेतहाशा बढ़ती है

सैम्हालम - श्रीलंका से,

उत्कटा, बहुगंधा, गंधवल्क - अच्छी गंध वाले

लतापर्ण, त्वक पत्ता, स्वर्ण भूमिका, रामप्रिया, राम वल्लभ, भृंगम, कवच, शकला, सैहला, लतापत्र, रामप्रिया

शास्त्रीय वर्गीकरण

सुश्रुत - एलादि

वाग्भट - एलादि

त्रिजातक - तीन मसालों का समूह - दालचीनी, इलायची और तमाल पत्र

यह चातुर्जात का भी सदस्य है, जो त्रिजात अधिक नागकेशर है |

विभिन्न किस्में

प्राचीन निघंटु लेखकों ने दो किस्मों का उल्लेख किया है।

- देशी दालचीनी - Cinnamomum zeylanicum और
- आयातित Cinnamomum cassia. Cassia)।

व्यापार में तीन किस्में हैं।

- भारतीय दालचीनी - Cinnamomum tamala
- सीलोन की दालचीनी - Cinnamomum zeylanicum
- चीनी दालचीनी - Cinnamomum cassia

वितरण- पश्चिमी भारत के दक्षिणी तटीय क्षेत्र में जंगलों मे पाइ जाती है।

त्वक – दालचीनी के लाभ – औषधीय गुण

रस (स्वाद) - कटू (तीखा), तिक्त (कड़वा), मधुरा (मीठा)

गुण (गुण) - लघु (पाचन के लिए हल्का), रुक्ष (सूखापन), तीक्ष्ण (भेदी, मजबूत, तेज)

वीर्य - उष्ण (गर्म शक्ति)

त्रिदोष पर प्रभाव - वात और कफ को संतुलित करता है

प्रयुक्त भाग - तने की छाल, पत्ती, दालचीनी का तेल

औषधीय मात्रा -

चूर्ण 1-3 ग्राम विभाजित मात्रा में प्रतिदिन

दालचीनी का तेल 2-5 बूंद - दिन में एक या दो बार

तेल का उपयोग, या तो सीधे या तिल के तेल से पतला करने के बाद बाहरी रूप से भी किया जाता है।

Cinnamomum zeylanicum - औषधीय उपयोग:

विषापहा - विष रोधी, विषैली परिस्थितियों में उपयोगी

कंठ वक्त्र रुजाहर - गले और मुंह के दर्द से राहत दिलाता है

शिरोरुक हर - सिरदर्द से राहत दिलाता है

बस्ती शोधन - मूत्राशय को साफ करता है। यह मूत्रवर्धक के रूप में कार्य करता है। इसलिए मूत्र प्रतिधारण, कठिनाई से मूत्र प्रवृत्ती होना (dysuria) से लड़ता है

पित्तल - पित्त दोष को थोड़ा बढ़ाता है

हृद बस्तीगत जन्तुजित - मूत्राशय, फेफड़ों और दिल से संबंधित सूक्ष्म जीवों के संक्रमण से राहत देने में उपयोगी,

पीनस - सर्दी जुकाम (rhinitis)

अरुचि - अरूची (anorexia) से राहत दिलाता है

कंडू - खुजली से राहत दिलाता है

आमवातहर - संधिशोथ में उपयोगी

शुक्रहृत - वीर्य, शुक्राणु की गुणवत्ता और मात्रा में सुधार के लिए आदर्श नहीं है

वातज अर्श - दर्दनाक बवासीर में उपयोगी

कृमिहर - कृमि संक्रमण, संक्रमित घावों में उपयोगी

पीनसहर - allergic rhinitis, बहती नाक से राहत दिलाता है

कफकास हर - कफ के साथ खांसी से राहत दिलाता है

आमहर - आम से राहत देता है - अपच और बिगड़े चयापचय का उत्पाद।

कंठ शुद्धिकर - साफ करता है, गला साफ करता है, आवाज में सुधार करता है।

यह अपने हृदय स्वास्थ्यवर्धक और मूत्रवर्धक प्रभाव से बीपी को कम करने में मदद करता है।

इसके पित्त बढ़ाने वाले गुणों के कारण, यह माहवारी न आना (amenorrhea) या विलंबित माहवारी (delayed periods) के इलाज में उपयोगी है।

घाव भरने और कीड़े के काटने के लिए दालचीनी का तेल

दालचीनी का तेल बाहरी रूप से लगाने से घाव जल्दी भरते हैं। 2-5 बूंद स्थानीय क्षेत्र को विषरहित (detoxify) करने और चुभने वाले दर्द से राहत देने के लिए, तेल को कीट के काटने की जगह पर लगाया जाता है ।

दांतों की मजबूती के लिए दालचीनी: दांतों को मजबूत बनाने के लिए एक छोटा सा दालचीनी का टुकड़ा लें और उसे मुंह में रखकर 5-10 मिनट तक चबाए और निकला हुआ रस निगल ले। यह सांसों की बदबू की समस्या को भी दूर करने में मदद करता है। इसी कारण से, दालचीनी के तेल का उपयोग हर्बल टूथपेस्ट और हर्बल टूथ पाऊडर में घटक के रूप में किया जाता है, जैसे दशन संस्कार चूर्ण ।

शीघ्रपतन के लिए दालचीनी का तेल:

दालचीनी का तेल - 10 मिली दालचीनी का तेल, 100 मिली तिल के तेल के साथ मिलाइए। यह मिश्रण रक्त परिसंचरण में सुधार के लिए, और लंबे समय तक उन्नत शिश्न (erection) के लिए नहाने से 10 मिनट पहले लिंग पर लगाया जाता है।

दालचीनी के दुष्प्रभाव :

- इसकी गर्माहट के कारण यह जलन (burning sensation) और जठरशोथ (gastritis) वाले लोगों के लिए उपयुक्त नहीं है।

- यह पित्त शरीर वाले लोगों के लिए उपयुक्त नहीं है, जो धूप के ताप के लिए संवेदनशील होते हैं।
- पित्त बढ़ाने के कारण, यह रक्तस्राव संबंधी विकार जैसे नाक से खून बहना, भारी मासिक धर्म आदि लोगों के लिए उपयुक्त नहीं है।
- मासिक धर्म के दौरान दालचीनी के सेवन से बचना सबसे अच्छा है।
- गर्भावस्था, स्तनपान के दौरान और बच्चों मे बहुत कम मात्रा में इसका उपयोग करना सुरक्षित है।

कुछ लोगों को दालचीनी से एलर्जी हो सकती हैं, इसमे नाक बहना, त्वचा पर चकत्ते, आंखों की लालिमा, होंठ और जीभ में सूजन आदि जैसे लक्षण दिखते है।

दालचीनी घरेलू उपचार

कृमि के लिए, भूख में सुधार करने के लिए, पेट फूलना, दस्त से छुटकारा पाने के लिए, इलायची के पत्तों का रस, लौंग और दालचीनी की गोलियां बनाकर दी जाती हैं।

दालचीनी और शहद

एक ग्राम दालचीनी को एक चम्मच शहद के साथ दिन में एक बार लेने से आराम मिलता है, खुजली, अपच और वजन घटाने के लिए दालचीनी का उपयोग करने का यह एक उपयोगी तरीका भी है।

आयुर्वेदिक ग्रीष्मकालीन स्वस्थ आहार के हिस्से के रूप में, फलों का ठंडा रस बनाने में थोड़ी मात्रा में दालचीनी पाउडर का उपयोग किया जाता है।

वसंत ऋतु मे स्वस्थ आहार के हिस्से के रूप में दोपहर में प्यास बुझाने के लिए, आम के रस में दालचीनी, इलायची, जैसे सुगन्धित पदार्थ मिलाये जाते हैं |

दालचीनी का नियमित उपयोग कैसे करें?

- व्यंजन बनाने में आहार के हिस्से के रूप में इसका सबसे अच्छा उपयोग किया जाता है।
- यदि रसोई में इसका प्रयोग न हो तो आधा ग्राम दालचीनी, दिन में एक बार शहद या पानी के साथ लें सकते हैं।
- दंत क्षय वाले लोगों में, दालचीनी का एक छोटा टुकड़ा रोजाना चबाया जा सकता है।
- स्वाद में सुधार और फलो के रस के स्वास्थ्य लाभों को बढ़ावा देने के लिए, इसकी छाल और पत्तों का चूर्ण थोड़ी मात्रा में फलों के रस में मिलाया जाता है।

आयुर्वेदिक दवाएं और दालचीनी की खुराक:

- सितोपलादि चूर्ण – एक बहुत प्रसिद्ध आयुर्वेदिक औषधि चूर्ण जो खांसी, जुकाम, अरुचि के इलाज मे उपयोगी हैं

- वायु गुलिका - पेट दर्द, सर्दी, खांसी, राइनाइटिस और श्वसन संस्था के विकारों (bronchitis) में प्रयोग किया जाता है
- हिमसागर तैल - यह एक उत्कृष्ट दर्द और जलन से राहत देने वाला हर्बल तेल है।

दालचीनी और शहद के फायदे

दालचीनी (छाल का पाउडर) और शहद, दोनों का व्यापक रूप से आयुर्वेदिक औषधियों और कई आयुर्वेदिक घरेलू उपचार में उपयोग किया जाता है। दालचीनी का उपयोग, आयुर्वेदिक हर्बल पाउडर मिक्स, टैबलेट, गुलिकास, अवलेह (हर्बल जैम) मे किया जाता हैं।

जबकि शहद का उपयोग आसव, अरिष्ट, लेह्य (हर्बल जैम) में बड़े पैमाने पर किया जाता है, जैसे च्यवनप्राश और ब्रह्म रसायन) और कई आयुर्वेदिक गोलियाँ और हर्बल पाउडर जैसी औषधियों के लिए एक वाहक (अनुपान) के रूप में भी इसका उपयोग होता हैं। तो, यहाँ शहद और दालचीनी के सर्वोत्तम उपयोग करने के लिए कुछ सुझाव दिए गए हैं।

1. Creatinine के स्तर को कैसे कम करें - दालचीनी सबसे दुर्लभ जड़ी बूटियों में से एक है, यह नैसर्गिक रूप से रक्त मे रहनेवाले creatinine के स्तर को कम करने के लिए फायदेमंद है। इस उद्देश्य के लिए, 1-2 ग्राम दालचीनी पाउडर, एक चम्मच शहद के साथ में दिया जा सकता है। आयुर्वेद में शहद को योगवाही बताया गया है। यह एक सकारात्मक उत्प्रेरक(positive catalyst) का रूप में कार्य करता है और जड़ी-बूटियों के अवशोषण को तेज करता है, जिसके साथ इसे दिया जाता है।

2. घाव भरने के लिए – दालचीनी एक उत्कृष्ट रोगाणुरोधी जड़ी बूटी है और घाव भरने में इसका प्रयोग किया जाता है। शहद भी एक बहुत अच्छा घाव भरने वाला प्रतिनिधि है। तो, घाव पर शहद और दालचीनी का लेप लगाने से आराम मिलता है और घाव को तेजी से भरने में भी मदद करता हैं ।

3.त्वचा की खुजली - दालचीनी को 'कंडुनाशन' के रूप में बताया गया है- अर्थ - जो त्वचा की खुजली ठीक करें। शहद के साथ दालचीनी का पेस्ट, खुजली वाली त्वचा का इलाज करने और त्वचा की एलर्जी के खिलाफ प्रभावित क्षेत्र पर लगाने के लिए इस्तेमाल किया जा सकता है।

अपच का घरेलू उपचार - दालचीनी और शहद दोनों ही वात और कफ का संतुलन बनाते हैं, और 'आमनाशन' और 'अरुचि नाशक' के रूप में बताए गए है।

यह मिश्रण आम, स्वादहीनता और अपच को प्रभावी ढंग से ठीक करता है।

वजन घटाने के लिए दालचीनी और शहदः एक चुटकी दालचीनी के साथ एक चम्मच शहद गर्म पानी के साथ सुबह-सुबह खाली पेट लें, इसका पारंपरिक रूप से वजन घटाने के लिए उपयोग किया जाता है। इस घरेलू उपाय को करने के बाद आधा घंटा तक कॉफी या चाय से परहेज करना बेहतर है |

४४

घीकुँवार लाभ, शोध अनुसंधान, घरेलू उपचार, दुष्प्रभाव

एलो वेरा की सुंदरता की तुलना इसके स्वास्थ्य लाभों की सुंदरता से की जा सकती है।

एलोवेरा के फायदे सिर्फ कॉस्मेटिक्स तक ही सीमित नहीं हैं।

वानस्पतिक नाम - Aloe Vera Chinensis, Aloe barbadensis Mill., Aloe indica, Aloe chinensis

Family Name - Liliaceae

विभिन्न भाषाओं में नाम:

हिंदी नाम - घीकुवर

अंग्रेजी नाम - Indian Aloe

तेलुगु नाम - कालाबंदा

कन्नड़ नाम - लोलिसारा, लोलेसरा

मल्यालम नाम - कुमारी, कटार वाझा

तमिल नाम - कथाझाई

बंगाली नाम - घृत कुमारी

संस्कृत पर्यायवाची -

- एलोवेरा को संस्कृत में कुमारी कहते हैं। कुमारी एक युवा लड़की को संदर्भित करती है।

इस नाम की दो व्युत्पत्तियाँ हैं।

- युवा लड़कियों की फुंसी और मासिक धर्म जैसे रोगों में इसका प्रयोग किया जाता है

  समस्या।

- इसका पौधा सुन्दर होता है और बूढ़ा होने के बाद भी जवान दिखता है।
- गृह कन्या, स्थुल दला, दीर्घ पत्र, गंडल।
- अंबुधिश्रवा, विपुलश्रवा - पत्तियों में प्रचुर मात्रा में जेल होना।
- माता – यह रोगी के लिए माता के समान होती है।
- दीर्घपत्रिका - लंबे पत्तों वाली। घृत कुमारिका - घी के समान चिपचिपे गूदे वाली पत्ती।
- अमरा, अजरा - कायाकल्प करने वाले और बुढ़ापा रोधी गुण हैं।

विभिन्न किस्में - वर्तमान में Aloe vera chinensis, Aloe Barbadensis, Aloe vera को मुख्य रूप से कुमारी के रूप में प्रयोग किया जाता है। यह भी देखा गया है कि केरल और तमिलनाडु मे कई अन्य

घीकुँवार की प्रजातियाँ जिन्हें कुमारी के नाम पर बेचा या उगाया जा रहा है।

वितरण - पूरे भारत में खेती की जाती है।

Aloe Vera chinensis - छोटे मांसल, भालाकार (Lanceolate) पत्ते 30 सेमी लंबे और युक्तियों पर पुनरावर्ती, नीचे गोल, सफेद निशान के साथ नीला हरा, सफेद दाँत; फूल नारंगी।

(smaller FLESHY, Lanceolate leaves 30 cm long and recurved at tips, rounded beneath, blue green with white marking and whitish teeth; flowers orange.)

एलोवेरा के औषधीय गुण

रस (स्वाद) - तिक्त (कड़वा)

गुण - गुरु (भारीपन), स्निग्ध (तैलीय, चिकना), पिच्छिल (चिपचिपा, पतला)

विपाक-कटू - पाचन के बाद तीखे स्वाद परिवर्तन से गुजरता है।

वीर्य - शीतल - शीत शक्ति

त्रिदोष पर प्रभाव - तीनों दोषों को संतुलित करता है।

प्रयुक्त भाग - पत्तियां

औषधीय मात्रा - ताजा रस 10-20 मिली; जलीय अर्क 100 - 300 मिलीग्राम

पत्ते का गूदा - 1 - 3 ग्राम

एलोवेरा के उपयोग:

भेदनी - कब्ज में उपयोगी

गुल्महर - पेट के ट्यूमर में उपयोगी

प्लीहाहर - प्लीहा विकार, splenomegaly में उपयोगी

यकृत वृद्धिहर - पीलिया, hepatomegaly में उपयोगी

कफ ज्वरहर - ज्वर में उपयोगी

ग्रन्थिहर - छोटे ट्यूमर, फाइब्रॉएड, लिम्फैडेनाइटिस में उपयोगी

अग्निदग्ध - जले हुए घावों के इलाज में उपयोगी

विस्फ़ोटहर - फोड़े और छाले से राहत दिलाता है

रक्तपित्तहर - नाक से खून आना, माहवारी मे भारी रक्तस्राव (heavy periods), आदि जैसे विकारों में उपयोगी

त्वक रोग - त्वचा विकार, सोरायसिस में उपयोगी।

चक्षुष्य - दृष्टि में सुधार करता है, आँखों के लिए अच्छा है, नेत्र विकारों में उपयोगी है

विषहर - विषविरोधी / एंटी टॉक्सिक

वातहर - वात दोष असंतुलन से होनेवाले जैसे नसों का दर्द, पक्षाघात, कब्ज, सूजन, आदि विकारों के उपचार में उपयोगी

बल्य - शक्ति और प्रतिरक्षा में सुधार करता है

वृष्य - कामोत्तेजक, ताक़त में सुधार करता है

रसायन - बुढ़ापा रोधी, कोशिका और ऊतक के कायाकल्प का कारण बनता है

पित्तज कासहर - पित्तज मूल की खांसी और जुकाम में उपयोगी

श्वासहर - अस्थमा और पुरानी श्वसन विकारों के उपचार में उपयोगी।

बवासीर के लिए एलोवेराः

इसकी हल्की रेचक क्रिया और घाव भरने वाले गुणों के कारण, कैप्सूल या जूस के रूप में एलोवेरा की हल्की खुराक का नियमित सेवन करना, बवासीर के इलाज के लिए बहुत ही फायदेमंद होता है।

दिल के लिए एलोवेरा -

एलो में रक्त को पतला करने की क्रिया होती है। यह कोलेस्ट्रॉल के खिलाफ बहुत उपयोगी है। इसलिए यह atherosclerosis (रक्त वाहिकाओं के थक्का और वसा से भरा हुइ रक्तवाहिकाएँ) के इलाज में बहुत उपयोगी है।

महिलाओं के लिए एलोवेराः

एलोवेरा स्त्री बीज उत्पत्ति (ovulation) की संभावना में सुधार करता है, यह मासिक धर्म को प्रेरित करता है, इसलिए amenorrhea के इलाज मे - मासिक धर्म की अनुपस्थिति या रक्तस्राव में कमी मे भी इसका उपयोग किया जाता है।

यह बालों की गुणवत्ता में सुधार करता है, बालों को झड़ने से रोकता है, रूसी को ठीक करता है, मुंहासों और त्वचा के दागों में भी उपयोगी है।

कब्ज के लिए एलोवेराः

कब्ज दूर करने के लिए 10 ग्राम गूदे का पेस्ट बनाकर उसमें 2 ग्राम सेंधा नमक अच्छी तरह मिला लें, और पानी की मात्रा को वाष्पित करने के लिए उबालिए। यह

दिन में एक बार 3-6 ग्राम की खुराक में सेवन कर सकते है।

एलोवेरा का फूल वात और पित्त दोष को संतुलित करता है, गुरु (भारी) और कृमि संक्रमण और संक्रमित घावों के उपचार में उपयोगी है।

एलोवेरा के गूदा का बाहरी अनुप्रयोग:

जले हुए घाव, फोड़े-फुंसी, मुहांसे, छाले और एलर्जी आदि त्वचा संबंधी विकारों को ठीक करने के लिए पत्तों का गूदा उपयोगी होता है।

इसके गूदे को हल्दी पाउडर के साथ मिलाकर एक मिनट के लिए गर्म किया जाता है और यह बाहरी रूप से लगाते है।

इसी पेस्ट को मुंह के छालों पर दिन में दो या तीन बार लगाया जा सकता है।

एलोवेरा को तिल के तेल या जैतून (Olive) के तेल के आधार (base) में मिलाकर तैयार किया गया तेल, डायपर के वजह होनेवाली एलर्जी (diaper rashes) के विरुद्ध बहुत उपयोगी होता है।

अस्थमा का घरेलू इलाज:

एलोवेरा की पत्ती को जलते हुए कोयले पर गर्म करे, इससे पत्ती का बाहरी आवरण (cuticle) निकल जाता है अभी आसानी से गूदा खुरच कर निकाल लिजिए और रस निकालने के लिए कपड़े में निचोड़ लिजिए। इस रस का एक चम्मच, दो बूंद घी और 4 बूंद शहद मिलाकर हर घंटे चाटने से सांस फूलने और घरघराहट (attack of breathlessness and wheezing) से आराम मिलता है।

आंखों की लालिमा और जलन के लिए एलोवेरा:

शुद्ध की हुई (सूखी भुनी हुई) फिटकरी के चूर्ण को 2 ग्राम की मात्रा में 20 ग्राम की एलोवेरा का गूदा में मिलाए और साफ कपड़े के दो पैकेट में बांध दें। इन्हें आंखों पर कपड़े की पोटली बांधकर रात को सोते समय रख दे। इससे नज़र स्पष्ट हो जाती है, दृष्टि में सुधार होता है, लाली और जलन कम हो जाती है।

एलोवेरा जूस के फायदे:

एलोवेरा जूस पेट के लिए अच्छा होता है

त्वचा रोगों में एलोवेरा जूस का इस्तेमाल किया जा सकता है

इसमें जीवाणु विरोधी (anti-microbial) गुण होते हैं।

यह रक्त को पतला करने वाले प्रतिनिधी के रूप में भी काम करता है और रक्त शुद्धिकरण का काम भी करता है।

एलोवेरा जूस की दैनिक खुराक - 30 - 50 मिली की मात्रा एकल या विभाजित खुराक में, खाने से पहले पहले ले। अगर आप बाजार में मिलने वाले एलोवेरा जूस का सेवन कर रहे हैं तो इसमें बराबर मात्रा में पानी जरूरत मिलाए। लेबल निर्देशों के साथ जाएं।

आंत्रपुच्छ शोथ (diverticulitis) के लिए एलोवेरा –

सवाल:

मैं समझता हूं कि एलोवेरा जूस diverticulitis की समस्या वाले रोगियों की मदद करता है। ऐसा कहा जाता है कि यह diverticulitis को ठीक कर सकता है। क्या आप मुझे बता सकते हैं कि क्या यह सच है और यदि ऐसा है तो खुराक क्या होनी चाहिए और इसे कैसे लिया जाना चाहिए? क्या यह पतला (diluted) करके लेना चाहिए या सीधे लिया जा सकता हैं? क्या यह सुबह-सुबह के दौरान मूत्राशय खाली होने और मल त्याग करने से पहले होनेवाले diverticulitis से होने वाले दर्द को भी कम करता है ?

उत्तर:

यह कहना गलत होगा कि एलोवेरा जूस आंत्रपुच्छ शोथ को पूरी तरह से ठीक कर देता है। हालांकि, यह आंत्रपुच्छ शोथ के कई लक्षणों जैसे कब्ज, (एलोवेरा एक हल्का रेचक है), पेट में दर्द और उल्टी की अनुभूति आदि से राहत देता है। नियमित घीकुँवार रस की वयस्कों की खुराक है - 30 मिलीलीटर रस मे 30 मिली पानी मिलकर मिलाकर, एक या दिन में दो बार लें। यह मूत्राशय और आंतें खाली होने से पहले होनेवाले सुबह के दर्द को दूर करने में मदद करता है।

एलोवेरा के दुष्प्रभाव:

एलोवेरा विरेचन को प्रेरित करता है और इसलिए दस्त के दौरान इसे लेना आदर्श नहीं है।

बच्चों और स्तनपान के दौरान एलोवेरा का प्रयोग करते समय सावधानी बरतनी चाहिए।

गर्भावस्था के दौरान इससे बचना सबसे अच्छा है।

इसका उपयोग कैसे करें?

इसका गूदा कम मात्रा में सब्जी के रूप में प्रयोग किया जाता है। लेकिन अधिक मात्रा से परहेज होना चाहिए।

इसके पत्तों को रात भर एक कप पानी में भिगोकर रखा जाता है। अगले दिन सुबह, यह पानी ग्रहण किया जाता है।

इसके अर्क को कैप्सूल/टैबलेट के रूप में चिकित्सा के देखरेख के तहत सेवन किया जाता है।

इसके तैयार (रेडी-टू-यूज) जूस बाजार में उपलब्ध हैं।

इसके एंटी डैंड्रफ गुणों के कारण इसका सूखा पाउडर या गूदा, एंटी डैंड्रफ बालों का तेल बनाने में उपयोग किया जाता है।

घटक के रूप में एलोवेरा युक्त आयुर्वेदिक दवाएं:

कुमार्यासव – पेट फूलना, सूजन, खांसी, जुकाम, बवासीर आदि में प्रयोग किया जाता है।

रज प्रवर्तिनी वटी - रजोरोध और कम रक्तस्राव के उपचार में प्रयोग की जाती है।

मुक्ता पंचामृत रस - जीर्ण ज्वर, क्षय रोग, क्षीणता, खांसी आदि के उपचार में प्रयोग किया जाता है।

करुथा गुलिका - सिरदर्द के इलाज में प्रयोग किया जाता है।

भस्म तैयार करने में एलोवेरा –

तांबे की धातु को जलाकर ताम्र भस्म ((Copper calx) में बनाने के लिए एलोवेरा का उपयोग किया जाता है।

इसी तरह, इसका उपयोग प्रवाल भस्म (coral), शंख भस्म (Conch Calx), कपर्दिका भस्म (कौड़ी) तैयार करने में किया जाता है।

89

हींग स्वास्थ्य लाभ, औषधीय उपयोग, दुष्प्रभाव - आयुर्वेद

हींग एक प्राचीन भारतीय पाक सामग्री है, जो अपार मात्रा में स्वास्थ्य लाभों से भरी हुई है। छाछ के साथ इसका एक चुटकी चूर्ण, यह कब्ज का भारतीय घरेलू उपचार बहुत प्रसिद्ध है। इसे संस्कृत में हिंगु कहते हैं और कई अन्य भाषाओं में भी।

Botanical name- Ferula narthex / Ferula foetida / Ferula asafoetida
Family - Umbelliferae
हिंदी नाम - हींग, हिंग
कन्नड़ नाम - हिंगू
तेलुगु नाम - इंगुवा
बंगाली, मराठी नाम - हिंग
गुजराती नाम - बदरानी
तमिल नाम - पेरुंगयम
मलयालम नाम - रुंगायम
फ़ारसी नाम - अंगजाह, अंगोज
अरबी नाम – हिलतील
संस्कृत पर्यायवाची और अर्थ:
हिंगु, सहस्रवेदी - हजारों तरीकों से प्रभावी
जटुक - लाक्षा जड़ीबूटी के समान, राल स्रावित होना
बहलिका, रमाथा - बहलिका और रमाथा जैसे स्थानों में उपलब्ध है
उग्रगंधा- इसमें दुर्गंधयुक्त गंध होती है

शास्त्रीय वर्गीकरण:

चरक संहिता:

दीपनीय - पाचन शक्ति को बढ़ाने वाली जड़ी-बूटियाँ

श्वासहर - जड़ी-बूटियाँ जो अस्थमा और अन्य श्वसन विकारों में उपयोगी हैं

संज्ञास्थापन - जड़ी-बूटियाँ जो चेतना को बहाल करने के लिए उपयोगी हैं

कटूस्कंधा - जड़ी बूटियों का तीखा स्वाद समूह

सुश्रुत : पिप्पल्यादि और उषकादि

वाग्भट : पिप्पल्यादि

वितरण: अफगानिस्तान, बाल्टिस्तान

औषधीय गुण :

रस (स्वाद) - कटू (तीखा)

गुण - लघु (पचने में हल्का), स्निग्ध (चिकना, तैलीय), तीक्ष्ण (भेदन, गहरे ऊतकों में प्रवेश करता है)

विपाक (पाचन के बाद स्वाद परिवर्तन) - कटु (तीखा)

वीर्य (शक्ति) - उष्ण (गर्म)

त्रिदोष पर प्रभाव - कफ और वात को संतुलित करता है। पित्त बढ़ाता है।

हींग - औषधीय लाभ:

हिंगु है

छेदनीय - सूक्ष्म मार्गों को खरोचकर साफ़ करता है

दीपनीय – वायुनाशक (गैसेस)

अनुलोमन - वात की सामान्य गति को पुनर्स्थापित करता है, सूजन में उपयोगी है

पाचन – पाचक

हृदय - हृदय स्वास्थ्यवर्धक (cardiac tonic), दिल के लिए अच्छा, यह एक बहुत अच्छा प्राकृतिक रक्त पतला करने वाला है, उच्च रक्तचाप को कम करने के लिए उपयोगी।

पित्तवर्धन- पित्त को बढ़ाता है।

चक्षुष्य - आँखों के लिए अच्छा, दृष्टि शक्ति में सुधार करता है

शूल-पेट के दर्द में उपयोगी

गुल्म - पेट का ट्यूमर, सूजन

उदर - जलोदर

आनाह – फूलना

क्रुमी - कृमि संक्रमण (घावों में और आंतों में)

विबंध - कब्ज

आध्मान - पेट का फूलना, गैसीय फैलाव

वातश्लेष्मविबन्धघ्नंकटूष्णंदीपनंलघु।

हिङ्गुशूलप्रशमनंविद्यात्पाचनरोचनम्॥२९९॥ - चरक संहिता, सूत्रस्थान 27

हिंगू - Asa foetida(Ferula narthex Boiss) का गोंद / राल, पेट के दर्द को संतुलित करता है

तथा वातहर और स्वादिष्ट है।

प्रयुक्त भाग: राल

खुराक: हींग पाउडर 125-500 मिलीग्राम प्रति दिन या आयुर्वेदिक चिकित्सक के निर्देशानुसार।

हींग के दुष्प्रभाव:

- ज्यादा मात्रा में लेने से पित्त बढ़ सकता है, जलन हो सकती है, जठरशोथ (gastritis) बिगड़ सकता है।
- यह जठरशोथ (gastritis)जैसी पित्त प्रधानता वाली स्थितियों में नहीं देना चाहिए।
- मासिक धर्म के दौरान इसके उपयोग से बचना सबसे अच्छा है।
- रक्तस्राव संबंधी विकारों में इससे बचना सबसे अच्छा है - जैसे कि नाक से खून बहना, menorrhagia, ulcerative colitis आदि। इसका रक्त पतला करने वाला प्रभाव है, इसलिए यह थक्का बनने में देरी कर सकता है।
- बच्चों में, गर्भावस्था और स्तनपान की अवधि में इससे बचना सबसे अच्छा है।
- उच्च रक्तचाप की दवा लेने वाले लोगों को सावधानी बरतनी चाहिए क्योंकी हींग के प्रयोग से ब्लड प्रेशर कम होता है।

हींग से तैयार प्रसिद्ध आयुर्वेदिक औषधियां:

अष्ट चूर्णम- बहुत प्रसिद्ध वायुनाशक औषधि है

फलसर्पिस - स्त्री रोग संबंधी विकारों में उपयोगी

कांकायन वटी - सूजन, बवासीर आदि में उपयोगी।

९०

नारियल और नारियल पानी के फायदे - आयुर्वेद विवरण

आयुर्वेद में नारियल का उपयोग हजारों सालों से किया जाता है। पाक कला के अलावा, नारियल और नारियल पानी का उपयोग औषधीय प्रयोजनों के लिए भी किया जाता है।

आयुर्वेद के अनुसार नारियल के फायदे –

- नारियल का गूदा पौष्टिक प्रकृति का होता है और वजन बढ़ाने के लिए उपयोगी होता है। यह शीतल, स्वाद में मीठा और शरीर की ताकत बढ़ाने वाला होता है।
- नारियल का गूदा पचने में अधिक समय लेता है, मांसपेशियों की शक्ति में सुधार करता है और मूत्राशय को प्राकृतिक रूप से साफ करता है।
- नारियल से कब्ज होता है।

दोषों पर नारियल का प्रभाव –

नारियल वात और पित्त दोष को शांत करता है और कफ दोष को बढ़ाता है।

आयुर्वेद उपचार में नारियल का उपयोग –

- अत्यधिक जलन, जठरशोथ, और हृदय में जलनआदि को शांत करने के लिए नारियल का प्रयोग कम मात्रा में किया जाता है।
- कोमल नारियल, बुखार और त्वचा रोगों के उपचार में उपयोगी है, जो पित्त असंतुलन के कारण होता है।

आयुर्वेद के अनुसार नारियल पानी के फायदे -

- नारियल पानी एक प्राकृतिक शीतलक है। इसलिए यह पेट को शांत करता है, जठरशोथ मे राहत देता है, और मूत्राशय को साफ करता है।
- यह अपच के कारण होने वाले पेट दर्द से राहत दिलाने में मदद करता है। प्राकृतिक कामोत्तेजक के रूप में भी कार्य करता है।
- नारियल का पानी आसानी से पच जाता है।
- यह अत्यधिक प्यास, हिचकी, थकान और अन्य पित्त असंतुलन से संबंधित बीमारियों मे राहत देता है।

91

अजवाइन (BISHOP'S WEED - OMA) - लाभ, उपयोग, दुष्प्रभाव - आयुर्वेद विवरण

आयुर्वेद में Bishop's weed को यवानी कहा जाता है। यह एक प्रसिद्ध भारतीय मसाला है और आमतौर पर पूरे भारत में उपलब्ध है। इसका उपयोग पाचन विकार में बड़े पैमाने पर किया जाता है।

Botanical name - Carum copticum / Trachyspermum ammi

Family- Umbelliferae

हिन्दी नाम- अजवन

तेलुगु नाम - वामु

गुजराती नाम - अजमो

पंजाबी नाम - जाबैन

कन्नड़ नाम - ओमा, ओमाडा कालू

मलयालम नाम - ओमम

तमिल नाम - अमाम

अरबी नाम - क्यूनुलमुलुकी

फ़ारसी नाम - नानकहा

अंग्रेजी नाम - Bishop's weed

संस्कृत पर्यायवाची: अजमोदिका, दीप्यका, भूतिका, यवनक, ब्रह्मदर्भ, यवसाह्व, दीपै, भूमिकादंबक, यवग्रजा

तीव्रगन्धा - तीव्र गंध वाली होती है।

शास्त्रीय वर्गीकरण:

चरक संहिता -

शूलप्रशमन - जड़ी-बूटियाँ जो पेट के दर्द से राहत दिलाती हैं

वितरण: इसकी खेती पूरे भारत में बड़े पैमाने पर की जाती है।

Bishop's weed - औषधीय गुण:

गुण - लघु (पचाने में हल्का), रूक्ष (सूखा), तीक्ष्ण (छेदने वाला), गहरे ऊतकों में प्रवेश करता है)

रस (स्वाद) - कटु (तीखा), तिक्त (कड़वा)

विपाक (पाचन के बाद स्वाद परिवर्तन) - कटु (तीखा)

वीर्य (शक्ति) - उष्ण (गर्म)

त्रिदोष पर प्रभाव - कफवातहर - कफ और वात को संतुलित करता है, पित्त को बढ़ाता है।

यवानी लाभ:

पाचनी – पाचक

रुच्य - स्वाद बढ़ाता है

दीपनी - पाचन शक्ति में सुधार करता है

शुक्रहर - वीर्य को कम करता है

शूलहर - पेट के दर्द में उपयोगी

के उपचार में उपयोगी,

उदर - जलोदर

आनाह - सूजन

गुल्म - पेट का ट्यूमर, फैलाव

प्लीहा - प्लीहा संबंधी विकार, स्प्लेनोमेगाली

कृमि - कृमि संक्रमण (घावों और आंतों में)

विषामय - विषैली स्थितियाँ, विषाक्तता

शुल - उदर शूल दर्द

ओमा दुष्प्रभाव:

अल्पशुक्राणुता/पुरुष बांझपन वाले लोगों में ओमा से बचना सबसे अच्छा है।

प्रयुक्त भाग: फल

औषधीय मात्रा/ खुराक :

फलों का चूर्ण – 1 – 3 ग्राम

तेल - 1 - 3 बूँदें

डिस्टिलेट (अजामोदा अर्क) – 5 – 10 बूँदें

आयुर्वेदिक औषधियाँ:

- यवनी षाडव चूर्ण - अपच, अरुचि, रक्तस्राव वगैरह में उपयोगी।
- सर्पगंधा घन वटी - अनिद्रा, हाई बीपी आदि में उपयोगी।
- लोहासव - खून की कमी (anemia), भगंदर, यकृत और प्लीहा संबंधी विकारों में उपयोगी।

92

काले जीरे के फायदे, उपयोग, खुराक, दुष्प्रभाव - आयुर्वेद के अनुसार

काला जीरा एक प्राचीन भारतीय मसाला है। प्रसूति के बाद माँ के लिए देखभाल के रूप में इसका व्यापक रूप से उपयोग किया जाता है। यह आंखों के लिए अच्छा है, सूजन, उल्टी आदि में भी इसका उपयोग किया जाता है।

बच्चों की दवाएँ. इस छोटे से मसाले के बहुत बड़े स्वास्थ्य लाभ हैं लेकिन लगभग शून्य दुष्प्रभाव हैं।

विभिन्न भाषाओं में नाम:

हिन्दी नाम - स्याह जीरा, काली जीरा

मराठी नाम - शाहजीरे

गुजराती नाम - शाहजीरू

तेलुगु नाम - शीमा जिलकर

तमिल नाम - शिमायिशिरागम

कन्नड़ नाम - कारी जिरिगे

अरबी नाम - कामूने अरमानी

फ़ारसी नाम - जीरा ए स्याह

संस्कृत पर्यायवाची: कश्मीर जीरक, उद्गार शोधन, सुगंधा, दंत शोधनी

उपलब्धता: यह कश्मीर, गढ़वाल, कुमावु, अफगानिस्तान में उपलब्ध है। बलूचिस्तान, 6000-11000 फीट ऊंचाई वाले क्षेत्र।

किस्में:

काला जीरा के नाम से दो जड़ी-बूटियों का उपयोग किया जाता है।

- Carum bulbocastanum / Bunium bulbocastanum - काला जीरा, (Black cumin, Black caraway)
- कलौंजी - छोटी सौंफ / साधारण कलौंजी

काली जीरा के औषधीय गुण –

गुण - लघु (पचने में हल्का), रूक्ष (सूखा)

रस (स्वाद) – कटु (तीखा)

विपाक (पाचन के बाद स्वाद परिवर्तन) - कटु (तीखा)

वीर्य (शक्ति) - उष्ण (गर्म)

त्रिदोष पर प्रभाव - कफ वात शामक - कफ और वात को संतुलित करता है, पित्त बढ़ाता है।

औषधीय गुण-

- दीपन - पाचन शक्ति में सुधार करता है
- संग्राही - अवशोषक, दस्त के विरुद्ध उपयोगी
- मेध्य - बुद्धि में सुधार करता है
- गर्भाशय शुद्धिकर - गर्भाशय को साफ और विषहरण करता है
- ज्वरघ्न - ज्वर में उपयोगी
- पाचन - वातनाशक
- वृष्य - प्राकृतिक कामोत्तेजक
- बल्य - शक्ति और प्रतिरक्षा में सुधार करता है
- रुच्य - स्वाद बढ़ाता है
- चक्षुष्य - आंखों के लिए अच्छा है, दृष्टि शक्ति में सुधार करता है
- रुच्य - स्वाद बढ़ाता है
- दंतशोधनी - दांतों को साफ करता है

इन व्याधियों के उपचार में उपयोगी,

- आध्मान - पेट में सूजन, गैसीय फैलाव
- गुल्म – पेट का ट्यूमर, सूजन
- छर्दि - उल्टी

- अतिसार - दस्त, पेचिश
- शोफ - सूजन की स्थिति
- जीर्णज्वर - बुखार की पुरानी अवस्था

मात्रा- 1-3 ग्राम

प्रसूति के बाद काले जीरे का सेवन:

दक्षिण भारतीय रीति-रिवाज में प्रसव के बाद काले जीरे के पानी का काढ़ा बनाकर पिलाया जाता है, इसको प्रसूति के दूसरे दिन से 10वें दिन तक 15 ml की खुराक में सुबह खाली पेट, मां को दिया जाता है। यह प्रसव के बाद संक्रमण से लड़ने और माँ की आंतरिक प्रणाली को मजबूत करने के लिए दिया जाता है।

काले जीरे का उपयोग कर आयुर्वेदिक औषधियाँ:

- मदन कामेश्वरी लेह्यम - एक कामोत्तेजक हर्बल जैम
- वायु गुलिका - सर्दी, बुखार, सूजन आदि में उपयोग किया जाता है।
- विरेचन गुलिका - विरेचन प्रेरित करने के लिए उपयोग किया जाता है।
- कोम्बांचदी गुलिका - बच्चों में बुखार, खांसी और सर्दी में उपयोग किया जाता है।

काले जीरे के दुष्प्रभाव:

उपरोक्त खुराक के साथ काला जीरा के कोई ज्ञात दुष्प्रभाव नहीं हैं। इसका उपयोग माताओं में, प्रसव के तुरंत बाद और बच्चों में भी किया जाता है। यह कहना कि गर्भावस्था के दौरान यह असुरक्षित है इसका कोई रिकार्ड नहीं है। हालाँकि, गर्भावस्था के दौरान इससे बचना सबसे अच्छा है।

काले जीरे के तेल के फायदे -

- इस तेल का उपयोग व्यापक रूप से त्वचा की रंगत सुधारने, मुँहासे, दाग,काले धब्बे आदि के इलाज के लिए और मॉइस्चराइज़र के रूप में भी किया जाता है।
- यह बालों के विकास को बढ़ावा देने के लिए जाना जाता है।
- तेल में ओमेगा-6 लिनोलिक एसिड, ओमेगा-9 ओलिक एसिड, थाइमोक्विनोन, निगेलोन, मेलान्थिन, निगिलिन, डैमैस्किन, और टैनिन होता है। यह शरीर को प्रोस्टाग्लैंडीन E1 के उत्पादन में मदद करने के लिए भी जाना जाता है। जो नपुंसकता (इरेक्टाइल डिसफंक्शन) के इलाज के लिए उपयोगी है।

हालाँकि, विषाक्त होने के डर से इसकी अधिक खुराक से सख्ती से बचना चाहिए।

93

काली मिर्च - PIPER NIGRUM लाभ, औषधीय उपयोग मात्रा, दुष्प्रभाव

काली मिर्च को उसका उचित श्रेय नहीं मिला है। इसे सिर्फ एक मसाला का दर्जा देना यह निश्चित रूप से उचित नहीं है | यह विषाक्त पदार्थों (toxins) को शरीर मे से दूर करता है, स्वस्थ करता है और अंगों को उत्तेजित करता है। कीट के काटने पर विषनाशक के रूप में भी इसका प्रयोग किया जाता है। यह तीन सामग्रियों में से एक अति महत्वपूर्ण आयुर्वेदिक औषधि है - त्रिकटु।

Botanical Name - Piper nigrum Linn.

Family - Piperaceae

स्थानीय नाम

हिंदी नाम - कालीमिर्च, मिर्च, गुलमिर्च, गोलमिर्च, चोको मिर्च।

अंग्रेजी नाम - ब्लैक पेपर, कॉमन पेपर, पेपर

फ़ारसी नाम - फ़िलफ़िले सियाह, पिलपिल, फ़िलफ़िले आस्वाद

अरबी नाम - फ़िलफ़िल आस्वाद

तेलुगु नाम - मिरियालु

बंगाली नाम - गोलमारिच, वेल्लाजंग, मुरीचुंग, कोलुकुंग, मुरीचा, काला मोरिच.

तमिल नाम - मिलागु

मराठी नाम - मिरे

गुजराती नाम - कालामरी, कालामुरी, कालोमिन्च, कालामिरे।

कन्नड़ नाम - कारी मानेसु, कालू मेनासु, ओले मेनासु,

मलयालम नाम - नल्ला मुलुका, कुरुमुलाकु, लाडा, नल्लामुलाकु।

कोंकणी नाम - करे मेनासु

संस्कृत पर्यायवाची शब्द

उषण - स्वाद में तीखा, शक्ति में गर्म

कृष्णा - काले रंग के फल

सुवृत्त - गोलाकार फल

शाकंगा, वंतारी, धर्मपट्टन,

यवनेष्ट, शिरोवृत्त, कोलक,

वेल्लज, वल्लीज - लता के रूप मे पौधे में उगता है।

शास्त्रीय वर्गीकरण

चरक

- दीपनीय - पाचन शक्ति बढ़ाने वाली जड़ी-बूटियों का समूह।
- शूलनुत, शूल प्रशमन - पेट का दर्द, दर्द में उपयोगी जड़ी-बूटियों का समूह,
- क्रिमिघ्न - कृमिनाशक जड़ी-बूटियों का समूह
- शिरो विरेचनोपग - सिर और गर्दन से दोषों को दूर करने में उपयोगी जड़ी-बूटियों का समूह
- सुश्रुत और वाग्भट्ट - पिप्पल्यादि, त्र्युषण

विभिन्न किस्में

इसकी दो किस्में हैं अर्थात. काली और सफेद किस्में (प्रसंस्करणित - processed और असंसाधित un-processed).

काली मिर्च: काली मिर्च, काली मिर्च के पौधे के हरी कच्ची अष्ठील (कच्चा फल) से उत्पन्न होती है। कच्चे फलों को कुछ देर तक पानी में पकाया जाता है फिर घंटों, धूप में या कई दिनों तक मशीन में सुखाया जाता है, जिसके दौरान काली मिर्च के बाहरी आवरण पर काली झुर्रियों वाली त्वचा बन जाती हैं | तब इसे काली मिर्च कहा जाता है. कुछ लोग बिना उबाले कच्चा फल सुखा देते हैं। ऐसी काली मिर्च को सारभूत तेल (Essential oil) निकालने के लिए या दवाओं में उपयोग किया जा सकता है |

हरी मिर्च: यह हरे कच्चे फल से उत्पन्न होती है, जिसे गर्मी के संपर्क के साथ, सुखाया नहीं जाता है | इसे फ्रीज़ में सुखाया जाता है या सल्फर डाइऑक्साइड का उपयोग किया जाता है।

सफेद मिर्च: सफेद मिर्च में काली मिर्च के फल के बीज होते हैं। बाहरी काली त्वचा निकाल दी जाती हैं।

नारंगी और लाल मिर्च: इन्हें पके हुए काली मिर्च के फलों से तैयार किया जाता है, और सिरके में संरक्षित किया जाता है।

वितरण / उपलब्धता - श्रीलंका, मलेशिया, इंडोनेशिया में खेती की जाती है।

भारत में इसकी खेती दक्षिण-पश्चिमी भारत की पहाड़ियों में, आसाम, कर्नाटक, महाराष्ट्र और केरल मे की जाती है।

काली मिर्च – औषधीय गुण

- रस (स्वाद) – कटु (तीखा)
- गुण – लघु (हल्कापन), तीक्ष्ण (मजबूत, भेदने वाला),

- सूक्ष्म - शरीर की गहरी और सूक्ष्म नाड़ियों में प्रवेश करती है
- विपाक - कटु - पाचन के बाद तीखे स्वाद में परिवर्तन होता है।
- वीर्य- उष्ण - गर्म शक्ति
- त्रिदोष पर प्रभाव - कफ और वात को संतुलित करता है

प्रयुक्त भाग - फल, सूखे कच्चे फल, जिन्हें Peppercorns के नाम से जाना जाता है

काली मिर्च खुराक - पाउडर - 250 मिलीग्राम - 2 ग्राम प्रति दिन विभाजित खुराक में

काली मिर्च के स्वास्थ्य लाभ:

- न अति उष्ण - यह अधिक गर्म नहीं है
- अवृष्य - यह कामोत्तेजक है
- रुचिकारक, रूच्य, रोचन - स्वाद में सुधार करता है, अरुचि (anorexia) से राहत देता है
- इसके छेदन (काटने) और शोषण (सुखाने वाले प्रभाव) के कारण यह पाचन शक्ति को बढ़ाता है और कफ तथा वात दोष को संतुलित करता है
- पित्तकृत - पित्त में वृद्धि करता है।
- कफहर - थूक उत्पादन को कम करता है।
- वायु निवारयति - वात संबंधी विकारों और सूजन में उपयोगी।
- कृमिनुत, जंतु संतान नाशनम - आंतों के कीड़ों के संक्रमण में उपयोगी
- श्वासहर - अस्थमा और पुरानी श्वसन विकार के उपचार में उपयोगी
- हृद्रोगहर - हृदय संबंधी विकारों में उपयोगी
- इसका उपयोग बार-बार होने वाले बुखार - विषम ज्वर के इलाज में किया जाता है
- यह प्रमाथी जड़ी-बूटियों में से एक है - सफाई के उद्देश्य से, इसका आंतों की त्वचा पर खरोंचने जैसा प्रभाव होता है।

- इसका उपयोग मासिक धर्म को प्रेरित करने के लिए रजोरोध से पीड़ित महिलाओं में सेवन करने के लिए किया जाता है।
- काली मिर्च का अर्क, नई वसा कोशिकाओं की निर्मिति को अवरुद्ध करके चर्बी के जमाव (fat deposition) से राहत देता है। इसलिए, यह मोटापा नियंत्रण में बहुत उपयोगी है।
- भीगी हुई काली मिर्च स्वाद में मीठी, विपाक मे मीठी ,

गुरु - पचने में भारी
श्लेष्मप्रसेकी - कफ दोष को बढ़ाता है।
अपित्तल - पित्त दोष को नहीं बढ़ाता है।

- सफेद किस्म क्षमता में बहुत गर्म नहीं होती है।

न अति रुक्ष - बहुत सूखा नहीं। इन दो गुणों के अलावा, यह काली किस्म के समान है। यह चक्षुष्य भी है - आँखों के लिए अच्छा है।

बाहरी अनुप्रयोग परः

- चरक संहिता के समय से, काली मिर्च का उपयोग बाह्य रूप से पेस्ट और क्रीम के रूप में किया जाता है |
- (संदर्भः चरक सूत्रस्थान 3/12)।
- रक्त परिसंचरण में सुधार के लिए काली मिर्च के फल का पाउडर, पानी के साथ पेस्ट बनाकर लगाएं |
- काली मिर्च के तेल का उपयोग गर्मी पैदा करने वाले प्रभाव के लिए लिनिमेंट में किया जाता है। यह
- छोटी चोटों और गठिया के मामले में प्रति-उत्तेजक प्रभाव (counter-irritant effect) उत्पन्न करने के लिए मदद करता है, जिससे रोगी का ध्यान उस दर्द के स्थान से हट जाता है।
- तेल का उपयोग ल्यूकोडर्मा, एक्जिमा और खुजली वाली त्वचा विकार के इलाज में भी किया जाता है।
- काली मिर्च का उपयोग हर्बल दंत मंजन जैसे दशानन संस्कार चूर्ण जैसे पाउडर में एक घटक के रूप में किया जाता है, जो दर्द से राहत के लिए और स्क्रैपिंग प्रभाव के लिए उपयुक्त हैं |

काली मिर्च (Piper nigrum) के दुष्प्रभावः

- इसकी प्रकृति गर्म होने के कारण यह पित्त को बढ़ाता है। अतः इसका प्रयोग करते समय जठरशोथ, पेट मे जलन और संवेदनशील लोगों में सावधानी बरतना आवश्यक है। पित्त प्रधान लोगों को काली मिर्च से एलर्जी का सामना करना पड़ सकता है, उल्टी, दस्त, पेट में ऐंठन, आंखों से पानी आना आदि लक्षण दिख सकते हैं।
- इसके अवृष्य -कामोत्तेजना कम करनेवाले प्रभाव के कारण इसका प्रयोग कम करना पड़ता है, बांझपन की समस्या वाले पुरुषों में इसकी मात्रा या इसके दीर्घकालिक उपयोग से बचना बेहतर है।
- इसे बच्चों में, गर्भावस्था, स्तनपान आदि के दौरान मध्यम मात्रा में लिया जा सकता है।

सामग्री के रूप में काली मिर्च के साथ आयुर्वेदिक औषधियाँः

- त्रिकटु चूर्ण - मोटापा, सर्दी, खांसी, अपच और त्वचा संबंधी विकार के इलाज में उपयोग किया जाता है।
- चंद्रप्रभा वटी - लीवर विकार, मूत्र मार्ग में संक्रमण, वीर्य दोष, स्त्री रोग संक्रामक विकार के इलाज में उपयोग की जाने वाली आयुर्वेदिक गोली |
- मरीचादि वटी - श्वसन संबंधी विकारों में उपयोग की जाती है।
- त्रिभुवनकिर्ती रस - बुखार के इलाज में उपयोग किया जाता है।

अस्थमा के लिए काली मिर्च - एक पाठक का अनुभवः

मेरी बहन 40 साल से अस्थमा से पीड़ित है। मेरे एक बंगाली दोस्त की सलाह पर, मैंने उसे सुझाव दिया कि तीन महीने तक, सुबह दो काली मिर्च खाली पेट,

गर्म पानी/दूध के साथ खाना । फिर इसे 15/30 दिन के लिए छोड़ देंऔर फिर से शुरू करें.

मेरी बहन को अद्‌भुत परिणाम मिला. वह एक दिन में 15/20 बार इनहेलर पर थी, जो अब घटकर एक/दो रह गया है। ऐसा इसलिए है क्योंकि वे कोलकाता में आर्द्र स्थान (humid place) मे रहते हैं | यहां तक कि बरसात के मौसम में भी उसे परेशानी महसूस नहीं हुई लेकीन बीच में अंतराल (gap) बहूत ज़रूरी है।

94

अनार फल के फायदे - आयुर्वेद विवरण

अनार जितने पौष्टिक फल बहुत ही कम होते हैं। अनार का उपयोग हजारों वर्षों से स्वास्थ्य लाभ के लिए किया जाता है। अनार के फल के अलावा, पौधे के अन्य भाग जैसे छाल, जड़ की छाल का भी उपचार में उपयोग किया जाता है।

अनार का फल, पौधे का व्यापक रूप से उपयोग किया जाने वाला हिस्सा है।

Pomegranate को हिंदी में अनार फल कहा जाता है.

कन्नड़ नाम - डालिम्बे

तेलुगु नाम - दनिम्मा काया

मलयालम नाम - मतलम

तमिल नाम - मातुली

मराठी नाम – डाळिंब

अनार के संस्कृत पर्यायवाची शब्दः

फलाम्ल - इसका स्वाद थोड़ा खट्टा होता है

कुचफला - फल स्तनों के आकार जैसा होता है

शुकवल्लभ - पक्षियों को आकर्षित करता है

रक्तबीज - लाल बीज वाला होता है

रक्तपुष्पा - इसमें लाल रंग के फूल होते हैं

दंतबीज - बीज दांतों की तरह व्यवस्थित होते हैं

औषधीय गुणः

गुण - लघु (पचाने में हल्का), स्निग्ध (अस्वादिष्ट, तैलीय)

रस (स्वाद) - मधुर (मीठा), अम्ल (खट्टा), कषाय (कसैला)

विपाक (पाचन के बाद स्वाद परिवर्तन) - मधुर (मीठा) या आंवला (खट्टा)

वीर्य (शक्ति) - अनुष्ण - न ठंडा, न मीठा।

फलों के फायदे -

आयुर्वेद में स्वाद के आधार पर अनार के फलों के गुण बताए गए हैं।

अनार के स्वाद के आधार पर इसे तीन श्रेणियों में वर्गीकृत किया गया है।

मीठे अनार फल के फायदे -

- मीठे अनार में दुर्लभतम त्रिदोष संतुलन प्रभाव होता है। त्रिदोष संतुलन प्रभाव वाली कुछ ही जड़ी-बूटियाँ हैं। (आंवला फल इसका दूसरा उदाहरण है)
- मीठा अनार का फल बुखार के दौरान लेने के लिए आदर्श है।
- तृटहर, दाहहर - यह अत्यधिक प्यास और जलन से राहत देता है।
- यह मौखिक गुहा, गले, अन्नप्रणाली पेट और छाती को साफ और स्पष्ट करता है।
- शुक्रल - यह एक अच्छा प्राकृतिक कामोत्तेजक है और शुक्राणुओं की संख्या और वीर्य की गुणवत्ता में सुधार करता है।
- लघु - यह बहुत आसानी से पच जाता है, पेट के लिए बहुत हल्का होता है।
- इसका स्वाद भी कसैला होता है, दस्त से राहत दिलाने में मदद करता है, IBS, अल्सरेटिव कोलाइटिस मे उपयोगी है।
- मेधा बलकर - यह बुद्धि, प्रतिरक्षा और शरीर की ताकत को बढ़ाता है।
- हृदय - हृदय के लिए अच्छा है

खट्टा-मीठा अनार फल के फायदे-

- खट्टे-मीठे स्वाद वाला अनार पेट की पाचन शक्ति को बढ़ाता है।
- रुच्य - अरुची से राहत दिलाने में मदद करता है, भोजन के स्वाद में सुधार करता है।
- यह पित्त को थोड़ा बढ़ाता है।

खट्टा अनार फल -

- खट्टा स्वाद प्रधान अनार का फल अधिक से अधिक हद तक पित्त को बढ़ाता है। लेकिन यह कफ और वात को संतुलित करता है।
- खट्टा अनार रूमेटोइड वात रोग में आहार के लिए एक आदर्श घटक है।

अनार – त्रिदोष पर प्रभाव –

- मीठा अनार, त्रिदोष - वात, पित्त और कफ को संतुलित करता है।
- खट्टा अनार, वात और कफ को संतुलित करता है और पित्त को बढ़ाता है।

अनार के दुष्प्रभाव - यह कब्ज पैदा करने के लिए जाना जाता है, इसलिए इसका उपयोग दस्त के घरेलू इलाज किया जाता है। लेकिन कब्ज से पीड़ित लोगों को सावधान रहने की जरूरत है।

अनार के फायदे – आधुनिक विचार –

- आधुनिक विज्ञान कई तरह से अनार के फायदों की सराहना करता है। अनार एंटी ऑक्सीडेंट का एक सिद्‌ध समृद्‌ध स्रोत है। इसलिए यह दिल के लिए बहुत अच्छा है। यह जानना दिलचस्प है कि यह खोज हृद्‌य प्रभाव, हृदय स्वास्थ्य की रक्षा करना और उसे बढ़ावा देना, आदि सदियों पुराना आयुर्वेद का दावा है, जो वैज्ञानिक अनुसंधान से मेल खाता है।
- अनार फल, विटामिन सी, बी5, पॉलीफेनोल्स और पोटैशियम का अच्छा स्रोत है।
- विकिपीडिया में अनार के और भी फायदे मिल सकते हैं।

घटक के रूप में अनार के साथ आयुर्वेदिक उत्पाद -
हर्बल चूर्णः दाडिम चतुसम चूर्ण, दाडिमाष्टक चूर्ण, लवण भास्कर चूर्ण

- **सूरायुक्त (Alcoholic) औषधिः** मृतसंजीवनी सुरा
- **घी की तैयारीः** दाडीमादि घृत
- **हर्बल चूर्ण** - यवन्यादि चूर्ण

अनार के जूस के साथ-साथ आयुर्वेदिक औषधि लेने की सलाह भी पारंपरिक रूप से दी जाती है -

नारायण चूर्ण

95

कपूर के फायदे, औषधीय मात्रा, शोध और अनुसंधान, दुष्प्रभाव

कपूर एक दुर्लभ जड़ी बूटी है, जो शीतल होने के कारण कफ दोष को संतुलित करती है तथा वसा और कोलेस्ट्रॉल के स्तर को कम करता है। औषधीय उपयोग के लिए इस्तेमाल किए जानेवाला कपूर, पूजा/आध्यात्मिक प्रथाओं में उपयोग किए जाने वाले कपूर से थोड़ा सा भिन्न होता है। बाजार में, खाने योग्य कपूर आमतौर पर पाउडर के रूप में मिलता है। यद्यपि आधुनिक विज्ञान इसे मौखिक सेवन के लिए असुरक्षित के रूप में वर्गीकृत करता है, यह कुछ बीमारियों में, बहुत कम निर्दिष्ट खुराक उपयोगी है।

वानस्पतिक नाम - Cinnamomum Camphora Nees & Eberm

Family - Lauraceae

विभिन्न भाषाओं में नाम:

हिन्दी एवं बांग्ला नाम - कर्पूर

अंग्रेजी नाम - Camphor tree, Camphor laurel

कन्नड़ नाम - पाचे कर्पूरा

तेलुगु नाम - कर्पूरम चेट्टू

तमिल नाम - कर्पूरम्, पचै कर्पूरम्

मराठी और गुजराती नाम - कर्पूर

संस्कृत पर्यायवाचीनाम:

घनसार,

चंद्रप्रद - चमक चांदनी के समान होती है

शीतभ्र, शीतल रज - स्पर्श करने के लिए शीतल

हिम, हिमवालुका - बर्फ के कणों के समान दिखाई देता है

सुरभि - सुगंध फैलाती है

स्फटिक - फिटकरी के समान सफेद

विभिन्न किस्में -

धन्वंतरि निघंटु और सोढला निघंटु ने पक्व (कृत्रिम रूप से turpentine से तैयार), चिनाक और अपक्व (प्राकृतिक) इन कर्पुर की किस्मों का उल्लेख किया गया है।

भाव प्रकाश और राज निघंटु ने भी इसी प्रकार की किस्मों का उल्लेख किया है।

कैयदेव के अनुसार, तीन किस्में हैं - ईशवसा, हिम संजनक एवं पोताश्रय.

बाद में, उन्होंने बताया कि प्रसंस्करण के आधार पर कर्पुर दो प्रकार का होता है यानी पक्व (तैयार) और अपक्व (प्राकृतिक)।

उन्होंने आगे बताया कि चिनका किस्म कृत्रिम प्रकार का कपूर है।

राज निघण्टु में रस, गुण और वीर्य के आधार पर कर्पूर के 14 प्रकार बताए गए हैं।

आमतौर पर पेड़ के गड्ढों और शाखाओं पर पाए जाने वाले कपूर को अपक्व (प्राकृतिक) कर्पूर कहा जाता है। आसवन प्रक्रिया द्वारा तैयार किया गया कर्पूर, पक्व (कृत्रिम) किस्म का कपूर है। पहली वाली किस्म दूसरी से भारी होती है और पानी में डूब जाती है।

भीमसेनी कर्पूर नामक एक किस्म है - जो Dryobalanopas camhora Colebr (DIPTEROCARPACEAE) से सहसंबद्धित है

चुनेकरजी ने कपूर की चार किस्मों के बारे में बताया।

(i) भीमसेनी या बरस कर्पुरा (डी. कैम्फोरा)

(ii) सिनी या जापानी कर्पुरा (डी. कैम्फोरा)

(iii) पत्री या नागी कर्पुरा- Blumea balsamifera; B.Lacera B. desiflora etc.।

(iv) कृत्रिम कर्पूर- सिंथेटिक किस्म का कपूर।

(v) कपूर को turpentine का उपयोग करके कृत्रिम रूप से भी तैयार किया जाता है।

हालाँकि इसका उपयोग भगवान को प्रसाद चढ़ाने के लिए किया जाता है। यह औषधीय उपयोग के लिए नहीं है।

वितरण / उपलब्धता - चीन, जापान और ताइवान के मूल निवासी।

कपूर-औषधीय गुण

रस (स्वाद) – तिक्त (कड़वा), कटु (तीखा), मधुरा (मीठा)

गुण – लघु (पचने में हल्का), रूक्ष (सूखापन)

विपाक - कटु - पाचन के बाद तीखे स्वाद में परिवर्तन होता है

वीर्य - शीत - प्रकृति में शीतल

त्रिदोष पर प्रभाव - कफ और पित्त दोष को संतुलित करता है।

प्रयुक्त भाग - निर्यास (अर्क)

खुराक- 125-375 मिलीग्राम, प्रति दिन विभाजित खुराक में।

कपूर का उपयोग:

कपूर दुर्लभ जड़ी-बूटियों में से एक है जो शीतल होने के कारण कफ दोष संतुलन के लिए उपयोगी है।

हृदय, वसा और कोलेस्ट्रॉल के लिए कपूर -

- छेदन, लेखन - इसमें स्क्रैपिंग गुण है, कफ को संतुलित करने में, श्वसन संबंधी विकारों में और रक्त में कोलेस्ट्रॉल/थक्का जमना आदि विकारों में उपयोगी है।
- मेदोहर - वसा और कोलेस्ट्रॉल के स्तर को कम करता है।

कपूर खून को पतला करने का काम करता है। इसका उपयोग निम्न रक्तचाप में भी किया जाता है।

मौखिक विकारों के लिए कपूर:

- मुखशोषहर - मुंह के सूखेपन से राहत दिलाता है
- मुख वैरस्यहर - सांसों की दुर्गंध की समस्या से राहत दिलाता है। इसीलिए, कपूर का उपयोग पान के पत्ते के संयोजन - पान - ताम्बूल में एक घटक के रूप में किया जाता है।
- कंठ दोषहर - गला साफ करता है
- यह दांत दर्द से राहत दिलाता है
- विषहर, विषपहा - विषरोधी
- चक्षुष्य - दृष्टि में सुधार करता है, आंखों के लिए अच्छा है, नेत्र विकारों में उपयोगी है
- मदकारक - अधिक मात्रा से नशा हो सकता है।
- योगवाही - उत्प्रेरक के रूप में कार्य करता है
- दाहहर - शीतल होने के कारण यह जलन से राहत दिलाता है
- वृष्य - कम खुराक में कामोत्तेजक के रूप में कार्य करता है। हालाँकि, उच्च खुराक यौन प्रदर्शन (sexual performance) को घटाती भी हैं |
- मेध्य - बुद्धि में सुधार करता है
- कृमिनाशन - आंतों के कीड़ों के संक्रमण से राहत दिलाता है
- कर्पूर की चीनका किस्म अति पित्तल है - पित्त दोष को बढ़ाती है।
- इसकी भाँप, जब साँस लेते हैं तो अत्यधिक कफ को कम करके छाती की जकड़न से राहत देता है | इसका उपयोग खांसी के इलाज में भी किया जाता है।

बाहरी अनुप्रयोग:

- कपूर के तेल का उपयोग गठिया के दर्द और गठिया के इलाज के लिए बाहरी रूप से किया जाता है।

- एक चम्मच कपूर के तेल को 100 मिलीलीटर जैतून के तेल/तिल के तेल के साथ मिलाया जाता है। रक्त परिसंचरण में सुधार के लिए इसे बाहरी रूप से लगाया जाता है।
- कपूर को 3 % - 11 % के कॉन्सेंट्रेशन मे बाहरी अनुप्रयोग के लिए एफडीए द्वारा अनुमोदित किया गया है

लिनिमेंट तैयार करने में:

दर्द निवारक लिनिमेंट तैयार करने के लिए हर्बल तेलों को कपूर, मेन्थॉल, थाइमोल, नीलगिरी तेल आदि के साथ मिलाया जाता है। यह लिनिमेंट को शीतल /प्रति-उत्तेजक प्रभाव (a coolant / counter-irritant effect) प्रदान करता है। यह शरीर के किसी भी अंगपर लगाए गए लिनिमेंट को भी वाष्पित करने का काम भी करता है।

कपूर के दुष्प्रभावः

- बाहरी अनुप्रयोग के लिए, किसी भी उत्पाद में, कपूर की सांद्रता (concentration) 11% से अधिक नहीं होनी चाहिए।
- टरपेंनटाइन से तैयार कृत्रिम कपूर मौखिक उपयोग के लिए उपयुक्त नहीं है। इसे खाने योग्य कपूर समझकर भ्रमित न हों।
- कपूर का उपयोग निम्न रक्तचाप के इलाज में किया जाता है। इसलिए,उच्च रक्तचाप वाले लोगों के लिए उपयुक्त नहीं है।
- मिर्गी और पार्किंसंस रोग के रोगियों में इसके उपयोग से बचना सबसे अच्छा है।
- इसका मौखिक उपयोग केवल सख्त चिकित्सकीय देखरेख में ही किया जाना चाहिए।
- यह बच्चों, गर्भवती और स्तनपान कराने वाली माताओं के लिए यह अनुशंसित (recommended) नहीं है। हालाँकि, इसे बाहरी अनुप्रयोग के लिए सुरक्षित रूप से उपयोग किया जा सकता है।
- दमा के रोगियों को सीधे कपूर का तेल नहीं देना चाहिए, इससे साँस लेने मे ऐंठन (spasm) / श्वसन नलिका मे अतिसंकोच (spasm) हो सकती है।

कपूर विषाक्तता - अधिक खुराक से दौरे, भ्रम, बेचैनी, मतली, उल्टी आदि हो सकती है।

कपूर सहित आयुर्वेदिक औषधियाँः

- वायु गुलिका - खांसी, सर्दी, बुखार आदि के इलाज में उपयोग किया जाता है। इसका उपयोग श्वसन और पेट की समस्याओं में मुख्य रूप से किया जाता है ।
- **कोम्बांचदि गुलिका** - बुखार, खांसी और सर्दी के इलाज में उपयोग किया जाता है।
- **गंधक मलहर** - एक्जिमा और खुजली वाली त्वचा विकारों में इस्तेमाल किया जाने वाला मरहम

- कर्पूरासव – इसका उपयोग उल्टी और दस्त के इलाज में किया जाता है।
- मानसमित्र वटकम - मनोरोग की समस्याए, बुद्धि में सुधार, वाणी समस्याएँ आदि के आयुर्वेदिक उपचार में उपयोग किया जाता है।

९६

इलायची के उपयोग, अनुसंधान, घरेलू उपचार, दुष्प्रभाव

इलायची एक बहुत अच्छा भारतीय मसाला है जिसमें तीखापन कम और मिठास ज्यादा है। एक उत्कृष्ट एंटी-ऑक्सीडेंट होने के कारण इसका उपयोग रक्तचाप,अस्थमा, अपच, मूत्रकृच्छ्र आदि के इलाज में किया जाता है। यह च्यवनप्राश का एक घटक भी है।

वानस्पतिक नाम – Elettaria Cardamomum Maton

Family – Scitamineae

विभिन्न भाषाओं में नाम:

हिंदी नाम - छोटी इलाइची

अंग्रेजी नाम - छोटी इलायची

कन्नड़ नाम - इलाक्की

तेलुगु नाम - चिन्ना एलाकुलु, येलक्कापालु

मलयालम नाम - एलाम

तमिल नाम - येलक्का

मराठी नाम - वेलची, वेलदोड़े,

बंगाली नाम - छोट इलाची, छोट इलाच

गुजराती नाम- इलाची, छोट इलाच

अरबी नाम - ककुल

फ़ारसी नाम - हीलाबक, इलाइची ख़ुर्द

संस्कृत पर्यायवाची शब्द

चंद्र, चंद्रबल - चंद्रमा के समान शीतल

द्रविड़ - दक्षिण भारत में बड़े पैमाने पर खेती की जाती है

कपोतवर्ण - कबूतर के समान रंग वाला।

कोरंगी, तुत्था, त्रिपुटा, त्रुटी, बहुला, कोरंगी, उपकुंचिका, तुत्था

शास्त्रीय वर्गीकरण

चरक - श्वासहर - अस्थमा, श्वास कष्टता में उपयोगी जड़ी-बूटियों का समूह

अंगमर्द प्रशमन - शरीर के दर्द से राहत दिलाने में उपयोगी जड़ी-बूटियों का समूह

कटुक स्कंध - तीखे स्वाद वाली जड़ी-बूटियों का समूह

शिरो विरेचनोपग - नस्य उपचार में उपयोगी जड़ी-बूटियों का समूह

सुश्रुत - एलादि

वाग्भट - एलादि, त्रिजातक, चतुर्जातक

विभिन्न किस्में

सूक्ष्म एला - छोटी इलायची - छोटी किस्म - Elettaria cardamomum

बृहत एला - बड़ी इलायची - बड़ी किस्म - Amomum subulatam

भारतीय इलायची को विभाजित किया गया है

- मलबरी इलाइची और
- मैसूरी इलाइची

वितरण / उपलब्धता - भारत के विभिन्न भागों (मुख्यतः पश्चिमी घाट और दक्षिण भारत) में खेती की जाती है।

इलायची के औषधीय गुण

रस (स्वाद) - कटु (तीखा), मधुर (मीठा),

गुण – लघु (हल्कापन), रूक्ष (सूखापन)

विपाक - कटु - पाचन के बाद तीखा स्वाद परिवर्तन से गुजरता है।

वीर्य - शीत - शीत शक्ति

त्रिदोष पर प्रभाव - कफ और वात दोष को संतुलित करता है।

प्रयुक्त भाग - बीज

औषधीय मात्रा - पाउडर - 0.5 -1 ग्राम

इलायची का उपयोगः

- मूत्रकृच्छ्रहर - पिशाब करते समय दर्द होना (dysuria), मूत्र प्रतिधारण (urinary retention) से राहत देता है, मूत्रवर्धक के रूप में कार्य करता है ।
- अर्शहर-बवासीर, अर्श में उपयोगी
- श्वासहर - अस्थमा और पुरानी श्वसन विकारों के उपचार में उपयोगी
- कासहर - खांसी और सर्दी में उपयोगी

- कफहर - कफ को संतुलित करता है, खांसी (productive cough), अस्थमा में उपयोगी है ।
- क्षयहर - पुरानी श्वसन संबंधी बीमारियों, टी बी में उपयोगी
- हृदय - हृदय के लिए अनुकूल, हृदय टॉनिक के रूप में कार्य करता है।
- रोचन - स्वाद में सुधार करता है, अरुची से राहत देता है।
- दीपन - पाचन शक्ति में सुधार करता है।
- वातहर - वात दोष असंतुलन जैसे विकारों के इलाज में उपयोगी जैसे नसों का दर्द, पक्षाघात, कब्ज, सूजन आदि
- पित्त अर्तिहर - पित्त वृद्धि के कारण होने वाले दर्द और जलन से राहत देता है।
- पुंस्त्वघ्न - अत्यधिक उपयोग प्रजनन क्षमता को नुकसान पहुंचा सकता है ।
- यह जलन और गैस्ट्राइटिस से राहत दिलाने में मदद करता है।
- यह उल्टी की अनुभूति, irritable bowel syndrome, पेट में जमा होनेवाले गैस से राहत दिलाने में उपयोगी है ।

सांसों की दुर्गंध की समस्या के लिए इलायची:

अपच के कारण सांसों से दुर्गंध की समस्या हो सकती है। सुखद गंध और इलायची के पाचन गुण के कारण, इलायची का एक छोटा सा टुकड़ा मुंह में रखने से लाभ होता है और इसे नियमित रूप से चबाने से पाचन में सुधार और सांसों की दुर्गंध से राहत मिलती है।

इलायची के दुष्प्रभाव:

आयुर्वेदिक ग्रंथ राज निघंटु के अनुसार इलायची का अत्यधिक उपयोग प्रजनन क्षमता के लिए अच्छा नहीं है। इसका उपयोग गर्भावस्था, स्तनपान और बच्चों मे आदि के दौरान सीमित मात्रा में सुरक्षित रूप से किया जा सकता है।

इलायची सामग्री के साथ आयुर्वेदिक औषधियाँ:

- **एलाकणादि कषायम** - श्वसन की स्थिति और अस्थमा के दीर्घकालिक उपचार में व्यापक रूप से उपयोग किया जाता है
- **एलादि घृत** - पेट की सूजन, कमजोरी, एनीमिया, मधुमेह, आदि के इलाज के लिए हर्बल घी
- **एलादि तैलं** - एलर्जी, त्वचाशोथ, पित्ती, खुजली आदि के इलाज में इस्तेमाल किया जाने वाला बहुत प्रसिद्ध आयुर्वेदिक तेल।
- **चातुर्जात चूर्ण** - इलायची, दालचीनी, दालचीनी की पत्तियां और नागकेशर (Mesua ferrea) का मिश्रण- अरुचि, त्वचा विकारों में उपयोगी

इलायची का घरेलू उपचार:

बार-बार होने वाली जलन, मौखिक अल्सर, गैस्ट्रिटिस और अरुचि से राहत पाने के लिए इलायची का उपयोग घरेलू उपचार के रूप में किया जा सकता है।

लेने के लिए कैसे करें?

- इसका एक छोटा सा टुकड़ा अपनी नियमित चाय में मिलाया जा सकता है।
- इसका चूर्ण 250 – 500 मिलीग्राम की खुराक में घी या शहद के साथ लिया जा सकता है।
- सांसों की दुर्गंध की समस्या या दस्त की स्थिति में इलायची चबायी जाती है या बस मुंह के अंदर रखा जाता है और रस धीरे-धीरे निगल लिया जाता है।
- पाचन शक्ति प्रभाव बढ़ाने के लिए और स्वाद में सुधार करने के लिए इसे नींबू के रस की तरह फलों के रस में भी मिलाया जाता है।

97

अजवाइन - अजमोदा के फायदे, खुराक, दुष्प्रभाव

अजवाइन को संस्कृत में अजमोदा के नाम से जाना जाता है। यह एक प्रसिद्ध भारतीय मसाला है, जिसका प्रयोग पाचन शक्ति में सुधार के लिए किया जाता है।इसकी पत्तियां, डंठल आदि का उपयोग सब्जी के रूप में किया जाता है।

वानस्पतिक नाम - Apium graveolens / Carum roxburghianum / Trachyspermum roxburghianum

Family - Umbelliferae (Apiaceae)

अंग्रेजी नाम - Celery, Ajowan

हिन्दी नाम - अजमोदा

मराठी नाम - अजमोदा

गुजराती नाम - अजमोदा

तेलुगु नाम - अजुमोदा वायु

कन्नड़ नाम-अजमोदा ओमा

अरबी और फ़ारसी – कराफ़सेहिन्दी

संस्कृत समानार्थी शब्दः

बस्तमोदा, अजमोदा – इसकी गंध बकरी जैसी होती है

खराश्वा, लोचकर्कट, खराव्हा, वल्लीमोदा, हस्तिमयुरक, मयूरा, दिप्यक

शास्त्रीय वर्गीकरणः

चरक संहिताः

शूलप्रशमन - जड़ी-बूटियाँ जो पेट दर्द से राहत दिलाती हैं

दीपनीय - जड़ी-बूटियाँ जो पाचन शक्ति में सुधार करती हैं

सुश्रुत और वाग्भट्ट - पिप्पल्यादि जड़ी-बूटियों का समूह

अजवाइन के औषधीय गुणः

गुण -लघु (पचने में हल्का), रूक्ष (सूखा), तीक्ष्ण (छेदने वाला, गहरे ऊतकों में प्रवेश करता है)

रस (स्वाद) - कटु (तीखा), तिक्त (कड़वा)

विपाक (पाचन के बाद स्वाद परिवर्तन) - कटु (तीखा)

वीर्य (शक्ति) - उष्ण (गर्म)

त्रिदोष पर प्रभाव - कफ वातहर - कफ और वात को संतुलित करता है

अजवाइन के फायदे और उपयोग:

अजमोदा है -

बस्ती रोगरुजापहा - मूत्राशय को साफ करता है, मूत्राशय के दर्द से राहत देता है

दिपनी - पाचन शक्ति में सुधार करता है

विदाहिनी - जलन पैदा कर सकती है

हृदय - हृदय टॉनिक, हृदय के लिए अच्छा

वृष्य - प्राकृतिक कामोत्तेजक

बलकारी- ताकत में सुधार करता है

इन बीमारियों में उपयोगी

नेत्रामय - नेत्र विकार

कृमी - कृमि संक्रमण

छर्दि - उल्टी

हिक्का - हिचकी

बस्तिरुजा - मूत्राशय में दर्द

आध्मान - पेट में सूजन, गैसीय फैलाव

अरुचि - अरुची, भोजन में रुचि की कमी

प्रयुक्त भाग: फल

औषधीय मात्रा: फलों का चूर्ण- 1- 3 ग्राम

अजवाइन के दुष्प्रभाव:

अगर डॉक्टर के मार्गदर्शन के अनुसार सही खुराक में इसका इस्तेमाल किया जाए तो इसका कोई दुष्प्रभाव नहीं होता है।

गर्भावस्था में इसकी अधिक मात्रा लेने की सिफारिश नहीं की जाती है, क्योंकि इससे गर्भाशय मे आकुंचन हो सकता है।

महत्वपूर्ण आयुर्वेदिक उत्पाद:

वेट्टुमारन गुलिका - बुखार, उल्टी और पेट दर्द में उपयोग किया जाता है

कंकायन वटी - बवासीर, आंतों के कीड़ों के संक्रमण,सूजन आदि में उपयोगी

महायोगराज गुग्गुल - जोड़ों के विकारों, गठिया, क्षीणता, सूजन आदि में उपयोगी

९८

लौंग और लौंग के तेल के फायदे, उपयोग, खुराक - संपूर्ण आयुर्वेद विवरण

लौंग एक महत्वपूर्ण आयुर्वेदिक मसाला है, जिसका उपयोग पाक और चिकित्सीय उद्देश्य दोनों में किया जाता है।

इसका वानस्पतिक नाम Syzigium aromaticum है। यह Myrtaceae family से संबंधित है। लौंग के बारे में रोचक तथ्य यह है कि स्वाद में गर्म होने के बावजूद यह पेट के लिए ठंडा और सुखदायक (soothing) होता है।

विभिन्न भाषाओं में नाम:

हिन्दी नाम - लौंग, लवंग

तेलुगु नाम - लवंगमु, करावल्लु

गुजराती नाम - लवंग

कन्नड़ नाम - लवंग

तमिल नाम - किराम्बु

मल्यालम नाम – ग्रैम्पू

संस्कृत समानार्थी शब्द:

देवकुसुम - देवताओं का फूल

भृंगंगा, शेखर - सुंदर फूल वाले

श्री प्रसून - सुन्दर पुष्प वाले

चंदन पुष्पक - चंदन की तरह सुगंध वाला फूल

वारिज - आमतौर पर द्वीपों में पाया जाता है

वितरण / उपलब्धता: भारत में, यह तमिलनाडु और केरल में उपलब्ध है।

यह श्रीलंका, मॉरीशस, तंज़ानिया और सिंगापुर में बहुतायत से पाया जाता है।

लौंग के औषधीय गुण:

रस (स्वाद) - तिक्त (कड़वा), कटु (तीखा)

गुण - लघु (पचने में हल्का), स्निग्ध (चिकना, तैलीय)

विपाक - कटु - पाचन के बाद इसका स्वाद तीखा हो जाता है

वीर्य (शक्ति) - शीत (ठंडा)

त्रिदोष पर प्रभाव - कफ पित्तहर - कफ और पित्त को संतुलित करता है

लौंग के औषधीय उपयोग:

तृष्णापहा - अत्यधिक प्यास से राहत देता है

वक्त्र क्लेद दौर्गंध्य नाशन - सांसों की दुर्गंध और मुँह के अत्यधिक पतलेपन से राहत दिलाता है

यदि इसे कुछ मिनटों के लिए मुँह में रखा जाए, तो यह स्पष्टता लाता है, स्वादहीनता और सांसों की दुर्गंध से राहत देता है।

नेत्रहितम् - आँखों के लिए अच्छा है

दीपन, पाचन - पाचन शक्ति में सुधार करता है

रुच्य - स्वाद बढ़ाता है

पित्तास्त्र नाशन - रक्तस्राव विकारों में उपयोगी

इन बीमारियों में उपयोगी,

तृष्णा - अत्यधिक प्यास

छर्दि - उल्टी

आध्मान - पेट में सूजन, गैसीय फैलाव

शुल - उदर शूल, पेट मे दर्द

कास - खांसी, सर्दी

श्वास - अस्थमा, COPD, घरघराहट, सांस लेने में कठिनाई

हिक्का - हिचकी

क्षय - दीर्घकालिक श्वसन संबंधी विकार

लौंग की खुराक:

चूर्ण - 1 - 2 ग्राम प्रतिदिन

लौंग के तेल की खुराक 1 - 2 बूँदें

लौंग के तेल के फायदे:

लौंग का तेल पाचन शक्ति बढ़ाता है। यह वात और कफ को संतुलित करता है, बदन दर्द में उपयोगी, तथा दांत के दर्द मे राहत देने के लिए उपयोगी है। यह गर्भवती महिलाओं की मॉर्निंग सिकनेस से राहत दिलाने में भी उपयोगी है।

शोध: मिगुएल हर्नांडेज़ विश्वविद्यालय के शोधकर्ताओं ने पता लगाया है, की लौंग एक सबसे अच्छा एंटीऑक्सीडेंट मसाला है, क्योंकि इसमें उच्च स्तर का फेनोलिक कंपाउंड होता है। लौंग में हाइड्रोजन छोड़ने की, लिपिड पेरोक्सीडेशन कम करने की और आयरन को कुशलता से कम करने की क्षमता सबसे अधिक होती है।

दुष्प्रभाव: लौंग के कोई ज्ञात दुष्प्रभाव नहीं हैं। एक खाद्य सामग्री के रूप में, यह गर्भावस्था, स्तनपान अवधि और बचपन के दौरान इस्तेमाल किया जा सकता है।

लौंग को घटक के रूप में शामिल करने वाली आयुर्वेदिक औषधियाँ:

लवंगादि वटी - खांसी, सर्दी, एलर्जी में उपयोग किया जाता है

हिमसागर तैलम- जमे हुए कंधे, बंद जबड़े आदि में उपयोग किया जाता है।

मदन कामेश्वरी लेह्यम - कामोत्तेजक

हेलिन ड्रॉप्स - नाक की सर्दी कम करने वाली दवा

बला तेल - सर्दी, खांसी, उल्टी, सूजन आदि।

९९

धनिया के बीज और पत्तियां स्वास्थ्य लाभ - संपूर्ण आयुर्वेद विवरण

धनिया के बीज और पत्तियां सदियों से भारतीय पाक कला का हिस्सा रहे हैं। चिकित्सीय प्रयोजनों के लिए भी इसका उपयोग किया हुआ है। यह Cilantro seeds के नाम से भी मशहूर है। कुछ लोगों को धनिया सचमुच नापसंद होता है। दिलचस्प बात यह है कि इस नफरत में आनुवंशिकता का भी असर होता है।

वानस्पतिक नाम - Coriandrum sativum Linn

नामपद्धति

Kingdom – Plantae

Division – Spermatophyta

Subdivision – Angiospermae

Class – Dicotyledonae

Subclass – Archichlamydeae

Order – Umbelliflorae

Family – Umblliferae

Genus – Coriandrum

Species – Sativum

विभिन्न भाषाओं में नाम:

हिंदी नाम - धनिया

तेलुगु नाम - धनियालु

बंगाली नाम - धने

गुजराती नाम - धना

तमिल नाम - कोट्टमल्ली
कन्नड़ नाम - कोथंबरी
मल्यालम नाम - मल्ली/कोथम्बाला/कोथम्बालारी
अरबी नाम - कुब्जर, कुजवार
फ़ारसी नाम – कश्नीर

संस्कृत समानार्थी शब्दः

धान्यक - बीज अनाज के समान होते हैं (धान्य)
छत्रा - पुष्पक्रम (inflorescence) छत्री के समान होता है
कुस्तुम्बुरु - रोगों से राहत दिलाने में मदद करता है।
वितुन्नक - पीड़ा, दर्द से राहत देने में मदद करता है।
वेशनग्र, कुनटी, धेनका
हृदयगंधा - सुखद गंध है

शास्त्रीय वर्गीकरणः

चरक संहिताः

तृष्णाप्रशमन - जड़ी-बूटियाँ जो अत्यधिक प्यास से राहत दिलाती हैं
शीतप्रशमन - जड़ी-बूटियाँ जो अत्यधिक सर्दी से राहत दिलाती हैं

सुश्रुत और वाग्भट् - गुडुच्यादि जड़ी-बूटियों का समूह।

निघण्टु में

सौश्रुत निघण्टु-विदारीगंधादि गण
धन्वन्तरि निघण्टु - शतपुष्पादि वर्ग
राज निघण्टु - पिप्पल्यादि वर्ग
कैय्यदेव निघंटु - औषधि वर्ग
भावप्रकाश निघण्टु- हरितक्यादि वर्गः
शालिग्राम निघण्टु - हरितक्यादि वर्ग
निघण्टु आदर्श - जीरकादि वर्ग
प्रिय निघंटु - शतपुष्पादि वर्ग

धनिया के स्वास्थ्य लाभः

धनिया है

अवृष्य - इसमें कामोत्तेजक गुण नहीं है
मूत्रल - मूत्रवर्धक, मूत्र की मात्रा बढ़ाता है
दीपन - पाचन शक्ति में सुधार करता है
ज्वरघ्न - बुखार में उपयोगी
रोचन - स्वाद, क्षुधावर्धन में सुधार करता है
ग्राही - शोषक, मल को बांधनेवाला, IBS, दस्त में उपयोगी

दौर्गन्ध नाशन - दुर्गंध (सांसों की दुर्गंध) से राहत दिलाने में मदद करता है

हृदय - हृदय टॉनिक, हृदय के लिए अच्छा

तृष्णा - अत्यधिक प्यास

दाह – जलन होना

वमी - वमन

श्वास - अस्थमा, श्वसन संबंधी विकार जिसमें सांस लेने में कठिनाई होती है

कास - सर्दी, खांसी

अर्श - बवासीर

कृमी - कृमि संक्रमण

गीली/ताज़ी किस्म सूखी के समान होती है। यह विशेष रूप से बढे हुए पित्त के इलाज में उपयोगी है।

प्रयुक्त भागः फल, पूरा पौधा, पत्तियाँ

मात्रा - फलों का चूर्ण - 3 - 6 ग्राम

ठंडा काढ़ा - 10-30 मिली प्रति दिन या आयुर्वेदिक चिकित्सक के निर्देशानुसार।

धनिया सामग्री के साथ आयुर्वेदिक औषधियाँः

चंद्रप्रभा वटी - मूत्र पथ के रोगों में उपयोगी

ब्राह्मी वटी - मस्तिष्क टॉनिक और स्मृति वर्धक के रूप में उपयोग की जाती है

कल्याणगुळम - यकृत और त्वचा के विकारों में उपयोग किया जाता है

कांकायन वटी - बवासीर के उपचार में उपयोग की जाती है।

आधुनिक शोधः कई पशु अध्ययनों से पता चला है कि धनिये के बीज, रक्त शर्करा और कोलेस्ट्रॉल के स्तर को नियंत्रित करने में फायदेमंद होते हैं। यह एक बहुत अच्छा एंटीऑक्सीडेंट भी है और शरीर में मुक्त कणों के निर्माण को रोकता है।

चरक संहिता में वर्णित धनिये से आयुर्वेदिक औषधियाँ -

सैंधवादी चूर्ण - गुल्म - पेट के ट्यूमर, आध्मान के इलाज में उपयोग किया जाता है

चित्रकादि घृत - शोथा - सूजन, सूजन की बीमारियाँ। – चिकित्सा स्थान/ श्वयथुचिकित्सा

दाडीमादि घृत - गुल्म, प्लीहारोग, पांडु - एनीमिया, यकृत की प्रारंभिक अवस्था - विकार - चि/पांडुरोगचिकित्सा

अगुर्वादय तैल - ज्वर - ज्वर - चि/ज्वरचिकित्सा

त्र्युषनादि घृतम – गुल्म – चि/गुलमचिकित्सा

हिंगु सोवर्चलादि घृतम - गुल्म - चि/गुल्म चिकित्सा

पिप्पल्यादि घृतम – गुल्म – चि/गुल्म चिकित्सा

हिंग्वादी गुटिका - आध्मान (सूजन), शूल (पेट का दर्द), गुल्म,

पाण्डु -चि / गुल्म चिकित्सा

शट्यादि चूर्ण - गुल्म - चि / गुल्म चिकित्सा

सुश्रुत संहिता मे बताए गए धनिये से बनी आयुर्वेदिक औषधियां -

हिंग्वादी गुडिका - आध्मान, शूल, गुल्म, पांडु - एनीमिया, यकृत विकारों के प्रारंभिक चरण - चि / वातव्याधी

अष्टांगहृदय में वर्णित धनिये से बनी आयुर्वेदिक औषधियाँ -

हिंग्वादी चूर्ण - आध्मान, शुल, गुल्म, पांडु - चि/गुल्मचिकित्सा

दाडीमाष्टक चूर्ण - अतिसार - चि/अतिसारचिकित्सा

पूतिकरंज चूर्ण - अर्श - चि/अर्शचिकित्सा

यवन्यादि चूर्ण - राजयक्ष्मा - चि/राजयक्ष्माचिकित्सा

कुष्मांड रसायन - कास, श्वास, क्षय - चि/कासचिकित्सा

भैषज्यरत्नावली में वर्णित धनिये से बनी आयुर्वेदिक औषधियाँ -

धान्यकादि हिम – दाह – रक्तपित्त चिकित्सा

धान्यगोक्षुर घृतम् – मूत्रवात – मूत्रवात चिकित्सा

धान्यनागरादि क्वाथ - ज्वरातिसार - ज्वरातिसार चिकित्सा

धान्य शुंठी - ज्वरातिसार - ज्वरातिसार चिकित्सा

शारंगधर संहिता में वर्णित धनिये से बनी आयुर्वेदिक औषधियां -

धान्यक पंचक क्वाथ - आमातिसार - आमातिसारप्रकरण

गुडुच्यादिक्वाथ - ज्वर, रक्तवात - सर्वज्वरप्रकरण

अभयारिष्ट – अर्श

विभिन्न विकारों में धनिये का औषधीय उपयोग –

बुखार

- धान्यक का ठंडा काढ़ा चीनी के साथ मिलाकर प्रातः काल मे लेने से यह गंभीर जलन को भी तुरंत कम कर देता है। (वृंदमाधव 1-101)
- धान्यक और पटोल का काढ़ा क्षुधावर्धक, कफ निस्सारक, पित्त और वात का शामक, ज्वरनाशक, पाचक और विरेचक के रूप में कार्य करता है। (वी.एम 1-130)

दस्त

- धान्यक, बलाक, अदरक और बेल का काढ़ा आम, शूल, कब्ज को कम करता है। यह क्षुधावर्धक भी है। (वी.एम 3-21)

खट्टी डकार/ अपच

धनिये और अदरक से प्रसंस्कृत पानी आम और अपच से राहत दिलाता है, यह मूत्रल भी है। (वी.एम 6-21)

मूलव्याध(piles)

चिकित्सक को कंटकारी या अदरक से प्रसंस्कृत पानी पीने की सलाह देनी चाहिए। धान्यक अधोवायु और मल के वातनाशक के रूप में कार्य करता है। (चरक संहिता.चि. 2-14)

गुल्म

धान्यक के साथ उबाला हुआ पानी पीना चाहिए। (अष्टांग हृदय चि 14-60)

मधुमेह के लिए धनिये के बीज का सेवन कैसे करें:

एक चम्मच धनिये के बीज को एक कप पानी में भिगोकर रात भर रखा जा सकता है। अगले दिन सुबह भोजन से पहले उस पानी को पिया जा सकता है।

इसके अलावा इसका उपयोग करके 2 - 3 ग्राम तक पाउडर बर्तन मे या ऐसे ही सेवन किया जा सकता है, पाउडर को पानी के साथ निगल लें।

100

जीरे के फायदे, उपयोग, और दुष्प्रभाव - आयुर्वेद विवरण

जीरे को संस्कृत में जीरक के नाम से जाना जाता है। यह शब्द जीर्ण – पाचन से बना है। अतः जीरक का अर्थ है जो पचा दे। जीरा पाचन तंत्र संबंधी विकारों के इलाज में बहुत अच्छा है।

वानस्पतिक नाम - Cuminum cyminum Linn

परिवार - Umbelliferae

विभिन्न भाषाओं में नाम:

हिन्दी नाम- सफेद जीरा, जीरा

कन्नड़ नाम - जेरिगे

बंगाली नाम - जीरा

मराठी नाम- जिरे

गुजराती नाम - जीरू

तमिल नाम - चिरकम

तेलुगु नाम - जीलाकारी

मल्यालम नाम - जोरेकम

अरबी नाम - कम्मुन, अव्याजा

फ़ारसी नाम - जीरा ए सफ़ेद

संस्कृत पर्यायवाची शब्द: जीरक, अजाजी, कणा, जरण

शास्त्रीय वर्गीकरण:

चरक संहिता - शूलप्रशमन - जड़ी-बूटियाँ जो पेट दर्द से राहत दिलाती हैं

सुश्रुत और वाग्भट् - पिप्पल्यादि जड़ी-बूटियों का समूह

वितरण: इसकी खेती पूरे भारत में व्यापक रूप से की जाती है।

जीरे के औषधीय गुण:

गुण - लघु (पचने में हल्का), रूक्ष (सूखा)

रस (स्वाद) – कटु (तीखा)

विपाक - कटु - पाचन के बाद तीखे स्वाद में परिवर्तन होता है

वीर्य – उष्ण - गर्म शक्ति वाली है

त्रिदोष पर प्रभाव –

कफवातहर - कफ और वात को संतुलित करता है, पित्त को बढ़ाता है।

जीरे के फायदे -

रुच्य - स्वाद बढ़ाता है, अरुचि में उपयोगी है

दीपन, अग्निवर्धन - पाचन शक्ति में सुधार करता है

ग्राही, संग्रहणी - अवशोषक, मल को बांधने वाला, IBS, दस्त में उपयोगी

मेध्य - मस्तिष्क टॉनिक, बुद्धि में सुधार करता है

गर्भाशय विशुद्धिकृत - गर्भाशय को साफ और विषहरण करता है। इसलिए इसका उपयोग माँ की प्रसवोत्तर देखभाल में व्यापक रूप से किया जाता है।

ज्वरघ्न - ज्वर में उपयोगी

पाचन - वातनाशक

वृष्य - कामोत्तेजक

बल्य - शक्ति और प्रतिरक्षा में सुधार करता है

चक्षुष्य - नेत्र दृष्टि बढ़ाने में उपयोगी

इन बीमारियों के उपचार में उपयोगी,

गुल्म – पेट का ट्यूमर, सूजन

आध्मान - पेट में सूजन, गैसीय फैलाव

अतिसार - दस्त, पेचिश

ग्रहणी - Malabsorption syndrome, irritable bowel syndrome

कृमी - कृमि संक्रमण (घावों और आंतों में)

छर्दि - उल्टी

क्षय - टीबी, दीर्घकालिक श्वसन रोग, मांसपेशियों की बर्बादी

कुष्ठ - त्वचा रोग

विष - विषैली स्थितियाँ (toxic conditions)

ज्वर - ज्वर

खुराक – 3 -6 ग्राम

आयुर्वेदिक औषधियाँ:

हिंग्वाष्टक चूर्ण - अपच में उपयोगी

धात्री रसायन - अपच, सर्दी, खांसी, अस्थमा आदि में उपयोगी।

जीराकाद्यरिष्टम - माँ की प्रसवोत्तर देखभाल में उपयोगी

योगराज गुग्गुल - विभिन्न जोड़ों के विकारों में उपयोगी

101

सोआ बीज / शतपुष्पा के फायदे, उपयोग कैसे करें, दुष्प्रभाव, आयुर्वेद विवरण

सोआ बीज एक प्राचीन भारतीय मसाला है। भारतीय पाककला में इसके बीज, बीज का तेल और पूरा पौधा प्रयोग किया जाता है।

इसका उपयोग मुख्य रूप से पाचन विकारों में किया जाता है। इसे Indian Dill भी कहा जाता है।

वानस्पतिक नाम: Anethum sowa / Peucedanum graveolens

Family: Umbelliferae

हिन्दी नाम - सोयो / सोआ / सोवा

अंग्रेजी नाम - Dill, Dil, Dill plant, Indian Dill

कन्नड़ नाम - इसके बीजों को शतपु और पौधे को सब्बासिज सोप्पू कहा जाता है

तेलुगु नाम - सदापा विट्टुलु

तमिल नाम - सताकुप्पी

बंगाली नाम- सालुका

मराठी नाम - शेपू

गुजराती नाम - सुवा

अरबी नाम – शिबिथ

संस्कृत समानार्थी शब्द:

शताव्हा, शतपुष्पा - असंख्य पुष्पों वाली

छत्रा - पुष्पक्रम (inflorescence) छत्राकार होता है

शास्त्रीय वर्गीकरण:

चरक -

आस्थापनोपग - जड़ी-बूटियाँ जिनका उपयोग काढ़े के एनीमा चिकित्सा में किया जाता है

अनुवासनोपग - जड़ी-बूटियाँ जिनका उपयोग तेल के एनीमा चिकित्सा में किया जाता है

सोआ औषधीय गुणः

रस (स्वाद) - कटु (तीखा), तिक्त (कड़वा)

गुण - लघु (पचने में हल्का), तीक्ष्ण (छेदन करने वाला, ऊतकों के गहराई तक प्रवेश करने वाला)।

विपाक - कटु (पाचन के बाद तीखा स्वाद परिवर्तन होता है)

वीर्य - उष्ण - गर्म शक्ति

त्रिदोष पर प्रभाव - वात और कफ को संतुलित करता है और पित्त को बढ़ाता है

सोआ स्वास्थ्य लाभः

दिपनी - पाचन शक्ति में सुधार करता है

इसमें दर्शाया गया है

ज्वर - ज्वर

व्रण - न भरने वाले घाव

शूल - पेट का दर्द

अक्षि रोग - नेत्र विकार

अक्षिव्रण - आँख में होनेवाले घाव या ulcer

बस्तिकर्म - एनीमा पंचकर्म चिकित्सा

सोवा के पत्ते

वृष्य - कामोत्तेजक

रुधिर गुल्मजीत - गर्भाशय फाइब्रॉएड में उपयोगी,

वातघ्न - वात को संतुलित करता है, पक्षाघात,अर्धांगघात, न्यूरोपैथी आदि जैसे तंत्रिका संबंधी विकारों में उपयोगी है।

स्तन्या - स्तन्यवर्धक (galactogogue) के रूप में कार्य करता है

पित्तकृत - पित्त को बढ़ाता है

रुचिदायक - भोजन के स्वाद में सुधार करता है।

दूध के स्राव में सुधार के लिए स्तनपान कराने वाली मां को सोवा के पौधे से तैयार किए व्यंजन दिए जाते है।

बस्ती चिकित्सा में शतपुष्पाः

लगभग सभी एनीमा चिकित्सा (बस्ती कर्म) में शतपुष्पा कल्क (सोवा बीज का पेस्ट) का उपयोग एक आवश्यक सामग्री के रूप में किया जाता है। यह पाचन में सहायता करता

है और एनीमा के फाइटो-रसायनों को रोगी के शरीर में स्थानांतरित करता है। एनीमा थेरेपी आमतौर पर वात संतुलन प्राप्त करने के लिए किया जाता है और शतपुष्पा वात को कम करता है।

शतपुष्पा से आयुर्वेदिक औषधियां:

नारायण तेल - उपयोगी दर्द निवारक मालिश तेल

गोरोचनादि गुलिका - खांसी, सर्दी, अस्थमा, ब्रोंकाइटिस में उपयोग किया जाता है

महारास्नादि कषाय - सूजन, संधिशोथ वगैरह से राहत के लिए उपयोगी

महालाक्षादि तेल - साइटिका, स्पोंडिलोसिस में उपयोगी

सोवा बीज के दुष्प्रभाव:

- अधिक खुराक से पित्त बढ़ सकता है, जलन हो सकती है,जठरशोथ (gastritis) की स्थिति बिगड़ सकती है।
- गैस्ट्राइटिस जैसी पित्त प्रभुत्व वाली स्थितियों में इसकी सिफारिश नहीं कि जाती है।
- मासिक धर्म के दौरान इसके उपयोग से बचना सबसे अच्छा है।

102

गुड़ के स्वास्थ्य लाभ, उपयोग, दुष्प्रभाव - संपूर्ण आयुर्वेद विवरण

गुड़ का उपयोग कई भारतीय व्यंजनों और विभिन्न आयुर्वेदिक दवाइयों में बड़े पैमाने पर किया जाता है। यह चीनी का अच्छा विकल्प है। इतना ही नहीं, यह

अपने स्वयं के अनूठे स्वास्थ्य लाभों का समूह के साथ आता है। गुड़ आसव और अरिष्ट की रीढ़ है - किण्वित तरल आयुर्वेदिक औषधियाँ।

गुड़ क्या है? इसे कैसे तैयार करें?

यह एक प्रकार की अपरिष्कृत चीनी है, जो गन्ने या खजूर के रस से तैयार की जाती है। रस गर्म करके सांद्रित किया जाता है और सांद्रण करते समय सीरे (molasses) को हटाया नहीं जाता है। अंतिम उत्पाद भूरे पीले रंग के ठोस गुड़ ब्लॉक हैं। ये अर्धठोस रूप में भी उपलब्ध है।

आयुर्वेद में गुड़ को गुड़ा, गुड, गुळ, गुळम कहा जाता है।

आयुर्वेद बताता है गुड़ दो प्रकार का होता है -

धौत - धुला हुआ / अर्ध-परिष्कृत

अधौत - अपरिष्कृत, बिना धुला हुआ

गुड़ के गुण और स्वास्थ्य लाभः

(संदर्भः अष्टांग हृदयं सूत्रस्थान 5/47-48)

• गुड़, अच्छी तरह से धोया हुआ (सफेद और शुद्ध किया हुआ)

• नातिश्लेष्मकर - कफ को बहुत अधिक मात्रा में नहीं बढ़ाता है

• सृष्ट मूत्र शकृत - मूत्र और मल की मात्रा बढ़ाता है

• अगर इसे ठीक से न बनाया जाए तो इससे पेट में कीड़े हो जाते हैं, मज्जा, रक्त, वसा, ऊतक और मांसपेशियों में कफ विकार की संभावना बढ़ जाती हैं।

पुराना गुड़ दिल के लिए अच्छा होता है और इसका सेवन करना चाहिए। और, इसके उपयोग के लिए गुड़ कम से कम एक वर्ष पुराना होना चाहिए।

• ताजा बना गुड़ कफ बढ़ाता है और बदहजमी पैदा करता है।

47-48.

अपरिष्कृत या बिना धुला हुआ गुड़ है,

सक्षार- थोड़ा क्षारीय

नातिशीत - बहुत शीतल नहीं

स्निग्ध - तैलीय, चिकना

मूत्रशोधक - मूत्राशय और मूत्र को साफ करता है

रक्तशोधक - रक्त को साफ़ और शुद्ध करता है

वातघ्न - वात को संतुलित करता है, पक्षाघात,अर्धांगघात, न्यूरोपैथी आदि जैसे तंत्रिका संबंधी विकारों में उपयोगी है।

न अति पित्तजित - पित्त को थोड़ा कम करता है

मेदकर - शरीर में चर्बी बढ़ाता है

कृमीकर - आंतों में कृमि संक्रमण का कारण बनता है

बल्य - शक्ति और प्रतिरक्षा में सुधार करता है

वृष्य - कामोत्तेजक

धौत गुड़ या धुला हुआ गुड़ है

मधुर- मधुर

वातपित्तघ्न - वात और पित्त को संतुलित करता है

असृक् प्रसादन - रक्त को शुद्ध और विषमुक्त करता है

इसमें अधौत (बिना धोया हुआ) की तुलना में अधिक पित्त संतुलन क्रिया होती है।

पुराना गुड़ - एक वर्ष पुराना गुड़ :

स्वादुतर - ताजे से कहीं अधिक मीठा

स्निग्ध - तैलीय, चिकना

लघु - ताज़ा की तुलना में पचने में हल्का

अग्निदीपन - पाचन शक्ति को बढ़ावा देता है

विशोधक - आंतों और मल को साफ करता है

मूत्रशोधक - मूत्राशय और मूत्र को साफ करता है

आमाशयशोधक - पेट साफ करता है

रुच्य - स्वाद बढ़ाता है, अरुचि में उपयोगी है

हृद्य - हृदय के लिए अच्छा, हृदय टॉनिक

पित्तघ्न - पित्त को संतुलित करता है

वातघ्न - वात को संतुलित करता है, पक्षाघात,अर्धांगघात, न्यूरोपैथी जैसे तंत्रिका संबंधी विकारों में उपयोगी है।

त्रिदोषघ्न - आम तौर पर तीनों दोषों के लिए अच्छा है

ज्वरहर - बुखार के लिए अच्छा है (केवल थोड़ी मात्रा में)

संताप शांतीप्रद - शरीर की अतिरिक्त गर्मी से राहत दिलाता है

श्रमहर - थकान दूर करता है

पांडुहर - एनीमिया में उपयोगी

प्रमेहांतक - मूत्र पथ के रोगों में उपयोगी

प्रभूतक्रिमिमज्जासृङ्मेदोमांसकरोगुडः॥२३८॥
क्षुद्रोगुडश्चतुर्भागत्रिभागार्धावशेषितः।
रसोगुरुर्यथापूर्वंधौतःस्वल्पमलोगुडः॥२३९॥
ततोमत्स्यण्डिकाखण्डशर्कराविमलाःपरम्।
यथायथैषांवैमल्यंभवेच्छैत्यंतथातथा॥२४०॥
वृष्याक्षीणक्षतहितासस्नेहागुडशर्करा।
कषायमधुराशीतासतिक्तायासशर्करा॥२४१॥
रूक्षावम्यतिसारघ्नीच्छेदनीमधुशर्करा।
तृष्णासृक्पित्तदाहेषुप्रशस्ताःसर्वशर्कराः॥२४२॥ - चरक संहिता सूत्रस्थान 27

गुड़ परजीवी संक्रमण (parasitic infection) को बढ़ाता है।

मज्जाकर – यह मज्जा की मात्रा को बढ़ाता है

असृक् कर - रक्त में सुधार करता है

मेदो मांसकर - चर्बी और मांसपेशियों को बढ़ाता है।

गुड के रूप में बनने से पहले गन्ने का रस चार अवस्थाओं से गुजरता है

वे हैं,

- अर्धावशेषित (जब इस प्रक्रिया में केवल आधा रस उबलना शेष रह जाए),
- त्रिभाग अवशेषित (जब 1/3 शेष रह जाए),
- चतुर्भाग अवशेषित (जब चौथाई भाग शेष रहे)
- क्षुद्र गुड़ या फाणित (काले रंग का प्रगाढ़ रस)

इन चारों अवस्थाओं से होकर गुजरने वाला रस उत्तरोत्तर भारी होता है।

कहने का तात्पर्य यह है कि फाणित (inspissated juicepnidium) सबसे भारी है।

धौत गुड़ की वह किस्म है जो साफ होता है और परजीवी आदि की उसमें वृद्धि होती है। मत्स्यंडिका (कच्ची चीनी, जब रस मिलाया जाता है तब मछली के अंडे का आकार लेंता

है), खंड (मिश्री) और शर्करा (चीनी), धौत गुड़ के तुलना में उत्तरोत्तर अधिक शुद्ध और ठंडे हैं।

कहने का तात्पर्य यह है की, चीनी सर्वोत्तम शुद्ध अवस्था का प्रतिनिधित्व करती है। यह सभी किस्मों में सबसे ठंडा है।

आयुर्वेदिक औषधियों में गुड़ का उपयोग:

आसव और अरिष्ट में गुड़:

आसव और अरिष्ट किण्वित आयुर्वेदिक उत्पाद हैं। इनमें नैसर्गिक स्व-निर्मित अल्कोहल, 5 - 12% तक होता है।

दशमूलारिष्टम और अशोकारिष्ट - अरिष्ट के दो अच्छे उदाहरण हैं और कुमार्यासव आसव का उदाहरण है।

इन आसव और अरिष्ट की तैयारी में, गुड़ का उपयोग चीनी के स्रोत के रूप में किया जाता है। प्राकृतिक यीस्ट (कुछ जड़ी-बूटियों में मौजूद, दवाओं में इस्तेमाल किया जाता है), की मदद से गुड़ की चीनी को शराब में बदल दिया जाता है। इस रूपांतरण की प्रक्रिया के दौरान,पानी में घुलनशील और अल्कोहल में घुलनशील सक्रिय तत्त्व तरल के माध्यम से आसव / अरिष्ट मे घुल जाते हैं, और इस प्रकार दवा लगभग 1 - 2 महीने में तैयार हो जाती है।

आसव और अरिष्ट की इन तैयारियों में गुड़ का पेस्ट और चूने का पाउडर, मिलकर कपड़े की एक लंबी पट्टी पर लगाया जाता है। इसका उपयोग अरिष्ट पात्र के मुख को सील करने के लिए किया जाता है | यह अरिष्ट पात्र के अंदर हवा के प्रवेश को रोकता है, जो अवायुजीवी किण्वन (anaerobic fermentation) में मदद करता है |

सिरप:

गुड़ का उपयोग कुछ सिरप में चीनी के आधार (sugar base) के रूप में किया जाता है। उदाहरण: Raktansoo syrup

हर्बल जैम - लेह्यं :

कल्याणक गुड़म और शतावरी गुळम जैसे कुछ हर्बल जैम तैयार करने के लिए गुड़ का उपयोग चीनी के आधार (base) के रूप में किया जाता है।

गोलियाँ:

गुड़ का उपयोग कई गोलियों के आधार के रूप में किया जाता है। एक अच्छे बंधक एजेंट (binding agent) के रूप में कार्य करने के अलावा, यह टैबलेट में अत्यधिक औषधीय मूल्य भी जोड़ता है। उदाहरण: प्राणदा गुटिका एवं व्योषादि वटकम्।

कषायम्:

कुछ हर्बल जल काढ़े में पारंपरिक रूप से काढ़े को गुड़ के साथ लेने की सलाह दी जाती है। उदाहरणार्थ: पथ्याक्षधात्र्यादि कषायम्

गुद वर्ती:

गुद वर्ती आधुनिक रेक्टल सपोसिटरीज़ के समान प्राचीन है। यह मलाशय मार्ग से उपचारात्मक हेतू से प्रवेशित करते है, कब्ज से राहत और अन्य व्याधियों मे

इसका उपयोग होता है। वर्ती के लिए आमतौर पर गुड़ का आधार के रूप में उपयोग किया जाता है। गुड़, सामान्य तापमान (room temperature) से थोड़ा अधिक तापमान होने पर पिघलना शुरू होता है।

गुड़ पिघलाने के लिए,मलाशय का तापमान काफी पर्याप्त है इसलिए, जब यह पिघलता है, तो यह वर्ती में अन्य जड़ी-बूटियों को मलाशय क्षेत्र में छोड़ देता है, इस प्रकार, यह अन्य हर्बल पाउडर के लिए वाहक के रूप में कार्य करता है।

गुड़ के घरेलू नुस्खे:

अगर आप दोपहर के समय किसी भारतीय गांव में जाते हैं, खासकर गर्मियों में, तो घर के अंदर प्रवेश करने के बाद आपको पहले गुड़ का एक छोटा टुकड़ा और ठंडा पानी दिया पीने के लिए जाएगा। यह आपको तुरंत ठंडा करने और ऊर्जावान बनाने के लिए उपयोगी है। इसका उपयोग दोपहर को घर आने के बाद भी कर सकते हैं।

गुड़ से विभिन्न मीठे पेय तैयार किये जाते हैं, जिसे गुड़ पानक कहा जाता है | ऊर्जा को बहाल करने और कामोत्तेजक प्रभाव के लिए आयुर्वेद में बड़े पैमाने पर इसका उपयोग किया जाता है।

गुड़ शर्करा - यह गुड़ के प्रसंस्करण का अगला चरण है, जहां हम मोटे दाने (coarse granules) प्राप्त करते हैं। इसका उपयोग घायल मरीजों, कृशता, दुर्बलता से पीड़ित लोगों के इलाज में, और कामोत्तेजक प्रयोजनों के लिए किया जाता है।

सुश्रुत द्वारा उपयोग:

सुश्रुत गुड़ का उपयोग दाहकर्म में करते थे - गुड़ लंबे समय तक गर्मी को बरकरार रख सकता है।

सन्दर्भ: दाहकर्माणि उपयुक्त: | सूत्रस्थान 12/4

जोंक चिकित्सा में उपयोग –

जोंक थेरेपी में, जोंक लगाने के बाद खराब रक्त को बाहर निकाल दिया जाता है, यदि फिर भी प्रभावित क्षेत्र में कुछ और दूषित रक्त रह गया है तो उस स्थान पर गुड़, शहद और हल्दी का लेप लगाया जाता है। यह आगे चलकर अशुद्ध रक्त को बाहर निकालने का कारण बनता है | (संदर्भ: अष्टांग हृदय सूत्रस्थान 26/46)

सावधानियां एवं दुष्प्रभाव:

- अधिक मात्रा में लंबे समय तक उपयोग से वजन बढ़ सकता है
- मधुमेह में अनुशंसित नहीं।
- लगातार लंबे समय तक गुड़ का सेवन करने से आंतों में कृमि संक्रमण से खराबी हो सकती है।

- अल्सरेटिव कोलाइटिस के रोगियों के लिए गुड़ का सेवन वर्जित है।
- आयुर्वेद के अनुसार, मछली के साथ मूली और गुड़ का सेवन करना वर्जित है।

पेट के कृमियों में गुड़ का अनोखा प्रयोग:

गुड़ - लंबे समय तक इस्तेमाल करने से पेट में कीड़े हो सकते हैं। लेकिन कुछ आयुर्वेदिक औषधियों में, जिनका उपयोग आंतों के कीड़ों के संक्रमण के इलाज में किया जाता है जैसे मणिभद्र गुड़म, गुड़ का उपयोग सामग्री के रूप में किया जाता है। इससे आंतों में कीड़े आकर्षित करने में मदद मिलेती है और उन्हें दवा मे मौजूद अन्य जड़ी-बूटियों से मार सकते हैं।

103

कलौंजी - NIGELLA SATIVA का उपयोग, दुष्प्रभाव, अनुसंधान

कलौंजी - Nigella sativa - छोटी सौंफ कैंसर किमोथेरेपी के दुष्प्रभाव के खिलाफ एक आशाजनक मसाला है। यह कोलेस्ट्रॉल कम करने में उपयोगी है, अस्थमा , दस्त, नेफ्रो-टॉक्सिसिटी (किडनी में विषाक्त पदार्थ) और हेपाटो टॉक्सिसिटी (यकृत में विषाक्त पदार्थ) में उपयोगी है। यह एक अच्छा सूजन कम करनेवाला (anti inflammatory), दर्द कम करनेवाला (analgesic) है, जो दर्द, बुखार और सूजन से राहत देता है।

Botanical Name - Nigella Sativa Linn

Family - Apiaceae / Ranunculaceae

विभिन्नभाषाओंमेंनाम:

हिन्दी नाम - कलौंजी, कलौंजी

तमिल नाम - करुण जीरागम

मलयालम नाम - करुण जीरागम

तेलुगु नाम - जीलाकर्रा

अंग्रेजी नाम - Small fennel, Black onion seeds, onion seeds, Kalonji, Simple Nigella.

भ्रमित करने वाले नाम जैसे Black caraway, Black cumin, जो वास्तव में Bunium bulbocastanum है , जिसका इसे सूचित करने के लिए भी उपयोग किया जाता है।

संस्कृत पर्यायवाची शब्द -

कालाजाजी, कालिका, कारवी, पृथ्वी, पृथ्वीका, उपकुंचिका, सुशवी, बाष्पिका, कुंजी, उपकुंजिका

शास्त्रीय वर्गीकरण:

- कैयदेव निघंटु - ओशादि वर्ग, जीरकत्रय
- धन्वन्तरी निघण्टु - शतपुष्पादि वर्ग

किस्में:

काला जीरा के नाम से दो जड़ी-बूटियों का उपयोग किया जाता है।

- Carum bulbocastanum / Bunium bulbocastanum – Black cumin, Black caraway
- Nigella sativa - छोटी सौंफ / साधारण कलौंजी

वितरण - मध्य यूरोप, स्पेन और पोर्तुगाल में पाया जाता है। भारत में जम्मू-कश्मीर और नीलगिरी में पाया जाता हैं|

कलौंजी के औषधीय गुण

गुण - रूक्ष (सूखापन), लघु (हल्कापन)

रस (स्वाद) - कटु (तीखा), तिक्त (कड़वा)

विपाक- कटु - पाचन के बाद तीखा स्वाद परिवर्तन से गुजरता है

वीर्य- उष्ण - गर्म शक्ती

त्रिदोष पर प्रभाव - कफ और वात दोष को शांत करता है। पित्त बढ़ाता है.

प्रयुक्त भाग - बीज, बीज का तेल

मात्रा - चूर्ण 1-3 ग्राम

कलौंजी के फायदे:

रोचन - स्वाद, क्षुधावर्धक, भूख में सुधार करता है

दीपन - पाचन शक्ति में सुधार करता है

दौर्गंध्यनाशन - सांसों की दुर्गंध, मुँह की दुर्गंध से राहत देता है

पाचन -पाचक

प्रावर्तती आर्तवम् - मासिक धर्म को प्रेरित करता है, रजोरोध में उपयोगी

संग्रहणी - अवशोषक, आईबीएस, दस्त में उपयोगी

मेध्य - मस्तिष्क टॉनिक, बुद्धि में सुधार करता है

ज्वरघ्न - ज्वर में उपयोगी

वृष्य - कामोत्तेजक

चक्षुष्य - नेत्र दृष्टि में सुधार के लिए उपयोगी

आध्मानहर - सूजन से राहत देता है

गुल्महर - पेट के ट्यूमर के खिलाफ उपयोगी

छर्दिहर - उल्टी से राहत दिलाता है

अतिसारहर - दस्त, पेचिश में उपयोगी

वातहर - वात को संतुलित करता है, पक्षाघात,अर्धांगघात, न्यूरोपैथी आदि जैसे तंत्रिका संबंधी विकारों में उपयोगी है।

जन्तुघ्नी - आंतों के कीड़ों के संक्रमण के खिलाफ उपयोगी

पुराने लोक उपचारों में, छोटी सौंफ़ का उपयोग अस्थमा, दस्त और उच्च कोलेस्ट्रॉल स्तर के इलाज में किया जाता है|

यह नेफ्रोटॉक्सिसिटी (किडनी में विषाक्त पदार्थ) और यकृत विषाक्तता के खिलाफ उपयोगी है।

यह एक अच्छा सूजन रोधी, दर्द निवारक है, जो दर्द, बुखार और सूजन से राहत देता है।

यह सिरदर्द, दांत दर्द, नेत्रश्लेष्मलशोथ के खिलाफ उपयोगी है।

यूनानी चिकित्सा पद्धति में भी इसका व्यापक रूप से उपयोग किया जाता है।

प्याज के बीज का तेल / कलौंजी का तेल रक्तचाप को कम करता है और श्वसन को बढ़ाता है, और कोलेस्ट्रॉल के विरुद्ध उपयोगी है| यह एक अच्छा एंटी ऑक्सीडेंट भी है |

डिलीवरी के बाद कलौंजी का सेवन:

भाव प्रकाश ने काले प्याज के बीज का प्रयोग समझाने के लिए " गर्भाशय विशुद्धि कृत " शब्द का प्रयोग किया है । यह गर्भाशय की सफाई का संकेत देता है।

दक्षिण भारतीय रीति-रिवाज में प्रसव के बाद जीरा या कलौंजी का काढ़ा बनाकर, मां को दूसरे दिन से 10वें दिन तक 15 मिलीलीटर की खुराक मे सुबह खाली पेट पिलाया जाता है। इसका उपयोग डिलीवरी के बाद संक्रमण से लड़ने के लिए और माँ की आंतरिक प्रणाली को मजबूत करने के लिए किया जाता है।

बाहरी अनुप्रयोग:

- स्तंभन दोष के इलाज के लिए इसका पेस्ट पुरुष जननांगों पर लगाया जाता है।
- दांत दर्द में इसके बीज को रोगी को 3 – 5 मिनट तक चबाने के लिए दिया जाता है।

कलौंजी के दुष्प्रभाव:

पित्त शरीर वाले लोग, जो गर्माहट और तीखापन बर्दाश्त नहीं कर सकते, उन्हें इस मसाले का उपयोग करना कठिन लगता है।

यह संवेदनशील पेटवाले या gastritis वाले लोगों में जलन पैदा कर सकता है। क्योंकि यह मासिक धर्म को प्रेरित कर सकता है, यह अत्यधिक रक्तस्त्राव वाले मासिक धर्म और लघु मासिक धर्म (short menstrual cycles) चक्रवाले रोगियों के लिए आदर्श नहीं है।

गर्भावस्था के दौरान इससे बचना सबसे अच्छा है। बच्चों और स्तनपान कराने वाली माताओं में इसे सीमित मात्रा में लिया जा सकता है।

क्योंकि यह पहले से ही लोगों के रक्तचाप और रक्त शर्करा के स्तर को कम कर सकता है इसलिए उच्च रक्तचाप / हाई बीपी और डायबिटीज की दवा लेनेवाले लोगों ने सावधानी बरतने की जरूरत है।

कलौंजी का उपयोग कैसे करें?

1 - 3 ग्राम बीज पाउडर को शहद के साथ मिलाकर सेवन कराया जाता है।

कब तक उपयोग करें?

इसका उपयोग प्रतिदिन 1 - 2 ग्राम की खुराक में किया जा सकता है।

चिकित्सीय प्रयोजन के लिए,

आमतौर पर 2-3 महीने की अवधि के लिए इसका सेवन किया जा सकता है।

104

सौंफ़ बीज के स्वास्थ्य लाभ, खुराक, कैसे करें उपयोग - आयुर्वेद विवरण

सौंफ एक प्राचीन भारतीय मसाला है। आमतौर पर मसाले गर्म प्रकृति के होते हैं और पेट के लिए सुखदायक नहीं होते हैं, लेकिन सौंफ इसका अपवाद है। यह मीठा है और प्रकृति में शीतलक. यह भोजन के बाद चबाने के लिए पसंदीदा मसाला है। यह लगभग सभी भारतीय रेस्तरां में रात्रिभोजन की समाप्ती पर दिया जाता है।

वानस्पतिक नाम - Foeniculum vulgare

परिवार - Umbelliferae

पंजाबी, हिंदी नाम - सौंफ

तमिल नाम - सौम्बु

बंगाली नाम - मौरी

मराठी नाम - बड़ी शेप

गुजराती नाम - वरियाली

तेलुगु नाम - सोपू

कन्नड़ नाम-बडीसोपु

अरबी नाम - राजियानज

फ़ारसी नाम - राजियान

संस्कृत पर्यायवाची शब्दः मिशि, मधुरिका, मधुरा

शास्त्रीय वर्गीकरण:

चरक - मधुरस्कंध - मीठे स्वादवाले जड़ी बूटियों का समूह

औषधीय गुण:

गुण - लघु (पचाने में हल्का), स्निग्ध (तैलीय)

रस (स्वाद) - मधुर (मीठा), कटु (तीखा), तिक्त (कड़वा)

विपाक - मधुर, पाचन के बाद मीठे स्वाद में परिवर्तित हो जाती है।

वीर्य - शीत - शीत शक्ति

त्रिदोष पर प्रभाव - वात और कफ को संतुलित करती है।

सौंफ के बीज के फायदे:

दुर्नाम क्षयजित- पुरानी श्वसन स्थितियों में उपयोगी जिसमें आगे चलकर क्षीणता आदि होती हैं (जैसे टी. बी. - tuberculosis में)

क्षतक्षीणहिता - चोटग्रस्त लोगों के लिए उपयोगी

बल्य - शक्ति और प्रतिरक्षा में सुधार करता है

पित्तस्रदोषजित - पित्त मूल के रक्तस्राव विकारों में उपयोगी

अग्निकृत - पाचन शक्ति को बढ़ाता है

हृद्य - हृदय के लिए अच्छा, हृदय टॉनिक

शुक्रपहा, अवृष्य - यह कामोत्तेजक नहीं है

योनिशूलनुत - महिला प्रजनन प्रणाली (female reproductive system) से उत्पन्न होने वाले दर्द से राहत दिलाने में उपयोगी

में उपयोगी,

कृमि - कृमि संक्रमण

बद्धविट - कब्ज

अनिल - वात विकार

दाह – जलन होना

अरुचि - एनोरेक्सिया, भोजन में रुचि की कमी

छर्दि - उल्टी

कास - सर्दी, खांसी

प्रयुक्त भाग: फल, फलों का तेल और जड़

सौंफ से आयुर्वेदिक औषधियां –

अभयारिष्ट - कब्ज और बवासीर के उपचार में उपयोग किया जाता है

ब्राह्मी वटी - बुद्धि और याददाश्त में सुधार के लिए उपचार में उपयोग किया जाता है

पंचतिक्त गुग्गुलु घृत - फोड़ा, साइनस आदि में उपयोग किया जाता है।

सौंफ़ के दुष्प्रभाव:

आयुर्वेदिक पाठ्य पुस्तकों में से दो में इसका उल्लेख अवृष्य के रूप में किया गया है। इसलिए यह

कामोत्तेजक चिकित्सा से गुजर रहे लोगों के लिए आदर्श नहीं है। इससे यौन रुचि या प्रदर्शन कम हो सकता है।

बच्चों, गर्भवती और स्तनपान कराने वाली माताओं में इसका उपयोग सुरक्षित है।

105

लहसुन के फायदे, शोध, उपयोग, दुष्प्रभाव

लहसुन एक बुढ़ापे को रोकनेवाला (anti aging) मसाला है। यह गर्म, सफाई करने वाला, हृदयवर्धक, पाचक,

आंखों के लिए हितकारी, बालों की मजबूती और गुणवत्ता में सुधार, खांसी, अस्थमा आदि में उपयोगी है।

लेकिन इसका सेवन करते समय कुछ सावधानियों की आवश्यकता होती है।

वानस्पतिक नाम - Allium Sativum Linn

परिवार - Liliaceae

विभिन्न भाषाओं में नाम:

हिन्दी नाम - लहसुन

अंग्रेजी नाम - Garlic

कन्नड़ नाम - बेलुल्ली

तेलुगु नाम - वेल्लुल्ली

बंगाली नाम - रसुना

मराठी नाम - लसुण

तमिल नाम – पुंटू

संस्कृत समानार्थी शब्द

म्लेंच्छगंधा, उग्र गंधा - तीव्र तीखी गंध वाली

यवनेष्टा, लशुना, महौषध - अत्यधिक स्वास्थ्य वाली महान औषधि

फ़ायदे

रसोन - रस + ऊना - सभी छह स्वाद वाले, एक घटा के (खट्टा स्वाद) - लहसुन

खट्टे को छोड़कर इसमें सभी पांच स्वाद हैं।

अरिष्ट, म्लेच्छकंद, महाकंद,

विभिन्न प्रजातियाँ-

काश्यप ने दो किस्मों का उल्लेख किया -

गिरिजा - पहाड़ों में उगने वाला लहसुन और

क्षेत्रज - भूमि में खेती की जाने वाला ।

निघंटुओं ने भी दो प्रकार का उल्लेख किया है

लशुन - Allium sativum और

महा कंदा / गृंजना - Allium ascalonium Linn।

वितरण- पूरे भारत में खेती की जाती है। मुख्य रूप से लुधियाना, कर्नाटक, तमिलनाडु, आंध्र प्रदेश, यूपी और गुजरात में।

औषधीय गुण-

• कच्चा लहसुन आयुर्वेद में इस्तेमाल होने वाले बहुत ही प्राचीन मसालों में से एक है। यहां तक की सुश्रुत ने कच्चे लहसुन के फायदों की सराहना की है। आयुर्वेद के अनुसार, मीठा, नमकीन, खट्टा, तीखा, कड़वा और कसैला ये छह स्वाद हैं। और लहसुन उन दुर्लभ जड़ी-बूटियों में से एक है, जिसके पांच स्वाद होते हैं, खट्टा छोड़कर।

• रस (स्वाद) - मधुर (मीठा), लवण (नमक), कटु (तीखा), तिक्त (कड़वा), कषाय (कसैला)

• गुण - स्निग्ध (तैलीय), गुरु (भारी), तीक्ष्ण (मजबूत,छेदनेवाला), सर (गतिशील)

• विपाक - कटु - पाचन के बाद तीखे स्वाद में परिवर्तन होता है।

• वीर्य - उष्ण - गर्म शक्ति

• त्रिदोष पर प्रभाव - वात और कफ को संतुलित करता है। पित्त दोष को बढ़ाता है।

प्रयुक्त भाग - बल्ब, तेल

खुराक - पेस्ट 1-6 ग्राम प्रतिदिन एकल या विभाजित खुराक में।

लहसुन का तेल प्रति दिन एकल या अधिक खुराक में 1-2 मि.ली तक लिया जा सकता हैं ।

लहसुन के फायदेः

क्रिमिकुष्ठकिलासघ्नोवातघ्नोगुल्मनाशनः।

स्निग्धश्चोष्णश्चवृष्यश्चलशुनःकटुकोगुरुः॥१७६॥ - चरक सूत्रस्थान २७

जंतुजीत, कृमिघ्न - आंतों के कीड़ों के संक्रमण के खिलाफ उपयोगी

कुष्ठ्घ्न - त्वचा रोगों में उपयोगी

किलासघ्न - त्वचा रोग फैलाने/संक्रामक प्रकार में उपयोगी

वातघ्न - वात को संतुलित करता है, पक्षाघात, अर्धांगघात, न्यूरोपैथी, अतिरिक्त गैस, सूजन आदि जैसे तंत्रिका संबंधी विकारों में उपयोगी है।

गुल्महर - पेट के ट्यूमर के खिलाफ उपयोगी

वृष्य - कामोतेजक, शक्ति में सुधार करता है

मेधाकृत - बुद्धि में सुधार करता है

स्वरकृत - आवाज की टोन और गुणवत्ता में सुधार करता है

वर्णकृत- त्वचा का रंग और स्वरूप सुधारता है

अक्षिकृत, नेत्र्य, चक्षुष्य - नेत्र दृष्टि में सुधार के लिए उपयोगी

भग्न अस्थि संधानकर - टूटी हुई हड्डियों को शीघ्र ठीक करता है

बृंहण - पौष्टिक। लहसन तीखा होने के बावजूद पौष्टिक होने के कारण पोषण मूल्यों के साथ-साथ यह पुष्टिकारक भी है।

पाचन - पाचन, आम दोष से राहत देता है

पित्तकृत - पित्त दोष को बढ़ाता है

अस्रकृत - रक्तकृत विकारों का कारण बनता है या बिगड़ता है

केशकृत - बालों की गुणवत्ता और मात्रा में सुधार करता है

हिक्काहर - हिचकी से राहत दिलाता है

कासहर - खांसी और सर्दी में उपयोगी

ज्वरहर - ज्वर में उपयोगी

श्वासहर - अस्थमा, सीओपीडी और अन्य श्वसन रोगों में उपयोगी

कुष्ठहर - त्वचा रोगों में उपयोगी

मेहहर - मूत्र पथ विकारों और मधुमेह में उपयोगी

आमहर- अपच और परिवर्तित चयापचय के उत्पाद आम से राहत दिलाता है।

पीनसहर - नाक बहने, साइनसाइटिस में उपयोगी

श्वित्रहर - सफ़ेद दाग, ल्यूकोडर्मा, विटिलिगो के इलाज में उपयोगी

अर्शहर – बवासीर, अर्श में उपयोगी

शूलहर - पेट के दर्द से राहत दिलाता है

शोफहर - सूजन से राहत देता है, सूजन-रोधी

रसायन - बुढ़ापा रोधी, कोशिका और ऊतक के कायाकल्प का कारण बनता है

बल्य - शक्ति और प्रतिरक्षा में सुधार करता है

जीर्णज्वरहर - पुराने बुखार से राहत देता है

कुक्षी शूलहर - पेट के दर्द से राहत दिलाता है

विबन्धहर - कब्ज से राहत देता है

अरुचिहर - अरुची, क्षुधामान्द्य से राहत दिलाने में उपयोगी

आवरण को राहत देने के लिए लहसून - अवरुद्ध करना:

सभी प्रकार के आवरण के लिए रक्त (रक्त ऊतक) और पित्त दोष को छोड़कर (नलियों का बंद होना, नाड़ियों का बंद होना) लहसुन बहुत उपयोगी है।

इसके तीखे और भेदक गुण की वजह से शरीर की नाड़ियों को साफ करने में यह मदद करते हैं।

इसकी तासीर गर्म होने के कारण यह पित्त और रक्त में उपयोगी नहीं है।

गठिया रोग में लहसुनः लहसुन का उपयोग हड्डियों के फ्रैक्चर के इलाज और मजबूती के लिए किया जाता है।

लहसुन को हड्डियों के पुनर्जनन में सहायता करने के लिए जाना जाता है। इसलिए कच्चा लहसुन, रुमेटीइड गठिया और ऑस्टियो गठिया में उपयोगी है।

लहसुन की जड़ तीखी, पत्तियां तीखी और डंठल कसैला होता है।

लहसुन और मधुमेह रोगीः

लहसुन के साथ मांसाहारी भोजन, खट्टा भोजन, पेय और शराब का सेवन करना अच्छा है।

दूध के साथ लहसुन -

लहसुन के तीखेपन और उष्णता का मुकाबला करने के लिए इसे दूध के साथ उबाला जाता है और इस दूध का सेवन किया जाता है। यह पित्त शरीर वाले लोगों के लिए विशेष रूप से फायदेमंद है। इसके और भी कई फायदे हैं।

बाहरी प्रयोगः लहसुन का पेस्ट लगाने से रक्त संचार बेहतर होता है। दर्द और सूजन से राहत दिलाता है।

इसलिए, गठिया में दर्द और जकड़न से राहत पाने के लिए इसका पेस्ट गठिया, ऑस्टियो गठिया और कटिस्नायुशूल मे जोड़ों पर लगाया जाता है।

यह कीड़े के काटने और खुजली वाले त्वचा विकारों के खिलाफ भी उपयोगी है।

हृदय पर लहसुन का प्रभावः

हृदय - हृदय के लिए अनुकूल, हृदय टॉनिक के रूप में कार्य करता है।

यह हृदय को उत्तेजित करता है, रक्त परिसंचरण में सुधार करता है और रक्त वाहिकाओं के अंदर जमे हुए कोलेस्ट्रॉल को कम करता है।

कैंसर के विरुद्ध प्रभावः

अमेरिकन इंस्टीट्यूट फॉर कैंसर अनुसंधान, लहसुन को एक संभावित मसाले के रूप में सूचीबद्ध करता है, जो कैंसर की रोकथाम में उपयोगी है। इसके प्रमुख तत्व क्वेरसेटिन, एलिक्सिन और ऑर्गेनो-सल्फर यौगिकों का एक समूह -एलिसिन, एलीइन और एलिल सल्फाइड ने प्रोस्टेट, मूत्राशय, बृहदान्त्र और पेट के ऊतकों में ट्यूमर के विकास के खिलाफ प्रभाव दिखाया है।

लहसुन के दुष्प्रभावः

- गर्मियों के दौरान लहसुन का सेवन सीमित करें।
- पित्त प्रकार के शरीर वाले लोगों के लिए उपयुक्त नहीं है।
- तेज़ धूप, व्यायाम, क्रोध, पानी पीने से बचना बेहतर है।
- लहसुन खाने के तुरंत बाद गुड़ के साथ दूध का सेवन करें।
- यह बच्चों, गर्भवती और स्तनपान कराने वाली माताओं के लिए सुरक्षित है।

• लहसुन सांसों की दुर्गंध की समस्या पैदा कर सकता है या बढ़ा सकता है।

• भारी मासिक धर्म रक्तस्राव से पीड़ित महिलाओं के लिए, माहवारी शुरू होने के 5 दिन पहले से लेकर बंद होने तक लहसुन का सेवन बंद कर दें, यह सलाह दी जाती है।

बुढ़ापा विरोधी गुणों वाला तामसिक भोजन है लहसुन:

लहसुन में रसायन गुण होते हैं - इसका मतलब है कि अगर आप इसका सेवन लंबे समय तक करते हैं। यह आपके स्वास्थ्य पर बुढ़ापा रोधी प्रभाव डालता है। लेकिन लहसुन एक तामसिक भोजन है। तमस्

मतलब अंधकार. इसका मतलब यह है कि यह ब्रह्मचर्य और आध्यात्मिक सफलता चाहने वालों के लिए उपयुक्त नहीं है।

हालाँकि, यदि आपको कोई बीमारी है तो आपको तामसिक भोजन की अवधारणा लागू नहीं होती है।

लहसुन के फायदे इसके तामसिक दुष्प्रभावों से कहीं अधिक हैं। जब तक आप एक बहुत गंभीर आध्यात्मिक साधक नहीं बनते, तब तक आप लहसुन के अत्यधिक स्वास्थ्य लाभ का आनंद लेना जारी रख सकते हैं।

लहसुन का सेवन कैसे करें?

• जो लोग इसकी अप्रिय गंध और स्वाद को सहन कर सकते हैं, वे लहसुन के छिलकों को हटा दें और सुबह या भोजन के बाद इसका सेवन कर सकते हैं।

पित्त असंतुलन वाले लोग लहसुन को घी में भून सकते हैं या 1 - 2 लहसुन की पंखुडिया दूध में डालकर उबाल सकते हैं और उसका सेवन करें।

• नियमित उपयोग के लिए, सबसे अच्छा तरीका यह है कि इसे खाने के सामग्री के हिस्से के रूप में उपयोग किया जाए।

इसका अर्क कैप्सूल के रूप में भी बाजार में उपलब्ध है।

लहसुन सहित आयुर्वेदिक औषधियाँ:

• **लशुनादि वटी** - दस्त, अपच जैसे अन्य पेट और आंत संबंधी रोगों में उपयोग किया जाता है।

• **रसोनादि कषायम** - सूजन,उल्टी, मतली, खांसी और बहुत के आयुर्वेदिक उपचार में उपयोग किया जाता है,

• **लशुनादि घृत** - पेट विकार, तंत्रिका संबंधी स्थितियाँ, आदि में उपयोग किया जाने वाला हर्बल घी

• **वेट्टुमारन गुलिका** - बुखार, उल्टी,पेट का दर्द आदि के आयुर्वेदिक उपचार में उपयोग किया जाता है।

सर्दी के लिए लहसुन का उपयोग कैसे करें?

प्रश्न: कृपया सर्दी होने पर लहसुन के उपयोग के बारे में उचित सलाह दें। दो तीन लहसुन की पंखुडिया पानी के साथ निगल लें या फिर इसे घी में सेंक भी सकते हैं, क्या यह उचित है?

उत्तर: सर्दी के दौरान 2 लहसुन के दाने निगल लेना या लहसुन की पंखुडिया, हल्दी पाउडर और काली मिर्च पाउडर प्रत्येक की एक चुटकी का पेस्ट बना लेना सबसे अच्छा है और इसे पानी के साथ लें। यह ठंड में, घी मे तलने से ज्यादा असरदार होगा।

महा कंदा / गृंजन - एलियम एस्केलोनियम लिनन।

- इसमें लहसुन के समान गुण होते हैं।
- मधुर - स्वाद में मीठी
- कटु – तीखा
- डंठल कसैला, पत्तियां कड़वी होती हैं।

106

अदरक के फायदे, शोध, घरेलू उपचार, दुष्प्रभाव

सूखी और ताजी अदरक की क्रिया बिल्कुल एक जैसी होती है तथा आयुर्वेद के अनुसार, गर्मियों के दौरान सूखी अदरक को छोड़कर ताजी चीजों को प्राथमिकता दी जाती है। अदरक, अपच, अस्थमा, मतली और बहुत कुछ रोगों में उपयोगी है।

अदरक की खेती कर्नाटक के मलनाड क्षेत्र में बहुत पुराने समय से की जा रही है। आदि शंकराचार्य द्वारा निर्मित विश्व प्रसिद्ध पर्यटन स्थल "श्रृंगेरी" का नाम "श्रृंगवेर गिरी" से लिया गया है, (यह एक ऐसा पर्वत है, जिनपे शृंगवेर याने अदरक की खेती होती है)। बाद में यह "श्रृंगेरी" नामसे विकसित हुआ।

वानस्पतिक नाम- Zingiber officinale

परिवार- Scitamineae

विभिन्न भाषाओं में ताजी अदरक के नाम:

हिंदी नाम - अदरक (ताजा)

कन्नड़ नाम - हसी शुन्ति

तेलुगु नाम - अल्ला, अल्लामु

बंगाली नाम - अदा

मराठी नाम - आले

गुजराती नाम - अड़ू

तमिल नाम - शुक्का, इंजी

मलयालम नाम - इंची

सिंहली नाम - अमु इंगुरू

फ़ारसी नाम - अंजीबीले तारा

अरबी नाम - जंजाबीले रताब

विभिन्न भाषाओं में सोंठ के नाम:

हिंदी नाम - सोंठ, सौंठ, सुंठ,
कन्नड़ नाम - ओना शुन्ति
बांग्ला नाम - शंट, सुंट, शुंटी
तमिल नाम - शुक्कू, चुक्कू
मलयालम नाम - चुक्का फ़ारसी नाम - जनाबील
अरबी नाम - जंजाबीले आविस

गीली अदरक के संस्कृत पर्यायवाची:

आर्द्रक, मूलज, आर्द्र शक,
गुल्म मूला - गांठदार प्रकंद
अनुपजा - नम स्थानों में उगता है

सोंठ के संस्कृत पर्यायवाची शब्द:

शुण्ठी, महौषध, विश्व, विश्व भेषज, नागर, विश्वौषध,
श्रृंगवेर, राहुचत्र,
उष्ण - प्रकृति में गर्म।
कटुग्रंथी, कटुभद्रा - इसका स्वाद तीखा होता है

शास्त्रीय वर्गीकरण

चरक -

तृप्तिघ्न - झूठी तृप्ति को दूर करने के लिए उपयोगी जड़ी-बूटियों का समूह,
अर्शोघ्न - बवासीर के इलाज में उपयोगी जड़ी-बूटियों का समूह,
दीपनीय - पाचन शक्ति को बेहतर बनाने में उपयोगी जड़ी-बूटियों का समूह
शूल प्रशमन - पेट दर्द से राहत दिलाने में उपयोगी जड़ी-बूटियों का समूह
तृष्णा निग्रहण - प्यास दूर करने में उपयोगी जड़ी-बूटियों का समूह

सुश्रुत - पिप्पल्यादि, त्रिकटु

वाग्भट - पिप्पल्यादि

विभिन्न किस्में

अमरकोष के अनुसार,
ताजे अदरक को आर्द्रक, श्रृंगवेर कहा जाता है |
सोंठ को नागर, विश्वभेषज कहा जाता है

वितरण - लगभग पूरे भारत में खेती की जाती है।

Zingiber officinale के औषधीय गुण

रस (स्वाद) – कटु (तीखा)
गुण - गुरु (भारी), रूक्ष (सूखापन), तीक्ष्ण (मजबूत, छेदनेवाला)
विपाक - मधुर - पाचन के बाद मीठे स्वाद में परिवर्तन होता है।
वीर्य - उष्ण - गर्म शक्ति

त्रिदोष पर प्रभाव - कफ दोष को संतुलित करता है

प्रयुक्त भाग - प्रकंद

मात्रा

ताज़ा रस 5-10 मिली;

पाउडर 1-2 ग्राम;

सिरप प्रति दिन एक या विभाजित खुराक में 2-5 मिलीलीटर।

ताजा अदरक के फायदे - आर्द्रक - विश्व भेषज:

पिप्पली - पिप्पली फल और आर्द्रक - अदरक प्रकंद को छोड़कर, आमतौर पर तीखे स्वाद वाले सभी मसाले कामोत्तेजक और वात दोष को बढ़ाने वाले होते हैं |

हरा अदरक/ताजा अदरक है,

रोचक - क्षुधावर्धक,

दीपन - पाचन शक्ति में सुधार करता है

वृष्य - कामोत्तेजक

अदरक का रस वात और कफ विकारों में उपयोगी है

विबन्ध - कब्ज

कटु - तीखा स्वाद

उष्ण - शक्ति में गर्म

गुरु - भारी

रूखा - सूखा

मधुर विपाक - पाचन के बाद मीठे स्वाद में परिवर्तन होता है

हृद्य - हृदय के लिए अनुकूल, हृदय टॉनिक के रूप में कार्य करता है

दीपन - पाचन शक्ति में सुधार करता है

रुचिदा - स्वाद में सुधार, अरुची से राहत दिलाने में उपयोगी

शोफहर - अच्छी सूजन रोधी जड़ी बूटी, दर्द और सूजन से राहत दिलाती है

कफहर - कफ को संतुलित करता है, बलगमवाली खांसी, अस्थमा में उपयोगी है

कंठामयापहा - गले के विकारों में उपयोगी

स्वर्या - आवाज में सुधार लाता है

विबन्धहर - कब्ज से राहत देता है

आनाहहर - गैस, पेट की परिपूर्णता, सूजन से राहत देता है

शूलजीत - पेट के दर्द से राहत दिलाता है

भेदिनी - कब्ज से राहत दिलाती है

जिह्वा विशोधन - जीभ को साफ करता है, सफेद कोटिंग से राहत देता है

कफवातहर - कफ और वात को संतुलित करता है

श्वासाहर - अस्थमा और दीर्घकालिक श्वसन विकारों के उपचार में उपयोगी।

कासहर - खांसी और सर्दी में उपयोगी

वमिहर - उल्टी से राहत दिलाता है

हिक्काहर - हिचकी से राहत दिलाता है

सोंठ के फायदे:

सोंठ वातनाशक, पाचन को बढ़ाने वाली, कामोत्तेजक, गर्म तासीर वाली होती है।

वात और कफ को संतुलित करता है, विपाक में मीठा, कार्डियो-टॉनिक और स्वादिष्ट होता है।

मधुर विपाक - पाचन के बाद मीठे स्वाद में परिवर्तन होता है।

वृष्य - कामोत्तेजक, शक्ति में सुधार करता है

रोचन - स्वाद में सुधार करता है, अरुची से राहत देता है

हृद्य - हृदय के लिए अनुकूल, हृदय टॉनिक के रूप में कार्य करता है

सस्नेह - इसमें कुछ मात्रा में तैलीयपन है

लघु - पचने में हल्का

दीपन - पाचन शक्ति में सुधार करता है

शोफहर - सूजन-रोधी, सूजन से राहत देता है

वातोदरा - वात दोष असंतुलन के कारण होनेवाले जलोदर में उपयोगी, सूजन

श्वासहर - अस्थमा और दीर्घकालिक श्वसन विकारों के उपचार में उपयोगी।

पांडुहर - खून की कमी, यकृत विकारों के प्रारंभिक चरण में उपयोगी

श्लीपद – हाथीपाँव में उपयोगी

ग्राही – अवशोषक

विबंधनुत - अपने छेदन गुणसे मल के कणों को छोटे-छोटे टुकड़ों में तोड़ देता है

आमवातघ्नी - संधिशोथ में उपयोगी

चक्कर आना, मासिक धर्म में दर्द, गठिया के दर्द, मोशन सिकनेस और वजन कम होना आदि से राहत पाने के लिए अदरक बहुत प्रभावी है।

सिरदर्द के लिए अदरक का उपयोग कैसे करें:

सोंठ को थोड़ा सा पानी मिलाकर किसी सख्त सतह पर रगड़ा जाता है। और पतला पेस्ट बनाकर, इसे माथे पर लगाया जाता है और व्यक्ति को सोने के लिए कहा जाता है। 15 मिनट बाद पेस्ट हटाकर धोने के लिए बताए।

अदरक के दुष्प्रभाव:

• त्वचा विकार, एनीमिया, मूत्रकृच्छ, रक्तस्राव विकार, न भरनेवाले घाव, बुखार, जलन, गर्मी के दौरान और वसंत ऋतु में, ताजा अदरक की तुलना में सोंठ को प्राथमिकता दी जाती है।

• गर्भावस्था और स्तनपान के दौरान और बच्चों में, कम मात्रा में अदरक का उपयोग करना सुरक्षित है

.• यह संवेदनशील पेट वाले लोगों में गैस्ट्राइटिस की स्थिति और बिगड़ने का कारण बन सकता है।

अदरक के घरेलू उपचार:

• ताजा अदरक का रस, नींबू का रस और शहद - प्रत्येक का एक चम्मच लें और इन्हें अच्छे से मिला लीजिए। इस उपाय की खुराक एक चम्मच है। इसका मतलब है, यह उपाय तीन व्यक्तियों के लिए उपयोगी होगा। जरूरत से ज्यादा मात्रा न लें, क्योंकि पेट में जलन पैदा हो सकती है। यह मेरे पसंदीदा उपचारों में से एक है जो अतिरिक्त नींद, अपच, उल्टी, मतली और सिरदर्द से छुटकारा दिलाती हैं। यह हैंगओवर उतारने का भी अच्छा उपाय है।

•अदरक के रस के अर्क की 2-3 बूंदें नाक में डालने से नाक में दर्द होता है, जिससे उत्तेजना निर्माण होकर बलगम बाहर निकालता है, और साइनसाइटिस से राहत मिलती हैं। लेकिन कुछ लोगों को यह असहनीय लगता है। इसलिए एहतियात जरूरी है।

• तिल के तेल या किसी भी दर्द निवारक तेल में अदरक का पाउडर मिलाया जाता है। यह जोड़ों की अकड़न को दूर करने और रक्त परिसंचरण में सुधार के लिए इसे पेस्ट के रूप में लगाया जाता है।

अदरक से आयुर्वेदिक औषधियां:

• **त्रिकटु चूर्ण** - अदरक, काली मिर्च और पिप्पली का प्रसिद्ध संयोजन का, मोटापे और अपच के उपचार में उपयोग किया जाता है।

• **आर्द्रक घृत** - पेट में सूजन (gastritis), अपच और अरुची में सूचित किया गया है।

• **सौभाग्य शुंठी** - माँ की प्रसवोत्तर देखभाल के दौरान उत्पन्न होने वाली जटिलताओं के उपचार में उपयोग किया जाता है।

• **गुडार्द्रकम** - पुरानी श्वसन स्थितियों के उपचार में उपयोग किया जाता है जैसे ब्रोंकाइटिस, अस्थमा और नाक बहना।

• **शोथघ्न लेप** - पेस्ट के रूप में उपयोग किया जाता है, सूजन से राहत के लिए बाहरी रूप से लगाया जाता है, जैसा कि छोटी (blunt) चोटों और गठिया के मामले में होता है।

• अदरक के रस के अर्क का उपयोग अफ़ीम (अहीफेन शोधन) की शुद्‌धि प्रक्रिया में किया जाता है।

प्रश्न: मुझे एक टीवी कार्यक्रम के माध्यम से पता चला कि अदरक की त्वचा में जहरीले रसायन होते हैं। क्या यह सच है? उपयोग से पहले सूखे अदरक को विषैला कहा जाता है, क्या इसकी खाल उतारना जरूरी है ?

उत्तर:

जब तक अदरक का छिलका स्वच्छ है, यह खाने योग्य है। यह कोई सख्त नियम नहीं है की, उपयोग से पहले अदरक के छिलके को छील लेना चाहिए। यह विषैला नहीं है।

107

अंगूर और किशमिश के स्वास्थ्य लाभ - आयुर्वेद विवरण

अंगूर हर किसी के लिए जरूरी फलों में से एक है। आयुर्वेद कहता है "द्राक्षा फलोत्तमा।" - सभी फलों में अंगूर सर्वोत्तम है। जब हम फल बाज़ार में जाते है तब हमें हमेशा मीठे अंगूर नहीं मिल सकते। हमें और अधिक-मीठा-थोड़ा- खट्टी किस्म या अधिक खट्टी-थोड़ी मीठी किस्म मिल सकता है। उनमें से प्रत्येक किस्म का अपना प्रभाव, त्रिदोष और समग्र रूप से हमारे स्वास्थ्य पर होता है। आइये जानें अंगूर की किस्मों के आयुर्वेदिक स्वास्थ्य लाभ - सूखे और ताजे, कच्चे, अर्ध पके,पूर्ण पका हुआ इत्यादि।

अंगूर के फायदेः

कच्चे अंगूरः

कच्चे अंगूर की तासीर गर्म और तीखी होती है, पित्त असंतुलन का कारण बन सकता है। जिससे त्वचा और रक्त खराब हो जाता है।

अर्ध पके अंगूरः

अर्ध पके हुए अंगूर मीठे की तुलना में अधिक खट्टे होते हैं। इससे भूख बढ़ती है, स्वाद मे सुधार होता है।

अधिक मीठे कम खट्टे पके हुए अंगूरः

पका हुआ अंगूर प्यास को दूर करता है, रक्तस्राव विकारों में उपयोगी, पित्त को शांत करता है, और सुखदायक होता हैं।

मुनक्का या किशमिश के फायदेः

- आसान मल त्याग में मदद करता है
- प्राकृतिक शीतल हैं

• आँखों के लिए बहुत अच्छा है

• ज्यादातर आयुर्वेदिक नुस्खों में जहां अंगूर का जिक्र होता है, उस सामग्री में सूखे अंगूर का उपयोग किया जाता है।

• अधिक प्यास लगने की समस्या, बुखार, सांस की समस्या, उल्टी, गठिया, यकृत विकार, अत्यधिक जलन, सूखापन, क्षीणता के उपचार में मुनक्का/किशमिश उपयोगी है।

• किशमिश दिमाग को शांत करती है। इसलिए, जब आप थका हुआ, या भ्रमित महसूस करते हैं, तब कुछ अंगूर खाना एक अच्छा विचार है।

• किशमिश का उपयोग आंतों के विकारों के उपचार में भी किया जाता है।

• किशमिश का प्रयोग विशेष रूप से शराब का सेवन अधिकता के कारण होने वाले हैंगओवर के उपचार में और शरीर पर शराब के प्रभाव को कम करने के लिए किया जाता है। इसलिए, नियमित शराब पीने वालों को अक्सर मुनक्का खाने की सलाह दी जाती है।

• विद्यार्थियों को थकान से बचने के लिए रात को 5 किशमिश भिगोकर,अगले दिन सुबह उस पानी को फेंक दें और भिगोया हुआ किशमिश खाने की सलाह दी जाती है। (स्रोतः डिवाइन पार्क)

तृष्णादाहज्वरश्वासरक्तपित्तक्षतक्षयान्।
वातपित्तमुदावर्तंस्वरभेदंमदात्ययम्॥१२५॥
तिक्तास्यतामास्यशोषंकासंचाशुव्यपोहति।
मृद्वीकाबृंहणीवृष्यामधुरास्निग्धशीतला॥१२६॥

चरक संहिता सूत्रस्थान 27

किशमिश तुरंत इलाज प्रदान करती है,

तृष्णा - अत्यधिक प्यास लगना

दाह - जलन

ज्वर - ज्वर

श्वास - अस्थमा, श्वसन संबंधी विकार जिसमें सांस लेने में कठिनाई होती है

रक्तपित्त - नाक से रक्तस्राव और माहवारी के समय अत्यधिक रक्तस्राव जैसे रक्तस्राव संबंधी विकार

क्षत - छाती पर चोट

क्षय - तपेदिक, दीर्घकालिक श्वसन रोग, मांसपेशियों की बर्बादी

वात पित्त विकार

उदावर्त - सूजन

स्वरभेद - कर्कश आवाज

मदात्यय - ज्यादा शराब पीना

तिक्तास्यता - जीभ का स्वाद कड़वा होना

आस्यशोष - मुँह सूखना

कास - सर्दी, खांसी

किशमिश हैं

बृंहणी - पोषण में सुधार करती है

वृष्य - कामोत्तेजक

मधुर - मीठा

स्निग्ध - तैलीय

शीतल - ठंडा

घरेलूउपचार

पेट मे सूजन, अम्लपित्त, मुंह में छाले, मुंह के छाले के लिए -

रात को पानी में किशमिश और पांच बादाम भिगो दें। अगली सुबह खाली पेट किशमिश और बादाम खा लें। सुनिश्चित करें कि किशमिश स्वाद में मीठी हो।

असंगति (Incompatibility) :

दूध के साथ अंगूर से परहेज करना ही बेहतर है, क्योंकि आयुर्वेद दूध के साथ खट्टे फलों को मिलाकर खाने से बचने की सलाह देता है।

सामग्रीकेरूपमेंकिशमिशकेसाथआयुर्वेदिकऔषधियाँः

• **द्राक्षारिष्ट** - सर्दी, खांसी, अस्थमा, बृहदान्त्र की सफाई में उपयोगी

• **द्राक्षासव** - पेट के कीड़े, चोट, घाव में उपयोगी

• **द्राक्षादिकषायम** - हैंगओवर उपचार, थकान, चक्कर आना आदि में उपयोगी

• **मानसमित्रवटकम** - अवसाद, स्मृति हानि, मनोरोग स्थितियाँ आदि के इलाज में उपयोग किया जाता है।

• **द्राक्षादिवटी** - टेबलेट, अरुचि , सीने मे जलन, चक्कर और खट्टी डकार में उपयोग की जाती है।

108

नींबू के स्वास्थ्य लाभ - आयुर्वेद विवरण

आयुर्वेद में नींबू का प्रयोग बड़े पैमाने पर किया जाता है। इसका उपयोग भोजन, औषधि आदि में तथा आयुर्वेदिक धातुओं के भस्म की शुद्धि प्रक्रिया में भी किया जाता है। औषधीय उद्देश्य से, इसका उपयोग मुख्य रूप से पाचन विकारों में किया जाता है। नींबू का वानस्पतिक नाम Citrus medica है, यह Rutaceae परिवार से है।

समानार्थीशब्दः जम्बीर, निंबुक, दन्तशठ

शास्त्रीयवर्गीकरणः

चरक -

फलवर्ग (फलों का समूह),

अम्लवर्ग (खट्टे पदार्थों का समूह)

सुश्रुतऔरवाग्भट्ट - फलवर्ग (फलों का समूह)

औषधीयगुणः

रस (स्वाद) - अम्ल (खट्टा)

गुण - लघु (पचने में हल्का), तीक्ष्ण (छेदने वाला)

विपाक - पाचन के बाद स्वाद परिवर्तन - अम्ल - खट्टा

वीर्य (उष्ण) - गर्म शक्ती

नींबू के फायदेः

वक्त्र शोधी - नींबू का रस कुल्ला करने या सेवन करने से मुँह साफ़ होता है। इसलिए नींबू का रस सांसों की दुर्गंध, और जीभ के उपर परत जमने (coating) की समस्या के लिए एक अच्छा उपाय है।

रोचन - नींबू, पाचन शक्ती बढ़ाता है।

दंतहर्षण- स्वाद में खट्टा होने के कारण यह दांतों में झनझनाहट पैदा कर सकता है।

तृष्णा निवारण - यह प्यास से राहत देता है। इसलिए, नींबू का रस, प्यास बुझाने के लिए सबसे अधिक पसंदीदा पेयों मे से एक है।

शूल निवारण - यह पेट के दर्द से राहत देता है। यही कारण है, की नींबू का रस पेट (गैस्ट्राइटिस) की जलन, अपच और दर्द के लिए पहला घरेलू उपचार है। इसी कारण से इसका उपयोग अनगिनत मात्रा में एक घटक के रूप में किया जाता है। आयुर्वेदिक औषधियाँ, जिनका उपयोग पाचन विकारों में किया जाता है, जैसे लशुनादी वटी।

कास निवारण - खांसी से राहत पाने के लिए नींबू बेहद उपयोगी है। यह गले का बलगम कम (soothing effect) करता है।

कफोत्क्लेश, छर्दि निवारण - यह पेट में जमा हुए कफ के अत्यधिक संचय से राहत दिलाने में मदद करता है, जिससे उल्टी होने लगती है। इसलिए, जब भी किसी को मतली, अत्यधिक लार आना, उल्टी आदि महसूस हो, तब नींबू का रस पिया जाता है।

ऐसे मामलों में, नींबू के कारण कुछ लोगों में, या तो उल्टी की भावना से राहत मिलती है या व्यक्ति उल्टी करता है और शरीर से सभी अत्यधिक, खराब कफ को बाहर निकाल देता है। कफ अधिक मात्रा मे होने पर (जैसे भारीपन, अत्यधिक गैस्ट्रिक स्राव और अपच) यह पेट को साफ करने की क्रिया भी करता है।

तृष्णाहर - अत्यधिक प्यास से राहत दिलाता है।

आमदोषहर - यह अपच और कुअवशोषण का उत्पाद आम से राहत दिलाता है।

आस्यवैरस्यहर - सांसों की दुर्गंध से राहत दिलाता है

हृत्पीड़ा - गैस्ट्राइटिस के कारण सीने में होनेवाले दर्द से राहत देता है।

वह्निमांद्यहर - यह पाचन को बढ़ावा देता है। इसलिए, यह कई अपच के लिए बने आयुर्वेदिक औषधियां में एक घटक है, जैसे हिंग्वादि चूर्ण।

कृमीहर- यह पेट के कीड़ों से राहत दिलाता है।

नींबू की छोटी किस्म भी समान स्वास्थ्य लाभ पहुंचाती है।

वातघ्न - वात को संतुलित करता है

दीपन, पाचन - पाचन, पाचक एंजाइमों में सुधार करता है

लघु (पचने में हल्का)

वात, पित्त और कफ के असंतुलन के कारण होने वाले उदर शूल में उपयोगी।

विषहर - यह एक प्राकृतिक विषहरण जड़ी बूटी है। यही कारण है कि इसका प्रयोग, आयरन पाइराइट जैसे कई खनिज अवयवों की शुद्धिकरण प्रक्रिया में किया जाता है।

यह कब्ज और गैस्ट्रो-एंटेराइटिस से राहत दिलाने में मदद करता है।

त्रिदोष पर नींबू का प्रभाव –

कच्चा नींबू स्वाद में खट्टा होता है। यह वात और कफ को कम करता है लेकिन पित्त को बढ़ाता है। पका नींबू पित्त और कफ को कम करता है।

चेहरे और त्वचा के लिए नींबू के फायदे -

यह

• वर्ण्य - रंग और त्वचा की बनावट में सुधार करता है

• पुष्टिप्रद - यह त्वचा को पोषण देता है। (संदर्भः राज निघंटु)

• खट्टा होने के कारण, यह सूक्ष्म छिद्रों (deep pours) में प्रवेश करता है और सफाई क्रिया करता है।

वजन घटाने में नींबू का उपयोग –

वजन घटाने के लिए गर्म पानी के साथ नींबू यह थेरेपी एक प्रसिद्ध घरेलू उपाय है। एक गिलास गर्म पानी में 1-2 चम्मच नींबू का रस मिलाकर पीना। सुबह (early morning) खाली पेट इसका सेवन करने से चर्बी का जमाव कम हो जाता है। मोटापा कफ दोष के साथ संबंधित है, और नींबू कफ को कम करता है। इसलिए इससे मदद मिलती है।

नींबू के रस के फायदे :-

रोचनोदीपनस्तीक्ष्णःसुगन्धिर्मुखशोधनः।

जम्बीरःकफवातघ्नःक्रिमिघ्नोभक्तपाचनः॥१६७॥ - चरक संहिता २७

जम्बीर (Citurs medica Linn) है

रोचन - क्षुधावर्धक

दीपन - पाचन शक्ति में सुधार करता है।

तीक्ष्ण - छेदन

सुगंधी - अच्छी खुशबू आती है।

मुख शोधन - मुख शुद्ध करने वाला

कृमिघ्न -संक्रामक रोधी

पाचन - यह भोजन को पचाने में मदद करता है।

यह कफ के साथ-साथ वात को भी संतुलित करता है।

रक्तवाहिनियों के स्वास्थ्य के लिए नींबू - आहार में नींबू का नियमित उपयोग, रक्त वाहिकाओं में कोलेस्ट्रॉल का जमाव कम करने में मदद करता है। इसलिए यह हृदय रोग के खतरे को कम करता है।

कैंसर के लिए नींबू - कैंसर चिकित्सा में दवा के लिए नींबू के उपयोग की रिपोर्टें अभीतक अस्पष्ट हैं। लेकिन इस संबंध में काफी शोध की जरूरत है।

109

सर्दी के लिए नींबू का रस? हां और नहीं। जानें कैसे और क्यों?

आयुर्वेद के अनुसार, नींबू की तासीर गर्म होती है। तो, क्या नींबू का रस सर्दी और खांसी के लिए काम करेगा ? जब किसी ने यह प्रश्न पूछा तो मेरी प्रारंभिक प्रतिक्रिया थी, हाँ क्यों नहीं! लेकिन कुछ पहलुओं पर विचार करना जरूरी है।

खांसी, जुकाम और कफ दोष के बीच संबंध -

खांसी और सर्दी सहित अधिकांश श्वसन संबंधी स्थितियां मुख्य रूप से कफ के कारण होती हैं, जिसका एक गुण ठंडा होता है। तो खांसी-जुकाम के दौरान,

यदि आप ठंडी प्रकृति वाली किसी भी चीज़ का सेवन करते हैं, तो कफ बढ़ता है तथा स्थिति और ख़राब होती है।

जब हम ठंडे पानी के साथ नींबू का रस बनाते हैं, हालांकि नींबू की प्रकृति गर्म होती है, लेकिन पानी प्राकृतिक रूप से ठंडा है। अतः यदि जल की मात्रा अधिक है तो कुल मिलाकर नींबू का उष्ण गुणधर्म शांत होता हैं |

अगर आप जूस में पानी के साथ-साथ चीनी भी मिला रहे हैं तो यह उत्पाद बहुत ठंडा एवं और भी स्वादिष्ट हो जाता है, जिससे नींबू की गर्माहट और कम हो जाती है।

भले ही आप उबालकर ठंडा किया हुआ पानी इस्तेमाल करें, फिर भी इसमें ठंडे गुणधर्म मौजूद रहेंगे।

यदि आप नींबू का रस बनाने के लिए गर्म पानी का उपयोग करते हैं, तो यह नींबू से विटामिन सी छीन लेगा। सर्दी को ठीक करने के लिए विटामिन सी में चिकित्सीय प्रभावकारिता होती है। इसलिए गर्म पानी सबसे बढ़िया विकल्प नहीं है।

यदि आप नींबू का रस अधिक और पानी बहुत कम मिलाकर जूस बनाते हैं। तो इससे खांसी में लाभ होगा, क्योंकि कम मात्रा में पानी होने से यह उत्पाद की शीतलता में योगदान नहीं करेगा इसलिए इसे पीने से खांसी नहीं होगी। एक उदाहरण अनुपात: दो चम्मच नींबू का रस, एक चौथाई से आधा कप पानी में निचोड़ लें।

लेकिन अगर आप नींबू के रस में मसाले मिलाते हैं, जैसे चुटकी भर अदरक और काली मिर्च, तो इससे अधिक गर्माहट आएगी और सर्दी, खांसी से लड़ने के लिए अतिरिक्त गुण आएंगे।

अतः (Bottom lines):

नींबू का रस सर्दी और खांसी के लिए सबसे अच्छे उपचारों में से एक नहीं है।

लेकिन नींबू का रस सर्दी के दौरान लिया जा सकता है, (हो सकता है कि यह चुने गए उपाय के रूप में न हो,

लेकिन किसी भी अन्य भोजन की तरह), यदि

- आप नींबू अधिक और पानी कम डालें या
- नींबू के रस में थोड़ा सा मसाला मिला लें.

110

सहजन (MORINGA) के फायदे, औषधीय उपयोग, संपूर्ण आयुर्वेद विवरण

मोरिंगा या सहजन के पेड़ का उपयोग भारत में सदियों से आहार के हिस्से के रूप में किया जाता रहा है। आयुर्वेद में भी उपचार के लिए इसका प्रयोग

सुश्रुत के समय से ही देखा जाता है। सहजन की पत्तियां, फल, तेल आदि जैसे इसके बहुत सारे हिस्से, पाचन, हृदय और संचार प्रणाली जैसी कई प्रणालियों को अत्यधिक स्वास्थ्य लाभ प्रदान करते हैं।

वानस्पतिक नाम - Moringa oleifera

परिवार - मोरिंगेसी

हिन्दी नाम - सहिजन, मुनगा

तमिल नाम - मुनगाई

अंग्रेजी नाम - सहजन का पौधा, मोरिंगा, हॉर्स रैडिश का पेड़

कन्नड़ नाम - नुग्गे मारा, नुग्गे कायी

संस्कृत समानार्थी शब्द:

शोभांजन - अत्यंत शुभ वृक्ष

शिग्रु - मजबूत और भेदक गुण रखनेवाला

तीक्ष्णगन्धा - तीव्र एवं तीक्ष्ण गंधवाला

अक्षीव - विषाक्तता (intoxication) से राहत दिलाता है

मोचक - रोगों को ठीक करने में मदद करता है

शास्त्रीय वर्गीकरण:

चरक संहिता -

• क्रिमिघ्न - जड़ी-बूटियों का समूह जिसका उपयोग कृमि संक्रमण के इलाज के लिए किया जाता है।

• स्वेदोपग - आयुर्वेदिक पौधे जिनका उपयोग स्वेदन (पंचकर्म की प्रारंभिक प्रक्रिया) में किया जाता है।

• शिरोविरेचनोपग - जड़ी-बूटियों का समूह जो नस्य पंचकर्म उपचार में उपयोग किया जाता है

• कटुक स्कंध - जड़ी-बूटियों का समूह जिसका स्वाद तीखा होता है।

• चरक ने इसका उल्लेख मालिश, खुजली, मुँहासे और पित्ती में उपयोगी चूर्ण में प्रयुक्त होने वाली जड़ी-बूटियों में से एक के रूप में किया है। (संदर्भ: चरक संहिता सूत्रस्थान तीसरा अध्याय)

• चरक ने इसे तेल के वानस्पतिक स्रोत के रूप में भी उल्लेख किया है - स्थावर स्नेह योनि

सुश्रुत और वाग्भट्ट -

वरुणादि जड़ी-बूटियों का समूह (इसलिए यह एक प्रसिद्ध आयुर्वेदिक औषध - वरुणादि कषाय का एक घटक है)

सहजन के पेड़ के औषधीय गुण:

रस (स्वाद) - कटु (तीखा), तिक्त (कड़वा)

गुण - लघु (पचने में हल्का), रूक्ष (सूखापन), तीक्ष्ण (मजबूत, छेदनेवाला),

विपाक - कटु (सहिजन पाचन के बाद तीखे स्वाद में परिवर्तित हो जाता है।)

वीर्य - उष्ण - गर्म शक्ति

त्रिदोष पर प्रभाव - कफ और वात को संतुलित करता है

प्रयुक्त भाग: चिकित्सीय प्रयोजनों के लिए सहजन की जड़ की छाल, तने की छाल, पत्तियाँ, फल और बीज का उपयोग किया जाता है। इनके अपने अनूठे औषधीय गुण हैं।

मोरिंगा के स्वास्थ्य लाभ:

आयुर्वेदिक पाठ्यपुस्तकों में मोरिंगा की तीन किस्मों के बारे में बताया गया है।

1. श्यामा - काली किस्म
2. श्वेत - सफेद किस्म और
3. रक्त - लाल किस्म। इसे मधु शिग्रु भी कहा जाता है।

सहजन के पेड़ की काली किस्म सबसे आम है। इसके गुण हैं -

कटु – तीखा,

तीक्ष्ण - भेदने वाला, तीक्ष्ण, मजबूत

उष्ण - शक्ति में गर्म

मधुर- थोड़ा मीठा

लघु - पचने में हल्का

दीपन - पाचन में सुधार करता है, भूख बढ़ाता हैं

रोचन - स्वाद में सुधार करता है

रूखा - सूखा

क्षार इसमें क्षारीय गुण होते हैं

तिक्त – कड़वा

विदाहकृत - जलन उत्पन्न करता है

संग्राही – दस्त रोकने के लिए उपयोगी

शुक्रल - पुरुष और महिला प्रजनन प्रणाली में सुधार करता है, वीर्य और शुक्राणु की गुणवत्ता और मात्रा में सुधार करता है

हृद्य - हृदय के लिए अच्छा है। हृदय टॉनिक

पित्तरक्त प्रकोपन: पित्त को बढ़ाता है और रक्त को ख़राब करता है। अतः सहजन का सेवन रक्तस्राव विकारों के दौरान, मासिक धर्म के दौरान, तथा मुहांसे और पित्त संबंधी त्वचा रोग वाले लोगों द्वारा आदि मे नहीं करना चाहिए।

चक्षुष्य - दृष्टि में सुधार करता है, आंखों के लिए अच्छा है।

कफवातघ्न - असंतुलित कफ और वात को कम करता है

विद्रधि - फोड़े में उपयोगी। यह मौखिक सेवन और बाहरी अनुप्रयोग पेस्ट के रूप में उपयोग से, फोड़े-फुंसी के घाव को,जल्दी ठीक करने में मदद करता है ।

श्वयथु - यह एक अच्छी सूजन रोधी जड़ी बूटी है।

कृमि – पेट में कृमि संक्रमण तथा घावों में उपयोगी

मेद - चर्बी और मोटापा कम करने में सहायक।

अपची - कार्बंकल्स से राहत दिलाने में उपयोगी।

विष - एंटी टॉक्सिक, विषहरण क्रिया करता है।

प्लीहा – प्लीहा संबंधी रोगों में उपयोगी

गुल्म – पेट की सूजन और ट्यूमर में उपयोगी

गण्ड व्रण – लिम्फैडेनाइटिस में उपयोगी

सफेद किस्म के सहजन का उपयोग:

यह काफी हद तक काली किस्म के समान है।

दाहकृत - जलन उत्पन्न करता है

प्लीहाणां विद्रधिं हन्ति - प्लीहा के फोड़े के खिलाफ उपयोगी

व्रणघ्न - घाव भरने में तेजी लाता है

पित्तरक्तकृत - पित्त को बढ़ाता है और रक्त को ख़राब करता है।

लाल किस्म, जिसे मधुशिगुरु कहा जाता है

दीपन - पाचन शक्ति बढ़ाता है।

सर - उचित मल त्याग को बढ़ावा देता है।

सहजन की पत्तियां और छाल -

सहजन की पत्तियां और छाल का रस दर्द से राहत दिलाने में बहुत उपयोगी होता है।

ये प्राकृतिक एनाल्जेसिक के रूप में कार्य करते हैं। इनका उपयोग मौखिक सेवन और पेस्ट के रूप में बाहरी अनुप्रयोग दोनों के लिए किया जाता है।

भारतीय घरों में पत्तियों का उपयोग चटनी या सांभर बनाने के लिए किया जाता है।

सहजन के बीज का उपयोग -

चक्षुष्य - आँखों के लिए अच्छा है

विषनाशन - विषनाशक

अवृष्य - कामोत्तेजक गुण न होना

नस्येन शिरो अर्तिनुत - यह सिरदर्द से राहत दिलाने में मदद करता है, जब नस्य के लिए उपयोग किया जाता है (पाउडर या तेल के रूप में)।

मोरिंगा के बीजों को श्वेत मरीच कहा जाता है।

सिरदर्द के लिए मोरिंगा:

जैसा कि ऊपर बताया गया है, मोरिंगा की पत्तियों का पेस्ट बाहरी रूप से लगाया जाता है या सब्जी के रूप में उपयोग किया जाता है, जो सिरदर्द से राहत दिलाने में मदद करता है।

इसके बीज का चूर्ण, नस्य उपचार के रूप में लेने से सिरदर्द ठीक हो जाता है।

मधुमेह के लिए मोरिंगा का एंटी डायबिटिक और एंटी ऑक्सीडेंट प्रभाव साबित करने के लिए कई अध्ययन किए गए हैं।

मोरिंगा के फूल पेट के कीड़ों के खिलाफ उपयोगी होते हैं। यह पित्त और कफ को संतुलित करता है।

मोरिंगा से तैयार किया गया तेल सिरदर्द से राहत दिलाने वाला, तीखा, त्वचा रोग और मधुमेह के लिए लाभकारी होता है।

Balanitis के लिए मोरिंगा की पत्तियां: पेस्ट बनाने के लिए पत्तियों को पीस लिजिए। और सूजन वाले क्षेत्र पर लेप किजिए।

आयुर्वेदिक औषधियों में मोरिंगा:

• इसके एनाल्जेसिक प्रभाव के कारण, कई आयुर्वेदिक दर्द निवारक तेल जैसे मुरीवेन्ना, कोट्टमचुक्कादि तैलम मे मोरिंगा का उपयोग एक घटक के रूप में किया जाता है।

• इसके सूजन-रोधी प्रभावों के कारण, यह शोथघ्न लेप (सूजन, दर्द और लाली से राहत के लिए इस्तेमाल किया जाने वाला एक पेस्ट) का एक घटक है ।

• घाव भरने में लाभकारी होने के कारण तथा फोड़े आदि में उपयोगी होने के कारण यह आरग्वधादि कषायम का भी एक घटक है ।

दुष्प्रभाव:

• जैसा कि ऊपर बताया गया है, इससे जलन में वृद्धि होती है और यह तीखा होता है इसलिए, गैस्ट्रिटिस या संवेदनशील पेट वाले लोगों को इस सब्जी का ध्यान से उपयोग

करना चाहिए।

• इसे पीरियड्स के दौरान लेना आदर्श नहीं है, क्योंकि यह पित्त बढ़ाता है तथा खून खराब करता है।

• रक्तस्राव विकारों के दौरान भी इसे लेना आदर्श नहीं है।

गर्भावस्था और स्तनपान के दौरान सहजन:

सहजन फल प्रोटीन, विटामिन, खनिज और एंटी ऑक्सीडेंट से भरपूर होता है। इसलिए, इसका उपयोग गर्भावस्था के दौरान किया जा सकता है। लेकिन सहजन की पत्तियां, जड़ की छाल और फूल गर्भावस्था के दौरान उपयोग में लेने का संकेत नहीं दिया है।

डिलीवरी के तुरंत बाद इसे लेना आदर्श नहीं है। हालाँकि, प्रसूती के कुछ हफ़्ते बाद, इसका उपयोग किया जा सकता है।

111

प्याज का उपयोग, अनुसंधान, दुष्प्रभाव

प्याज बुढ़ापा विरोधी (Antiaging), ऊर्जावर्धक, कामोत्तेजक और बुद्धि को बढ़ाने वाला है। यह त्वचा का रंग सुधारता है, त्वचा विकारों में उपयोगी है। बालों के झड़ने के खिलाफ इसके रस से लाभ होता है।

वानस्पतिक नाम - Allium cepa Linn

परिवार - Liliaceae

विभिन्न भाषाओं में नाम:

हिन्दी नाम - पियाज़, प्याज़

कन्नड़ नाम - निरुल्ली, इरुल्ली

बंगाली नाम - प्यंज

मलयालम नाम - चुवन्नौली

तेलुगु नाम - निरुल्ली

तमिल नाम - वेंगयम

पंजाबी नाम- गंडा

मराठी नाम - कांदा

गुजराती नाम - डुंगली, डूंगरी, कंदो

संस्कृत पर्यायवाची

यवनेष्टा, दुर्गंध, मुख दूषक - सांसों में दुर्गंध पैदा करता है।

पलांडू

प्याज के औषधीय गुण

रस (स्वाद) - मधुर (मीठा), कटु (तीखा)

गुण - गुरु (भारीपन), स्निग्ध (तैलीय), तीक्ष्णता (मजबूत, भेदी)

विपाक-मधुर - पाचन के बाद मीठे स्वाद में परिवर्तन होता है।

वीर्य- अनुष्ण - शक्ति में बहुत गर्म नहीं

त्रिदोष पर प्रभाव -

अपनी तैलीयता, मिठास और गर्मपन के कारण यह वात को संतुलित करता है, तटस्थ होता है

पित्त पर प्रभाव डालता है और कफ दोष को थोड़ा बढ़ाता है।

प्रयुक्त भाग - बल्ब, बीज

मात्रा - प्याज का रस 10-20 मि.ली

प्याज के बीज का पाउडर 1-3 ग्राम।

एलियम सेपा के औषधीय उपयोगः

श्लेष्मलोमारुतघ्नश्चपलाण्डुर्नचपित्तनुत् ।

आहारयोगीबल्यश्चगुरुर्वृष्योऽथरोचनः॥१७५॥ - चरक संहिता सूत्रस्थान 27

यह कफ को बढ़ाता है और वात को कम करता है, लेकिन यह पित्त को कम नहीं करता है। यह भोजन के रूप में उपयोगी है।

यह भारी और कामोत्तेजक है। यह ताकत और भूख को बढ़ावा देता है।

लाल प्याज के गुण लहसुन से काफी मिलते-जुलते हैं।

बलकर - शक्ति और प्रतिरक्षा में सुधार करता है

वीर्यकर - शुक्राणु और वीर्य की गुणवत्ता और मात्रा में सुधार करता है

अग्निवर्धन - पाचन शक्ति में सुधार करता है

स्थिर धातुकर - शरीर की शक्ति और स्थिरता में सुधार करता है

मेध्य - बुद्धि में सुधार करता है

पुष्टिदा - पौष्टिक

इसका व्यापक रूप से न्यूरोलॉजिकल दर्द, कटिस्नायुशूल और ऑस्टियो गठिया के इलाज में उपयोग किया जाता है।

प्याज की सफेद किस्म भी है -

जो स्वादु - स्वाद में मीठा

गुरु- पचने में थोड़ा भारी

पिच्छिल - चिपचिपा

शोणितपित्त शस्त - नाक से रक्तस्राव, खूनी बवासीर आदि जैसे रक्तस्राव विकारों में उपयोगी।

प्याज के बीज के फायदेः

वृष्य - कामोत्तेजक, शक्ति में सुधार करता है

दन्तकिटजीत - दंत क्षय में उपयोगी

प्रमेहजीत - मूत्र पथ विकारों, मधुमेह में उपयोगी

प्याज के रस के फायदेः

स्निग्धंअंगत्व - शरीर को चमकदार बनाता है

गौरवता - भारीपन प्रदान करता है

कांतिमता - त्वचा के रंग में सुधार करता है

वन्हें दिप्ती - पाचन शक्ति में सुधार करती है

चर्म शुद्धि - त्वचा को डिटॉक्सीफाई करती है

वृषत्व - कामोत्तेजक के रूप में कार्य करता है

दीर्घमायु - बुढ़ापा रोधी

बलकर - शक्ति और प्रतिरक्षा में सुधार करता है

वर्णकर - त्वचा की रंगत और रंगत में सुधार करता है

ओजस्कर - प्रतिरक्षा में सुधार करता है

स्वरकर - आवाज की टोन और गुणवत्ता में सुधार करता है

सौम नस्य - मन को शांति देता है

बधिर - सुनने की समस्याओं में उपयोगी

बालों के लिए प्याज का रस

बाल धोने से 10 मिनट पहले प्याज का रस लगाने से बालों में चमक और सुधार होता है। इससे बालों का झड़ना भी कम हो जाता है और बाल बढ़ते है।

प्याज का सेवन कैसे करें?

आहार में प्याज की चटनी, प्याज के पकौड़े, प्याज की कचौरी, कलेजी और प्याज (अंग्रेजी भोजन) या साधारण एक या दो स्लाइस के रूप में प्याज का नियमित सेवन ऊपर सूचीबद्ध सभी स्वास्थ्य लाभ प्रदान करेगा।

प्याज एक तमस भोजन -

प्याज में रसायन गुण होते हैं। इसका मतलब है कि अगर आप इसे लंबे समय तक लेते हैं तो यह आपके स्वास्थ्य पर बुढ़ापा रोधी प्रभाव डालता है। लेकिन यह एक तामसिक भोजन भी है। तमस् - मतलब अंधकार. इसका मतलब यह है कि यह ब्रह्मचर्य और आध्यात्मिक सफलता चाहने वालों के लिए उपयुक्त नहीं है।

हालाँकि, यदि आपको कोई बीमारी है तो आपको तामसिक भोजन की अवधारणा लागू नहीं होती है।

प्याज के फायदे इसके तामसिक दुष्प्रभावों से कहीं अधिक हैं। जब तक आप एक बहुत गंभीर आध्यात्मिक साधक नहीं है तब तक आप इसके अपार स्वास्थ्य लाभों का आनंद लेना जारी रख सकते हैं।

प्याज सामग्री के साथ आयुर्वेदिक औषधि:

मुरिवेन्ना तेल - न भरने वाले घावों, फ्रैक्चर और मोच के लिए एक प्रसिद्ध तेल।

बाहरी अनुप्रयोग:

स्नायु संबंधी दर्द, स्थानीय सूजन में प्याज का पेस्ट गर्म करके, एक कपड़े में लपेटकर पोल्टिस को प्रभावित क्षेत्र पर बांधा जाता है।

प्याज के दुष्प्रभाव:

सांसों से दुर्गंध, जलन और अधिक गर्मी इसके कुछ दुष्प्रभाव हैं।

इसे आध्यात्मिक वक्ताओं और जैन समुदाय द्वारा पसंद नहीं किया जाता है।

गर्भावस्था, स्तनपान के दौरान और बच्चों में इसका उपयोग करना सुरक्षित है।

112

चंदन के फायदे, उपयोग कैसे करें, दुष्प्रभाव, अनुसंधान

चंदन शीतलक है, जठरशोथ, हाथों और पैर की जलन में बहुत उपयोगी है।

यह आपके जूस मिश्रण में शामिल करने के लिए भी एक अच्छा घटक है, निश्चित रूप से छोटी मात्रा में ।

वानस्पतिक नाम - Santalum album Linn

परिवार - Santalaceae

विभिन्न भाषाओं में नाम:

हिन्दी नाम - सफेद चंदन

अंग्रेजी नाम - सैंडलवुड

कन्नड़ नाम - श्री गंधा

तेलुगु नाम - टेल्ला चंदनम

बंगाली नाम - चंदन

तमिल नाम - चंदनम, संदानम

गुजराती नाम - सुखदा

मल्यालम नाम – चंदनम

संस्कृत पर्यायवाची शब्द

गंधसार, मलयज, श्रीखंड, महारह, श्वेत चंदन, भद्रश्री, मलयज, गोशीर्ष, तिलपर्णक श्रीखंड, चंद्रद्युति।

चंदन- "चंदाति आहलादयतिती, - देखने में सुखद है।"

गंधसार - गंध सरो अस्य - सुगंध ह्रदय काष्ठ में स्थित है।

चंद्रद्युति- "चंद्रज्योस्नवद आल्हादकम" – चाँद की तरह शीतल और देखने में सुखद।

भद्रश्री- भद्र श्री शोभा अस्य - सुखद, शुभ

श्री खंड - श्रिया उतानि खंडन्यास्य - जो सुंदर है, अच्छा है।

गंधराजम- गंध द्रव्यानाम राज श्रेष्ठम् - सभी सुगंधित पदार्थों में सर्वश्रेष्ठ पदार्थ

सर्पवसम्- सर्प निवासत्रः - सर्प अक्सर पेड़ के पास पाए जाते हैं।

तिलपर्णकम्-तिलस्येव पर्णन्यास्य - पत्तियाँ तिल के पौधे के समान होती हैं

मलयज - मलये प्रदेश जात - मलय क्षेत्र में उगता है

शिशिराम – "शीतम् स्पर्शे वीर्ये च " – यह शीतल है

शास्त्रीय वर्गीकरण

चरक

दाह प्रशमन - जड़ी-बूटियों का समूह जो जलन से राहत देता है

अंगमर्द प्रशमन - जड़ी-बूटियों का समूह जो शरीर के दर्द से राहत दिलाता है

तृष्णा निग्रहण - जड़ी-बूटियों का समूह जो अत्यधिक प्यास से राहत देता है

वर्ण्य - त्वचा का रंग निखारने वाली जड़ी-बूटियों का समूह

विषघ्न - जड़ी-बूटियों का विषरोधी समूह

कंडुघ्न - खुजली से राहत दिलाने वाली जड़ी-बूटियों का समूह।

सुश्रुत- सालसारादि, सारिवादी, पटोलादि, प्रियंग्वादि, गुडुच्यादि

वाग्भट- असनादि, पटोलादि, सारिवादी, प्रियंग्वादि, गुडुच्यादि

वितरण- शुष्क-झाड़ीदार वनों, विंध्य पर्वतों में मुख्य रूप से कर्नाटक और तमिलनाडु मे पाया जाता है।

किस्में:

इसकी मुख्य रूप से दो किस्में हैं.

• व्हाइट सैंडलवुड - श्वेत चंदन - सैंटालम एल्बम

• लाल चंदन - रक्त चंदन - टेरोकार्पस सैंटालिनस -

धन्वन्तरि निघण्टु - पाँच - चंदन, रक्त चंदन (लाल), कुचंदन (पत्राङ्ग), कालीयक और बर्बरिक

कैयदेव निघंटु - तीन - रक्त (लाल), पीत (पीला), पांडु (सफ़ेद)

षोढल निघंटु - 8 प्रकार - गोशीर्ष, श्रीप्रिया, संभ्रण, ककुभ, बर्बरीक, रक्तचंदन, पत्राङ्ग, हरिचंदन।

चंदन के औषधीय गुण

रस (स्वाद) – तिक्त (कड़वा) मधुरा (मीठा)

गुण - लघु (हल्का), रूक्ष (सूखापन)

विपाक - कटु - पाचन के बाद तीखे स्वाद परिवर्तन से गुजरता है।

वीर्य - शीत - शीत शक्ति

त्रिदोष पर प्रभाव - कफ और पित्त दोष को संतुलित करता है।

प्रयुक्त भाग - हृदय की लकड़ी (कांड सार), चंदन का तेल

खुराक –

चूर्ण 3-4 ग्राम प्रतिदिन विभाजित मात्रा में, काढ़ा 50-100 मि.ली. - खुराक विभाजित मात्रा में

तेल - 5 - 10 बूँदें, प्रति दिन विभाजित खुराक में

चंदन के फायदे:

• (चरक संहिता सूत्रस्थान 25) - चंदन दुर्गंध, तथा जलन से राहत दिलाने में सर्वोत्तम है और पेस्ट के रूप में लगाने के लिए सबसे अच्छा है।

• रक्त प्रसादन - रक्त को विषमुक्त करता है, रक्तस्राव विकारों में उपयोगी है

• वृष्य - कामोत्तेजक के रूप में कार्य करता है

• दाहहर, अंतर्दाहहर - पित्त असंतुलन की स्थिति में जैसे आमाशय शोथ (gastritis), गले में खराश, laryngitis, लू लगना आदि मे आंतरिक जलन से राहत दिलाता है।

• पित्तास्रहर - नाक से रक्तस्राव, अतिरजोस्त्राव आदि जैसे रक्तस्राव विकारों में उपयोगी

• विषहर – विषरोधी

• तृष्णाहर - प्यास से राहत दिलाता है

• कृमिघ्न - कृमी संक्रमण से राहत देता है, संक्रमित घावों के लिए उपयोगी है

• शिशिर - शीतल

• आह्लादन - सुखद प्रभाव लाता है, इंद्रियों को पोषण देता है

• क्लमहर, श्रमहर - श्रम, थकावट से राहत देता है

• शोषहर - दुर्बलता, निर्जलीकरण से राहत देता है

• वर्ण्य - त्वचा की रंगत और रंगत में सुधार लाता है

• यह मूत्रवर्धक के रूप में कार्य करता है, मूत्राशय की सूजन, cystitis, मूत्रमार्गशोथ योनिशोथ के इलाज में उपयोग किया जाता है।

• इसका उपयोग अत्यधिक स्राव, जलन, लालिमा आदि से जुड़े नेत्र विकारों में किया जाता है

• यह अत्यधिक रजोस्त्राव (menorrhagia) और अत्यधिक श्वेत प्रदर (ल्यूकोरिया) में उपयोगी है।

• यह क्रोध को नियंत्रित करने (पित्त को संतुलित करके) में उपयोगी है। इसलिए मनोरोग संबंधी विकार जैसे उन्माद, Schizophrenia आदि में उपयोगी है। इसलिए इसका उपयोग मानसमित्र वटकम में घटक के रूप मे किया जाता है।

• चंदन का उपयोग त्वचाविकार, सूजाक (gonorrhea), तेज धड़कन (palpitations) में किया जाता है।

यौन इच्छा को नियंत्रित करने में चंदन का उपयोग, ब्रह्मचर्य:

चंदन का उपयोग हजारों वर्षों से हिंदू पूजा अनुष्ठानों में किया जाता है। इसका कारण काफी दिलचस्प है। इसके छोटे मीठे स्वाद और शीतलक गुणों के कारण, थोड़ी मात्रा में चंदन कामोत्तेजक के रूप में कार्य करता है। लेकिन यौन आग्रह को नियंत्रित करने और ब्रह्मचर्य बनाए रखने में भी यह बहुत उपयोगी है। चंदनासव में मुख्य सामग्री के रूप में चंदन का उपयोग किया जाता है - एक मुख्य घटक के रूप में चंदन के साथ किण्वित आयुर्वेदिक दवा, जिसका उपयोग शुक्रमेह (आयुर्वेद में इसे शुक्र मेह कहा जाता है) के इलाज में किया जाता है। वीर्यपात (Spermatorrhoea) - मूत्र के साथ वीर्य का बहना। **चंदनासव** पर और अधिक पढ़ें।

ठीक इसी कारण से, पवित्र तुलसी का उपयोग हिंदू आध्यात्मिक आचरण में किया जाता है।

और इसी कारण से, रात में 250 - 500 मिलीग्राम चंदन पाउडर लेना, शीघ्रपतन के लिए एक अच्छा उपाय है। जहां उत्साह की गति औपचारिक कार्यवाही की गति को पार कर जाती है और शीघ्रपतन हो जाता है। चंदन, मन को बेहतर ढंग से नियंत्रित करने में मदद करता है।

विभिन्न मौसमी आचरणों में चंदन का उपयोग:

वसंत के दौरान, अंगूर के रस के शरबत, किण्वित पेय और जुसेस, शरंबू (चंदन का अर्क) की सलाह दी जाती है।

अपने शरीर पर केसर, कपूर, चंदन और अगुरु (Aquilaria Agallocha) का लेप करना चाहिए। यह लेप खुजली और शरीर की गंध को कम करता हैं। ये प्राचीन इत्र था।

ग्रीष्म ऋतु में रात्रि के समय शरीर पर चंदन का लेप करके एक खुली हवादार छत पर सोना चाहिए, जो चंद्रमा की किरणों से ठंडी हो।

चंदन का पेस्ट बाहरी अनुप्रयोग:

इसका पेस्ट बनाकर बाहरी रूप से लगाने से जलन से राहत मिलती है, त्वचा में निखार आता है, रंग निखारता है, घावों को साफ़ करता है और स्राव को रोकता है।

इसका लेप माथे पर लगाने से माइग्रेन, सिरदर्द से राहत मिलती है।

दाद में इसका लेप दर्द और जलन से राहत दिलाता है।

इसके पाउडर को हाथों में मलने से हथेलियों के पसीने से राहत मिलती है। (यह आपकी हथेलियों को विशेष सुगंध भी देता है)।

यह अत्यधिक पसीने और दुर्गंध को रोकने में मदद करता है। इसी कारण से, चंदन के तेल का उपयोग रूम फ्रेशनर, परफ्यूम, धूपबत्ती, अगरबत्ती आदि में बड़े पैमाने पर किया जाता है।

चंदन essential तेल:

चंदन के तेल में भी ऐसे ही गुण मौजूद होते हैं। यह शीतल और मूत्रवर्धक है। लाभ बढ़ाने के लिए क्रैनबेरी जूस में 1-3 बूंदें मिलाई जाती हैं।

तेल को लकड़ी से दबाया जा सकता है या शराब या पानी से निकाला जा सकता है। यह एंटीसेप्टिक और कीटाणुनाशक के रूप में भी कार्य करता है। इसका उपयोग ब्रोंकाइटिस में भी किया जाता है।

चंदन के दुष्प्रभाव:

क्योंकि यह शीतल है इसलिए अस्थमा से पीड़ित लोगों को इसे लेते समय थोड़ी सावधानी बरतने की जरूरत है।

या इसके शीतल प्रभाव को संतुलित करने के लिए इसे समान मात्रा में काली मिर्च पाउडर के साथ मिलाया जा सकता है।

बच्चों और स्तनपान कराने वाली माताओं में इसका उपयोग सुरक्षित है। गर्भावस्था के उपयोग के लिए, चिकित्सकीय देखरेख की आवश्यकता है।

सेवन कैसे करें?

250 – 500 मिलीग्राम चंदन की लकड़ी का सेवन पानी के साथ, प्रातः या दोपहर में किया जा सकता है।

इसका काढ़ा (कषायम) तैयार करने के लिए एक चम्मच चंदन पाउडर की आवश्यकता होती है, इसे दो कप पानी में मिलाएं, उबालें और आधा कप रह जाएं। तब यह एक खुराक, यानी 20 मिलीलीटर का दिन में दो बार सेवन किजिए।

चंदन के साथ आयुर्वेदिक औषधियां:

चंदनादि कषायम - बुखार, खांसी, प्यास आदि के उपचार में उपयोग किया जाता है।

मर्म गुलिका - हृदय और यकृत विकारों में उपयोग किया जाता है

चंदन के साथ अन्य जड़ी-बूटियाँ जैसे वचा, अगरु, जटामांसी, कपूर आदि का उपयोग अरिष्ट और आसव - अल्कोहलयुक्त आयुर्वेदिक औषधियाँ की तैयारी में, किण्वन के पात्र के धूपन के लिए किया जाता है।

113

आँवला के फायदे, खुराक, उपयोग, दुष्प्रभाव - संपूर्ण आयुर्वेद विवरण

आंवला या आमलकी यह सबसे अधिक इस्तेमाल किया जाने वाला आयुर्वेदिक हर्ब कहा जा सकता है। यह एक भोजन और साथ ही दवा भी है। यह छोटा सा फल असंख्य स्वास्थ्य लाभों से भरपूर है।

आंवला शब्द का तात्पर्य खट्टा है, जो इसका प्रमुख स्वाद है।

वानस्पतिक नाम - Emblica officinalis or Phyllanthus emblica

हिन्दी नाम - आंवला

अंग्रेजी नाम - इंडियन गूसबेरी

तेलुगु नाम - उसिरी काया, उशीरी कायी,

कन्नड़ नाम - नेल्ली

तमिल नाम - नेल्लिकई

मलयालम - नेल्ली

फ़ारसी नाम – अम्लज

संस्कृत समानार्थी शब्दः

आमलकी - खट्टा स्वाद वाली

धात्री- रोगी की माता के समान देखभाल करती है।

श्रीफल – फल शुभ है

अमृतफला - अमृत के समान अच्छा।

वयस्था, वयस्या - बुढ़ापा रोधी

तिष्यफला, शीतफल - इसमें शीतल गुण होता है।

शास्त्रीय वर्गीकरण:

चरक संहिता

ज्वरघ्न - जड़ी-बूटियों का समूह जो बुखार में उपयोगी है

कासघ्न - जड़ी-बूटियों का समूह जो खांसी और सर्दी में उपयोगी है

विरेचनोपग - जड़ी-बूटियों का समूह जो विरेचन प्रेरित करने के लिए उपयोगी हैं।

कुष्ठघ्न - जड़ी-बूटियों का समूह जो त्वचा रोगों में उपयोगी हैं

वयस्थापन - जड़ी-बूटियों का एंटी एजिंग समूह

सुश्रुत संहिता: आमलक्यादि, परुषकादि और त्रिफला जड़ी-बूटियों का समूह।

वाग्भट: परूषकादि जड़ी-बूटियों का समूह।

चरक के अनुसार, यह उन सामग्रियों में से एक है जिसे रोजाना लिया जा सकता है। (पथ्या)। (संदर्भ: चरक संहिता सूत्रस्थान 5/12)

विद्यादामलकेसर्वान्रसांल्लवणवर्जितान्॥१४७॥

रूक्षंस्वादुकषायाम्लंकफपित्तहरंपरम्। - चरक सूत्रस्थान 27

आँवला (Emblica officinalis Gaertn.) में नमक को छोड़कर सभी स्वाद मौजूद होते हैं।

रूखा - सूखा

स्वादु – मीठा

कषाय – कसैला

आँवलाकेबारेमेंप्राचीनरोचकतथ्य:

• वैदिक काल में इसे नहाने के पानी में मिलाया जाता था। आचार्य चरक ने आमलकी को बुढ़ापा रोधी जड़ी-बूटियों में सर्वोत्तम बताया हैं।

• आमलकी का मुख्य स्वाद खट्टा होता है। आमतौर पर खट्टा स्वाद पित्त को बढ़ाता है, लेकिन आंवला पित्त को संतुलित करता है।

• हालांकि आंवला थोड़ा मीठा होता है, लेकिन इसका उपयोग कई चीजों में एक घटक के रूप में किया जाता है। मेहारी चूर्ण, निशामलकी जैसी आयुर्वेदिक मधुमेह रोधी दवाएं, चूर्ण आदि।

• आंवला च्यवनप्राश का मुख्य घटक है।

आँवलाकेऔषधीयगुण:

रस (स्वाद) - आमलकी में सभी पांच स्वाद (खट्टा, मीठा, कड़वा, कसैला और तीखा) शामिल हैं, नमक के स्वाद को छोड़कर। खट्टापन प्रमुख स्वाद है।

विपाक (पाचन के बाद स्वाद परिवर्तन): मधुर (मीठा)

वीर्य (शक्ति): शीत (ठंडा)

त्रिदोष पर प्रभाव - तीनों दोषों, विशेषकर कफ और पित्त को संतुलित करता है।

वितरण: यह भारत के सारे उष्णकटिबंधीय भागों में प्राकृतिक रूप से उपलब्ध है या इसकी खेती की जाती है।

आंवला-औषधीय गुण:

वयस्थापन - सभी एंटी एजिंग जड़ी बूटियों में से, आंवला सबसे अच्छा है।

चक्षुष्य - आंखों के लिए अच्छा है, दृष्टि शक्ति में सुधार करता है।

सर्वदोषघ्न - वात, पित्त और कफ को संतुलित करता है।

अपने खट्टे स्वाद के कारण यह वात को संतुलित करता है।

यह अपनी मिठास और शीतलता के कारण पित्त दोष को संतुलित करता है।

रूखेपन और कसैले गुणों के कारण यह कफ दोष को संतुलित करता है।

यह गुणों में काफी हद तक हरीतकी के समान है।

रक्तपित्तघ्न - रक्तस्राव विकारों में उपयोगी।

प्रमेघ्न - मधुमेह और मूत्र पथ विकारों में उपयोगी।

वृष्य - कामोत्तेजक

कंठ्य – गले के रोगों में उपयोगी, आवाज को बेहतर बनाता है, गले के लिए अच्छा है।

हृदय - हृदय के लिए अच्छा है।

दाहहर - जलन से राहत दिलाता है।

ज्वरहर - ज्वर में उपयोगी।

रसायन - बुढ़ापा रोधी, कायाकल्प करने वाला।

आमलकी चूर्ण का उपयोग विड़ लवण नामक एक प्रकार का नमक तैयार करने में किया जाता है।

आंवले के बीज की गिरी मीठी और कसैली होती है। इनके उपचार में उपयोगी है

- वृष्य - प्राकृतिक कामोत्तेजक
- प्रदर - गर्भाशय रक्तस्राव संबंधी विकार जैसे कि menorrhagia, metrorrhagia वगैरह
- छर्दि - उल्टी
- वात और पित्त को संतुलित करता है
- कासहर - सर्दी और खांसी से राहत दिलाता है

लेकिन अत्यधिक दस्त, उदरशूल, प्रसूति के बाद होनेवाली बीमारियों मे और शुद्ध वात स्थितियों के दौरान बीज की गिरी से परहेज करना चाहिए।

आँवला के दुष्प्रभाव:

कोई दुष्प्रभाव नहीं हैं। यह बच्चों, गर्भावस्था, और स्तनपान के दौरान सुरक्षित है।

लेकिन क्योंकि यह थोड़ा ठंडा है, इसलिए कुछ लोग जिनको सर्दी, खांसी है, यदि वे आँवला फल खा रहे हैं या आँवला चूर्ण ले रहे हैं तो उनके लक्षण और बिगड़ सकते हैं |

आंवले के जूस के फायदे –

आँवला फल के रस का उपयोग, अम्लपित्तान्तक लौह की तैयारी मे अन्य जड़ी-बूटियों के साथ पीसने के लिए किया जाता है। यह जठरशोथ (gastritis) में उपयोग की जाने वाली दवा हैं।

मौखिक सेवन के लिए आंवले का रस:

आंवले के सेवन का सबसे अच्छा तरीका है कि इसे ताजा खाया जाए। अगर ऐसे खाना आपको आरामदायी नहीं हैं, तो इसके गूदे को कुचलकर रस भी निकालकर पी सकते हैं। ऐसे निकाला हुए रस की खुराक प्रतिदिन 10- 20 मि.ली।

सवाल: क्या सुबह खाली पेट आंवले का जूस पी सकते हैं? यदि हां, तो क्या मुझे गर्म या सामान्य पानी के साथ पीना चाहिए? इसका रस निकालने के लिए प्रयोग के लिए कितने आँवले होने चाहिए?

उत्तर: आप सुबह आंवले का जूस पी सकते हैं। आप पीने से पहले बराबर मात्रा में पानी मिला सकते हैं। इसका सेवन खाली पेट किया जा सकता है। लेकिन इसे लेने के बाद कम से कम 45 मिनट तक कॉफी/चाय/दूध से परहेज करें।

उपयोग किए जाने वाले आंवले की संख्या आकार पर निर्भर करती है। आदर्शतः 5-10 मि.ली रस सुबह अच्छा है।

यदि आप आसानी से उपलब्ध आंवले के जूस पर विचार कर रहे हैं, तो इसे पतला करने और खुराक के लिए लेबल पर दिए दिशानिर्देशों का पालन करें। यदि इसमें अतिरिक्त परिरक्षक शामिल है, तो इसे कुछ सप्ताह तक सीमित रखना सबसे अच्छा है।

क्या जमे हुए आँवले, ताजे आँवले जितने अच्छे हैं?

कोई भी फल, जो ताज़ा हो, हमेशा बेहतर होता है। हालाँकि, आँवले का फल मौसम के कारण, पूरे वर्ष उपलब्ध नहीं होता है। इस कारण, सुविधा के लिए इसे जमाया जा सकता है और आवश्यकता पड़ने पर उपयोग किया जा सकता है। मैं कहूंगा, यह ताजे आँवले जितना अच्छा नहीं है, लेकिन फिर भी उपयोग के लिए पर्याप्त है।

क्या आंवला दूध के साथ असंगत है?

हाँ, आमलकी सहित सभी खट्टे खाद्य पदार्थ और जड़ी-बूटियाँ दूध के साथ असंगत हैं, क्योंकि आंवला इसका दही जमा देता है या दूध फट जाता है ।

समाधान? आपको आंवला और दूध के बीच कम से कम 30 मिनट का अंतर देना होगा।

उदाहरण के लिए, यदि आपको आंवला कैप्सूल और हल्दी कैप्सूल दूध के साथ लेने की सलाह दी जाती है, तब भोजन से पहले आंवला कैप्सूल लें, भोजन करें और फिर दूध के साथ हल्दी कैप्सूल लें। इससे यह सुनिश्चित हो जाएगा कि दूध और आंवला अलग हो गए हैं।

114

आंवला फल और आंवला पाउडर आपके शरीर प्रकार के आधार पर कैसे खाएं और आवश्यकताएँ?

आंवला – आंवला आयुर्वेद में कायाकल्प के लिए सबसे अच्छी जड़ी बूटी है। यह च्यवनप्राश में एक प्रमुख घटक है। आपके शरीर के प्रकार, दोष असंतुलन और स्वास्थ्य स्थितियों के आधार पर यहां आंवला खाने के तरीके पर कई सुझाव दिए गए हैं।

आंवला फल कैसे खाएं? –

यदि ताजा आंवला फल उपलब्ध हो तो आप इसे ऐसे ही खा सकते हैं, या सलाद बना सकते हैं। ताजे आँवला फलों का अलग-अलग तरीकों से आनंद लेने के लिए इसका चटनी और अचार भी डालें। अगर ताजा आँवला उपलब्ध नहीं है तो आँवला चूर्ण का सेवन किया जा सकता है।

आंवला पाउडर का सेवन कैसे करें?

अगर आप आंवला का सेवन करना चाहते हैं तो च्यवनप्राश का सेवन एक अच्छा उपाय है। लेकिन किसी कारण से अगर आपको च्यवनप्राश पसंद नहीं है तो आप आपके शरीर के प्रकार, शरीर की ज़रूरतों, बीमारी की स्थितियाँ और दोष असंतुलन के आधार पर विभिन्न तरल पदार्थों के साथ आंवला की रेसिपी बना सकते हैं।

वात संतुलन के लिए आंवला पाउडर -

अगर आपको वात असंतुलन है, जैसे जोड़ों के रोग, गैस की परेशानी, तो आंवला, तिल के तेल (gingili तेल) के साथ लिया जाता है। मात्रा हो सकती है - दो चम्मच तिल के तेल के साथ एक चम्मच आंवले का मिश्रण। अगर आपको तिल तेल का स्वाद पसंद नहीं है, तो

आप आंवला पाउडर और तिल के तेल का पेस्ट बनाकर भोजन से पहले गर्म पानी के साथ निगल सकते हैं।

पित्त संतुलन के लिए आंवला पाउडर –

यदि आपको पित्त असंतुलन है, जैसे पाचन, मुंहासे जैसी त्वचा संबंधी समस्याओं के लिए आप एक चम्मच आंवला, एक चम्मच घी और उसके बाद एक कप गर्म पानी भोजन से पहले ले सकते हैं।

पित्त के लिए आंवला पाउडर लेने का दूसरा तरीका यह है कि इसका एक चम्मच, भोजन से पहले गुड़ के साथ में लें।

कफ संतुलन के लिए आंवला पाउडर –

कफ संतुलन के लिए, मोटापा, सांस संबंधी रोग आदि जैसे रोगों के लिए आप एक चम्मच आंवला चूर्ण का सेवन, एक चम्मच शहद के साथ कर सकते हैं।

यदि इनमें से कोई भी उपलब्ध नहीं है, तो आप बस पानी में आंवला पाउडर मिलाकर इसे ऐसे ही पियें।

इसलिए किसी न किसी तरह से अपने आहार में थोड़ा आंवला जरूर शामिल करें।

प्रश्न: क्या आँवला कैंडी और आँवला का मुरब्बा के आँवला पाउडर के समान ही लाभ हैं? क्या मैं इन्हें सुबह खाली पेट गुनगुने शहद - नींबू पानी के साथ ले सकता हूं ? या इसे लेने का सबसे अच्छा समय क्या है?

उ: मेरा मानना है कि आंवला कैंडी - आंवला + चीनी है। आंवले से मुरब्बा भी बनाया जाता है, यह भी चीनी की चाशनी में डूबे हुए फल हैं। इसलिए, मुझे लगता है कि इन दोनों को समान होना चाहिए। क्योंकी यह दोनों भी पित्त को शांत करते हैं। सुबह या दोपहर, भोजन से एक घंटा पहले का समय इसे लेने के लिए सबसे अच्छा है। आप इसे शहद-नींबू पानी के साथ ले सकते हैं।

प्रश्न: क्या आंवले की चटनी यह रेसिपी आंवले के सेवन का एक अच्छा तरीका है?

हां यह है। आप आंवले के गूदे के पेस्ट में कुछ मसाले मिलाकर चटनी बनाइए और इसका लाभ उठाएं।

प्रश्न: आंवले के रस के स्वास्थ्य लाभ क्या हैं?

आंवले का रस मीठे पदार्थों के साथ ताजे फलों से बनाया जाता है। यह पित्त संतुलन बनाने में मदद करता है और जलन दूर करने में उपयोगी है। इसके अलावा इसमें आमलकी के अंतर्निहित सब लाभ शामिल है।

प्रश्न: क्या गर्भावस्था के दौरान आंवला खाना अच्छा है?

उत्तर: आयुर्वेद के अनुसार, गर्भावस्था के दौरान आंवले का सेवन किया जा सकता है। लेकिन सुनिश्चित करें, कि जो पाउडर या फल आप बाजार से इकट्ठा करते हैं वह अच्छी गुणवत्ता का हो।

115

तुलसी - OCIMUM SANCTUM - लाभ, अनुसंधान, दुष्प्रभाव

तुलसी, पवित्र तुलसी (Holy Basil) - इस शुभ नाम वाले पौधे का औषधीय उपयोग

कैंसर की रेडियोथेरेपी के दुष्प्रभाव को कम करने से लेकर ब्रह्मचर्य - Celibacy बनाए रखने तक होता है।

वानस्पतिक नाम - Ocimum Sanctum Linn

परिवार- Lamiaceae, Labiatae - तुलसी कुल

स्थानीय नाम

कन्नड़ नाम - श्री तुलसी

हिन्दी नाम - तुलसी

अंग्रेजी नाम - इंडियन बेसिल/ होली बेसिल/ सेक्रेड बेसिल

तेलुगु और मराठी - तुलसी

मल्यालम नाम – तुलसी

संस्कृत पर्यायवाची नाम

तुलसी, तुलसी - इसके समकक्ष कोई अन्य जड़ी-बूटी नहीं है।

गौरी, नागमाता, भूतघ्नी, भूतप्रिया, भूतेष्टा, भूतपति, अपेतराक्षसी,

ग्राम्या - हर घर में पाई जाती है

सुरसा-अच्छे स्वाद वाली, रस निकालने वाली

सुलघ्नी, सुभगा, सुलभा - शुभ

सुरभि, स्वादु गंध - अच्छी सुगंध वाली

सुमंजरी, बहुमंजरी - सुंदर पुष्पक्रम वाली

पावनी, देवदुन्दुभि, विष्णुवल्लभ, हरिप्रिया - भगवान विष्णु को प्रिय

विभिन्न किस्में

भावप्रकाश और राज निघण्टु में दो किस्मों का उल्लेख है -

शुक्ल तुलसी - सफेद किस्म - Ocimum americanum Linn. I और

कृष्ण तुलसी - काली किस्म - Ocimum sanctum Linn. I

पवित्र तुलसी के नाम से अन्य प्रकार का भी उपयोग किया जाता है - Ocimum basilicum

and Ocimum gratissimum

पवित्र तुलसी के औषधीय गुण:

रस (स्वाद) - कटु (तीखा), तिक्त (कड़वा)

गुण – लघु (हल्कापन), रूक्ष (सूखापन),

तीक्ष्ण - छेदन

विपाक - कटु - पाचन के बाद तीखे स्वाद में परिवर्तन होता है

वीर्य - उष्ण - गर्म शक्ति

त्रिदोष पर प्रभाव -

वातहर, कफहर - वात और कफ दोष को संतुलित करता है

पित्तवर्धिनी - पित्त दोष को बढ़ाती है

प्रयुक्त भाग: पत्ती, जड़, बीज

मात्रा बनाने की विधि

ताजा रस 10-20 मि.ली

जड़ का काढ़ा 50-100 मि.ली

बीज पाउडर 3-6 ग्राम.

औषधीय उपयोग:

• कफ विनाशिनी - कफ दोष को संतुलित करती है, अतिरिक्त कफ से राहत देने के लिए उपयोगी है

• कृमिदोष, कृमिहर - रोगाणुरोधी। तुलसी का पौधा, आयुर्वेद की सर्वोत्तम एंटी-वायरल जड़ी-बूटियों में से एक है।

• रुचिकृत - स्वाद में सुधार करता है, एनोरेक्सिया से राहत देता है

• अग्निवर्धिनी, वह्नि दीपनी - पाचन शक्ति में सुधार करती है

• तुवर - कसैला

• तिक्त – कड़वा

• हृद्य - हृदय टॉनिक के रूप में कार्य करता है, हृदय के लिए अनुकूल, रक्त वाहिकाओं में कोलेस्ट्रॉल के जमाव से राहत देने के लिए उपयोगी है।

• दाहवर्धिनी - जलन बढ़ाती है

• श्वासहर - अस्थमा और पुरानी श्वसन विकार के उपचार में उपयोगी
• कासहर - खांसी और सर्दी में उपयोगी
• हिध्माहर - बार-बार आने वाली हिचकी में उपयोगी
• वमिहर - उल्टी से राहत दिलाता है
• पार्श्वरुक - पार्श्व में दर्द से राहत देता है
• कुष्ठ - दर्द और खुजली के साथ त्वचा रोगों में उपयोगी
• विषहर – विषरोधी
• मूत्रकृच्छ -पेशाब करने में कठिनाई से राहत दिलाता है
• अश्मरी – गुर्दे और मूत्राशय की पथरी में उपयोगी
• दृक - संक्रामक नेत्र विकारों में उपयोगी
• भुतहर - मानसिक विकारों में उपयोगी

भावप्रकाश के अनुसार सफेद और काली दोनों किस्मों के गुण समान होते हैं।

पित्ती, खुजली के लिए तुलसीः खुजली, चकत्तों के लिए तुलसी की पत्तियों का उपयोग किया जाता है। इसका पेस्ट बनाकर त्वचा पर लगाएं।

साइनसाइटिस और सिरदर्द के लिएः

तुलसी की ताजी पत्तियों को पीसकर रस निकाला जाता है। इस रस की दो बूँदें, खाली पेट दोनों नासिकाओं में डाली जाती हैं। इससे साइनसाइटिस संबंधी सिरदर्द से राहत मिलती है।

सांसों की दुर्गंध की समस्या के लिए तुलसी का पौधाः

दौर्गन्ध्यहर - रोजाना एक या दो तुलसी की पत्तियां चबाने से सांसों की दुर्गंध की समस्या से राहत मिलती है। ऐसा न सिर्फ इसकी अच्छी खुशबू के कारण होता है, बल्कि इससे पाचन मे सुधार भी होता है। खराब पाचन सांसों की दुर्गंध का एक बड़ा कारण है।

तुलसी चाय-

तुलसी को प्रतिदिन उपयोग करने का आसान तरीका इस प्रकार है –

तुलसी के पत्ते लें, धो लें, धूप में सुखा लें और पाउडर बना लें। 1 भाग तुलसी पत्ती पाउडर को 10 भाग चाय पाउडर में मिलाएं। इस चाय पाउडर का उपयोग चाय बनाने और आनंद लेने के लिए करें। लेकिन, इस तुलसी चाय मे दूध डालने से बचना ही बेहतर है।

116

हल्दी - CURCUMA LONGA - लाभ, उपयोग, खुराक, दुष्प्रभाव

हल्दी बहुत ही उपयोगी और प्रसिद्ध आयुर्वेदिक जड़ी बूटियों में से एक है। इसका प्रयोग कई रूपों में और सेवन के कई मार्गों से, जैसे - नाक, मौखिक,

त्वचा आदि के ऊपर किया जाता है ।

वानस्पतिक नाम - Curcuma longa Linn. (Curcuma domestica val)

परिवार - Scitamineae (Zingiberaceae) – Ardraka Kula

स्थानीय नाम

हिन्दी नाम - हल्दी, हरदी

तेलुगु नाम - पसुपु, पसुपु कोम्मुलु

अंग्रेजी नाम - Turmeric

तमिल नाम - मंजल

कन्नड़ नाम - अरिशिना

पंजाबी नाम - हरदल

बंगाली नाम - हलुद

गुजराती नाम - हलधर

मराठी नाम - हळद

अरबी नाम - कुमकुम

फ़ारसी नाम - ज़र्दचोब

संस्कृत पर्यायवाची

हरिद्रा - हरिम वर्ण द्रति शोधयति च - जो त्वचा के रंग को निखारता है और त्वचा को साफ़ करता है।

कांचनी - सोने के समान रंग वाली होती है

निशा- जो रात में चमकनेवाले तारों की तरह खूबसूरत है

योषितप्रिया - महिलाओं द्वारा पसंद किया जाने वाला

वरवर्णिनी - जो त्वचा को बेहतरीन रंग प्रदान करती है।

हट्टविलासिनी - जो हल्दी बेचने वाले बाजार/दुकान हैं उनका का मूल्य बढ़ जाता है,

कृमिघ्नी - कृमि और सूक्ष्मजीवी संक्रमण से राहत दिलाता है

पीता, गौरी - पीला रंग है

शास्त्रीय वर्गीकरण

चरक-

लेखनीय गण - जड़ी-बूटियों का समूह जिसमें स्क्रैपिंग गुण होते हैं

कुष्ठघ्न - जड़ी-बूटियों का समूह जो त्वचा रोगों से राहत दिलाता है

कण्डुघ्न - जड़ी-बूटियों का समूह जो खुजली की अनुभूति से राहत दिलाता है

कृमिघ्न - जड़ी-बूटियों का समूह जो कृमि/सूक्ष्मजीव संक्रमण से राहत दिलाता है

शिरो-विरेचन - जड़ी-बूटियों का समूह जो दोष (विषाक्त पदार्थ) को सिर से दूर करने के लिए उपयोगी हैं |

सुश्रुत - हरिद्रादि, मुस्तादि, श्लेष्मशमन (कफ को संतुलित करने वाली जड़ी-बूटियों का समूह)

वाग्भट- हरिद्रादि, मुस्तादि

विभिन्न किस्में

हरिद्रा तो एक ही है परंतु हमें ग्रंथों मे दो हरिद्राओं का वर्णन मिलता है। अर्थात, हरिद्रा (हल्दी - करकुमा लोंगा) और दारुहरिद्रा (हल्दी वृक्ष)। कई आयुर्वेदिक औषधियों में हल्दी और पेड़ की हल्दी का उपयोग एक साथ किया जाता है।

षोढल का मत है कि, ये दोनों अनेक विषों की औषधि हैं।

भावमिश्र ने हरिद्रा (turmeric – Curcuma longa), आम्रगंधी हरिद्रा (Curcuma amada), कर्पुर हरिद्रा, वन हरिद्रा (Curcuma aromatica) और दारू हरिद्रा (turmeric – Curcuma longa) का वर्णन किया है।

वितरण- पूरे भारत में खेती की जाती है।

हल्दी के औषधीय गुण –

रस (स्वाद) - तिक्त (कड़वा), कटु (तीखा)

गुण - रूक्ष (सूखापन), लघु (हल्कापन)

विपाक - कटु - पाचन के बाद तीखा स्वाद परिवर्तन से गुजरता है।

वीर्य- उष्ण - गर्म शक्ति

त्रिदोष पर प्रभाव - इसकी तासीर गर्म होने के कारण यह वात और कफ को संतुलित करती है।

अपने रूखेपन, तीखे और कड़वे स्वाद के कारण यह कफ को संतुलित करता है। इसके कड़वाहट के कारण, यह पित्त को संतुलित करता है। इसलिए यह तीनों दोषों को संतुलित करता है।

प्रयुक्त भाग- प्रकन्द

मात्रा- ताजा रस 10-20 मिली, चूर्ण 1-3 ग्राम

आयुर्वेद के अनुसार हल्दी के चिकित्सीय उपयोग

• हरिद्रा प्रमेहहराणाम् - मधुमेह में उपयोगी सभी जड़ी-बूटियों में से हल्दी सबसे फायदेमंद है। यह मूत्र संक्रमण संबंधी सभी रोगों में बहुत लाभकारी है।

• विषनुत - विषैली स्थितियों में उपयोगी

• मेहनुत - मधुमेह और मूत्र पथ के संक्रमण में उपयोगी

• कंडुहर - एलर्जी के कारण होने वाली खुजली से राहत दिलाता है

• क्षुतहर - विभिन्न प्रकार के त्वचा रोगों में उपयोग किया जाता है

• व्रणहर - घाव को शीघ्र भरने के लिए उपयोगी

• देहवर्ण विधायिनी - त्वचा के रंग में सुधार करती है

• विशोधिनी - प्राकृतिक विषहरणकर्ता

• कृमिहर - आंतों के कीड़ों और संक्रमित घावों से राहत दिलाता है

• पीनस नाशिनी - नाक बहने, ऊपरी श्वसन पथ संक्रमण में उपयोगी (Upper respiratory tract infection)

• अरुचिनाशिनी - एनोरेक्सिया में उपयोगी

• बाहरी उपयोग पर कीड़े के काटने पर उपयोगी मारक औषधि। और सेवन करने पर भी यह विष के प्रभाव (antitoxic) को कम करती हैं।

• पांडुहर – एनीमिया, यकृत विकारों के प्रारंभिक चरण में उपयोगी

• अपचिहर - घाव, साइनस में उपयोगी

• त्वक्दोषजित - रक्त और त्वचा को विषमुक्त करता है

• विशोथजीत - प्राकृतिक सूजन रोधी

• वातास्रनुत् – गठिया में उपयोगी।

• इसके बाहरी प्रयोग से सूजन, दर्द से राहत मिलती है, सुधार होता है, त्वचा का रंग, घावों को साफ और ठीक करता है।

• इसके धुएं को सांस के जरिए लेने से हिचकी, अस्थमा और विषैली स्तिथियों से राहत मिलती है।

• पित्त रेचक - यह बढ़े हुए पित्त को शरीर से बाहर निकालता है, विरेचन।

• हल्दी कब्ज से राहत दिलाती है।

• इसका उपयोग चेहरे के बालों को हटाने में बाहरी अनुप्रयोग के लिए किया जाता है।

कैंसर की रोकथाम के लिए हल्दी - Asian Pacific Journal of Cancer Prevention में प्रकाशित एक हालिया अध्ययन ने पाया कि खुराक पर निर्भर करक्यूमिन के सेवन ने लीवर कैंसर कोशिकाओं के ह्रास को प्रभावी ढंग से सक्रिय किया।

रोजाना हल्दी का सेवन कैसे करें?

हल्दी उन मसालों में से एक हो सकती है जिनका उपयोग आप अपने दैनिक आहार में करते हैं। या जो कुछ भी आप खा रहे हैं तो बस ऊपर से एक चुटकी हल्दी पाउडर डालें और इसके फायदों का मजा लें।

हल्दी के उपयोग से, पित्त प्रधान लोगों को कभी-कभी शरीर में गर्मी बढ़ने का अनुभव हो सकता है। वे एक कप दूध में एक चुटकी हल्दी मिलाकर पी सकते हैं। दूध की ठंडक अतिरिक्त गर्माहट को संतुलित कर देगी।

हल्दी के दुष्प्रभाव –

विशेषकर गर्मी के दिनों में हल्दी का अधिक प्रयोग गर्मी के बढ़ने का कारण बन सकता है।

हल्दी युक्त आयुर्वेदिक औषधियाँ –

हरिद्रा खंड - यह एलर्जिक राइनाइटिस और एलर्जिक त्वचा स्थितियाँ में बहुत उपयोगी है। इसका उपयोग त्वचा की रंगत निखारने के लिए भी किया जाता है।

खदिरादि वटी - इसका उपयोग सांसों की दुर्गंध, मुंह के छालों के इलाज में किया जाता है।

निशा कतकादि कषायम - मधुमेह प्रबंधन में उपयोग किया जाता है

निशामलकी चूर्ण - प्री-डायबिटीज के इलाज में उपयोग किया जाता है।

सवाल: क्या हल्दी को करी में इस्तेमाल किया जाए और कच्चा खाया जाए तो क्या उसका असर एक जैसा होगा? यानी क्या खाना पकाने की उष्णता से हल्दी का उपचार प्रभाव कम हो जाता है?

उत्तर: हल्दी का उपयोग कई आयुर्वेदिक दवाओं में किया जाता है, जिसमें इसे तला जाता है, कषाय आदि बनाने के लिए घी, पानी के साथ उबाला जाता है। इसलिए, मैं सोचता हु की, यदि इसे हल्की-मध्यम आंच पर पकाया जाए तो इसके गुणों में कमी नहीं आएगी।

वेदों में हल्दी:

• याददाश्त बढ़ाने और एकाग्रता के लिए हल्दी का प्रयोग लंबे समय तक, एक साल तक किया जाता था।

• हल्दी को भोजन के हिस्से के रूप में इस्तेमाल किया जा सकता है और इसे पूरे शरीर पर भी लगाया जा सकता है।

• क्योंकि यह कपड़े को रंगती है (रंजना) - इसे रजनी कहा जाता है।

• यह एलर्जी संबंधी त्वचा विकारों में उपयोगी है।

117

सैंधव लवण - ROCK SALT के फायदे, आयुर्वेदिक् उपयोग, दुष्प्रभाव

सैंधव लवण या सेंधा नमक सभी नमकों में सर्वोत्तम माना जाता है। आयुर्वेद के अनुसार दैनिक उपयोग के लिए इसकी सलाह दी जाती है। नियमित नमक से इसके गुण, उपयोग और स्वास्थ्य लाभ काफी अलग हैं। आइये और जानें -

संस्कृत पर्यायवाची:

सैंधव, शीतशिव (क्योंकि यह प्रकृति में शीतल है), सिंधुज (क्योंकि यह पंजाब के सिंध क्षेत्र में पाई जाती है), नादेय (क्योंकि यह नदियों के किनारे पाया जाता है।), मणिमन्थ

स्थानीय नाम:

अंग्रेजी नाम - हिमालयन नमक, हिमालयन सेंधा नमक, हिमालयन गुलाबी नमक

हिन्दी नाम - सेंधा नमक, सेंधा लोन

मराठी नाम - शेंदे लोन

गुजराती नाम - सिंधलुन

बांग्ला नाम - सैंधव लवण

तमिल नाम- इंटुप्पु

परिचय:

यह पंजाब की खानों से प्राप्त होता है। यह दो प्रकार का होता है-

1. श्वेत सैंधव - (सफेद रंग)
2. रक्त सैंधव - (लाल रंग)

सेंधा नमक के नाम पर इनमें से किसी का भी नियमित प्रयोग किया जा सकता है।

रासायनिक संरचना -

इसमें प्रमुख घटक के तौर पर सोडियम क्लोराइड 98% तक होता है। इसमें कई उपयोगी खनिज और तत्व है जैसे, लिथियम, मैग्नीशियम, फास्फोरस, पोटेशियम, क्रोमियम, मैंगनीज, लोहा, जस्ता, स्ट्रोंटियम, आदि।

सैंधव लवण के गुण:

स्वाद - नमकिन, थोड़ा मीठा स्वाद,

शक्ति – शीत

गुण – हल्का, निर्मल

त्रिदोष पर प्रभाव - हमने सीखा है कि नमक का स्वाद आमतौर पर पित्त को बढ़ाता है, लेकिन सैंधव लवण, तासीर में ठंडा होने के कारण यह पित्त को संतुलित करने में मदद करता है। अपने नमकीन स्वाद के कारण यह वात को संतुलित करता है। चूंकि यह बलगम को पतला करके निकालता हैं इस कारण छाती में जमे हुए कफ से राहत दिलाने में मदद करता है। इसलिए यह दुर्लभ आयुर्वेदिक पदार्थों में से एक है जो इन तीनों दोषों को संतुलित करता है।

सेंधा नमक का उपयोग -

चरक के अनुसार, यह उन सामग्रियों में से एक है जिसे दैनिक आधार पर लिया जा सकता है।

(पथ्य) - (संदर्भ: चरक संहिता सूत्रस्थान 5/12)

रोचन - स्वाद, क्षुधावर्धन में सुधार करता है

दिपन - पाचन शक्ति में सुधार करता है

वृष्य - कामोत्तेजक के रूप में कार्य करता है

चक्षुष्य - आंखों के लिए अच्छा, संक्रमण से राहत दिलाने में मदद करता है

अविदाहि - (नियमित नमक के विपरीत), सैंधव लवण जलन, सनसनी का कारण नहीं बनता है।

हृद्य - हृदय के लिए अच्छा है

हिक्कानाशन – हिचकी में उपयोगी

सेंधा नमक: श्वसन विकारों में उपयोग - कफ विलयन, कफ छेदन – यह कफ को घोलने/विघटित करने में मदद करता है। इसी गुण के कारण, यह लवण भास्कर चूर्ण में शामिल किया गया है, जिसका उपयोग श्वसन संबंधी विकारों (पाचन विकारों में भी) में किया जाता है, क्योंकि यह कफ / बलगम को घुलने या विघटित होने में मदद करता है और बाहर निकाल देता हैं ।

जोड़ों की अकड़न संबंधी विकारों में उपयोग :

जोड़ों की अकड़न दूर करने के लिए इसका प्रयोग कई औषधियों में किया जाता है - जैसे धन्वंतरम तैलम, बृहत् सैंधवादी तैल एवं सप्तविंशति गुग्गुलु। आमतौर पर रूमेटॉइड गठिया के मामलों में, जहां जोड़ों में अकड़न होती है। वहाँ सेंधा नमक का उपयोग बाहरी उपयोग तथा मौखिक सेवन के लिए तेलों और गोलियों में एक घटक के रूप में किया जाता है।

सिंकाई के लिए सेंधा नमक का उपयोग कैसे करें?

यह जोड़ों के विकारों के मामलों में, या जहां भी कफ अधिक हो, साइनसाइटिस आदि मे उपयोगी है। अकड़न के साथ रहनेवाले जोड़ों के विकारों के मामले में, अपने चिकित्सक द्वारा निर्धारित तेल लगाएं। इसे 10 - 15 मिनट के लिए छोड़ दें। - फिर एक कप सेंधा नमक को एक कपड़े के अंदर रख लें। इसका पोल्टिस बना लें। इसे तवे पर गर्म करें, तथा अपनी त्वचा पर इस पोल्टिस की गर्मी सहन करने की क्षमता की जांच करें। एक बार जब यह सहन करने योग्य हो जाए, तो इस सेंधा नमक पोल्टिस को दर्द देनेवाले जोड़ों पर धीरे से लगाएं। आप इसे दोबारा गर्म करके जोड़ों पर लगा सकते हैं। ऐसा आप 4 – 5 मिनट तक कर सकते हैं।

नस्य चिकित्सा करते समय भी उपयुक्त तेल से मालिश करने के बाद (जैसे डॉक्टर द्वारा सलाह दी गई है), अनु तेल को नाक की बूंदों के रूप में उपयोग करने से पहले, आप इसी पुल्टिस की तकनीक से गर्म सिंकाई दे सकते हैं। यह बलगम को पतला करने और साइनसाइटिस, माइग्रेन आदि से राहत देने में मदद करता है।

बस्ती में सेंधा नमक का प्रयोग –

बस्ती एक पंचकर्म - यह एनीमा प्रक्रिया है। बस्ती का काढ़ा तैयार करते समय, इमल्शन तैयार करने के लिए सेंधा नमक मिलाया जाता है। यह दोषों को दूर करने और आंतों से बाहर निकालने में मदद करता है।

मोटापे और उच्च कोलेस्ट्रॉल में सैन्धव का उपयोग - चूँकि इसमें घुलनशील गुण होते हैं और इसके विघटनकारी प्रभाव के कारण, इसका व्यापक रूप से मोटापा-विरोधी उत्पादों में उपयोग किया जाता है, जैसे लवण तैल और कोलेस्ट्रॉल रोधी उत्पाद।

गैस्ट्राइटिस और सूजन में उपयोग - सेंधा नमक का व्यापक रूप से कई औषधियों में घटक के रूप में उपयोग किया जाता है। हिंग्वाष्टक चूर्ण जैसे पेट की देखभाल करने वाले उत्पाद, क्योंकि यह पेट में जलन पैदा किए बिना, गैस्ट्राइटिस की स्तिथी को खराब किए बिना, पाचन में सुधार करता है।

विबंधघ्न - कब्ज, सूजन से राहत देता है।

पाककला में उपयोग: सेंधा नमक का उपयोग कई स्वादिष्ट व्यंजन बनाने में किया जाता है। जिसमें पानी पुरी, मसाला पुरी, आइसक्रीम आदि शामिल हैं। कई घरों में साधारण नमक के स्थान पर मुख्य नमक के रूप में सेंधा नमक का उपयोग किया जाता है।

सेंधा नमक के दुष्प्रभाव - उच्च रक्तचाप, सूजन और water retention वाले लोगों के लिए इसका संकेत नहीं (contraindicated) दिया जाता है।

बहुत अधिक मात्रा में लेने से, यह रक्तचाप बढ़ा सकता है।

118

आयुर्वेदिक चिकित्सा, प्रकार, मिथक और अक्सर पूछे जाने वाले प्रश्नों का आसान परिचय

आयुर्वेदिक चिकित्सा का यह परिचय आपको यह समझने में मदद करेगा की, समय के साथ यह कैसे विकसित हुआ है, इस क्षेत्र में अनुसंधान किस दिशा की ओर जा रहा है, मिथक जो आयुर्वेद आदि विज्ञान से दूर नहीं जाते हैं।

यह उस चर्चा के अंश है, जो हाल ही में मैंने वाणिज्य समूह के छात्रों के साथ आयोजित की थी।

आयुर्वेद की उत्पत्ति -

आयुर्वेद की उत्पत्ति के संबंध में एक पौराणिक कथा है।

प्राचीन काल में, वैदिक काल के ऋषि-मुनि एक - एक ही जड़ी-बूटी (single herbs) का प्रयोग करते थे। दौरान

चरक और सुश्रुत के समय, लगभग 2000 -1000 ईसा पूर्व, धीरे-धीरे विभिन्न तरीकों (खुराक रूपों) में कई हर्बल संयोजनों (combinations) को आज़माने की शुरुआत हुई। इनमे खुराक के रूप हैं - पेस्ट, पाउडर, काढ़ा, रस, अर्क आदि।

बाद में उन्होंने हर्बल जैम, सिरप, टैबलेट आदि विकसित किए।

वे ध्यान, अनुभव और अभ्यास आदि के साथ इस विज्ञान को विकसित करने में सक्षम थे।

आयुर्वेद की पाठ्य पुस्तकें - अपने ज्ञान और विशेषज्ञता से उन्होंने अनेक पुस्तकें लिखीं, जिनमें चरक संहिता, सुश्रुत संहिता और अष्टांग हृदयम् आदि महत्वपूर्ण पाठ्य पुस्तकें

शामिल हैं। समय के अनुसार, कई अन्य लोगों ने भी अलग-अलग पाठ्य पुस्तकें लिखे।

आयुर्वेदिक उपचार के प्रकार –

पंचकर्म चिकित्सा -

यह मलयुक्त उत्पादों और विषाक्त पदार्थों को शरीर से खत्म करनेवाली विषहरण चिकित्सा है। अधिकांश मामलों में यह चिकित्सा की पहली उपचार प्रणाली है।

मौखिक आयुर्वेदिक चिकित्सा - इस उपचार को पंचकर्म चिकित्सा के बाद, दूसरी पंक्ति या अनुवर्ती के रूप में उपयोग किया जाता है।

बाजार में उपलब्ध आयुर्वेदिक औषधियों के प्रकार –

पारंपरिक आयुर्वेदिक औषधियाँ -

यहां, आयुर्वेदिक फार्मेसी, आयुर्वेद पाठ्य पुस्तकों से एक औषधीय फार्मूला लेती है और उस फार्मूले के अनुसार ही दवा का निर्माण करती है।

जैसे दशमूलारिष्टम, च्यवनप्राश, त्रिकटु चूर्ण, त्रिफला आदि।

एकायत्त (Proprietary) आयुर्वेदिक औषधियाँ -

यहां, निर्माता आयुर्वेदिक जड़ी-बूटियों का अपना संयोजन तैयार करता है, और इसे अपने इच्छित रूप में मिश्रित करता है, जैसे सिरप, हर्बल जैम, टैबलेट, कैप्सूल आदि।

वह सुरक्षा के लिए अपनी प्रयोगशाला में उत्पाद का परीक्षण करता है, तथा प्रभावकारिता जानने के लिए नैदानिक परीक्षण करता है, फिर लाइसेंस प्राप्त करने के बाद उसका निर्माण करती है और उसे बेचती है।

उदाहरण:

सर्विलोन कैप्सूल - गर्दन के दर्द के लिए,

शतावरी कल्प ग्रैन्यूल्स - स्तन के दूध उत्पादन में सुधार आदि के लिए।

आज आयुर्वेद का अध्ययन कैसे किया जाता है?

इस कोर्स को BAMS कहा जाता है और इसमें 5.5 साल तक पढ़ाई होती है, जिसमें 1 साल इंटर्नशिप के लिए समर्पित होता है।

चरक संहिता, सुश्रुत जैसी संहिता, तथा और भी बहुत कुछ पारंपरिक पाठ्य पुस्तकों का अध्ययन करते हैं । इसके साथ ही वे आधुनिक शरीर रचना विज्ञान, फिजियोलॉजी, पैथोलॉजी, रोगी परीक्षण विधियां आदि का भी अध्ययन करते हैं।

आयुर्वेद एलोपैथी से किस प्रकार भिन्न है?

- आयुर्वेद चिकित्सा के लिए प्राकृतिक उपचारों का उपयोग करता है।
- आयुर्वेदिक इलाज में तुलनात्मक रूप से कम और हल्के दुष्प्रभाव होते हैं।
- आयुर्वेद रोगसूचक लक्षणों के प्रबंधन के बजाय मूल कारण पर ध्यान केंद्रित करता है।

क्या आयुर्वेदिक दवाएं असर करने में धीमी हैं?

नहीं, यहां तक कि एलोपैथिक दवाओं से भी टीबी का इलाज करने में 6 से 9 महीने लग जाते हैं। कैंसर उपचार में कई महीने लग जाते हैं। क्या इसका मतलब यह है कि एलोपैथी

धीमी है?

आयुर्वेद और एलोपैथी - दोनों ही अपने-अपने क्षेत्रों में अपनी विश्वसनीयता रखते हैं।

क्या आयुर्वेदिक औषधियाँ दुष्प्रभाव से मुक्त हैं?

कदापि नहीं! आयुर्वेदिक औषधियों के दुष्प्रभाव तो होते ही हैं। उदाहरण के लिए, अदरक खांसी बुखार आदि के लिए अच्छा है। लेकिन कई लोगों में यह पेट में जलन पैदा करता है और संवेदनशील पेट वाले रोगी के लिए उपयुक्त नहीं हैं। इसलिए यह अदरक का दुष्प्रभाव / साइड इफेक्ट है।

क्या आयुर्वेदिक औषधियों से होता है कैंसर का इलाज?

• कई क्षेत्रों में शोध चल रहा है और कुछ दवाइयां सामने आ रही हैं। जिनके उपयोग से कैंसर के प्रारंभिक चरण में उपचार सफल हो रहा है।

• गिलोय, हल्दी, ब्रह्म रसायन, गौमूत्र आदि जड़ी-बूटियों के उपयोग से कैंसर की रोकथाम में आयुर्वेद को बढ़त हासिल है।

• तनाव प्रबंधन के लिए आयुर्वेद में भी अच्छा इलाज मौजूद है। तनाव एक कैंसर का सिद्ध पूर्व प्रणेता (proven precursor) है।

• किमो और रेडिएशन उपचारों द्वारा दुर्बल हुए रोगीयों को, आयुर्वेदिक उपचार जीवंत और ऊर्जावान बनाने में मदद करता है।

119

5 कारक (FACTORS) जो बनाते हैं आयुर्वेदिक औषधियाँ अद्‌वितीय

अधिकांश आयुर्वेदिक दवाओं में 3 या अधिक तत्व होते हैं। हमें एक या दो जड़ी-बूटियों से बनी औषधियाँ बहुत कम ही मिलती हैं। वास्तव में, उनमें से कई में 10-20 औषधीय जड़ी-बूटियाँ होती हैं। लगभग 10-15% फॉर्मूलेशन मे 40 से अधिक जड़ी-बूटियाँ हैं।

आयुर्वेदिक औषधियों की विशिष्टता:

1.पाचक/वातनाशक तत्व (carminative):

आयुर्वेद का मानना है कि अधिकतर बीमारियाँ मंदाग्नि (अपच) इन्हीं कारणों से होती हैं। तो, अधिकांश आयुर्वेदिक दवाओं में कम से कम, पाचक और वातनाशक गुणों वाली एक जड़ी-बूटी तो होती ही है। इस प्रकार, फॉर्मूलेशन के अनुसार,

मरीच (काली मिर्च),

शुंठी (अदरक),

पिप्पली (लंबी काली मिर्च),

हिंगु (हींग),

जीरक (cumin seeds) आदि का जरुरत' के अनुसार (permutation) और संयोजन (combinations) मिलाया जाता है।

2. उत्प्रेरक (Catalyst), कार्यकारिता - वर्धक (bio-enhancer) – योगवाही:

आयुर्वेद आमतौर पर योगवाही जड़ी बूटीयों का उपयोग करता हैं (जिसमें ऐसे सक्रिय घटक होते है, जो आवश्यक जगह पर जाकर - लक्ष्य कोशिकाओं पर कार्यवाही करता है)। इस क्रिया के लिए कुछ औषधियाँ प्रसिद्ध हैं जैसे,

त्रिकटु चूर्ण - काली मिर्च, पिप्पली और अदरक का संयोजन। इसका जब अन्य औषधीय जड़ी-बूटियों के साथ संयोजन में उपयोग किया जाता है, तब

कार्यकारिता बढ़ाने वाले के रूप में कार्य करता है। यह चिकित्सीय क्रिया के कोशिकाओं पर औषधीय फाइटो-रसायनों की उपलब्धता बढ़ाते हैं।

मधु (शहद),

घृत - गाय का घी

यष्टिमधु (भारतीय मुलेठी), इसी कारण से कई योगों में शामिल हैं।

3. जड़ी-बूटियों की विस्तृत विविधता:

कई हर्बल सामग्री स्वाद में कड़वी या कसैली होती हैं, कुछ आक्रमक गंध, जैसे वचा / बच (Acorus), गंधप्रसारिणी / गंधाली (Paederia foetida) की होती हैं। दूसरी ओर, कई पदार्थों में मिठास होती है, जैसे मिश्री, गुड़, शहद, घी या फिर कोई सुगंधित पदार्थ जैसे इलायची, दालचीनी की छाल, जीरा, दालचीनी की पत्तियां आदि | कुछ फॉर्मूलेशन में हल्दी, मंजिष्ठा, दारुहरिद्रा आदि जैसे प्राकृतिक रंग देने वाले एजेंट भी मिलाए जाते हैं।

उपरोक्त लाभों के साथ-साथ, वे चिकित्सीय क्रियाएं भी करते हैं। इसलिए, इन योजक जड़ी बूटियों को जोड़ते समय पर्याप्त सावधानी बरती जाती है ताकि सहक्रियात्मक लाभ मे योगदान दिया जा सके या फिर पहले से मौजूद सामग्री के विरोधी कार्रवाई से बच सके (to avoid antagonistic action of the pre-existing ingredients.)।

4. रोगी की आवश्यकता के आधार पर विभिन्न खुराक के रूप:

औषधि का रूप भी फॉर्मुलेशन को अद्वितीय बनाता है। प्रत्येक प्रकार का

फार्मास्युटिकल का रूप जैसे

लेह्य (हर्बल जैम),

आसव (तरल पदार्थ),

चूर्ण (हर्बल पाउडर मिश्रण),

गोली, रस अर्क,

कषाय (हर्बल काढ़ा) आदि का उपयोग विशेष उद्देश्यों से किया जाता है। आमतौर पर दवा का रूप बीमारी की अवस्था के आधार पर चुना जाता है।

उदाहरण के लिए, जब पाचन शक्ति अच्छी हो, लेकिन रोगियों को पोषण की आवश्यकता हो, तब अवलेह (हर्बल जैम) जैसे च्यवनप्राश, अगस्त्य रसायन आदि का चयन किया जाता है। जब रोगी की पाचन शक्ति कम हो तो उसे मसालेदार जड़ी-बूटियों का चूर्ण पसंद होता है, तब हिंगवाष्टक चूर्ण या वैश्वानर चूर्ण का सेवन कराया जाता है।

5. दवा के सेवन का समय भी दवा की क्रियाशीलता में महत्वपूर्ण परिवर्तन लाता है।

उदाहरण के तौर पर जो दवा भोजन के बाद दी जानी चाहिए ऐसा निर्धारित होने पर भी अगर खाली पेट सेवन की गयी तो गैस्ट्रिक जलन हो सकती है। इसी तरह आयुर्वेद मे, 11 अलग-अलग विशिष्ट दवा के सेवन के लिए समय अवधि बताई गई है, जो रोग, रोग की

अवस्था और फॉर्मुलेशन का प्रकार इस पर निर्भर करती है।

इस प्रकार प्रत्येक आयुर्वेदिक औषधि अपनी गुणवत्ता, क्रिया और उपयोग में अद्वितीय है, जो की रोग और व्यक्ति के प्रकृति (body constitution) पर निर्भर करता है। हर्बल और हर्बो-मिनरल औषधियों का निर्देश करते समय, हमेशा उपर लिखे कारकों के नियमित अभ्यास में बहुत अधिक जोर और प्राथमिकता दी जानी चाहिए।

लेख: डॉ. एमएस कृष्णमूर्ति और डॉ. हेब्बर

120

जान लें 7 चीजें जो आपको करनी चाहिए आयुर्वेदिक चिकित्सा लेने से पहले

यदि आपके आयुर्वेदिक डॉक्टर ने आपको कोई आयुर्वेदिक दवा दी है, तो यह बेहतर होगा यदि आप निम्नलिखित तथ्य जान लें।

ये मेरे स्वयं के आयुर्वेदिक नैदानिक अभ्यास एवं अनुभव के साथ मिश्रित आयुर्वेदिक पाठ्य संदर्भ पर आधारित हैं।

1. यदि डॉक्टर द्वारा निर्दिष्ट नहीं किया गया है, तो कषायम को भोजन से पहले लेना चाहिए।

2. यदि डॉक्टर न बताए तो आसव और अरिष्ट का सेवन भोजन के बाद करना चाहिए।

3. यदि डॉक्टर द्वारा निर्दिष्ट नहीं किया गया है, तो गुग्गुलु टैबलेट खाने के बाद में लेनी चाहिए।

4. च्यवनप्राश सुबह, भोजन से पहले/बाद में, आधा गिलास दूध के साथ लेना चाहिए, वरना इससे दस्त और पेट खराब हो सकता है।

5. चूर्णम युक्त जार को एक बार खोलने पर, 6 महीने के भीतर ही सेवन करना चाहिए (या फेक देना चाहिए)।

6. आयुर्वेदिक गुलिकाओं (या गोलियों) वाले जार का सेवन, एक वर्ष के भीतर करना चाहिए (या फेक देना चाहिए)।

7. कषाय की बोतल को सेवन करने से पहले अच्छी तरह से हिला लेना चाहिए। क्योंकी ज्यादा तर कषाय सांद्रित (concentrated form) रूप में बेचे जाते हैं। तो आपको इन्हें पतला करने की जरूरत है, इसलिए इसे लेने से ठीक पहले बराबर मात्रा में पानी के साथ मिलाकर कषाय लें।

121

7 युक्तियाँ कैसे करें हर्बल सप्लीमेंट्स का चुनाव और उपयोग प्रभावी ढंग से और पूरक भी

ये हर्बल सप्लीमेंट के उपयोग के बारे में 7 तेज युक्तियाँ हैं। ये विशेषत: उनकेलिए हैं, जो कोई भी जो पहले से ही हर्बल सप्लीमेंट ले रहा है या लेने की योजना बना रहा है।

1. किसी भी हर्बल सप्लीमेंट का उपयोग करने से पहले किसी आयुर्वेदिक विशेषज्ञ या औषधि विशेषज्ञ से परामर्श लें, हमेश मे इसकी सिफारिश करूँगा।

2. कोई भी अप्रासंगिक सप्लीमेंट जैसे थायराइड सपोर्ट सप्लीमेंट न लें, जब आपको स्वस्थ थायरॉयड हो।

3. कुछ आयुर्वेदिक हर्बल सप्लीमेंट हैं जैसे च्यवनप्राश, जिसे लगभग हर कोई ले सकता है, लेकिन फिर भी परामर्श लेना अच्छा रहता है

किसी भी सप्लीमेंट को चुनने से पहले एक विशेषज्ञ से संपर्क करें।

4. सप्लीमेंट के हर्बल घटकों के बारे में जानें। ये हमेशा आपके द्वारा लिए जाने वाले सप्लीमेंट्स के बारे में जानकारी होना बेहतर है।

5. एक उचित लेबल, घटकों की सही सूची और उपयोग की विधि का वर्णन इनके बिना कोई आयुर्वेदिक दवा या हर्बल सप्लीमेंट न लें ।

6. कृपया अपने चिकित्सक को आप के द्वारा सेवन किए जानेवाले सप्लीमेंट्स के उपयोग के बारे में बताएं। एक अच्छा चिकित्सक हमेशा उचित हर्बल सप्लीमेंट्स के उपयोग का स्वागत करेगा।

7. एक गलत धारणा है कि हर्बल सप्लीमेंट्स कहां से खरीदे तो निवासी देश के अलावा अन्य जगहों से खरीदना विश्वसनीय नहीं हैं। लेकिन अगर गुणवत्ता नियंत्रण, और नवीनतम हर्बल तकनीकों का उपयोग, औषधियों की सुरक्षा सुनिश्चिती और हर्बल औषधियों की प्रभावकारिता सिद्ध करने के लिए, तो फिर दुनिया के किसी भी हिस्से मे मिलनेवाले ऐसे हर्बल उत्पाद पर भरोसा किया जा सकता है।

122

अनुपान - का महत्व सहायक और पश्चात पेय भोजन और चिकित्सा में

जब आप किसी आयुर्वेद डॉक्टर के पास जाते हैं, तो वह आपको विशिष्ट पेय पदार्थों के साथ आयुर्वेदिक दवाएं लेने का सुझाव दे सकता है। यह दूध, छाछ, गन्ने का रस, या सादा पानी कुछ भी हो सकता है। दवा के साथ लेने की सलाह दी जाने वाली इस ड्रिंक को अनुपान कहा जाता है।

अनुपान की परिभाषा - यह वह तरल पदार्थ है जिसे दवा के साथ या दवा के सेवन के बाद लेने की सलाह दी जाती है। अनुपान की अवधारणा दवाइयों तक ही सीमित नहीं है। यहां तक कि विशिष्ट खाद्य पदार्थों के साथ में भी विशिष्ट पेय पदार्थ सेवन करने की सलाह दी गई है।

खाद्य सहायकों के लाभ –

आयुर्वेद में, विशिष्ट खाद्य पदार्थों के लिए विशिष्ट सहायकों का उल्लेख किया गया है। वे मदद करते हैं -

- कठोर खाद्य कणों को आसानी से तोड़ना
- आसान पाचन और परिपाक
- भोजन के गुणों को बढ़ाना
- रक्त वाहिकाओं और शरीर ऊतकों में खाद्य पोषक तत्वों की कार्यकारिता को बढ़ाना (bio - enhancer)
- खाद्य पदार्थों के दुष्प्रभावों से बचने/छिपाने में मदद करें
- जिस प्रकार तेल की बूंद पानी में तेजी से फैलती है, वैसे ही, अनुपान की सहायता से, औषधि/भोजन शरीर में तेजी से फैलता है।

खाद्य सहायकों का उदाहरण -

• जौ और गेहूं से बने खाद्य पदार्थ खाते समय ठंडे पानी की सलाह दी जाती है।

• सेवन करते समय दही, वाइन और शहद का उपयोग भी सहायक के रूप में किया जाता है।

• खाद्य पदार्थों का सेवन करते समय गर्म पानी आदर्श पेय है, जब खाद्य पदार्थ, दही के तरल भाग, मलाई युक्त छाछ, घी, तेल, वसा, सब्जियों के व्यंजन, हरे चने के व्यंजन और फलियाँ आदि से तैयार किया जाते है।

शरीर के प्रकार के अनुसार अनुपान का चयन -

• दुबले-पतले व्यक्ति, जो वजन बढ़ाना चाहते हैं, उनके लिए खाने के बाद बीयर आदर्श है।

• एक कप पानी में एक चम्मच शहद मिलाकर पीना, मोटे व्यक्तियों के लिए आदर्श अनुपान है।

• मांस का सूप क्षीण, थके हुए लोगों के लिए अच्छा है।

• मांस खाने के बाद और कमजोर पाचन शक्ति वाले लोगों के लिए वाइन आदर्श है।

• दूध उन लोगों के लिए आदर्श है जो पुरानी बीमारियों और उपचार के कारण दुर्बल हैं, उन लोगों के लिए जो लंबी दूरी तक चलते हैं, जो लंबे समय तक बोलते हैं, जो नियमित रूप से यौन गतिविधियों में लिप्त रहते हैं, जो लंबे समय से उपवास कर रहे हैं, जिन्होंने खुद को लंबे समय तक सूर्य के संपर्क में रखा है और जो थका देने वाली गतिविधियों में लिप्त रहते हैं। दूध वृद्ध और बच्चों के लिए भी आदर्श पेय है।

रोग विशिष्ट अनुपान –

बीमारियों के मामले में, अनुपान मदद करता है

• आंत से दवा का आसान अवशोषण।

• बीमारी का इलाज.

उदाहरण: गिलोय का पतला पानी का काढ़ा गठिया और मधुमेह में बहुत उपयोगी है।

नीम के रोगाणुरोधी गुणों के कारण, बुखार और संक्रमण के दौरान पतला नीम का काढ़ा सहायक अनुपान है।

विशिष्ट जड़ी बूटियों के लिए अनुपान -

• **लहसुन** - अगर इसे प्रोसेस करके दूध के साथ लिया जाए तो इसकी तीखेपन की समस्या कम हो जाती है।

• **आंवला पाउडर** - विशिष्ट स्वास्थ्य लाभ के लिए, आंवला पाउडर को अलग-अलग ड्रिंक के साथ लिया जा सकता है। जैसे, एक चम्मच आंवला, के साथ में एक चम्मच शहद और कुछ बूंदें घी की मिलाकर सेवन करने से नेत्र विकारों में लाभ होता है।

भल्लातक - एक तेज़ तीखी और गर्म जड़ी बूटी, जिसके लिए दूध ही, आमतौर पर अनुपान के रूप में सलाह दी जाती है।

औषधि विशिष्ट अनुपान –

• दूध के साथ च्यवनप्राश दिया जाता है। यह च्यवनप्राश की पित्त बढ़ाने वाली प्रवृत्ति का संतुलन बनाने में मदद करता है और गर्म शक्ति को दूर करता है।

• **अकिक पिष्टी** - हृदय रोग, खांसी, हृदय की जलन आदि के इलाज में इस्तेमाल की जाने वाली दवा है। पित्त विकारों में शहद के साथ दिया जाता है। वात विकारों में अश्वगंधा के साथ और खांसी और दिल की बीमारियों में ताजे अदरक के रस के साथ दिया जाता है।

• **वेट्टुमारन गुलिका**

◦ बुखार में इसे ताजे अदरक के रस के साथ दिया जाता है।

◦ वात असंतुलन और सूजन में इसे जीरे के काढ़े के साथ में दिया जाता है।

◦ उल्टी में इसे कच्चुर (Curcuma zeodaria) के काढ़े के साथ दिया जाता है।

◦ Anurea या पेशाब करने में कठिनाई, पेशाब रुकने की समस्या में इसे नारियल पानी के साथ में दिया जाता है।

◦ पेट दर्द में इसे अजमोदा अर्क (ओमा जल) के साथ दिया जाता है।

◦ पेट की गैसीय सूजन और ट्यूमर में इसे ताज़े लहसुन के रस के साथ में दिया जाता है।

महायोगराज गुग्गुल-

◦ गठिया जैसे वात रोगों के लिए इसे आमतौर पर रास्नादि कषायम् के साथ सेवन किया जाता है।

◦ पित्त असंतुलन रोगों के लिए इसे काकोल्यादि जड़ी-बूटियों के समूह के काढ़े के साथ सेवन कराया जाता है।

◦ कफ असंतुलन रोग के लिए इसे आरग्वाधादि कषायम के साथ दिया जाता है।

◦ मधुमेह के इलाज के लिए; इसका प्रयोग दारुहरिद्रा - बर्बेरिस अरिस्टाटा के कषायम के साथ किया जाता है।

◦ एनीमिया के इलाज के लिए इसे गोमूत्र के साथ दिया जाता है।

◦ मोटापे के इलाज के लिए इसे शहद के साथ दिया जाता है।

◦ त्वचा रोगों के इलाज के लिए इसे नीम के काढ़े के साथ दिया जाता है।

◦ गठिया के इलाज के लिए इसे गिलोय - टीनोस्पोरा कॉर्डिफोलिया के साथ दिया जाता है।

◦ दर्द और सूजन के इलाज के लिए इसे लंबी काली मिर्च के कषायम् के साथ दिया जाता है।

◦ चूहे के काटने के इलाज के लिए इसे पाटला (Stereospermum suaveolens) के कषाय के साथ दिया जाता है।

◦ नेत्र रोगों के इलाज के लिए इसे त्रिफला कषायम के साथ दिया जाता है।

◦ जलोदर के इलाज के लिए इसे पुनर्नवादि कषायम के साथ दिया जाता है।

• **स्वर्ण भस्म - गोल्ड कैलक्स**

◦ जलन के लिए इसे मछली के पित्त के साथ दिया जाता है।

◦ भृंगराज (Eclipta alba) के साथ लेने पर यह कामोत्तेजक प्रभाव देता है।

◦ यदि इसे दूध के साथ लिया जाए तो यह ताकत और प्रतिरक्षा में सुधार करता है।

◦ इसे पुनर्नवा (Boerhaavia diffusa) के साथ लेने पर यह आंखों के लिए अच्छा होता है।

◦ इसे वचा - बच Acorus calamus (प्रकंद) के साथ लेने पर याददाश्त में सुधार होती है।

◦ अगर इसे केसर के साथ लिया जाए तो यह त्वचा की रंगत में सुधार लाता है।

◦ विषाक्तता में इसे निर्विषा नामक जड़ी-बूटी के साथ दिया जाता है।

◦ मनोरोग की स्थिति में इसे अदरक, लौंग, काली मिर्च आदि के साथ दिया जाता है।

नारायण चूर्ण

◦ जलोदर से पीड़ित लोगों को इसे छाछ के साथ दिया जाता है।

◦ पेट फूलने के उपचार मे इसे बदर कषाय (बेर का काढ़ा) के साथ दिया जाता है।

◦ सूजन और वात रोगों के इलाज के लिए इसे वाइन के साथ दिया जाता है।

◦ कब्ज़ के उपचार के लिए इसे दही के पानी वाले हिस्से के साथ दिया जाता है।

◦ बवासीर के इलाज के लिए इसे अनार के रस के साथ दिया जाता है।

◦ गुद स्थान (anal itch) के खुजली के इलाज के लिए इसे कोकम रस के साथ दिया जाता है।

◦ अपच के इलाज के लिए इसे गर्म पानी के साथ दिया जाता है।

•योगेन्द्र रस, हर्बल और खनिज युक्त घटकों के साथ बनाई एक आयुर्वेदिक औषधि, टेबलेट के रूप में। इसका उपयोग नसें एवं मांसपेशियों की बीमारियाँ (neuro-muscular conditions) और मधुमेह के इलाज में किया जाता है। इसे पारंपरिक रूप त्रिफला कषायम् के साथ-साथ प्रशासित किया जाता है।

•नवरत्न राज मृगांक रस

◦ Inflammatory conditions और सूजन में, वात रोग जैसे पक्षाघात, चेहरे का पक्षाघात, कंपकंपी, मधुमेह, आदि मे यह पिप्पली, शहद और सेंधा नमक के साथ दिया जाता है।

◦ गठिया में इसे हरीतकी (Terminalia chebula) और गुड़ के साथ दिया जाता है।

◦ सूजन, अरुचि, उदर शूल, अजीर्ण, खांसी, मिर्गी में,अस्थमा, कुअवशोषण सिंड्रोम, यकृत रोग, पीलिया, बुखार, यक्ष्मा, क्षीणता, मांसपेशियों की क्षीणता,आदि बीमारियों मे यह गुडूची सत्व और शहद के साथ में दी जाती है।

• शहद, ताजा अदरक का रस, नीम का रस, पानी और दूध आदि आरोग्य वर्धिनी वटी के पारंपरिक अनुपान हैं।

• **वायु गुलिका** - पाचन और श्वसन संबंधी विकारों के इलाज में उपयोग किया जाता है। इसे जीरे के काढ़े के साथ दी जाती है।

• **मुक्ता पिष्टी** - मोतियों से बनी, अल्सरेटिव कोलाइटिस, उन्माद, मनोविकार मे शहद, मक्खन या दूध के साथ दी जाती है।

दोष असंतुलन पर आधारित अनुपान -

किसी विशेष बीमारी में दोषों की प्रबलता के आधार पर अनुपान का चयन किया जाता है। अनुपान के गुण प्रधान दोष के विपरीत होने चाहिए।

• वात विकारों में अनुपान, तैलीय और गर्म गुण का होना चाहिए।

• पित्त विकारों में अनुपान, मधुर और शीतल गुण का होना चाहिए।

• कफ विकारों में अनुपान, रूखा और गर्म गुण का होना चाहिए।

सन्दर्भः चरक संहिता सूत्रस्थान 27

आम तौर पर खाने के बाद के पेय में लिए गए भोजन के विपरीत गुण होने चाहिए, इसका उपयोग भोजन को अधिक पौष्टिक बनाने के लिए, और अतिरिक्त गुणों को बराबर करने के लिए होता हैं।

• वात के बढ़ने से उत्पन्न स्थितियों में तैलीय और बाद में गरम पेय उपयोगी हैं।

• पित्त में मीठा और ठंडा

• कफ- तैलीय और गर्म अनुपान के पेय उपयोगी होते हैं।

• क्षय - क्षीणता के लिए, मांस का सूप भोजन के बाद उपयोगी पेय है।

• भोजन के बाद दूध तेज, लंबी सैर से थके हुए, लंबे भाषण, सेक्स तथा हवा और सूरज का ज्यादा संपर्क करनेवाले लोगों के लिए अमृत के समान पेय है।

• दुबले-पतले व्यक्तियों को पोषण देने के लिए भोजन के बाद वाइन पीना सर्वोत्तम है।

• अधिक मोटे व्यक्तियों को कृशता उत्पन्न करने के लिए शहद का पानी, खाने के बाद का उपयोगी पेय है।

• शराब उन लोगों के लिए भोजन के बाद उपयोगी पेय के रूप में काम करती है जो मादक पेय के साथ-साथ मांस के आदी हैं, और पाचन की हानि से पीड़ित, अनिद्रा, उनींदापन, शोक, भय और थकावट महसूस करते हैं।

भोजन के बाद के पेय का व्यक्ति और भोजन पर प्रभावः

संदर्भः चरक संहिता, सूत्रस्थान 27

भोजनोपरांत पेय सामान्यतः ताज़गी, आनंद, ऊर्जा लाते हैं। खाए गए भोजन में पोषण, संतुष्टि और स्थिरता देते हैं। यह खाये गए भोजन को तोड़ना, नरम करना, पचाना, उचित आत्मसात करना और तुरंत फैलाते हैं |

उपसंहारः-

इस प्रकार कहा गया हैः

भोजन के बाद पौष्टिक पेय का सेवन तुरंत तरोताजा कर देता है और व्यक्ति को आसानी से पाचन में मदद करता है, जिसके परिणामस्वरूप दीर्घायु को बढ़ावा और ताकत मिलती है।

अनुपान का निषेध

• वात के ख़राब होने से सिर के रोगों से पीड़ित व्यक्तियों को भोजन के बाद तुरंत पानी नहीं पीना चाहिए।

• हिचकी, सांस फूलना, खांसी के साथ-साथ टीबी मे ।

• गायन, भाषण,तेज आवाज से पढ़ाई आदि करने वालों के लिए भी यह वर्जित है क्योंकी अनुपान पेय, गले और छाती में रह जाती है और भोजन के साथ लिए गए तैलीय पदार्थों को गले से बाहर निकालता है जिसके परिणामस्वरूप स्थिति और अधिक बिगड़ जाती हैं।

कुछ बीमारियों में अधिक मात्रा में तरल पदार्थ लेने की सलाह नहीं दी जाती है। ऐसे रोगों में अनुपान का प्रयोग बहुत कम मात्रा में करना चाहिए या नहीं करना चाहिए। ऐसी बीमारियाँ हैं –

ई.एन.टी. और नेत्र संबंधी समस्याएं, हिचकी, सांस की तकलीफ, खांसी और छाती में चोट। गायकों, नर्तकों, अधिक देर तक पढ़ने वाले विद्यार्थियों को भी अनुपान पेय बहुत कम मात्रा मे लेना चाहिए।

औषधि एवं अनुपान में अंतर –

जब अनुपान से तुलना की गई तो दवा आमतौर पर उच्च खुराक (higher strength and concentration) में दी जाती है। अनुपान को बड़ी मात्रा में दिया जाता है।

दवा आमतौर पर अधिक गुणकारी होती है।

औषधि अत्यधिक सघन होता है। अनुपान आमतौर पर पतला होता है।

दवाएँ आमतौर पर आहार का हिस्सा नहीं होती हैं। लेकिन अनुपान आहार का एक हिस्सा है।

123

उस डॉक्टर को धन्यवाद दें जो आपकी दवाएँ कम कर देता है

जब आप किसी डॉक्टर के पास जाते हैं, तो आप उससे स्पष्ट रूप से, आपकी हालत के लिए कुछ दवा लिखने की उम्मीद करते हैं। लेकिन कई बार डॉक्टर, नई दवा लिखने के बजाय अपनी पिछली दवाएँ कम करने का फैसला भी कर सकते हैं। वह शायद ऐसा कई कारणों से कर सकता है।

सबसे पहले, खुश रहें कि आपके डॉक्टर ने ऐसा किया।

फार्मा कंपनियां डॉक्टरों को अपने मरीजों के लिए अधिक से अधिक दवाएं लिखने का लालच देती हैं। ऐसे माहौल में अगर कोई दवा कम करने का सुझाव दे तो ऐसे डॉक्टर का आभारी रहिये। इसका मतलब निम्नलिखित बातें हैं -

- वह वास्तव में आपकी और आपके स्वास्थ्य की परवाह करता है।
- वह बहुत पैसे का लालच रखनेवाला नहीं है।
- वह दवा की ताकत से ज्यादा आपकी रोग प्रतिरोधक क्षमता पर विश्वास करता है।
- वह जानता है कि दवाएँ बीमारी को ठीक करने के उपकरण मात्र हैं। भोजन, व्यायाम आदि प्राकृतिक तरीके उपचार का सर्वोत्तम तरीका है।

कोई डॉक्टर दवाएँ कम क्यों करेगा?

- क्योंकि आप तेजी से ठीक हो रहे हैं।
- आप पहले से ही एक दवा का उपयोग कर रहे हैं जो आपके वर्तमान स्थिति के लिए आवश्यक है।
- आप जो पर्यायी हर्बल सप्लीमेंट ले रहे हैं वह आपके वर्तमान लक्षण के लिए काफी पर्याप्त है।

• आप जिस नई बीमारी से पीड़ित हैं, वह पिछली दो दवाओं के संयोजन के किसी दुष्प्रभाव के कारण है। इसलिए, यदि आप उन्हें रोकते हैं, तो आपको मौजूदा लक्षणों से राहत मिलेगी।

• वर्तमान दवा जो डॉक्टर लिखेंगे वह अधिक सुरक्षित और पिछली दो दवाओं से अधिक शक्तिशाली है जो आप ले रहे थे, इसलिए वह पिछले दो को हटा सकता है और केवल एक नया जोड़ सकता है।

• डॉक्टर का मानना है कि अगर आप दिन में 10 मिनट भी व्यायाम करते हैं तो यह आपका वजन कम करने के लिए, वजन घटाने वाली गोली लेने से ज्यादा पर्याप्त होता है।

• डॉक्टर का मानना है कि, नींद की गोलियाँ लेने की अपेक्षा नींद लाने के लिए दिमाग को शांत करने वाला ठंडा बालों का तेल लगाना पर्याप्त होगा।

तो, ये कुछ चीजें हैं जिन्हें आप तब समझ सकते हैं जब आपका डॉक्टर, आपकी सूची से कुछ दवाएँ हटा देता है। यदि आपको कोई संदेह है, तो डॉक्टर से खुलकर पूछें, क्यों तुम्हें दवाइयों की जरूरत नहीं है। एक अच्छा डॉक्टर हमेशा आपके प्रश्न का उत्तर मुस्कान के साथ देगा।

लेकिन इस धारणा में न रहें कि केवल दवा ही आपकी बीमारी को ठीक करती है। आपके शरीर की शक्ति और इच्छा शक्ति भी आपकी बीमारी को ठीक करने में महत्वपूर्ण भूमिका निभाती है। औषधियाँ मात्र उपकरण हैं।

प्रश्न: मैं प्रतिदिन कितने रसायनों/पौधों का सेवन, मेरे शरीर/एंजाइमी एंटीऑक्सीडेंट प्रणाली/प्रतिरक्षा प्रणाली को कमजोर करने की जोखिम के बिना कर सकता हूँ? जब मैंने दस साल पहले MAPI से पूछा, तो उन्होंने चार रसायन बताए।

मैंने अभी-अभी एक फ्रांसीसी पत्रिका में बहुत अधिक मात्रा में एंटीऑक्सीडेंट दवा लेने के जोखिम के बारे में एक लेख पढ़ा है और मैं चाहूंगा कि आप इसे सुलझाने में मेरी मदद करें।

मुझे आश्चर्य है कि क्या 20 + गोलियाँ लेना बहुत ज्यादा नहीं है। लेकिन अतीत में न्यूयॉर्क के एक डॉक्टर ने मुझे, एक दिन में 50 गोलियाँ (जैसी आवश्यकता है !!!) या उससे भी अधिक लिख सकते है ऐसा आश्वस्त किया था ।

ए:

मेरा दृढ़ विश्वास है की, दवाएँ/जड़ी-बूटियाँ जितनी कम होंगी, उतना बेहतर होगा।

एक उत्पाद/दवा में कई सामग्रियां हो सकती हैं - जैसे च्यवनप्राश या अमृत कलश, ब्रह्म रसायन आदि।

आमतौर पर, मैं एक समय में बहुत सारे हर्बल उत्पादों का सेवन न करने की सलाह देता हूं।

पॉली-हर्बल कॉम्बिनेशन का उद्देश्य ही कई हर्बल उपचार लेने से बचना है, ताकि सभी आवश्यक सामग्रियां संक्षेप में, एक ही समय में आसानी से उपलब्ध हों।

इसलिए, चाहे यह रसायन के उद्देश्य से हो या किसी उपचार के लिए,

10 से अधिक जड़ी-बूटियों/दवाओं के संयोजन की सिफारिश मैं नहीं करूंगा। (यहा उदाहरण के लिए 10 पॉली हर्बल का संयोजन दिया हैं)।

124

क्या आप बहुत ज्यादा जुनूनी (OBSESSED) हैं? सप्लीमेंट्स लेने के लिए?

42 वर्षीय लिंडा (काल्पनिक) एक सॉफ्टवेयर इंजीनियर हैं। उसके डॉक्टर ने उसे, एक दवा शुरू की, जो रजोनिवृत्ति संबंधी जटिलताओं से बचने के लिए थी, जिनका निकटतम भविष्य मे उसे सामना करना पड़ सकता है। इसी बीच उसकी नजर हर्बल सप्लीमेंट्स के एक विज्ञापन पर भी पड़ी और भविष्य में रजोनिवृत्ति संबंधी देखभाल के लिए उन्हें भी लेना शुरू कर दिया।

भविष्य में संभावित थायराइड से होनेवाली जटिलताओं के लिए, उसने थायराइड देखभाल के लिए भी सप्लीमेंट्स लेना शुरू कर दिया और संभावित अस्थि घनता कमी की समस्या जिसका उसे सामना करना पड़ सकता है, इसके लिए एक और दवा शुरू कर दी । ऑफिस का काम देर से बंद होता था, और इससे वह थोड़ा तनाव महसूस कर रही थी, इसलिए उसने इसके लिए भी एक गोली लेना शुरू कर दिया। इस तरह, वह अपनी दैनिक सूची में एक के बाद एक दवा/सप्लीमेंट शामिल कर रही हैं।

इन स्वास्थ्य युक्तियों पर विचार करें - बेशक, आपका डॉक्टर आपको जो सलाह देता है वही वास्तव में बहुत महत्वपूर्ण है और आपसे वहीं दवाएँ/सप्लीमेंट लेने की अपेक्षा की जाती है।

सप्लीमेंट केवल तभी लेने की आवश्यकता है यदि,

1. आप औषध निर्माता की स्वास्थ्य सेवा की जानकारी से पूरी तरह आश्वस्त हैं की इस निर्माता के उत्पाद आपके स्वास्थ्य उद्देश्य के लिए बहुत आवश्यक है।

2. जब आप सोचते हैं कि एक साधारण आराम, काम से एक दिन की छुट्टी, एक नियमित व्यायाम शेड्यूल, अच्छी रात की नींद, काम में बदलाव, दोस्तों के साथ मिलन

समारोह और पार्टियाँ, दिमाग को तरोताज़ा करने वाली एक अच्छी फिल्म, आपको थकान/सिरदर्द/तनाव/नींद में खलल से छुटकारा पाने के लिए पर्याप्त नहीं होगी ऐसा महसूस कर रहे होंगे.

3. जब आपको लगता है कि,आप जिस स्वास्थ्य समस्या से जूझ रहे हैं उससे छुटकारा पाना, सिर्फ आहार और जीवनशैली में जरूरी बदलाव से नहीं हो सकता।

4. आप पूरी तरह से जानते हैं कि सप्लीमेंट्स का उपयोग कैसे करना है।

कृपया याद रखें - आपके शरीर के पास छोटे स्वास्थ्य विविधताओं से लड़ने का एक प्राकृतिक तरीका है। बस अपने शरीर को हल्के घुटने का दर्द, नींद न आना जो आपको शायद ही कभी झेलना पड़े, अल्पकालिक स्मृतिनाश, थोड़े समय के लिए तनाव की अनुभूति, कड़ी मेहनत के कारण थोड़ा पीठ दर्द आदि से उबरने का मौका दें।

मैं आपको सभी सप्लीमेंट/दवाएँ बंद करने की सलाह नहीं दे रहा हूँ। मैं केवल उन्हीं सप्लीमेंट को चुनने का सुझाव दूँगा, जो वास्तव में आवश्यक हैं और विज्ञापनों से प्रभावित होकर न ले। लेने से पहले सोचें।

125

आधुनिक हर्बल औषध विज्ञान बनाम आयुर्वेदिक औषध विज्ञान

एक जड़ी बूटी पर, आधुनिक विज्ञान और आयुर्वेद के नजरिए में बड़ा अंतर है। आधुनिक औषध विज्ञान में, सब जानकारी सिर्फ पौधे मे मौजूद रसायनों के बारे में है। लेकिन आयुर्वेदिक औषध विज्ञान में, यह समग्र रूप से जड़ी-बूटी के बारे में सोचा जाता है।

आधुनिक हर्बल औषध विज्ञान -

जब आप किसी आधुनिक फार्माकोलॉजिस्ट के पास जाते हैं और उससे जड़ी-बूटियों के बारे में बात करते हैं, तो वह सब फाइटो-केमिकल्स (पौधे में मौजूद रसायन) के बारे में चर्चा करेगा। जैसे, निष्कर्षण तकनीक (extraction techniques), शुद्धता (purity), ताकत (strength), half life, आदि।

हल्दी में, वे करक्यूमिन से आगे नहीं देखते।

काली मिर्च में, वे पिपेरिन से आगे नहीं देखते।

वासा (Adhatoda vasica - खांसी, दमा आदि में उपयोगी जड़ी-बूटी) में ये वैसिसिन और वैसिसिनोन से परे नहीं देखते है।

जड़ी-बूटियों पर आधुनिक दृष्टिकोण के लाभ –

• यह जड़ी-बूटी के प्रत्येक सक्रिय तत्व (active principles) की मात्रा निर्धारित करने में मदद करता है।

• उन्होंने निष्कर्षण तकनीक विकसित की है। इससे फाइटो रसायन, प्रयोगशाला में डुप्लिकेट/सुधारित किया जा सकता है और थोक में भी निर्मित किया जा सकता है। इससे कंपनी को पौधों की उपलब्धता पर भी कम निर्भर रहने में मदद मिलती है। यह थोक निर्मिती और उचित मानकों को बनाए रखने में मदद करता है।

सफलता की ओर ले जाने वाली ऐसी प्रक्रिया के कुछ प्रसिद्ध उदाहरण हैं -

• **एल-डोपा** - पार्किंसंस रोग के इलाज में इस्तेमाल की जाने वाली दवा हैं। यह एक आयुर्वेदिक जड़ी-बूटी से लिया गया है, जिसे कपिकच्छू (Mucuna प्रजाति) कहा जाता हैं।

• **पुदीने की पत्तियों से प्राप्त मेन्थॉल** - इसे rubefacient के रूप में उपयोग किया जाता है। यह प्रभावित क्षेत्र पर लगाने से गर्मी और लालिमा उत्पन्न करता है, जिससे दर्द की अनुभूति कम हो जाती है। इसलिए सिरदर्द, छोटी चोट, गठिया आदि में बाहरी अनुप्रयोग के लिए इसका उपयोग किया जाता है।

• **मिथाइल सैलिसिलेट (विंटरग्रीन का तेल),** Methyl salicylate (oil of wintergreen) - विंटरग्रीन पौधे से उत्पन्न, एक और rubefacient

• **Quinine** - सिनकोना लेजरियाना (Cinchona ledgeriana) से प्राप्त मलेरिया रोधी, बुखार रोधी दवा

• **Theophyline** - एक ब्रोंको-डिलेटर (दो रसायनों में से एक प्रसिद्ध अस्थमा दवा में मौजूद - डेरिफिलिन) - Theobroma cacao से प्राप्त

• **मॉर्फिन** - आयुर्वेदिक जड़ी बूटी - Poppy से प्राप्त एक शक्तिशाली दर्द निवारक।

और यह सूची चलती जाएगी।

तो, जब एक पौधे से रसायन निकाला जाता है, और फिर आगे विकसित/कृत्रिम रूप से इससे एलोपैथिक औषधि प्राप्त की जा सकती है। विचार और कृती उत्तम दिखती है। लेकिन कुछ कमियां भी हैं।

नुकसान –

आधुनिक तकनीक, मूल पौधे के अर्क के लाभ और दुष्प्रभावों को बताती है। जब वे अर्क के लाभों का श्रेय पौधे को देते हैं, तो बिलकुल ठीक है. लेकिन जब वे पौधे पर दुष्प्रभाव बताते हैं तो ऐसा नहीं किया जाता।

मुझे समझाने दो।

रिसरपाइन यह तत्व, सर्पगंधा नामक जड़ी बूटी से बना है, जिसका उपयोग मनोविकृति, उच्च रक्तचाप आदि के इलाज में किया जाता है। लेकीन रेसरपाइन के पेट मे जलन जैसे कई दुष्प्रभाव होते हैं। लेकिन इस दुष्प्रभाव के लिए पूरी तरह से सर्पगंधा को जिम्मेदार नहीं ठहराया जा सकता, क्योंकि रिसर्पाइन सर्पगंधा नहीं है। यह सर्पगंधा का एक भाग है। रिसेरपाइन से अलग , पौधे में आइसोसेरपिलिन, अजमालिन, एरिसिन,कोरिनैन्थिन, डेसरपिडाइन लैंकानेसिन रौवोल्सिन, रेस्किनामाइन, रिसर्पाइन, रिसरपिलिन, आइसोसेरपाइन, सर्पेन्टाइनिन और योहिम्बाइन आदि तत्व भी होते है।

इसमें कई अन्य रसायन भी शामिल हैं जिनकी अभी तक खोज नहीं हुई है। पौधे से सभी रसायनों को निकालना तथा ऐसे प्रत्येक रसायन की क्रिया को जानना और फिर पौधे की क्रिया के तरीके (Mode of action) को परिभाषित करना असंभव है।

कई मामलों में, पौधे में दो रसायन होते हैं जो एक दूसरे के विरुद्ध कार्य करते हैं। उदाहरण के लिए, वासा नाम के पौधे में, वैसिसिन ब्रोन्कोडायलेटर के रूप में कार्य करता है (यह फेफड़ों में रहनेवाली संकुचित हुई सूक्ष्म वायू नलिकाएँ खोलता है। इसलिए अस्थमा में उपयोगी है) और वैसिसिनोन (उसी पौधे का एक अन्य रसायन) में ब्रोंको-कंस्ट्रिक्टर प्रभाव होता है, (जो फेफड़ों की सूक्ष्म वायू नलिकाओं को संकुचित करता है।) इसलिए वासा के पौधे की सभी विशेषताओं को के लिए सिर्फ वैसीसीन को जिम्मेदार नहीं ठहराया जा सकता।

यही कारण है कि, जड़ी-बूटियों को एक समग्र इकाई के रूप में देखने का आयुर्वेदिक दृष्टिकोण बड़ा मूल्यवान है।

आयुर्वेदिक औषध विज्ञान –

आयुर्वेद का मानना है कि पौधा समग्र रूप से कार्य करता है। यही कारण है कि हम अपने फॉर्मूलेशन में संपूर्ण जड़ी-बूटियों का उपयोग करते हैं। पौधे में एकसाथ रहनेवाले रसायन एक-दूसरे पर प्रतिकूल प्रभाव डाल सकते हैं, परस्पर क्रिया कर सकते हैं, समर्थन कर सकते हैं या एक दूसरे के प्रभाव को दबा सकते हैं लेकिन तालमेल के साथ किया इनका इस्तेमाल, रोगी में उक्त चिकित्सीय प्रभाव लाता है।

दवा की क्रिया की व्याख्या के लिए, आयुर्वेद के प्राचीन विद्वानों ने रसायनों के बजाय स्वाद, गुण आदि मापदंडों का उपयोग किया है। इसका फायदा यह है कि पौधे याने सिर्फ रसायन इस ग़लतफ़हमी से बचा जा सकता है। लेकिन इसमें कुछ कमियां भी हैं.

हानियाँ-

मान लीजिए, एक पौधे - xyz में a, b और c - यह 3 सक्रिय रसायन हैं। इन रसायनों की मात्रा उसके बढ़ने की स्थितियाँ, आवास, मिट्टी की स्थिति, मौसमी विविधताएँ आदि के आधार पर एक xyz पौधे से दूसरे में भिन्न होती है। इसलिए आयुर्वेदिक चिकित्सा का मानकीकरण करना कठिन है, क्योंकि इसमें एक पौधे मे पाई जानेवाली रसायनों की मात्रा, दूसरे पौधे से भिन्न याने कम - ज्यादा हो सकती है।

निष्कर्ष

सक्रिय फाइटो-रसायन को निकालने और इसे विकसित करके एक सफल दवा बनाना यह आधुनिक तरीका तब तक अच्छा है, जब तक वे सुरक्षित दवाएं लेकर आते हैं।

हर्बल चिकित्सा में संपूर्ण जड़ी-बूटियों का उपयोग करने का आयुर्वेदिक तरीका तब तक अच्छा है जब तक की हम प्रकृति में औषधीय जड़ी-बूटियों के पूर्ण विनाश को रोकने के लिए प्रभावी कदम उठा रहे हैं।

126

मन - गुण और कार्य आयुर्वेद के अनुसार

हमारे शरीर में तीन दोष होते हैं - वात, पित्त और कफ। वैसे ही हमारे मन के भी दो दोष है - राजस और तमस । रजस को आकर्षण के रूप में समझा जा सकता है। तथा तमस् को अंधकार/सुस्ती के रूप में समझा जा सकता है। जैसे, यदि आपको किसी विद्यालय में जाकर अभ्यास करना है या फिल्म देखने के लिए जाना है, तब यदि रजस आपके अंदर अधिक है, तो आप जल्दी उठेंगे, जाकर फिल्म देखेंगे। और यदि आपके पास तमस अधिक है, तो आप सोने के लिए क्लास/मूवी दोनों छोड़ना चाहेंगे।

सत्व - यह मन का सर्वोच्च गुण है। यदि कोई बहुत आध्यात्मिक, धर्मात्मा है, तो ऐसे व्यक्ति को 'सात्विक' व्यक्ति कहा जाता है। आध्यात्मिक होना, धर्मात्मा होना आदि सत्व गुण के कारण होता हैं, जो मन का सर्वोच्च गुण है।

मन और ज्ञान प्राप्ति की प्रक्रिया:

• मन इन्द्रियों को बुद्धि से जोड़ता है। इससे ज्ञान को, इन्द्रियों से बुद्धि और फिर आत्मा तक पहुंचाने में मदद मिलती है। इस तरह से हम ज्ञान प्राप्त करते हैं।

• मन को इंद्रियों द्वारा नहीं देखा जा सकता है। मन को केवल अपने कार्यों से महसूस किया जा सकता है।

• मन की क्रिया आत्मा की गुणवत्ता से निर्धारित होती है, जैसे इच्छा,घृणा, आराम, दुःख, बुद्धि और प्रयास।

• यद्यपि मन की अपनी क्रियाएं होती हैं, लेकिन उसके गुण और क्रियाएं, आत्मा के गुणों से संचालित होती हैं।

• आत्मा के गुण कर्म, साधना, अच्छाई, तथा बुरे कर्म आदि से तय होते हैं।

मन के कार्य:

चिन्त्य - सोचना

विचार - विश्लेषण करना, विस्तार करना, आदि।

उहय - अनुमान लगाना, समझना, मान लेना, आदि।

ज्ञान प्राप्त करना - इंद्रियों से प्राप्त जानकारी बुद्धि तक लेकर जाना।

संकल्प - दृढ़ संकल्प, समर्पण

व्यभिचारण - संदेह, अनिश्चितता

मन के रोग के कारण:

यदि आप ज्ञानेन्द्रियों का कम उपयोग करते हैं (जैसे बिल्कुल न देखना, बिल्कुल न सुनना) या

इंद्रियों का अत्यधिक उपयोग करते हैं (जैसे बहुत चमकीली वस्तुओं को देखना, ज़ोर से सुनना)।

संगीत,) या इंद्रियों का गलत उपयोग करते हैं (जैसे तेज वस्तुओं को देखना, अजीब संगीत सुनना)आदि के कारण इंद्रियों के विकार उत्पन्न होते हैं।

इसी प्रकार,

दिमाग का कम उपयोग - न सोचना, न पढ़ना, ज्ञान आदि में मन न लगना।

दिमाग का अत्यधिक उपयोग - अत्यधिक सोचना, अनुमान लगाना, विश्लेषण करना आदि।

गलत उपयोग - अवांछित, अजीब चीजों आदि के बारे में सोचना, मानस (रजस और तमस) दोषों के असंतुलन का कारण बनता है और इससे मानसिक विकार उत्पन्न होते हैं।

अच्छा मानसिक स्वास्थ्य कैसे बनाए रखें?

हमने सीखा है कि सत्व गुण यह मन का सर्वोच्च गुण है। अधिक सत्व का अर्थ है, मन में अधिक शक्ति और गुण होंगे। इसका मतलब रज और तमस अच्छी तरह से संतुलित होना भी है।

इसलिए, सत्व को बेहतर बनाने के लिए सभी प्रयास किए जाने चाहिए। आध्यात्मिक, उदात्त, और सात्विक जीवन शैली अपनाने से हम सत्व गुण को प्राप्त कर सकते है।

निम्नलिखित द्वारा सत्व गुण प्राप्त किया जा सकता है,

- ब्रह्मचर्य - संयम
- नैतिकता पूर्ण व्यवहार
- ज्ञानेन्द्रियों पर नियंत्रण
- अवांछनीय मानसिक गुणों का दमन (धारणीय वेग)

(संदर्भ-चरक सूत्रस्थान 7) जैसे,

लोभ - लालच

शोक - शोक

भय - भय

क्रोध – गुस्सा

मान – घमंड

नैर्लज्ज्य - बेशर्मी

इर्ष्या - ईर्ष्या

अतिराग - अत्यधिक इच्छा

अभिध्याग - दुर्भावना, द्वेष

• अरि षड वर्ग (षड रिपु) से बचना

काम - वासना

क्रोध – गुस्सा

लोभ - लालच

मोह – भ्रम

मद - अहंकार

मत्सर - ईर्ष्या

• अच्छी मात्रा में नींद, अच्छी मात्रा में स्वस्थ भोजन,

• आलस्य और विलंब को टालना

• सुबह जल्दी उठना

• आध्यात्मिक अभ्यास, योग, प्राणायाम, ध्यान।

ये मन को सशक्त बनाने और मानसिक स्वास्थ्य स्थिति को अच्छा बनाए रखने के कुछ तरीके हैं।

प्रश्नः योग के अनुसार 3 गुण होते हैं - सत्व, रजस और तमस...

चरक संहिता में केवल 2 मानसिक दोषों की सूची दी गई हैः राजस और तमस। ऐसा क्यों ?

उत्तरः चरक सत्व को मन का सर्वोच्च गुण बताते हैं, दोष नहीं। क्योंकि यदि किसी व्यक्ति में अधिक सत्व है, तो वह अधिक बुद्धिमान, आध्यात्मिक आदि होगा, तथा अच्छे सत्व गुण के कारण व्यक्ति रोग से ग्रस्त भी नहीं होता है।

रजस और तमस के मामले में ऐसा नहीं है। यदि किसी व्यक्ति में रजस बढ़ जाए तो वह व्यक्ती अधिक सांसारिक और लालची हो जाता है।

यदि तमस अधिक हो जाए तो वह आलसी, निद्रालु और अज्ञानी हो जाता है।

तो इसलिए, आयुर्वेद ने रजस और तमस को वात, पित्त और कफ के समान दोष ही माना हैं। - जब वे सामान्य स्थिति में होते हैं, तब मन को स्वस्थ रूप से कार्य करने में मदद करते हैं। लेकिन अधिक मात्रा में होने पर ये रोग उत्पन्न करते हैं (यही बात वात, पित्त और कफ दोष के साथ भी है)।

127

ज्ञान कैसे प्राप्त होता है इंद्रियों के माध्यम से?

आयुर्वेद, ज्ञान प्राप्त करने की प्रक्रिया को पांच मुख्य कारकों के माध्यम से समझाता है। इन्द्रिय विषय, ज्ञानेन्द्रियाँ, मन, बुद्धि और आत्मा। इन्द्रिय विषय

ज्ञानेन्द्रियों से संबंधित हैं |

पाँच ज्ञानेन्द्रियाँ:

घ्राण प्रणाली - नाक

स्वाद संबंधी धारणा प्रणाली (Gustatory perception system) - जीभ

नेत्र प्रणाली - आँखें

शरीर संवेदी प्रणाली (Somato sensory system) - त्वचा

श्रवण तंत्रप्रणाली - कान

इंद्रियों की वस्तु (इंद्रिय वस्तुओं के रूप में भी जाना जाता है)

घ्राण तंत्र के लिए गंध - नाक

स्वाद संबंधी धारणा प्रणाली (Gustatory perception system) के लिए स्वाद - जीभ

आकृति, आकार, रूप रंग आदि - नेत्र प्रणाली के लिए - आँखें

शारीर संवेदी तंत्र (Somato sensory system) के लिए स्पर्श करें - त्वचा

श्रवण प्रणाली के लिए ध्वनि – कान

Intellect - इसे संस्कृत (आयुर्वेद) में बुद्धि कहा जाता है। यह पांच प्रकार की होती है - प्रत्येक इंद्रिय और इंद्रिय वस्तु पर आधारित।

इंद्रिय वस्तु में जो ज्ञान इकठ्ठा होता है वह संबंधित इंद्रिय तक पहुंचाया जाता है, फिर आगे आत्मा तक पहुंचने के लिए यही ज्ञान, मन और बुद्धि से प्रवाहित होता है।

मन एक ही है, वह अपने आपको किसी एक इंद्रिय के साथ जोड़ लेता है और प्राप्त हुए ज्ञान को वह इंद्रियों से लेकर बुद्धि तक पहुँचाता है। मन की भूमिका इसका अर्थ उसका काम केवल इंद्रियों के साथ जुड़ना और ज्ञान बांटना है।

यदि आत्मा की गुणवत्ता के आधार पर मन एकाग्र और मजबूत होता है, इस वजह से ज्ञान प्राप्त करना तेज़ और सटीक होता है।

मन सभी इंद्रिय विषयों के लिए प्रेरक शक्ति के रूप में कार्य करता है। अर्थात् इन्द्रियों को कौनसे इन्द्रिय विषयों के साथ जुड़ना है, यह मन निर्देशित करता है।

बुद्धि, बाहर से आने वाले ज्ञान को (इंद्रियों के द्वारा) प्राप्त करती है।

बुद्धि ज्ञान के ऊपर प्रक्रिया करती है, विश्लेषण करती है, निर्णय लेती है, संग्रहीत करती है या अस्वीकार कर देती है।

आत्मा - आत्मा ही प्राप्त किए, ज्ञान की गुणवत्ता और मात्रा का अंतिम निर्णायक है। अतीत के कर्म, वर्तमान जीवन के अनुभव आदि जो आत्मा में संग्रहीत होते हैं, वही प्राप्त ज्ञान की गुणवत्ता और मात्रा को प्रभावित करता है।

उदाहरण के लिए, जब आँखें किसी वस्तु के साथ जुड़ती हैं, तथा आँखें और बुद्धि के बीच में मन होता है, तब उस वस्तु (आकार, शब्द, रंग आदि) के बारे में ज्ञान प्राप्त होता है जो आगे आंखों से बुद्धि और फिर आत्मा तक प्रवाहित होता है। प्राप्त ज्ञान की गुणवत्ता एवं मात्रा, व्यक्ति दर व्यक्ति अलग-अलग होता है।

उदाहरण के लिए, यदि कोई व्यक्ति पूरी एकाग्रता के साथ पढ़ रहा है, तो वह सारी जानकारी पर प्रक्रिया कर सकता है और उसे अपनी बुद्धि में संग्रहित कर लेता है। अगर वह ध्यान केंद्रित नहीं कर रहा है या वह अस्वस्थ है, सिरदर्द है, या आंखों की समस्या है आदि, तब वह जो ज्ञान प्राप्त करता है, उसकी मात्रा भिन्न-भिन्न होती है।

कभी-कभी इंद्रिय वस्तु और इंद्रिय एक सीध में हो सकते हैं। लेकिन अगर मन वहाँ नहीं है, तो उस इन्द्रिय और बुद्धि के बीच में ज्ञान का प्रवेश नहीं होता।

यही कारण है कि, हम कभी-कभी कुछ और देखते है पर वास्तव में वह वस्तु वहाँ नहीं दिखती है। हम कुछ सुन रहे होते है, लेकिन हम उससे पूरी तरह चूक जाते हैं।

मन एक ही है। यह एक साथ एक समय पर सभी इंद्रियों से जुड़ नहीं सकता। इस कारण से, यदि हम जबरदस्ती मन को केवल एक ही वस्तु के साथ जोड़ दें, तो एकाग्रता अधिक होगी और प्राप्त ज्ञान की मात्रा भी अधिक होगी। इसलिए, यदि आप एक छात्र हैं, तो पढ़ते समय सभी विकर्षणों (distractions) से छुटकारा पाना सबसे अच्छा है, कमरे को शांत रखें और केवल उन्हीं पुस्तकों को देखें, जो आपके लिए सबसे ज्यादा मायने रखती है।

मल्टी-टास्किंग याने एक समय पर एक साथ अनेकों काम करना खराब क्यों है, इसके लिए भी यही तर्क दिया जा सकता है। हम बहुत कुछ कर सकते हैं, एक समय पर अनेक चीजें, लेकिन हम पूरी तरह से उस पर ध्यान केंद्रित नहीं कर सकते जो हम वास्तव में कर रहे हैं।

हम एक साथ एक साथ फिल्म कैसे सुनते और देखते हैं?

अगर मन एक है तो एक समय में एक साथ देखना और सुनना तो नहीं चाहिए ना? यह आपकी अत्यधिक रुचि के कारण टीवी या मूवी देखने और विषय को समझने के लिए दिमाग

तेज होगा तथा आंखों और कानों के बीच जितना संभव हो उतना ज्ञान जमा करने के लिए घूमता रहेगा। यह सेकंड के कुछ अंशों में आगे-पीछे होता रहेगा।

यही कारण है कि फिल्म देखने के बाद हमें थकान महसूस होती है, क्योंकि मन जरूरत से ज्यादा काम करता है।

इंद्रियों के माध्यम से प्राप्त ज्ञान की गुणवत्ता और मात्रा कई कारकों पर निर्भर करती है, जैसे -

- इन्द्रिय वस्तु का इन्द्रिय के सीध मे आना
- एकाग्रता स्तर
- विषय में रुचि

मन की पवित्रता - यदि तालाब में लहरें शांत हैं, तो हम पानी की गहराई छिपी वस्तु को भी देख सकते हैं। यदि लहरें अशांत हैं, तो वस्तुओं की सराहना नहीं की जा सकती। यही विचारों की शुद्धता और ब्रह्मचर्य आदि मन की शुद्धता मे प्रमुख भूमिका निभाते हैं।

समग्र स्वास्थ्य - अच्छे स्वास्थ्य का अर्थ है उत्कृष्ट एकाग्रता।

ज्ञानेन्द्रियों का स्वस्थ होना- चीजों का सटीकता से ज्ञान होने के लिए और अनुभूति के लिए ज्ञानेन्द्रियों का स्वस्थ होना बहुत आवश्यक है।

पिछला कर्म. बुरे कर्म अज्ञान का बादल बनाते हैं, जो आत्मा को प्रभावित करता है, अवरुद्ध कर देता है तथा बुद्धि और मन को उसके कार्यों से भटका देते है, इसलिए ज्ञान नहीं होता।

128

प्यार का संदेश: खुद से प्यार करें

प्यार शायद इंसान के अस्तित्व के लिए ऑक्सीजन, खाना और पानी से भी ज़्यादा ज़रूरी है। मान लीजिए कि इस धरती पर ऑक्सीजन नहीं रहेगा, तब मानव शरीर, ऊर्जा के अन्य स्रोत खोजने के लिए समय के साथ विकास कर सकता है। लेकिन अगर प्यार न हो, तो इस दुनिया में, नफरत और स्वार्थ से लड़ते लड़ते, हम इतिहास हो जाएगें।

स्वास्थ्य का रहस्य इसमें है कि हम हमारे आसपास के लोगों में कितना प्रेम फैलाते हैं।

प्रेम क्या है?

यह पूछने जैसा है कि सांस क्या है। प्रेम सबसे महत्वपूर्ण तथा आवश्यक सकारात्मक मानव व्यवहार है। प्रेम अपनेपन की भावना है, एकता की भावना है, देखभाल, आराम इत्यादि की भावना है।

जब हम पैदा होते हैं, और जैसे-जैसे हम धीरे-धीरे बड़े होते हैं, हम हमारे आसपास के सभी लोगों से प्यार ग्रहण करते हैं। माता-पिता हमसे प्यार करते हैं, शिक्षक हमसे प्यार करते हैं, दोस्त हमसे प्यार करते हैं, और हर कोई हमसे प्यार करता है। इसी प्रेम के कारण हम आज कुछ हैं।

- माता-पिता का प्यार बच्चे को आत्मविश्वास देता है।
- बच्चों का प्यार माता-पिता को गौरवान्वित करता है।
- दोस्तों का प्यार भरोसा करने के लिए एक कंधा देता है।
- जीवनसाथी का प्यार जीवन को एक अर्थ देता है।

स्वामी विवेकानन्द कहते हैं कि यदि आप अपने माता-पिता, अपने परिवार और स्वयं से प्रेम नहीं करते, तो आप कभी भी ईश्वर से प्रेम नहीं कर सकते।

प्रेम संदेश: स्वयं से प्रेम करें

स्वयं से प्रेम करने का अर्थ है वह करना जो वास्तव में आपके लिए अच्छा है। सबसे सही तरीका

इसे रामायण के खलनायक रावण के एक वाक्य से समझाइए। वह कहता है -

जानामि धर्मम्, न च मे प्रवृत्तिः |

जानामि अधर्मम्, न च मे निवृत्तिः ||

"मैं जानता हूं कि क्या सही है, लेकिन मैं उसका पालन नहीं करता। मैं जानता हूं कि क्या गलत है, लेकिन मैं उसे छोड़ नहीं सकता।"

इसलिए स्वयं से प्रेम करना इसके विपरीत है।

स्वयं से प्रेम करने का अर्थ है -

• बुरी आदतें छोड़ना.

• धर्म का मार्ग अपनाना।

• दूसरों की सहायता करना।

• जरूरतमंदों और गरीबों के प्रति सच्ची दया और प्यार दिखाना।

• माता-पिता, जीवनसाथी और परिवार से प्यार और सम्मान करना।

इसलिए, इससे पहले कि हम दूसरों से प्यार करना शुरू करें, हमें खुद से प्यार करना शुरू करना चाहिए।

हम जानते हैं कि सुबह जल्दी उठना अच्छा है, लेकिन हम ऐसा नहीं करते।

हम जानते हैं कि योगा या जिम करना अच्छा है, लेकिन हम ऐसा नहीं करते।

हम जानते हैं कि रोजाना कम से कम 10 मिनट पैदल चलना चाहिए, लेकिन हम ऐसा नहीं करते।

हम जानते हैं कि हम ईर्ष्या, क्रोध और घृणा के बिना अच्छा कर सकते हैं, लेकिन हम ऐसा नहीं करते।

हम जानते हैं कि हम भिखारी को एक छोटा सा दान आसानी से दे सकते हैं, जिसके पास कुछ भी नहीं है। लेकिन हम ऐसा नहीं करते।

हम जानते हैं कि हम 10 मिनट तक प्रार्थना कर सकते हैं, लेकिन हम नहीं करते।

आइए हम इन सभी प्रवृत्तियों को उलट दें। आइए हम प्यार के अर्थ को फिर से जानें। खुद से प्यार करना शुरू करें क्योंकि सुंदरता प्यार करने में ही है। सुंदर होने का मतलब है स्वयं द्वारा खुदको स्वीकार किया गया और स्वयं द्वारा प्यार किया गया। अपने गुणों की सराहना करें, अपने

प्रतिभाएँ, आपका रूप और आपकी बुद्धि आदि। यह आपके दृष्टिकोण को सकारात्मक बनाता है, आपको सही निर्णय लेने मे मदद करता है, और अपने रिश्तों, अपने काम और अपने भविष्य में सुधार करें। इससे आपके आस-पास एक सकारात्मक ऊर्जा पैदा होती है और आप अपने आसपास के लोगों से प्यार करेंगे। आप प्यार फैलाएं और लोग आपसे प्यार करेंगे।

"खुद से प्यार करो। अपने को क्षमा कीजिये। ख़ुद के प्रति ईमानदार रहो। आप अपने साथ कैसा व्यवहार करते हैं, यह मानक निर्धारित करता है कि दूसरे आपके साथ कैसा

व्यवहार करेंगे।" - स्टीव मार्बोली

129

महीने में एक दिन निवेश करें अपने - आप पर

उत्तम शारीरिक और मानसिक स्वास्थ्य के पीछे सबसे बड़ा रहस्य है - आत्म अनुशासन और अपने प्रति सच्चा होना। आत्म अनुशासन का अभ्यास किसके द्वारा किया जा सकता है?

महीने में कम से कम एक बार नीचे दिए गए नियमों का पालन करें।

यदि आप इसे महीने में एक बार करने का निर्णय लेते हैं, तो उस दिन को पहला रविवार होने दें।

इस दिन कृपया निम्नलिखित कार्य करें -

1. 8 घंटे की पूरी नींद लें।

2. सुबह स्नान करें और तरोताजा महसूस करें।

3. आधे घंटे से एक घंटे तक प्रार्थना करें। इस में कृपया एक भक्ति गीत शामिल करें। इसे आप अपनी सुविधा के अनुसार सुबह या शाम को कर सकते हैं।

4. अपने धर्म के आधार पर मंदिर/चर्च/मस्जिद/या भगवान के निवास की यात्रा करें।

5. कोई इंटरनेट या फेसबुक या ट्विटर नहीं। इंटरनेट की दुनिया के आभासी या अस्तित्वहीन मित्र नहीं, यह हकीकत से लोग और दोस्तों से रूबरू होने का दिन है।

6. अपनी मासिक आय का 0.1% दान करें - यदि आपकी आय 1000 रुपये है, तो 1 रुपया दान की राशि होनी चाहिए। इसे

एक रहस्य के रूप में रख लो (चूँकि दान यह तपस्या उपायों में से एक है जिसे बिना किसी उद्देश्य से करना चाहिए, यदि इसे सार्वजनिक किया जाए तो पारमार्थिक लाभ नहीं होता।)

7. अपने परिवार के साथ कम से कम एक समय का भोजन/नाश्ता अवश्य करें।

8. उस दिन सेक्स, हस्तमैथुन, शराब, धूम्रपान और मांसाहारी भोजन नहीं करना चाहिए।

9. दो घंटे से ज्यादा टीवी न देखें।

10. उस दिन बिल्कुल कोई काम नहीं। (बेशक आप आपातकालीन मुद्दों में भाग ले सकते हैं)

11. शाम को एक छोटी सी मुलाकात करें और अपने परिवार के सदस्यों को इसमें शामिल करें और खुद अपना टैलेंट दिखाएं - गाना, डांस, चुटकुले, मोनो एक्ट,

नकल... जो भी हो।

12. कम से कम 10 मिनट तक टहलें, खासकर सुबह के समय।

13. किसी भी अच्छी स्व-सहायता पुस्तक से कम से कम पाँच पृष्ठ पढ़ें।

यह आपकी कैसे मदद करता है?

• आपको काम और परिवार को उचित रूप से प्राथमिकता देने का समय देता है

• पारिवारिक मूल्यों को जोड़ता है, संबंधों में सुधार लाता है।

• रिश्तों में घनिष्ठता पैदा करने में मदद करता है।

• मन को शांत करता है और एकजुटता लाता है।

• आपको अपने बारे में अच्छा महसूस कराता है।

• आत्मविश्वास, खुद के ऊपर, विश्वास को बेहतर बनाने में मदद करता है।

• शरीर की रोग प्रतिरोधक क्षमता को बढ़ाता है।

• आपको अपनी आत्म-चेतना के करीब लाता है।

• अगर एक परिवार मिलकर यह संकल्प लेता है तो हर कोई एकदूसरे को देख सकता है और दूसरे की निगरानी कर सकता हैं।

• यदि आपके पास कोई अन्य सकारात्मक बात है जिसके बारे में आप हमेशा सोचते रहते हैं, तो आप इसे सूची में जोड़ सकते हैं।

• यदि आप इसे पहले रविवार के लिए तय नहीं कर सकते हैं, तो यह आपके सुविधा अनुसार कोई भी दिन हो सकता है।

• इसे आज़माएं और खुद से जुड़ें।

130

6 आसान टिप्स, सदैव खुश और सफल, सकारात्मक रहने के

हर व्यक्ति का सपना होता है कि वह हमेशा सफल और खुश रहे। लेकिन परिवार और पेशे में आनेवाली विभिन्न बाधाएँ, उस सपने को साकार होने से रोकती हैं। बिरबल, महान अकबर के राज्य में सलाहकार मंत्री थे। एक दिन अकबर अपने मंत्रीयों से लंबे समय तक मौज-मस्ती करने का उपाय पूछा।

मंत्रियों ने सलाह दी कि, सुख की तरह दुख भी, सुख का ही एक हिस्सा है। क्योंकी, यह केवल तभी पहचाना जाता है, जब व्यक्ति कम से कम कुछ क्षणों के लिए, दुःख महसूस करता है।

राजा अकबर ने तुरंत मंत्री बिरबल को इसका रास्ता ढूंढने का आदेश दिया। जब वह दुःखी हो तो खुश रहे और जब वह प्रसन्न हो तो दुःख महसूस करे। ये आसान काम बिरबल द्वारा काफी चतुराई से प्रबंधित किया गया था। उसने कागज का एक टुकड़ा लिया और लिखा –

"यह स्थायी नहीं है" ("This is not permanent") और अकबर के आसन के सामने चिपका दिया गया।

उन्होंने अकबर से अनुरोध किया कि जब भी वह खुश हों या दुखी हों तो वह इस कथन पर गौर करें। तब दुखी क्षणों में, इस वाक्यांश ने अकबर को यह एहसास दिलाने में मदद की कि यह केवल अस्थायी स्थिति है और यह वक्त भी बीत जाएगा। और खुशी के क्षणों में, इसने अकबर को सावधान रहने पर मजबूर कर दिया की, उस क्षण पर अधिक देर तक बैठे न रहें। इससे अकबर को बेहतर ध्यान केंद्रित करने में मदद मिली।

यहां कुछ बिंदु दिए गए हैं जो सकारात्मक सोच और सुख का रास्ता दिखाएंगे।

अपना समय पूरी तरह से प्रबंधित करें

हममें से अधिकांश के साथ समस्या यह है कि हम काम के दौरान मनोरंजन के बारे में सोचते हैं और मूवी देखते समय काम के बारे में सोचें। समय का सफल प्रबंधन करने के लिए, हम वर्तमान में जो कर रहे हैंम उसमें अंत:प्रेरणा और एकाग्रता होना तथा इसमें स्वयं को शामिल करना बहुत महत्त्वपूर्ण है।

आइए हम आधी-अधूरी मानसिकता और आधे-अधूरे मन को त्यागने का प्रयास करें। क्योंकी इनके कारण अंतिम समय में हम पर काम का बोझ बढ़ेगा और अपेक्षा के अनुरूप कार्य पूरा करने के लिए पर्याप्त हमारी कुशलता पर भी असर पड़ेगा।

अंततः, हम उदास या दुखी होंगे। इसलिए समय निकालकर इसे मैनेज करें यह बहुत जरूरी है और हाथ में लिए कार्य को अत्यंत सावधानी और एकाग्रता से करें।

जैसे आप करते हैं

जब मैं 25-26 साल का होकर 3 साल का पोस्ट ग्रेजुएशन कर रहा था, तब मेरे दोस्त वास्तव में इंजीनियरिंग क्षेत्र में बहुत आगे बढ़ रहे थे, इसका सामना करना वास्तव में कठिन था। मैंने पोस्ट ग्रेजुएशन के समय को ही एक महत्वपूर्ण कदम माना और पूरे समर्पण के साथ खुद को समर्पित किया, कुछ कंप्यूटर कौशल सीखे, जो मैं अब काम में लग रहा हूं। तो, आप कभी नहीं जान पाते कि भविष्य मे आपके लिए क्या रखा है। आज आप जो भी करें उसमें अपना 100% योगदान दें।

यह केवल जुनून ही है, जो महान कार्य को प्रेरित करता है। भले ही आज आप जो कर रहे हैं, उससे आप संतुष्ट न हों, फिर भी हो सकता है, कोई बड़ा कार्यभार जो आप भविष्य में उठा सकते हो, उस अगले कार्य के लिए यह आधारशिला हो। क्योंकि यह काम एक मील का पत्थर हो सकता है, इसलिए इसे मजबूत होना जरूरी है। इसलिए अपने आप को वर्तमान कार्य में 100% व्यस्त रखें और अपने कौशल को निखारें और सुधारें।

सभी से प्यार करें और सम्मान करें

हम अपने परिवार के सदस्यों, सहकर्मियों, रिश्तेदारों, दोस्तों आदि के साथ अपना जीवन जीते हैं। उनमें से प्रत्येक को संपूर्णता महसूस करने की आवश्यकता है। यह बुनियादी समझ, हमें प्रत्येक व्यक्ति की वाणी और कार्य, दृष्टि, दृष्टिकोण, कार्य पद्धति, मानसिक स्थिति, सोच से प्यार और सम्मान करें, ऐसा बनाती है।

अच्छे कार्यों की सराहना करें

हर किसी के काम में अच्छाई ढूंढ़ना और उसकी सराहना करना अविश्वसनीय रूप से आवश्यक है। निःसंदेह, कभी-कभार हमें दूसरों की गलतियों की ओर ध्यान दिलाना जरूरी है, लेकिन भावनाओं को आहत होने से बचाने के लिए पर्याप्त सावधानी बरतनी चाहिए। नकारात्मकता को गोपनीय रूप से और उपयुक्त स्थान और समय ढूंढकर सूचित किया जाए।

काम में होशियारी और व्यवहार में नम्रता रहेगी

साफ-सफाई, अनुशासन,और व्यवहार में नम्रता के साथ कार्य में लगन का पालन करना इनसे व्यक्ति के समग्र व्यक्तित्व का अनुमान लगाया जाता है। यहां तक की व्यक्तित्व, बनावट, चाल-ढाल, पहनावा, लुक और प्रेजेंटेशन भी काफी महत्वपूर्ण है। समाज, जीवन या पेशे की समग्र आवश्यकता पूर्ण करनेवाली सकारात्मक छवि का निर्माण केवल एक या दो पहलुओं के योगदान से पूरा नहीं हो सकता। व्यक्तिगत रूप से ज़िंदगी मे अंदर और बाहर सुसंगत, प्रगतिशील, समर्पित और अनुशासित होना बहुत जरूरी है। एक साधारण नकारात्मक आदत या व्यवहार हमें नीचे खींच सकता है और हमारी प्रतिष्ठा को भारी कीमत चुकानी पड़ सकती है।

विचारों में स्पष्टता, संगति में समन्वय, साझा करनेवाला और देखभाल करने वाला

सफल और विनम्र लोग हमेशा अपनी उपलब्धियों का श्रेय अपने साथी लोगों के प्रति समर्पित करते हैं। क्योंकि वे जानते हैं कि दूसरे का दिल जीतना सारी दुनिया जीतने का आसान तरीका है। कार्यों को व्यवहार में केवल तभी लाया जाता है, जब स्पष्ट विचार शुद्ध (स्पष्ट) मन से उत्पन्न और विकसित होता है। इसमें एकजुटता, वरिष्ठों तथा सहकर्मियों के साथ जोखिम लेनेवाले, उद्योगी और विभिन्न कौशल और समर्पणयुक्त साथी लोगों की आवश्यकता है । तो 'सफलता' किसी एक व्यक्ति की उपलब्धि नहीं हो सकती। यदि ऐसा महसूस हुआ तो उसी क्षण से कोई भी आपकी सहायता करने और आपके साथ जुड़ने के लिए नहीं होगा। सफलता के लिए उपलब्धि को साझा करना और प्रियजनों की देखभाल करना जरूरी है।

ये ख़ुशी की सीढ़ियाँ हैं। मुझे यकीन है कि आपको यह पसंद आएगा और आप इसे साझा करेंगे, जैसा कि आप आपके प्रत्येक प्रियजन की परवाह करते हैं। साभार।

डॉ. हेब्बर और डॉ. एमएस कृष्णमूर्ति एमडी (आयु), पीएचडी (आयु) द्वारा आलेख

131

आलस्य, थकावट और क्लांती में अंतर कैसे करें?

कई बार ऐसा होता है कि जो लोग कहते हैं- ''मैं हर वक्त थका हुआ महसूस करता हूं.'' वो आलस्य के शिकार होते हैं और "मुझे आलसी महसूस होता है" कहने वाले लोग अक्सर थकावट और क्लांती से पीड़ित होते हैं।थकान और आलस्य के बीच का अंतर जानना, समाधान खोजने के लिए बहुत महत्वपूर्ण है।

थकान और क्लांती –

थकान को संस्कृत में "श्रम" कहा जाता है। इसकी उत्पत्ति वात से हुई है। उदाहरण के लिए, व्यायाम की अधिक मात्रा से वात असंतुलन हो जाता है - थकान।

क्लांती को लगातार शारीरिक और मानसिक तनाव से उत्पन्न होने वाली निरंतर थकान के रूप में वर्णित किया जा सकता है। यह भी वात से उत्पन्न होती है। उदाहरण के लिए, दो महीने तक लगातार ओवरटाइम काम करने से आपको थकान हो सकती है। तुम लंबे समय तक उसी ताकत और सकारात्मक दृष्टिकोण के साथ काम जारी नहीं रख सकते।

अक्सर, थकान शारीरिक पहलुओं से जुड़ी होती है; क्लांती, मानसिक और शारीरिक दोनों पहलूओं से संबंधित है। विकृति विज्ञान में शरीर और मन दोनों की थकान शामिल हैं।

पुरानी (लंबे समय से चली आ रही) बीमारियाँ या छुपी हुई बीमारी थकान का कारण हो सकती है। उदाहरण के लिए, मधुमेह के कारण थकान हो सकती है।

आयुर्वेद में क्लांती और थकावट का इलाज -

• उपचार, जड़ी-बूटियाँ और खाद्य पदार्थ जो वात दोष को संतुलित करते हैं।

• तेल उपचार जैसे शिरोधारा, तेल मालिश आदि

• उस अंतर्निहित बीमारी का इलाज करना जो थकावट/क्लांती का कारण बन रही है।

• गन्ना, मुनक्का, अनार, खजूर से भरपूर आहार आमतौर पर खाने की सलाह दी जाती है।

लंबे दिन के अंत में थकान होती है लेकिन आगे आनेवाले लंबे दिन के डर से आलस्य आता है।

आलस्य -

• आलस्य किसी भी कार्य को करने में असमर्थता है, भले ही आपके पास ताकत और संसाधन हो।

• आलस्य की उत्पत्ति कफ से होती है। उदाहरण के लिए, आपने अभी-अभी दोपहर का भोजन समाप्त किया है और कुछ भी करने का मन नहीं हो रहा है। क्योंकी समय की यह अवधि मे कफ प्रबल होता है।

• आप जरूरत से ज्यादा सोते हैं और सुबह जल्दी उठने की इच्छा नहीं करते। अधिक नींद कफ का लक्षण है और आलस्य भी।

• आमतौर पर आलस्य के इलाज के लिए मजबूत और उत्तेजक उपाय अपनाए जाते हैं। जैसे एक कप स्ट्रांग कॉफ़ी, त्रिफला, शहद आदि।

• इंद्रियों और मस्तिष्क को उत्तेजित करना, पाचन क्षमता में सुधार करना, और पेट का ठीक होना आदि आलस्य से छुटकारा पाने के लिए बहुत जरूरी है।

क्लांती और आलस्य में मस्तिष्क की भूमिका

• क्लांती और आलस्य - दोनों परस्पर संबंधित हैं।

• लंबे समय तक क्लांती नकारात्मक दृष्टिकोण पैदा कर सकती है तथा आलस्य के साथ जोड़े जाने से हालत और खराब हो सकती है।

• इसके अलावा, लगातार आलस्य कुछ समय तक क्लांती के रूप में प्रकट हो सकता है।

आप आलस्य और थकान के बारे में क्या कर सकते हैं?

इन बुनियादी चरणों का पालन करें -

• एक निश्चित दैनिक दिनचर्या का पालन करें। बिस्तर पर जाएं और निश्चित समय पर उठें।

• तय करें कि आपको वास्तव में कितनी नींद की ज़रूरत है और घंटे तय करें। अपने इच्छित घंटों से कम या अधिक सोना, ऐसा न करें।

• सुबह जल्दी उठें।

• अधिक तैलीय, तले-भुने भोजन से बचें।

• भारी मांसाहारी भोजन से बचें। मीट सूप या चिकन सूप विकल्प अच्छे है।

• आहार में आंवला और मुनक्का शामिल करें। ये दोनों ही एंटीऑक्सीडेंट से भरपूर हैं तथा अंगों और मस्तिष्क को मजबूत और उत्तेजित करते हैं।

• किसी भी छुपी हुई बीमारी के लिए अपने डॉक्टर से सलाह लें।

• हालाँकि आपको वास्तविक थकान हो सकती है, लेकिन अपने दिमाग को प्रेरणादायक जीवनियाँ, किताबें पढ़ना, शतरंज का खेल खेलना, समस्याएँ हल करना, पहेली या सुडोकू आदि से सक्रिय रखें।

132

आलस्य और टालमटोल से कैसे छुटकारा पाएं ?

"मैं बहुत आलसी महसूस करता हूं, मैं कुछ नहीं कर सकता, मैं कुछ भी नहीं करना चाहता, और मैं बहुत अधिक टालमटोल करता हूँ।" यह सब मेरे जीवन को बहुत बड़ा नुकसान पहुंचा रहा है। लेकिन सफल लोगों की तरह, मैं भी सक्रिय रहना चाहता हूं; मैं इस उलझन से मुक्त होना चाहता हूं। मगर इस आलस्य और टालमटोल से कैसे छुटकारा पाएं?"

आलस्य एक मनोवैज्ञानिक समस्या लगती है, लेकिन इसका कारण शारीरिक भी हो सकता है। इस समस्या से उबरने के लिए बहुत अधिक प्रेरणा की आवश्यकता होती है। लेकिन कुछ सरल आसान आयुर्वेदिक घरेलू नुस्खे भी इस संबंध में बहुत प्रभावी हैं।

आलस्य और विलंब -

ये दोनों आपके और सफलता के बीच की प्रमुख मानसिक बाधाएं हैं।

आलस्य - "मुझे यह करना है, लेकिन मैं नहीं कर सकता, या शायद मैं यह नहीं करना चाहता"।

टालमटोल - "मुझे यह करना है, मैं यह करना चाहता हूं, लेकीन चलो इसे कल कर लेंगे"

आलस्य और विलंब का प्रभाव:

• **पेशेवर जीवन में असफलता** - 'पता नहीं मैं मेरा प्रोजेक्ट कब पूरा करूंगा, लेकिन अगर मैं चाहता तो इसे पिछले सप्ताह ही पूरा कर सकता था।"

• **व्यक्तिगत जीवन में असफलता** – "मुझे आज दंत चिकित्सक के पास जाना चाहिए। लेकिन मे अगले सप्ताह जाता हूँ। "

• **पारिवारिक जीवन में असफलता** - "बच्चे मुझसे नाराज़ हैं क्योंकि मैं असफल रहा, जैसा मैंने वादा किया था, कल उन्हें पास के बगीचे में ले जाऊंगा "

ये वो भावनाएँ हैं, जिनसे हम छुटकारा पाना चाहते हैं।

आलस्य एवं विलंब के कारण एवं समाधान -

थकान आलस्य का कारण बनती है - थकान आलस्य का कारण बन सकती है। यदि आप आलसी महसूस कर रहे हैं, स्वयं जांचें कि आप शारीरिक रूप से थके हुए हैं या मानसिक रूप से।

यदि आपको लगता है कि आप मानसिक रूप से थके हुए हैं,

• कोई शौक पालें. शौक कुछ ऐसा करना है जिसमें आपकी रुचि हो। शौक, आपके जीवन के सभी अवस्थाओं में रुचि और उत्साह से अपनी खुशबू फैला सकता है।

• पारिवारिक दौरे या किसी आश्चर्यजनक फिल्म के साथ अपने पारिवारिक जीवन को मज़ेदार बनाएं।

• विभिन्न प्रकार के कार्यों को मिलाने का प्रयास करें। कार्यों का व्यवस्थित मिश्रण करने से मन में ताजगी आती है।

• नींद भी ताजगी वापस लाने में मदद करती है। यदि आप वास्तव में सोचते हैं कि आप नींद से वंचित हो गए हैं, तो एक रात तय करें, उस रात, अपने परिवार को दूसरे दिन सुबह न जगाने के लिए कहकर, पूरे 10 घंटे के लिए आप सो जाएं।

यदि आपको लगता है कि आप शारीरिक रूप से थके हुए हैं,

• आराम करें, रात में कम से कम 8 घंटे सोएं।

• दोपहर में लंच से पहले सिर्फ 10 मिनट की झपकी चमत्कार पैदा करती है। इससे आप तरोताजा महसूस करते हैं और अधिक कुशलता से काम कर सकते हैं।

• आयुर्वेदिक डॉक्टर से परामर्श करें। शायद आपको कोई गुप्त शारीरिक समस्या हो सकती है।

• यदि आप लगातार लंबे समय तक काम करते हैं, तो आपको दिन में सोने को एक विकल्प के रूप में मानना चाहिए।

आपके शरीर में छिपा है आलस्य -

जब आप ज्यादातर समय आलस्य महसूस करते हैं, तो आप इसके केंद्र बिंदु की पहचान कर सकते हैं।

पेट में आलस्य – कभी-कभी पेट में आलस्य महसूस हो सकता है।

इसका कारण है - 'आम' और 'कफ असंतुलन'। यहाँ सामान्य लक्षण हैं,

• जीभ पर मोटी सफेद परत

• पेट में भारीपन महसूस होना

• अत्यधिक लार निकलना

• पेट में कड़वाहट या अधिक मीठापन महसूस होना

• भोजन करने की इच्छा न होना

• उल्टी की अनुभूति होना

यदि आपका आलस्य उपरोक्त लक्षणों से जुड़ा है, तो निम्न कार्य करें -

1. जब तक पेट में हल्कापन महसूस न हो तब तक कुछ न खाएं। आप एक दिन के उपवास विचार भी कर सकते हैं।

2. जब आप भूखे, प्यासे और बहुत अधिक नींद में हों तभी खाएं, पियें और सोयें।

3. खाने के दो शेड्यूल के बीच कम से कम चार घंटे का अंतर रखें।

4. पेट हल्का होने तक मीठा, दूध, दही या तैलीय भोजन न लें।

5. एक कप अदरक का काढ़ा/अदरक की चाय बिना दूध के शहद और चीनी के साथ पियें।

6. **त्रिफला शहद के साथ उपाय** - यदि अदरक आपके लिए बहुत मसालेदार है, तो एक बड़ा चम्मच त्रिफला चूर्ण का लें। इसे शहद के साथ मिलाकर पेस्ट बना लें। त्रिफला चूर्ण का शहद के साथ सेवन करने के बाद एक गिलास गर्म पानी पियें। इससे पेट और आंतें साफ हो जाती हैं। इसका प्रयोग रातको, भोजन के बाद किया जा सकता है।

7. यदि आपने भारी, उच्च कोलेस्ट्रॉल वाला आहार लिया है, तो त्रिफला चूर्ण, गर्म पानी के साथ या गर्म पानी के साथ शहद लें।

8. देखें कि आप रात में क्या खाते हैं। रात के भोजन मे मिठाई, तैलीय भोजन, भारी मांसाहार, और दही से बचें।

शरीर के जोड़ों में आलस आना – अगर आपको जोड़ों में भारीपन के साथ-साथ आलस भी महसूस हो रहा है। तो इस समस्या से छुटकारा पाने के लिए अदरक की चाय मददगार हो सकती है या आयुर्वेदिक मदद ले सकते हैं।

डिप्रेशन के कारण आलस्य - यदि कोई बुरी भावना लंबे समय से आपके काम को नुकसान पहुंचा रही है, तो प्राणायाम, योग, शौक आदि से डिप्रेशन को दूर करें।

दृष्टिकोण में आलस्य -

• प्रेरणा की कमी, लक्ष्य की कमी आलस्य का कारण बन सकती है।

• कभी-कभी, दिशा की कमी आपको अपना काम बंद करने के लिए प्रेरित करती है। उस परिणाम की कल्पना करें जिसे आप सटीक रूप से प्राप्त करना चाहते हैं, इससे मंजिल तक पहुंचना बहुत आसान हो जाता है।

• उलझनों को अपने ऊपर न बढ़ने दें। सटीक तारीख तय करें, जब आप डेंटिस्ट के पास जायेंगे, आप उस ऑफिस प्रोजेक्ट को कब पूरा करेंगे, कब आप अपने बच्चों को बगीचे में ले जायेंगे और पारिवारिक यात्रा पर कब जायेंगे? सब कुछ अभी तय करो! कागज के टुकड़े पर लिखें और इसे अपने डेस्क के सामने चिपका दें ताकि आप इसे रोज देख सकें।

• स्टीव जॉब्स जैसे सफल लोगों की प्रेरणादायक जीवनियाँ पढ़ें।

• अपने कमरे और घर को साफ़ सुथरा रखें।

• अपने सामने एक प्रेरणादायक फोटो रखें। इसे अपना मोबाइल और कंप्यूटर डेस्कटॉप की पृष्ठभूमि बनाएं।

• अगले दिन की योजना के बिना न सोयें।

• यह जाने बिना न सोएं कि आप कब उठेंगे।

• बिना अलार्म घड़ी के न सोयें।

• जब तक भूख न लगे तब तक न खाएं।

• जो चीज़ें आप करना चाहते हैं उन्हें लिख लें और उसे बार-बार पढ़ें, दिन में कम से कम दो बार तो जरूर पढ़े।

• अत्यधिक सेक्स, हस्तमैथुन, धूम्रपान और शराब पीना बंद करें।

• चाय और कॉफी का अधिक सेवन बंद करें।

• टीवी बंद करें और फेसबुक टैब बंद करें। हो सकता है आप आपका समय बर्बाद कर रहे हों।

• तैलीय भोजन और मिठाइयों को फलों और सब्जियों के सलाद से बदलें।

• ज़्यादा प्रतिबद्धता न दिखाएं। उन चीजों को ना कहें जो इतनी महत्वपूर्ण नहीं हैं।

• जिम, योगा, डांस क्लास या अपने पसंदीदा खेल में जाना शुरू करें। शारीरिक रूप से तंदुरुस्त, और सक्रिय रहना, आलस्य को दूर भगाने में मदद करता है।

आलस्य का विलोम शब्द है – "वर्तमान"। आप क्या करने जा रहे हैं इसके बारे में 'अभी' सोच रहे हैं, या अभी' करें, और अपनी वर्तमान कार्य योजना के साथ आगे बढ़ना यह आलस्य दूर करने का सर्वोत्तम उपाय।

133

कैंसर से बचाव के लिए जीवनशैली में सुधार और आदतें बहुत महत्वपूर्ण है

अभी तक हमारा मानना था की मधुमेह, मोटापा, उच्च रक्तचाप आदि जैसे जीवनशैली संबंधी विकारों के खिलाफ, जीवनशैली की आदतों में सुधार फायदेमंद है ।

लेकिन अब यह एक नैदानिक सिद्ध तथ्य है कि जीवनशैली की आदतों में सुधार से भी कैंसर के रोकथाम में मदद मिलती है। न केवल गलत भोजन कैंसरकारक है, बल्कि गलत जीवनशैली की आदतें भी कैंसर के लिए जिम्मेदार हैं।

ब्रिटिश जर्नल ऑफ कैंसर में प्रकाशित एक हालिया शोध रिपोर्ट के अनुसार, एक तिहाई कैंसर जीवनशैली के 4 कारकों के कारण होता है -

शराब, तम्बाकू, मोटापा और आहार।

तम्बाकू और सिगरेट, कैंसर का प्रमुख कारण है।

शराब - शराब के अधिक सेवन से कैंसर का खतरा बढ़ जाता है।

आयुर्वेदिक शब्दों में, शराब की अधिकता सामान्य चयापचय प्रक्रिया को बाधित करती है तथा पाचन के विषाक्त पदार्थों और अपशिष्ट सहउत्पादों में वृद्धि का कारण बनती है।

आहार - आयुर्वेद के अनुसार भोजन केवल शरीर को पोषण प्रदान करने के लिए नहीं है। पोषण के साथ, बल्कि शरीर को शुद्ध करने के लिए, अंगों को तंदुरुस्त और स्वस्थ रखने के लिए भी है। आयुर्वेद के अनुसार, आहार तभी 'उचित' माना जा सकता है, जब व्यक्ति हर सुबह शौच करे।

आधुनिक विज्ञान के अनुसार एक सप्ताह में लगभग तीन बार मल त्याग करना माना जाता है। यह सामान्य है, लेकिन आयुर्वेद के अनुसार, प्रतिदिन मल त्याग करना महत्वपूर्ण है। क्योंकी यह शरीर में उचित पाचन और उचित एंजाइम स्तर बनाए रखने में मदद करता

हैं। यह हमारे आहार में फाइबर के महत्व पर जोर देता है।

शरीर को पर्याप्त मात्रा में ताज़े फल और सब्जियाँ मिलना बहुत ज़रूरी है। यह आहार फाइबर और एंटी ऑक्सीडेंट से परिपूर्ण होता है, जो कैंसर को रोकने में मदद करता है।

फलों और सब्जियों से भरपूर आहार मोटापे को रोकने में भी मदद करता है।

मोटापा - अधिक वजन या मोटापे के कारण आपको मधुमेह, उच्च रक्तचाप और कैंसर होने का खतरा अधिक होता है, इसलिए अच्छी आदतों से भरी एक नियमित जीवनशैली और नियमित व्यायाम बहुत महत्वपूर्ण है।

जीवनशैली में सुधार करके कैंसर को रोकने का एक नमूना योजना

1. **जल्दी उठो, जल्दी सो जाओ।** - सुबह जल्दी उठने की आदत, आपको पूरे दिन सक्रिय और ऊर्जावान बनाए रखती है।

2. **शारीरिक गतिविधि** - जॉगिंग, पैदल चलना, आउटडोर खेल, योग या जिम, नृत्य या प्रतिदिन कम से कम आधे घंटे के लिए कोई अन्य शारीरिक गतिविधि आपको स्वस्थ व बिलकुल ठीक रखेगी। आपको आधे घंटे के अंत तक पसीना आना चाहिए।

3. **सब्जी और फलों का सलाद** - कम से कम, एक दिन छोड़ के (alternative days) इसका आपके आहार मे समावेश करें। सलाद का समावेश करने के लिए आप एक भोजन छोड़ भी सकते है।

4. **मांसाहारी भोजन छोड़ना** या केवल सप्ताह में एक या दो बार तक ही मांसाहारी भोजन सीमित रखना।

5. धूम्रपान छोड़ने के लिए जिम्मेदार कदम उठाना और शराब सेवन की मात्रा सीमित करना।

6. उचित समय पर प्राकृतिक आग्रहों पर ध्यान देना। यहां एक महत्वपूर्ण आयुर्वेदिक सिद्धांत के बारे में जानने के लिए, बेहतर समझ के लिए पढ़ें।

7. **आयुर्वेदिक उपचार** जैसे मालिश, पंचकर्म और अन्य सफाई प्रक्रियाओं को मौसमी रूप से किया जाना चाहिए।

8. हल्दी, जायफल, काली मिर्च, अदरक, लॉन्ग जैसे **आयुर्वेदिक मसालों का प्रयोग करें।** काली मिर्च, इलायची, दालचीनी, त्रिफला, आंवला आदि कैंसर रोकने में मदद करते हैं।

134

अस्त व्यस्त कोलाहल से भरा मन - छुटकारा पाएं आप और सफलता के बीच बड़ी बाधा

भगवान श्री रामकृष्ण परमहंसजी ने कोलाहल से भरे अस्त व्यस्त मन को बहुत अच्छी तरह समझाया है – "यह एक नाव में तैर रहे एक आदमी की तरह है, जो किनारे से बंधी हुई है। हम कभी-कभी खुद को बांध लेते हैं और मदद के लिए रोते हैं। यह सब हमारे मन में है। आइए इसे खोल दे और सफलतापूर्वक उस सफलता का पीछा करें।

लक्ष्य स्पष्ट एवं सही ढंग से निर्धारित करना

मुंबई जाने के लिए सबसे पहली आवश्यकता यह जानना है कि हमें कहाँ जाना है - मुंबई, ठीक है? कभी-कभी हम नहीं जानते कि हम वास्तव में क्या करना चाहते हैं। कभी-कभी हम इसमें शामिल कदमों के बारे में बहुत स्पष्ट नहीं होते हैं।

आइए सबसे पहले हम अपने लक्ष्य निर्धारित करें, उसे प्राप्त करने के लिए क्या कदम उठाने हैं, इसकी रूपरेखा तैयार करें, निर्धारित करें। छोटे-छोटे लक्ष्य बनाएं और उन पर दैनिक आधार पर काम करें। छोटे उपलब्धियों के बारे में अच्छा महसूस करें और खुश रहें कि हमारे लक्ष्य की ओर हम सही दिशा में आगे बढ़ रहे हैं।

खुद पर थोपे गए अंधविश्वासों से छुटकारा पाएं

यह दिन शुभ दिन है। यही सही समय है। आइए हम इसे आज अब ही करें। आइए हम विलंब में एक मिनट भी प्रतीक्षा न करें।

आइए लोगों से बात करें

झिझकें नहीं, लोगों से कतराना बंद करें। आप 'हैलो' या 'सुप्रभात' से आपके पड़ोसी और सहकर्मीओं से बात करना शुरु कर सकते हैं। उनके साथ धीरे-धीरे बातचीत शुरू करें। मुझ पर भरोसा करें! यह मदद करता है। आप शर्मिंदा होने के डर से छुटकारा पा लेंगे। मैं भी अंतर्मुखी था और लोगों से बात करने में बहुत झिझकता था। मुझे भी फ़ोन उठाने, नंबर डायल करने और लोगों से बात करने का मन नहीं करता था। लेकिन मैंने इस पर स्वयं काबू पाया।

आइए हम दूसरों को आंकना बंद करें

आइए हम दूसरों को आंकने में अपना कीमती समय बर्बाद न करें, किसी का भविष्य कितना बुरा होगा इसके बारे मे हम 'भविष्यवाणी' न करें, आइए हम दूसरों को दोष न दें और शिकायत करना छोड़ दे। आइए हम अपने और अपने भविष्य पर ध्यान दें।

सुपर उद्धरण या सुपर छवियाँ

आइए हमारे स्क्रीनसेवर, वॉलपेपर, हमारे शयनकक्ष या हमारे कार्यस्थल की दीवार पर कुछ प्रेरक उद्धरण या चित्र रखें। वह चित्र या छवि आपको हंसा दे या धक्कों से आपको अधिक मेहनत करने के लिए प्रेरित करें। यह छवि किसी की भी हो सकती है, जिसकी आप प्रशंसा करते हैं। यदि आपको कुछ नहीं मिल रहा है, तो बस Google छवि खोज में 'सफलता' या 'प्रेरणा' खोजें। आपको कुछ ऐसा मिल सकता है, जो तुम्हें आगे बढ़ाए |

हर काम करने के लिए हमेशा तैयार रहना

आइए हम 'तैयार' स्थिति में रहें, अभी कुछ भी करने के लिए तैयार हैं।

- सब्जी खरीदने बाजार जाना
- अपने मित्र को लिखना हैं
- अपने दोस्त को फेसबुक पर पिंग करना
- कार्यालय फ़ाइल पर ध्यान देना
- पावर-प्वाइंट प्रेजेंटेशन तैयार करना
- अपने बॉस से बात करना
- बच्चों को बगीचे में ले जाना।

अपने मन को यह न कहने दें, 'यह ऐसा करने का सही समय नहीं है।'

'ओह, मैं थक गया हूं, चलो कल करते हैं, अभी नहीं, प्लीज..' इन पर न अड़े।

उस समय का सदुपयोग करें जब आप अत्यधिक मजबूत हों

एक दिन में, आपके पास कुछ घंटे ऐसे होंगे जब आप शारीरिक रूप से इतने स्वस्थ होंगे तथा मानसिक रूप से इतना मजबूत की आप पहाड़ को भी कुचल सकते हैं। हममें से अधिकांश के लिए, यह सुबह का समय है। लेकिन कुछ देर के लिए शाम का समय हो सकता है। बस, सबसे कठिन और सबसे महत्वपूर्ण काम, उन घंटों में करना सुनिश्चित करें।

यह कम ईंधन में लंबी दूरी तय करने जैसा होगा।

कोई भी काम ख़त्म करने से पहले एक सवाल

किसी भी काम को ख़त्म करने से पहले, आइए एक पल के लिए आत्ममंथन करें। खुद से प्रश्न पूछें - क्या कुछ ऐसा है जो मुझसे छूट रहा है? इसे बेहतर कैसे किया जा सकता है? वगैरह।

चिंता का आनंद लें!

क्या आप अपने बॉस से बात करने से पहले, कोई नया खाना खाने से पहले या प्रदर्शन के लिए मंच पर प्रवेश करने से पहले बेचैन या चिंतित हो जाते हैं?

मुझे बस वे छोटे-छोटे बेचैन पल पसंद हैं। कोई लेख लिखने बैठने से पहले मुझे यह चिंता महसूस होती है। वह चिंता मुझे और अधिक प्रयास करने, सर्वश्रेष्ठ की ओर जाने, उस काम को मारने के लिए, आगे बढ़ने में मदद करती है। चिंता का आनंद लें, कार्य के लिए अच्छी तैयारी करें और कार्य को सफलतापूर्वक पूरा करने के बाद आपको मिलने वाले लाभ का असीमित आनंद लें।

यह एक सकारात्मक चिंता है या हमारे अंदर की चिंता को सकारात्मक तरीके से देखना है।

मेरे पसंदीदा उद्धरणों में से एक, - "यदि आप कुछ करते समय चिंतित नहीं हैं, तो आप उसे ग़लत कर रहे हैं।"

अव्यवस्थित मन से छुटकारा पाने के कुछ उपाय

- **प्राणायाम** - मन को अवांछित विचारों से मुक्त रखने में मदद करता है।
- **प्रार्थना** - सकारात्मक दृष्टिकोण लाती है
- **जल्दी उठना** - आयुर्वेद के अनुसार सुबह जल्दी उठना क्योंकी सुबह आत्मविश्वास बढ़ाती है।
- **अस्त व्यस्त डेस्क अस्त व्यस्त दिमाग** - आइए हम अपने जगह को साफ-सुथरा रखें। इससे दिमाग को प्रशिक्षित करने में मदद मिलती है।
- **आयुर्वेदिक चिकित्सा सहायता** - जैसे कुछ आयुर्वेदिक जड़ी-बूटियाँ हैं, ब्राह्मी, शंखपुष्पी, जो अस्त व्यस्त दिमाग का इलाज करने में मदद करते हैं। इसके लिए आपके आयुर्वेदिक डॉक्टर से परामर्श लें ।

135

आलस्य, एकाग्रता का अभाव जनरेशन में - क्या आयुर्वेद मदद कर सकता है?

एक पाठक पूछता है, "प्रिय डॉक्टर, जैसा कि मेरी प्रोफ़ाइल से पता चलेगा कि मैं 82 पर हूं। मैं सक्रिय हूं और मैं किसी भी चीज का अधिक मात्रा में सेवन न करके स्वास्थ्य बनाए रखने में सक्षम हूं। इसलिए मेरा जीवन सहज और बहुत सुखद हो गया था। मैं आज की पीढ़ी, विशेषकर 13 वर्ष की आयु वर्ग को देखता हूँ, दोनों लिंगों में से 18 वर्ष की आयु तक के लोग बहुत सुस्त दिखते हैं और हमेशा बहुत सारे गैजेट्स में लगे रहते हैं। मुझे लगता है की वे लक्ष्यहीन समय बिताने के लिए आसानी से उपलब्ध हैं, वे बहुत चौकस और त्वरित नहीं हैं। किसी भी प्रश्नावली आदि के बिंदुओं को जानने के लिए लिखी मजाकिया टिप्पणियाँ भी उन्हें ठीक से नहीं समझती। किसी भी पीढ़ी में यह सुस्त स्थिति विनाश के लिए बहुत ही अनुकूल होगी। मुझे मुद्दे पर आने दो। क्या कोई औषधीय उपाय है जो हो सकता है? धीरे-धीरे बच्चों को इस बीमारी से निजात दिलाने के लिए कृपया मुझे कोई उपाय बताएं।"

आइए विश्लेषण करें।

क्या आयुर्वेदिक औषधियां आलस्य और सुस्ती से छुटकारा दिला सकती हैं ?

हाँ, यह कर सकते हैं। लेकिन इसे कुछ शर्तें लागू होती हैं।

अगर आप किसी शराबी को शराब की लत छुड़ाने के लिए दवा दे रहे हैं। आप जो भी दवा दें, चाहे वह कितनी ही शक्तिशाली क्यों न हो, जब तक की व्यक्ति प्रेरित नहीं है, आपकी दवा पैसे की बर्बादी होगी।

युवा पीढ़ी के मामले में मुझे नहीं लगता कि प्रेरणा की कमी है। वे सक्रिय, फुर्तीले और सीखने के लिए उत्सुक और सकारात्मक रूप से उन्मुख हैं। लेकिन उन्हें उनके लक्ष्य तक मार्गदर्शन करने के लिए माता-पिता को अत्यधिक ध्यान देने की आवश्यकता है। मेरे कहने का मतलब यह है कि, माता-पिता को, गैजेट्स के संपर्क में रहनेवाले बच्चे और पढाई तथा खेलकूद या कला में सफलता इनके बीच संतुलन बनाना मुश्किल हो रहा है।

मैं कहूंगा, माता-पिता, बच्चों को आगे बढ़ने के लिए सही मार्गदर्शन दें। जेन Y को सही रास्ते पर लाने के लिए आयुर्वेदिक दवा एक बेहतरीन संयोजन है।

एक गलती जो हो रही है...

सीखने की प्रक्रिया में मुझे जो बुनियादी अंतर नज़र आता है, वह पुराने ज़माने में है।

बच्चे एक विशेष विषय पर ध्यान केंद्रित कर रहे थे, उसमें गहराई से गोता लगा रहे थे, सभी बुनियादी पहलुओं को सही ढंग से सीखना और उन्हें अलग-अलग तरीकों से उदाहरणों मे लागू करना।

सीखने और जानकारी को आत्मसात करने का समय था।

आज, जानकारी की अधिकता के कारण, बच्चे हर दिन नई चीजें सीख रहे हैं, लेकिन आत्मसात करने और लागू करने के लिए कोई समय प्रावधान नहीं है। यहीं पर, माता-पिता को कार्रवाई करने की जरूरत है. माता-पिता को एक प्रक्रिया और अगला सीखने के बीच समय का अंतर लाने की जरूरत है।

• मैं इंटरनेट और गैजेट्स पर ज्यादा ध्यान दे रहा हूं। मैं इस चर्चा से, टीवी को छोड़ रहा हूं, क्योंकि टीवी का सीखने की प्रक्रिया से कम लेना-देना है। यह अधिकतर सिर्फ एक मनोरंजन उपकरण है।

• मैं टैबलेट, स्मार्ट फोन, लैपटॉप वगैरह को इंगित करने के लिए कंप्यूटर शब्द का उपयोग कर रहा हूं।

एक युवा सीखने वाले दिमाग के लिए इंटरनेट क्या करता है?

जल्दबाजी लाता है - हम कंप्यूटर स्क्रीन पर केवल शीर्षक और कुछ पंक्तियाँ ही पढ़ते हैं, जब की पूरा पृष्ठ पढ़ना चाहिए। स्क्रीन की प्रखर चमक जल्दबाजी के लिए आंशिक रूप से कारण बनती है।

एकाग्रता छीन लेता है - कई टैब खोले जा सकते हैं, कई डाउनलोड किए जा सकते हैं, कई वीडियो डाउनलोड हो रहे हैं। लेकीन बच्चे को यह नहीं समझ रहा है की, प्राथमिकता किसे दें।

अनावश्यक विकर्षण - एक बच्चा किसी वेबसाइट पर 'मस्तिष्क की शारीरिक रचना' के बारे में सीख रहा है, और अचानक से उसके दोस्त का संदेश आता है, किसी ने उसकी फोटो फ़ेसबुक पर 'लाइक' कर दी है फिर व्हाट्सएप गूंजता है।

ग़लत प्राथमिकता - दोस्तों के प्रति स्वाभाविक रुझान के कारण, बच्चा, मस्तिष्क की शारीरिक रचना' के बारे में पढाई जारी रखने के बजाय आसानी से अपने मित्र की तस्वीर पर

लाइक और कमेंट करना चुनेगा।

आदी महसूस करना - परीक्षण अभ्यास बन जाता है और अभ्यास आदत बन जाता है। बच्चों को इंटरनेट और सोशल नेटवर्क अधिक आकर्षक लगते हैं और धीरे-धीरे उन्हें इसकी लत लग जाती है। स्वाभाविक रूप से, उनका सीखने और शिक्षा के प्रति रुझान कम होता है।

समाधान -

समयसारिणी (टाइम स्लैब) दें-

बच्चा जो भी कर रहा है, उसको एक समयसारिणी (timetable)अवश्य दें। प्रत्येक गतिविधि के लिए एक घंटा देना बेहतर है।

• दोस्तों के साथ फ़ुटबॉल - एक घंटा।

• होमवर्क करना - एक घंटा

• रिवीजन, पढ़ाई - एक घंटा।

• इंटरनेट गेमिंग और फेसबुक - आधा घंटा।

उन्हें पढ़ने के लिए किताबें दें -

बच्चों के लिए, कागज़ की किताबें ई-पुस्तकों से बेहतर हैं। बच्चा बेहतर ध्यान केंद्रित कर सकता है। उन्हें महान नवप्रवर्तकों की जीवनियाँ दीजिए। समझाइए

• किसी आश्चर्यकारक काम को करने के लिए जीवन भर की एकाग्र कड़ी मेहनत की आवश्यकता होती है।

• कठिन समय में प्रयास न छोड़ना कितना महत्वपूर्ण है।

• विकर्षणों से बचना कितना महत्वपूर्ण है।

आप भी उनके साथ किताब पढ़ें, चर्चा करें और अपने अनुभव साझा करें।

उन्हें आउटडोर गेम खेलने के लिए प्रोत्साहित करें।

उन्हें कंप्यूटर/वीडियो गेम खेलने से पूरी तरह न रोकें। इसे भी सीमित रूप से खेलने दे। लेकिन उन्हें, बाहरी गतिविधियों और शारीरिक गतिविधियों का महत्व और खेलने के फायदे समझाएं। उन्हें यह भी बताएं कि कंप्यूटर पर अधिक समय बिताने से उनके स्वास्थ्य और विकास पर क्या दुष्प्रभाव पड़ रहे हैं।

कंप्यूटर शिष्टाचार -

• जब बच्चा कंप्यूटर का उपयोग कर रहा हो, तो सुनिश्चित करें कि दरवाज़ा अंदर से बंद न हो।

• पढ़ाई के लिए कंप्यूटर उपयोग करते समय ईमेल और फेसबुक चैट विकल्प अक्षम/बंद होना चाहिए।

• इंटरनेट पर पढ़ाई करते समय एक बार कोई विषय ले लिया जाए तो उसे कम से कम 20 मिनट के लिए आगे बढ़ाया जाएगा।

• जब आपका बच्चा इंटरनेट का उपयोग करता हो, विशेषकर सोशल मीडिया नेटवर्क का, तो उस पर नज़र रखें। बढ़ते बच्चों के साथ यह कोई आसान काम नहीं है। इसलिए अपने

बच्चों के साथ मैत्रीपूर्ण संबंध बनाए रखें।

• उन्हें ऑनलाइन और वास्तविक दुनिया में दोनों तरह से अच्छे व्यवहार को समझने और उसका पालन करने के लिए प्रेरित करें।

जीतन शैली में परिवर्तन -

• समय प्रबंधन और सक्रिय जीवन जीने में, आपके बच्चे के लिए स्वयं एक उदाहरण बनें। बच्चे के पास 24X7 अनुसरण करने के लिए एक जीवंत उदाहरण होगा।

• कई बार स्पष्ट, आग्रही होना अच्छी बात है, लेकिन बच्चों के साथ ज्यादा सख्त न बनें।

• उन्हें उनके जीवन के आरंभ में ही योग और ध्यान की कक्षाओं में शामिल करें। शरीर और मन सही आकार में ढल जाता है।

• बच्चे को आध्यात्मिकता से परिचित कराएं। तर्क के साथ आध्यात्मिकता का पालन करें। बच्चे को आश्वस्त करें कि आध्यात्मिकता जीवन जीने का एक तरीका है, न कि केवल एक इतिहास।

• अपने बच्चे को पैसे का मूल्य समझने दें। इसलिए, वे जो कुछ भी माँगते हैं उन्हें न खरीदें। उन्हें यह अर्जित कराएं (यह पुरस्कार के रूप में हो सकता है, उनका अच्छा व्यवहार या जब वे आपकी मदद करते हैं)।

• उन्हें कुछ शौक विकसित करने दें।

भौतिक पहलू -

• **बच्चे को जरूरत से ज्यादा खाना न खिलाएं।** अधिक मिठाई और तैलीय भोजन से बचें।

• **उसके पेट का ध्यान रखें** - आयुर्वेद के सिद्धांतों के अनुसार, पिछला वाला पूरी तरह से पच जाने के बाद ही अगला भोजन लिया जाना चाहिए। दो भोजन के बीच के अंतर का ध्यान रखे।

ताजी सब्जियां और फल अधिक शामिल करें। जंक और वातित पदार्थ, पेय से बचें। वे पेट में भारीपन बढ़ाते हैं, आलस्य और सुस्ती लाते हैं।

• **गाय का घी** - घी के बारे में कई सिद्धांत हैं। लेकिन आयुर्वेद के अनुसारऔर मेरा व्यक्तिगत अनुभव है, घी याददाश्त बढ़ाता है, एकाग्रता और समग्र स्वास्थ्य बढ़ाता है।

• **एकाग्रता के लिए आयुर्वेदिक उत्पाद -**

एकाग्रता में सुधार के लिए आयुर्वेद में कई उत्पाद हैं, लेकिन ये एक व्यक्ति से दूसरे व्यक्ति तक अलग-अलग हैं। आमतौर पर ब्राह्मी, गोटूकोला, शंखपुष्पी, आंवला आदि जैसी जड़ी-बूटियों के मिश्रण का प्रयोग आयुर्वेदिक चिकित्सक करते हैं।

136

आत्मबोध के बारे में ज्ञान के शब्द

यह एक अतिथि योगदान है।

महत्वपूर्ण बात यह है कि "हम कौन हैं और क्या हैं?" क्या हम भौतिक शरीर के साथ बुद्धि और भावनाओं (मानव शरीर) से भरा, पदार्थ और ऊर्जा का एक गट्ठा हैं? या क्या हम उससे भी अधिक हैं? “यदि मनुष्य सारा संसार प्राप्त कर ले और अपनी आत्मा की हानि सहता है, तो उसे क्या लाभ?” यह मैंने पचास वर्ष से भी पहले सीखा था।

हम एक ही स्रोत से आते हैं। वास्तव में, हम शाश्वत ब्रहमांड रूप से एक हैं। आध्यात्मिक रूप से, हम वह मानव शरीर नहीं हैं जिसके लिए हमें बनाया गया है। जैसे दूसरों के साथ सीखना और बातचीत करना और ऐसा जीवन जो प्रत्येक मनुष्य जन्म के अंत मे समाप्त हो जाएगा। क्या हमें "नाम कमाने के लिए, इस दुनिया में सफलता पाने के लिए, पुरस्कार कमाने" की लालसा होनी चाहिए?

हम मायावी "**अहं-स्व**" नहीं हैं। हम अभौतिक और निःस्वार्थ हैं। चिंता और तनाव, दर्द और दु:ख लाने के अलावा मानवीय भौतिकता हमारे लिए क्या अच्छा करेगी? और हम शिकायत करते रहेंगे कि जीवन कठिन है! हमारे पास पृथ्वी पर आने का हमारा जो उद्देश्य था वह हम बहुत पहले ही भूल गए है! हम "करने" के बजाय "होने" पर फोकस करना भूल गए हैं।। हम अपनी "विरासत" को भूल गए हैं।

नकारात्मक ऊर्जा बाहर नहीं निकलती इसे "दिमाग से" निकालने के लिए, और हमारे मन से नकारात्मकता को दूर करने के लिए, हमें स्वयं और अहंकार द्वंद्व की मानवीय अवधारणा से अपने आप को मुक्त करना होगा। जब हम मानवी जीवन के नाटक मे, अपनी भूमिका निभाते हैं तो अहं-स्वयं इस द्वैत की अवधारणा सीखना हमें नियत होता है।

हमें जो भी चाहिए उसे पाने के लिए, प्यार, खुशी, शांति और सभी सकारात्मक गुण हमारे स्वभाव में होते हैं। यह हमें, और यहां तक की शारीरिक रूप से विकलांग मनुष्यों को भी स्वतंत्रता, प्रेम, शांति और खुशी के साथ एक सरल मानव जीवन जीने के लिए यह गुण

सक्षम बना सकते है।

क्या यह पूरी दुनिया को हासिल करने से बेहतर नहीं है?

हमसे हमेशा कहा जाता है कि हम उस अलौकिक शक्ति में "आस्था और विश्वास" रखें, जिसे हम जीवन या ईश्वर के रूप में स्वीकार करते हैं। हममें से प्रत्येक व्यक्ति जीवन का हिस्सा है और इसलिए ईश्वर का हिस्सा है, इसलिए हर कोई, अपने व्यक्तिगत तरीकों से विशेष और अद्वितीय हैं। भगवान की रचना में जो कुछ भी होता है उसके लिए हमेशा एक कारण होता है। मानो या न मानो, सामूहिक रूप से हम "छोटे देवता" हैं।

वर्तमान में हमारे पास ईश्वर को समझने की चेतना या जागरुकता का अभाव है। चूँकि हम लगातार विकसित हो रहे हैं और आत्मज्ञान की ओर बढ़ रहे हैं। हम में से कई, ईश्वर से यह और वह माँगने के लिए प्रार्थनाओं की ओर मुड़ते हैं, जिससे विश्वास की कमी का संकेत मिलता है या हमारी ज़रूरतें पूरी करने के लिए ईश्वर पर हम भरोसा रखते हैं। इससे पहले कि हम पूछें, भगवान पहले ही उसका उत्तर दिया हैं, की हमें "जरूरतों और चाहतों" के बीच अंतर करना चाहिए। इसलिए भगवान की सराहना और धन्यवाद के लिए प्रार्थना होनी चाहिए।

137

तनाव से राहत - सर्वोत्तम युक्ति - बस सच्चे रहें और झूठ से बचें

मैं और मेरी पत्नी एक फिल्म की योजना बना रहे थे। उसने पूछा कि हम सिनेमा देखने कब जा सकते हैं। बस उसे प्रभावित करने के लिए, उसी क्षण, मैंने कहा, "आज शाम।" उस पल मैंने, मेरे दिमाग ने मरीज़ की ईमेल क्वेरीज़ को नज़रअंदाज़ कर दिया, जो मुझे शाम तक खत्म करनी थी। इसके बजाय अगर मैंने उसे अपनी स्थिति समझाई होती और तीन दिन बाद फिल्म देखने की योजना बनाई होती, तो मैं खुद को अनावश्यक तनाव से बचा लेता और फिल्म अधिक मनोरंजक होती।

तनाव जीवनशैली से जुड़ी उन सभी बीमारियों का प्रमुख कारण है जिन्हें आप नाम दे सकते हैं। तनाव 'लड़ो या भागो' की स्थिति की ओर ले जाता है। लेकिन अगर हम स्थिति को 'आदेश देने योग्य या प्रबंधनीय (commanding or manageable)' मे बदल सकते हैं, तो तनाव से पूर्ण मुक्ती और जीत होगी। ऐसा करने का तरीका है - **सच्चा होना है।**

आध्यात्मिक गुरुओं की मुस्कान के पीछे का रहस्य -

यदि आप जो करते हैं वही बोलें और जो बोलते हैं वही करें, तो आपके आंतरिक और बाहरी वातावरण के बीच कोई अंतर नहीं रहेगा। आपके पास छुपाने के लिए कुछ नहीं होगा।

- यह साहस लाता है
- यह सोच में स्पष्टता लाता है
- यह आपके चेहरे पर मुस्कान लाता है
- यह आपको तनाव मुक्त बनाता है

सच्चा होना वास्तव में आध्यात्मिकता का सार है। चाहे आप किसी भी धर्म का अनुसरण कर रहें हो, सच्चा होना और अंदर तथा बाहर से एक जैसा व्यक्ति होना ही उच्चतम

आध्यात्मिक अवस्था है, जिस तक कोई भी कभी भी पहुंच सकता है।

इसके विपरीत, यदि आप अंदर-बाहर से सच्चे नहीं हैं, तो कोई बात नहीं, आप जिस भी धर्म का पालन कर रहे हैं, आप सिर्फ अपना समय बर्बाद कर रहे हैं।

श्री रामकृष्ण परमहंस कहते हैं - इस उम्र के लिए सच्चा होने का अभ्यास करना ही सबसे बड़ी आध्यात्मिकता है।

आइये छोटे-मोटे झूठ से बचें।

इससे पहले कि हमें एहसास हो, ये छोटे-मोटे झूठ शक्तिशाली राक्षसों में बदल जाते हैं। अभ्यास आदत बन जाता है और आदत चरित्र बन जाती है। तो आइए छोटे-मोटे झूठ से बचना शुरू करें।

हम एक ऐसी दुनिया में रहते हैं, जहां जीवित रहना और फलना-फूलना है; हमें झूठ का सहारा लेना पड़ेगा। लेकिन जब भी आप ऐसी स्थिति में हों, जहां आपको झूठ बोलने की जरूरत पड़े, तो इनमें से कोई एक काम करें।

• **बस चुप रहो, एक सेकंड रुको**। जो व्यक्ति आपसे पूछ रहा है, वह प्रश्न भूल सकता है या अगले विषय पर जा सकता है। इस तरह, आप सच बोलना टाल सकते हैं और झूठ बोलने से बच सकते है।

• **बस मुस्कुराएं** और झूठ बोलने से बचें।

• **आधा सच बताओ**

जैसे, अगर कोई आपसे पूछे, "आप बेंगलुरु कब जायेंगे?"

आपको यकीन है कि अगर आप कल कहेंगे तो सामने वाला लाल हो जाएगा, बस कहो "यह आज संभव नहीं हो सकता"।

एक और उदाहरण: "मैं इसे इस तरह से नहीं कर सकता" कहने के बजाय, बस कहें "अगर हम इसे इस तरह से करेंगे तो प्रक्रिया बहुत कठिन हो जाएगी।"

• **प्रति दिन झूठ की संख्या गिनें।**

मैंने इसे आज़माया है और किसी तरह प्रति दिन झूठ की संख्या को मस्तिष्क के लिए याद रखना बहुत आसान है। आइए हम उन संख्याओं को धीरे-धीरे कम करके, शून्य करने के लिए का प्रयास करें।

हमारे छोटे-छोटे प्रयास, झूठ से बचने की हमारी थोड़ी-सी एकाग्रता, जबरदस्त परिणाम लाएगी।

(मैं यह सुझाव नहीं दे रहा हूं कि हमें अतीत के सभी छिपे हुए झूठों को उजागर करना चाहिए। ऐसा करना तबाही की ओर ले जाना हो सकता है। मैं सिर्फ यह कह रहा हूं कि हमें वर्तमान और भविष्य में झूठ से बचना चाहिए।)

एक कहावत है - "न बृयात सत्यं अप्रियम्" - कड़वे सच नहीं बोलने चाहिए।

झूठ से बचने के निम्नलिखित फायदे हैं -

1. बेहतर स्मरण शक्ति

यदि हम झूठ बोल रहे हैं, तो हमारे मस्तिष्क को यह याद रखने के लिए अतिरिक्त मेहनत करनी पड़ती है की, हमने क्या झूठ बोला है और उस झूठ के इर्द-गिर्द एक कहानी बनाने की जरूरत है और झूठ के कारण उत्पन्न होने वाली सभी स्थितियों के बारे में सोचने की जरूरत है और इससे बचने के लिए उपाय निकालने की आवश्यकता है। क्योंकी, मस्तिष्क की अधिकांश शक्ति झूठ को बचाने में खर्च हो जाती है। मस्तिष्क की ज्यादा जगह इसी से घेर ली जाती है।

लेकिन अगर आप सच्चे हैं, तो आप पहले से ही जानते हैं कि क्या हुआ है और आगे याद रखने को कुछ नहीं होगा।

एक महान कहावत है - यदि आप सच्चे हैं, तो आपको कुछ भी याद रखने की आवश्यकता नहीं है।

2. कोई डर नहीं

झूठ आंतरिक भय को जन्म देता है। सच बोलने वाले के पास छिपाने के लिए कुछ नहीं होता। इसलिए शुरू से, झूठ से बचें फिर आप जल्द ही महसूस करना शुरू कर देंगे कि आप और अधिक अधिक निडर बन रहे हैं।

3. अपनी ताकत और कमजोरियों को ठीक से जानें

जब आप बाहर सच्चे होंगे, तो आप अंदर से भी अधिक सच्चे होंगे। आप यह जानेंगे की, आपकी ताकतें क्या हैं और सफलता प्राप्त करने के लिए, आप कैसे उनका लाभ उठा सकते हैं।

4. आत्मविश्वास में सुधार

जब आप जानते हैं की आपकी ताकत क्या है, जब आपने विश्वास करना शुरू कर दिया है, की आप क्या हासिल कर सकते हैं, तब आत्मविश्वास में आपको कोई नहीं हरा सकता।

5. मुस्कुराता चेहरा, बिना किसी चिंता के

आपके चेहरे की गांठें गायब हो जाएंगी, मुस्कुराहट चौड़ी हो जाएगी और जीवन तनाव से मुक्त हो जाएगा।

6. अच्छी नींद

झूठ, झूठे वादे, झूठी आत्म-छवि, अत्यधिक तनाव पैदा करते हैं और आपको मन की शांति और नींद से दूर ले जाते हैं। बस झूठ से बचना शुरू करें और आप देखेंगे कि आपकी नींद गहरी और अधिक आरामदायक होने लगी है। यह दिमाग की स्पष्टता के कारण बेहतर है।

7. बेहतर रिश्ते

आपके मित्र, जीवनसाथी और परिवार को ठीक-ठीक पता चल जाएगा कि आप किस तरह के व्यक्ति हैं। अतः आपसे कोई झूठी/अति-उम्मीदें नहीं होंगी। आपके रिश्ते अधिक सार्थक एवं सशक्त हो जाएंगे।

अगर आप सच्चे हैं, तो बेवफाई का सवाल ही नहीं उठेगा। जीवन और परिवार अधिक आनंददायक बनेगा।

8. लंबा स्वस्थ जीवन

ज़रा आप कल्पना करें, आप लेटे हुए है - आपका शरीर हिल रहा है, मस्तिष्क पर दबाव पड़ा है और माथे से पसीना आने लगा है।

कल्पना कीजिए कि आप सच बोल रहे हैं - बस एक खुला दिमाग और मुस्कुराते चेहरे के साथ क्या सच है उसे खुले दिल से बोल रहे है।

तब शरीर और मन बहुत आराम महसूस करेंगे। यही आध्यात्मिक गुरुओं की लम्बी आयु के पीछे का रहस्य है।

9. आपको सही रास्ते पर ले जाया जाएगा

जब आप सच्चे होते हैं, जब भी आप चौराहे पर आते हैं, तो स्वाभाविक रूप से आप सही रास्ता चुनें। सफल होने के लिए आपको खुद का विश्लेषण करना बहुत आसान हो जाएगा।

आपके अंदर का सत्य आपको सफलता की राह पर ले जाएगा, क्योंकि आपके अंदर का सत्य स्वयं ही भगवान है।

तो, आइए हम उन छोटे-छोटे झूठों से बचना शुरू करें और अधिक से अधिक लोगों को सच बताएं। जितना संभव हो सके उतना दिन में कई बार आप खुश रहेंगे।

प्रश्नः कभी-कभी लोग नहीं चाहते कि मै सफल हों जाऊ और इसलिए वे मुझसे झूठ बोलते हैं। जब मुझे पता चलता है की, ये झूठ है तो मुझे अगली बार उन्हें सच बताने का मन नहीं करता। ऐसे में मैं क्या करूँ?

उत्तर:जब उन लोगों से निपटने की बात आती है, जो हमारी सफलता के उद्देश्य को नुकसान पहुंचाते हैं, तो झूठ बोलना क्योंकी जब तक हम सही रास्ते पर हैं, वे कोई नुकसान नहीं पहुंचाएंगे। लेकिन मौन रहकर या किसी अन्य तरीके से झूठ से बचना हमेशा बेहतर विकल्प होता है।

138

स्वयं और स्वास्थ्य के बीच में मत खड़े रहो

मैं शार्क टैंक नामक एक टीवी शो देखता हूं। व्यवसाय के बारे में सब कुछ सीखने के लिए यह एक अविश्वसनीय रियलिटी शो है। शो में एक मिस्टर केविन हैं। कई सहभागियों से वह अक्सर कहते हैं की, - "आप अपने खुद के दुश्मन हैं। स्वयं और सफलता के बीच में तुम खड़े हो। लेकिन आप अभी तक यह नहीं जानते हैं।"

कभी-कभी मुझे उसकी बातें याद आती हैं! बीमारी से ग्रस्त कुछ लोग भी उनकी बीमारी पर बहुत ध्यान केंद्रित करते हैं। वे बीमारी का मूल कारण खोजते हैं, लक्षणों के लिए खोजते हैं, वे घरेलू उपचार खोजते हैं, वे ऑनलाइन सलाह लेते हैं, एक डॉक्टर से दूसरे डॉक्टर के पास जाते हैं, और वे सभी प्रकार के काम करते हैं। लेकिन, केवल एक चीज जो मायने रखती है - बीमारी पर कार्रवाई करना उसमें ही असफल रहते हैं।

जब बीमारी से निपटने के लिए कुछ करने की बात आती है तो वे दवाइयाँ लेने से झिझकते हैं, डॉक्टर के सुझावों का पालन नहीं करते, अपने डॉक्टर पर विश्वास करने के बजाय ऑनलाइन सलाह लेते है, जीवनशैली मे बदलाव लाना, बुरी आदतों को छोड़ना, जल्दी उठना और जल्दी सो जाना, भूख और प्यास लगने पर ही खाना-पीना, दवाएँ समय पर लेना याद रखना, अपनी दिनचर्या का स्वयं मूल्यांकन करना और नियमित रूप से सुधारात्मक उपाय लागू करना इत्यादि नहीं करते।

ऑनलाइन जानकारी इकट्ठा करना और बीमारी के इलाज के लिए आज ही कुछ करना यह दो पूरी तरह से अलग चीजें हैं।

कुछ मरीज़ डॉक्टर से प्रिस्क्रिप्शन लेते हैं। दवाइयों के बारे में ऑनलाइन खोज करते है। बैचैन होते है। दूसरों की कुछ राय के बारे में, रोगी के अनुभव पढ़ते है, कुछ अन्य दवाओं में रुचि लेते है, फिर दूसरे डॉक्टर की राय लेते है, उनकी दवा पर जाते है। फिर पहले डॉक्टर से पूछते है की, क्या दूसरा डॉक्टर सही है? कभी-कभी इसके विपरीत, फिर भ्रमित हो जाते हैं कि पहले डॉक्टर की सलाह का पालन करें या दूसरे, या फिर तीसरे डॉक्टर के पास जाएं और

वहां फिर इंटरनेट खोजना शुरू ...

कुछ लोग तो डॉक्टर से किसी बात के बारे में पता चलने पर मरीज़ इंटरनेट पर पढ़कर खुद ही टेस्ट्स परीक्षण की हद तक भी चले जाते हैं। वे यह साबित करने के लिए बहस भी करते है, की डॉक्टर ग़लत है। लेकिन अगर आप बहस में अपने डॉक्टर को पीट देते हैं, तो इससे आपकी समस्या का समाधान उपलब्ध नहीं होनेवाला है। जिस समस्या के समाधान की आवश्यकता है वह है - **आपकी बीमारी।**

रोगी के लिए, एक और एकमात्र चीज जो मायने रखती है वह है - उसके / उसकी बीमारी से कैसे छुटकारा पाया जाए और स्वास्थ्य वापस कैसे प्राप्त करें। सभी रोग के बारे मे हुए अनुसंधान, खोज, रोगों का मूल कारण, सिद्धांत, धारणाएँ, घरेलू उपचार का ज्ञान आदि महत्वपूर्ण नहीं है। वैसे भी आपको उस विशेष बीमारी पर मास्टर डिग्री नहीं मिल रही है। एक बार जब बीमारी ख़त्म हो जाती है, तो आप अपने स्वास्थ्य का आनंद लेते हुए जी सकते हैं।

केवल अपने रोग, उसके लक्षण, विकृति विज्ञान, शरीर विज्ञान, माइक्रोबायोलॉजी, रेडियोलॉजी आदि के इर्द-गिर्द मत घूमें। आपकी बीमारी से कैसे छुटकारा पा सकते हैं इसके ऊपर अधिक ध्यान दें।

बीमारी से छुटकारा पाने के लिए आज आपको क्या करने की आवश्यकता है, इसकी सूची बनाएं।

यदि आपने कुछ घरेलू उपचार सूचीबद्ध किए हैं, तो उन्हें आप उपयुक्त 1 या 2 में से सूचीबद्ध करें। यह देखने के लिए डॉक्टर से बात करें कि क्या इससे मदद मिलती है और फिर आगे बढ़ें और उन घरेलू उपचारों का **विवेकपूर्ण तरीके से पालन करें। कार्य!**

देखिए, जब एक बच्चा अपनी माँ को कसकर पकड़ता है, तो वह अपनी माँ के प्यार पर पूरा विश्वास करता है, की वह अपने बच्चे को नहीं गिरायेगी। जब मैं बस में बैठता हूं, बस चालक की क्षमता पर विश्वास करना तो मेरे पास होता है। जब एक बच्चा चलना सीख रहा होता है, तो उसे अपनी ताकत पर विश्वास करना पड़ता है। जब मेरे पास दोस्त होते हैं, तो मुझे उन पर विश्वास करना पड़ता है की वे मेरी उम्मीदों पर खरा उतरेंगे और मैं उनकी उम्मीदों पर खरा उतरूंगा।

विश्वास सबसे बड़ी मानवीय शक्ति है। तो, अगली बार जब आप किसी डॉक्टर के पास जाएँ, कम से कम 7-10 दिनों तक उसकी सलाह मानने के लिए उस पर भरोसा रखें। फिर भी अगर चीजें काम नहीं कर रही हैं, तो प्लान बी के बारे में सोचें।

मैं आपसे यह नहीं कह रहा हूं कि आप ऑनलाइन जानकारी न खोजें। मैं केवल अनुरोध कर रहा हूं, आपको अन्य चीजों की तुलना में बीमारी के इलाज पर अधिक ध्यान केंद्रित करना होगा। क्योंकि, अंत में मायने केवल यही रखता है कि आपकी बीमारी ठीक हो गई या नहीं, और क्या आपने अपनी बीमारी की देखभाल के लिए पर्याप्त प्रयास किए हैं।

मैं एक उदाहरण देता हूं: मान लीजिए आपको अस्थमा है।

इसके साथ समय बर्बाद मत करो -

•अस्थमा क्या है, इसके आनुवंशिक कारक योगदान, इसकी पैथो-फिजियोलॉजी आदि के बारे में अत्यधिक शोध।

• अपने डॉक्टर के नुस्खे पर संदेह करना, उसे बदलने के बारे में सोचना, आपकी चिकित्सक के सलाह के बिना अपने आप दवाएँ/घरेलू उपचार करना।

• दोस्तों से बीमारी के बारे में उनकी राय जानना और घरेलू उपचार करना।

एक ही समय में दो डॉक्टरों से परामर्श करना और उनके दवाइयों का मिश्रण करना।

इसे करें -

१. निम्नलिखित आहार संबंधी सलाह:

उन खाद्य पदार्थों की सूची बनाएं जिन्हें आप ले सकते हैं और जिनसे बचना चाहिए। अपने चिकित्सक के साथ इस सूची को जांचें।

जो खाना आप खा सकते हैं उसे खा लें, जो आप आमतौर पर नहीं खाते हैं उसे हटा दें।

जिन खाद्य सामग्रियों का आप आमतौर पर उपयोग करते हैं, उनसे बनाए जानेवाले कुछ व्यंजनों का पता लगाएं जिससे आप उन सामग्रियों का उपयोग करके घर पर व्यंजन बना सकते हैं। तथा उन व्यंजनों का उपयोग शुरू करें।

२. घरेलू उपचार

घरेलू उपचार के लिए अपने डॉक्टर से संपर्क करें। बाजार जाओ और आवश्यक जड़ी-बूटियाँ खरीदो और शुरु करो।

३. जीवन शैली में परिवर्तन:

जीवनशैली में उन बदलावों को सूचीबद्ध करें जिन्हें आपको करने की आवश्यकता है, जैसे सुबह सुबह जल्दी उठना, धूम्रपान छोड़ना, और रात में भारी भोजन से परहेज करना।

अपने परिवार के सदस्यों और दोस्तों से चर्चा करें। जीवनशैली में इन बदलावों को शामिल करने के लिए उनसे मदद मांगें। उनका समर्थन प्राप्त करें और जीतें।

४. दवाइयाँ:

दवाएँ नियमित और सख्ती से लें। इस बात पर ध्यान दें कि इसे खाने से पहले लेना है या खाने के बाद।

इस बात पर ध्यान दें कि क्या कषायम को पानी में घोलने की जरूरत है? यदि हां, तो पानी का प्रमाण क्या है? और इसी तरह।

दवाएँ लेने का समय एक ही रखने का प्रयास करें।

दवाओं की जानकारी पर खोज करें और संभावित दुष्प्रभावों को नोट करें। उन्हें मन में रखो। यदि आपको इनमें से कोई भी अनुभव हो तो अपने डॉक्टर से संपर्क करें।

अस्थमा के मामले में, भले ही एक सप्ताह के बाद भी सुधार के कोई संकेत न दिखें।

फिर अपने डॉक्टर से बात करें।

संक्षिप्त मे यह है की, बीमारी से निपटने और जीतने के बजाय, रोग की विकृति, उसकी जटिलताओं के बारे में चिंता करना, मित्रों की सलाह लेना, डॉक्टर की सलाह से उनकी तुलना

करना, इत्यादि पर ध्यान केंद्रित न करें।

139

सीधा बैठने के फायदे - लंबे समय तक सीधा कैसे बैठें?

सीधे बैठने से मानसिक, शारीरिक और सामाजिक लाभ होते हैं। रीढ़ की हड्डी का वजन नीचे बांटने मे भी इससे मदद मिलती है। इससे एकाग्रता में सुधार होता है और आप 'सतर्क और सक्रिय' हैं यह भी दिखता है। आइए जानें सीधे बैठने के फायदे और कैसे लंबे समय तक सीधे बैठे सकते हैं।

एकाग्रता में सुधार - सीधे बैठने से एकाग्रता के ऊपर सीधा सकारात्मक प्रभाव पड़ता है। सभी योग आसन, प्राणायाम में आपको सीधे बैठने की आवश्यकता होती है।

याददाश्त - सीधे बैठने से स्मृति सहित मस्तिष्क की शक्ति के सभी पहलुओं में सुधार करने में मदद मिलती है।

पीठ के निचले हिस्से में तकिया लगाकर बैठें

सिर्फ 10 मिनट के लिए पीठ के निचले हिस्से के नीचे पतला चिकना तकिया रखकर सोएं। यह पीठ को फैलाने में मदद करता है और लंबे समय तक पीठ को सीधा रखने में भी मदद करता है।जब आप बैठते हैं तो उस समय की तकिया भी आपको लगातार सीधे बैठने की याद दिलाता है।

या पीठ के निचले हिस्से के स्तर पर आगे की ओर उभार वाली कुर्सी का उपयोग करें। स्वाभाविक रूप से पीछे की ओर खिंचाव रहनेसे मदद मिलती है।

प्राणायाम का अभ्यास करें

सीधी पीठ के साथ प्राणायाम का नियमित अभ्यास आपके शरीर को सीधा और मजबूत बनाता है। यह आपके शरीर (और दिमाग) को सहजता से अधिक घंटे तक चुस्त-दुरुस्त बनाए रखने में मदद करता है।

योग आसन

भुजंगासन, धनुरासन जैसे कई आसान योगासन हैं, जो पीठ को लंबे समय तक खींचकर सीधा रखने में मदद करते है।

गर्दन और बांह का व्यायाम

पीठ को सीधा रखने के लिए, गर्दन से लेकर त्रिकास्थि तक की मांसपेशियाँ और स्नायुबंधन को मजबूत होने की जरूरत है। वर्तुलाकार भुजा संचालन, वर्तुलाकार गर्दन के व्यायाम, पीठ की कुल लंबाई को मजबूत करने में मदद करें।

तेल मालिश

आयुर्वेदिक तेल जैसे महा नारायण तैलम या सिर्फ तिल के तेल से नियमित तेल मालिश करें, यह पीठ की ताकत बढ़ाने में मदद करता है।

कुर्सी को मेज के पास रखें

टेबल को अपने शरीर के बिल्कुल करीब रखने की कोशिश करें। इससे आप आगे झुकने से बच जाते हैं। सुनिश्चित करें कि कंप्यूटर स्क्रीन या किताब आपके आँखों की स्तर पर हो ताकि आपको आगे झुकने की जरूरत न पड़े।

अगर आप लैपटॉप पर काम करते हैं तो लैपटॉप को ऊंचाई पर रखें ताकि आपको स्क्रीन देखने के लिए आगे झुकने की जरूरत न पड़े। ऐसे में आपको एक्स्ट्रा कीबोर्ड का इस्तेमाल भी करना पड़ सकता है।

कमर के बेल्ट (lumbar belt) का प्रयोग करें

कमर के बेल्ट का उपयोग करने से आपको सीधे बैठने की शुरुआती प्रयासों में अतिरिक्त सहायता मिलती है।

140

क्या आप ध्यान केंद्रित करते हैं? एकाग्रता में सुधार के लिए? 14 आसान तकनीकें

जब उत्पादकता में सुधार की बात आती है, तो कई पहलू दिमाग में आते हैं -

मल्टी-टास्किंग, समय प्रबंधन, कार्य शेड्यूलिंग आदि, इन सभी में से, मैं कहूँगा की एकाग्रता में सुधार करना सबसे महत्वपूर्ण है। इस जानकारी के युग के दौरान, इंटरनेट, फेसबुक, ट्विटर, टैबलेट, लैपटॉप, स्मार्ट फोन और न जाने क्या-क्या, से घिरा होने के कारण एकाग्रता में सुधार लाना पहले से कहीं अधिक महत्व रखता है ।

एकाग्रता में सुधार की आवश्यकता किसे है?

यदि आप एक गृहिणी हैं, तो बेहतर एकाग्रता आपको बेहतर याददाश्त में मदद करती है, बिना कुछ भूले घर के सभी कामों में आपकी मदद करती है, आपका मन सभी अवांछित चीजों को साफ़ करता है और अपना काम बेहतर ढंग से करने में मदद करता है।

यदि आप एक पेशेवर हैं, तो अत्यधिक तीव्र एकाग्रता आपको अपने क्षेत्र में नई चीज़ें शीघ्रता सीखने में मदद करेगी, नई परिस्थितियों के अनुरूप ढलने और अपने क्षेत्र में उत्कृष्टता प्राप्त करने मे मदद करेगी।

यदि आप आध्यात्मिक साधक हैं या सांसारिक व्यक्ति हैं, चाहे आप केजी स्तर के छात्र हों, या किसी कंपनी के सीईओ या गृहिणी, हर किसी ने एकाग्रता बढ़ाने का प्रयास करना चाहिए।

कुछ उदाहरण:

महाभारत (हिन्दू महाकाव्य) में गुरु द्रोणाचार्य छात्रों को तीरंदाजी सीखने की शिक्षा देते हैं। वह छात्रों से एक पक्षी पर निशाना लगाने के लिए कहता है। और छात्रों से पूछते है की उन्हें निशाना लगाते समय क्या दिख रहा हैं। जबकि कई छात्रों का कहना है कि वे पेड़ को शाखाओं सहित देख रहे हैं या पत्ते, पक्षी, पृष्ठभूमि में आकाश आदि दिख रहा हैं। गुरु के सबसे अच्छे शिष्य अर्जुन कहते हैं, "मुझे पक्षी के अलावा कुछ भी नहीं दिख रहा हैं। उसका ध्यान पक्षी पर बहुत केंद्रित था तथा उसका पूरा दिमाग और शरीर भी पूरी तरह से अपने तीर से पक्षी को मारने पर केंद्रित था।"

स्वामी विवेकानन्द के सामर्थ्यशाली विचार:

"दुनिया का सारा ज्ञान किस प्रकार मन की शक्तियों को एकाग्र करने से प्राप्त किया गया है?"

"एकाग्रता की यह शक्ति जितनी अधिक होती है, उतना ही अधिक ज्ञान प्राप्त होता है, क्योंकि एकाग्रता प्राप्त करने का यही एकमात्र तरीका है।"

"अनियंत्रित और दिशाहीन मन हमें हमेशा के लिए नीचे, और नीचे की ओर खींच ले जाएगा - हमें फाड़ डालेगा, हमें मार डालेगा; और नियंत्रित मन हमें बचाएगा, हमें मुक्त करेगा।"

"अधिकांश विचार शक्ति सामान्य मनुष्य द्वारा बर्बाद हो जाती है, और इसलिए, वह लगातार गलतियाँ कर रहा है। प्रशिक्षित मनुष्य या मन कभी गलती नहीं करता।"

यहां कुछ आसान युक्तियां दी गई हैं जिनका पालन करके मैं एकाग्रता मे सुधार करने का प्रयास कर रहा हूं:

1. मीठा-

हल्का मीठा या जूस की थोड़ी खुराक लेने से मस्तिष्क को ग्लूकोज पहुंचता है और बेहतर ध्यान केंद्रित करने के लिए मदद मिलती है। यदि आपको कुछ दिमाग लगाना है, तो थोड़ा मीठा खाने पर विचार करें। हालांकि, हाई शुगर डाइट का लगातार सेवन करना स्वास्थ्य के लिए ठीक नहीं है, यह सुझाव भारी कार्यसूची से ठीक पहले उपयुक्त है।

2. पेट हल्का होना

पेट हल्का रहने से आप नींद और आलस्य से दूर रहते हैं। जब तक आपको भोजन करने से पहले भूख न लगे तब तक इंतज़ार करे।

3. घंटे दर घंटे के आधार पर कार्य का निर्धारण करना

एक व्यवस्थित कार्यसूची कार्य/अध्ययन को प्राथमिकता देने में मदद करती है, मन को लंबे समय तक शांत और संयमित बनाए रखती है। हर समय, आप आसानी से आकलन कर सकते हैं की आप कहां हैं, आपने कितनी लंबी यात्रा की है और सोने से पहले यह जान सकते है की, कितने मील की दूरी तय करना बाकी है।

4. गैजेट्स, फेसबुक से दूर समय बिताना।

कोई भी जरूरी काम करते समय खुद को गैजेट्स से दूर रखें।

5. F 11

गूगल क्रोम में काम करते समय अगर आप एक टैब के अलावा कुछ नहीं देखना चाहते हैं तो F11 बटन दबाएं। यह आपकी वर्तमान स्क्रीन/टैब को बड़ा दिखाने में मदद करता है और आपको अन्य सभी टैब और विंडो से दूर रखता है। सामान्य दृश्य पर वापस लौटने के लिए फिर से F11 दबाएँ।

6. प्राणायाम

प्राणायाम एक समय परीक्षित (time tested) तकनीक है। यह सांस नियंत्रण को बेहतर बनाने में मदद करता है तथा चीजों को बेहतर ढंग से करने के लिए दिमाग को प्रशिक्षित करता है।

7. प्रार्थना

प्रार्थना एकाग्रता में सुधार करने में मदद करती है। एक योग तकनीक है जिसे कहा जाता है 'त्राटक'। इसका तात्पर्य एक वस्तु को लगभग 5-10 मिनट तक लगातार देखते रहना है। वस्तु एक दीपक, या आपके पसंदीदा देवता की तस्वीर हो सकती है। अगर आप नियमित रूप से प्रार्थना करने, लगातार तस्वीर देखने के आदी हैं तो एकाग्रता बढ़ाने के लिए देवपूजन किया जा सकता है।

8. स्वयं सहायता पुस्तकें

स्वयं सहायता पुस्तकें, आपकी रुचि के क्षेत्र के महान लोगों की जीवनियाँ, आपके मन को प्रेरित और एकाग्र करती है।

९. और 10. व्यायाम और जल्दी उठना -

मजबूत और स्वस्थ शरीर से शक्तिशाली दिमाग का जन्म होता है। इसलिए सुबह व्यायाम करना विशेष रूप से लाभप्रद होता है। सुबह जल्दी उठने के तो एकाग्रता बढ़ाने के साथ और भी कई फायदे है।

11. परहेज़ करने योग्य खान-पान और आदतें -

अधिक तैलीय भोजन, अधिक मांसाहारी भोजन, लहसुन और प्याज का सेवन तामसिक (अंधकार की ओर ले जाने वाला) माना जाता है। इसलिए इनका न्यूनतम उपयोग एकाग्रता के सुधार में मदद करता है। यह भी न भूलें कि लहसुन और प्याज के साथ ढेर सारे स्वास्थ्य के फायदे भी आते हैं। इसलिए इसे खाते समय संतुलन बनाए रखने की जरूरत है। शराब और धूम्रपान के परहेज से मदद मिलती है।

12. देखने वाला मन - कोई भी कार्य करते समय सीधा बैठना, एकाग्रचित्त होना, मन पर नज़र रखने का प्रयास करना, यह कैसे व्यवहार कर रहा है, ऐसे कौन से क्षेत्र हैं जिनमें सुधार की आवश्यकता है, अपनी एकाग्रता के स्तर पर ध्यान केंद्रित करने से आपको एकाग्रता में सुधारने के लिए निश्चित रूप से मदद मिलेगी।

13. संयम/ब्रह्मचर्य - ब्रह्मचर्य, एकाग्रता में सुधार के लिए एक सिद्ध एवं विश्वसनीय उपाय है।

14. दोपहर की झपकी -

यदि आपको दोपहर के समय या उसके दौरान काम जारी रखना कठिन लगता है तो गर्मियों में, या यदि आपको पुरानी बीमारी है, तो दोपहर में केवल 15-30 मिनट की झपकी लें यह आपकी एकाग्रता के स्तर को सुधारने के लिए अद्भुत काम कर सकता है।

141

अच्छे स्वास्थ्य और मन शांति के लिए - अपनी जीभ पर नियंत्रण रखें

हम तभी स्वस्थ रह सकते हैं, खुश रह सकते हैं जब हम अपनी जीभ क्या बोलती है और इसका स्वाद क्या है इसपर नियंत्रण रख सकें। मौन हर किसी का व्यक्तिगत 'बंद स्वर्ण खजाना' है। लेकिन समुदाय या समूह में 'पहचान बनाने की उत्सुकता' और 'अवसर की महत्वाकांक्षा' हमें इस खजाने को खोलने के लिए अक्सर मजबूर करेगी। एक बार खुलने के बाद, हर कोई इस 'जादुई बॉक्स' में झाँकेगा और इस रहस्यमय सुनहरी प्राचीन वस्तु का बड़प्पन खो जाएगा। ऐसा कुछ व्यक्तियों मे अक्सर देखने को मिलता है। सबसे अधिक सम्भावना यह है कि व्यक्ति का 'स्वभाव' ही व्यक्ति को ऐसा करने के लिए प्रेरित करता है। लेकिन, चुप्पी टूटने के बाद जो नतीजे होते हैं, वे सुखद नहीं होते। यही कारण है कि कॉर्पोरेट जगत में अधिक बातचीत पर ध्यान नहीं दिया जाता बल्कि रियलिटी शो में ऐसे लोगों को सुनहरे मौके होते है!

कन्नड़ (एक प्राचीन और सुंदर दक्षिण भारतीय भाषा, मेरी मातृभाषा) में दो प्रसिद्ध कहावतें हैं

वाणी चांदी है, मौन सोना है।

मूक रहकर गूंगा कहलाना बेहतर है बजाय इसके कि असभ्य/अजीब बनकर बातूनी जाना जाए।

भले ही 'बात करने की ललक' दिमाग से शुरू होती है, लेकिन जल्द ही जीभ उस पर हावी हो जाती है, तभी मन और जीभ के बीच जो संबंध होता है वह खो जाता है। हम जो बोलते हैं उस पर नियंत्रण रखने में ही चतुराई छिपी है।

इसका मतलब यह नहीं है कि हम अपना मुंह बंद कर लें और सब समय कुछ बोलने से बचें। लेकिन हमें कहां, क्या और कब बात करनी है, इसके बारे में जागरूकता होनी चाहिए। यह उन लोगों के सामने 'गोल्डन एंटीक' प्रदर्शित करने जैसा है जिन्हें यह पसंद है और जो इसे खरीदने की चाहत रखते हैं। केवल ऐसे मामलों में ही यह बड़ा प्रतिफल/मान्यता/प्रशंसा देता है अन्यथा फिर यह कम रुचि की एक सामान्य वस्तु बन जाती है।

संक्षेप में कहें तो जीभ में समय और ऊर्जा को एक अच्छा निवेश बनाने की शक्ति होती है या मुसीबत को आमंत्रित करने के लिए यह एक उपकरण भी बन सकता है।

आप जो बोलते हैं उसे कैसे नियंत्रित करें:

घी - घी का नियमित सेवन आपके दिमाग को तेज बनाता है और जीभ को नियंत्रित करने में सक्षम बनाता है। अपने आहार में कम से कम एक चम्मच घी का प्रयोग अवश्य करें।

प्राणायाम का नियमित अभ्यास - प्राणायाम आपके सांस, मन और जीभ पर अच्छा नियंत्रण प्रदान करता है। इसलिए इसका नियमित अभ्यास करें।

भ्रामरी प्रकार का प्राणायाम विशेष रूप से जीभ और दिमाग को नियंत्रित करने के लिए निर्धारित है।

मीटिंग से पहले अच्छी तरह योजना बना लें कि क्या बात करनी है और क्या नहीं। एक चेतन मन आपको दिमाग से अनावश्यक बातों या घटनाओं को हटाने में मदद करेगा। बातचीत शुरू करने से पहले अपनी जीभ को धीरे से काटें। यह अलर्ट करता है की मन और जीभ को दोगुना सावधान रहना होगा।

बातचीत के बाद बार-बार विश्लेषण करें कि आप इसे कैसे बेहतर बना सकते थे।

एक और दुर्घटना आम तौर पर अतिसक्रिय जीभ के कारण होती है, जिसे इस ब्रह्माण्ड द्वारा प्रस्तुत सभी व्यंजनों की लालसा है। आयुर्वेद का नियम है, सिर्फ भूख लगने पर खाओ और तृप्त महसूस होने से ठीक पहले खाना बंद कर दें। आपके भोजन में सभी 6 स्वाद शामिल होने चाहिए - मीठा, नमकीन, खट्टा, कड़वा, कसैला और तीखा.

एक बार फिर यह व्यक्ति के अति-सक्रिय दिमाग के लालच के कारण ही उसे तरह-तरह का खाना पसंद है। अंततः व्यक्ति अपच का शिकार होता है और सभी प्रकार की बीमारियों के संपर्क जाता है - मोटापा, मधुमेह, आदि।

अतिरिक्त लालसा का उपाय:

इसका ऐसा कोई उपाय नहीं है। बस अधिक खाना, जंक फूड से बचें, सोडा, बहुत मसालेदार भोजन, वातित पेय और अधिक शराब बंद करें।

प्यास लगने पर अच्छी मात्रा में पानी पियें, अवश्य ही, प्राणायाम, सख्त जीवन शैली; सहयोग करने वाला परिवार बहुत मदद करता है।

आइए बोलने और खाने दोनों समय अपनी जीभ पर नियंत्रण रखें और स्वस्थ शरीर तथा शांत मन का आनंद लें।

डॉ एमएस कृष्णमूर्ति और डॉ हेब्बर द्वारा लेख

142

अपने शरीर को एक मौका दें अपने आप ठीक होने का

हमारे शरीर में सामान्य स्वास्थ्य को वापस पाने के लिए एक अंतर्निहित प्रणाली है। हरएक छोटे स्वास्थ्य बदलावों के लिए दवाओं की आवश्यकता नहीं होती है। लेकिन अगर हम प्रत्येक छोटे स्वास्थ्य परिवर्तन के लिए दवा का इस्तेमाल करना शुरू कर दें, तो हमारा शरीर आदी हो जाता है और दवाइयाँ इतनी अधिक हो जाती है की वह स्वयं लड़ने की अपनी जन्मजात क्षमता खो देता है, आत्म उपचार की कला भी खो देता है। तो, इससे पहले कि आप उस छोटे से सिरदर्द के लिए गोली लें, जिसे आप कुछ समय तक सहन कर सकते हैं, अपने शरीर को आत्म-उपचार का मौका दें।

यहां तक कि भारत सरकार ने भी हाल ही में डॉक्टरों को बुखार, सामान्य सर्दी, खांसी आदि के मामले में दवाएं और एंटीबायोटिक्स जैसी स्ट्रॉन्ग दवाएं न लिखने की सलाह दी है।

इसे कैसे करना है?

1. स्वस्थ जीवन शैली अपनाकर।

2. सोने और खाने, का नियमित समय बनाकर एक लयबद्ध शारीरिक घड़ी का समायोजन करकर **(setting upa rhythmic body clock)**।

3. होशियारी से खाना (eating smartly) यानी स्वस्थ पौष्टिक भोजन करना, जंक फूड से परहेज करना।

4. ठीक होने के संकेतों के लिए अपने शरीर की आवाज़ सुनकर

5. आयुर्वेदिक घरेलू उपचारों का स्मार्ट उपयोग। जैसे. लहसुन एक कारगर जड़ी बूटी है जो कोलेस्ट्रॉल पर अंकुश लगाती है।

6. एक अच्छे चिकित्सक का चयन करके, जो उचित दवाएँ, उचित समयावधि के लिए उपयुक्त परिस्थितियों के लिए लिखे। कई बार,

मरीज़ स्वयं डॉक्टर से दवाएँ लिखने की अपेक्षा करता है, हालाँकि डॉक्टर की राय होगी कि दवा की जरूरत नहीं है। उसे एक तो लिखने के लिए मजबूर किया जाता है। तो, अगर

डॉक्टर कहता है कि आपको दवा की ज़रूरत नहीं है, तो चलिए उसके फैसले का सम्मान करें।

7. व्यायाम - प्री डायबिटीज, पीसीओएस और उच्च रक्तचाप के लिए सबसे अच्छी दवाओं में से एक है।

• मधुमेह और उच्च रक्तचाप के इलाज के लिए व्यायाम एक चिकित्सकीयरूप से सिद्ध तरीका है।

• व्यायाम, पीसीओएस में इंसुलिन प्रतिरोध से लड़ने में मदद करता है।

8. कुछ स्थितियां ऐसी होती हैं, जो अपने आप ठीक हो जाती हैं। उदाहरण:

• सामान्य सर्दी: अदरक की चाय पियें और शरीर को वायरस से लड़ने दें। 3 – 5 दिन के अंदर आप सफल हो जायेंगे।

• थोड़ा सिरदर्द: सिरदर्द से लड़ने के लिए इन सुझावों का पालन करें

• अवसाद (Depression): अवसाद - रोग और दुख की अस्थायी स्थिति में अंतर है। इन्हें जानें और अवसाद की दवा से बचें।

9. अपने आस-पास की प्रत्येक चीज़ के प्रति व्याकुलतापूर्ण रवैया बंद करना।

"आपकी बेटी को कितना प्रोटीन खाना चाहिए? ओह, उसकी पोशाक में थोड़ी गंदगी है तो उसे हो सकती है एलर्जी!.. हे भगवान, आज उसने 2 की जगह 4 बादाम खा लिए तो विटामिन ई की अधिकता से पीड़ित हो सकती हैं।"

मैं यह सुझाव नहीं दे रहा हूं कि यदि आपको सीने में तेज दर्द हो, तो आपको उपेक्षा करनी चाहिए, जो जीवन के लिए खतरा हो सकता है।

लेकिन मैं सुझाव दे रहा हूं,

• उपचार के लिए स्मार्ट प्राकृतिक तरीके अपनाएं।

• अपने स्वास्थ्य और बीमारी को चतुराई से आंकें।

• जहां भी जरूरत हो आयुर्वेदिक घरेलू नुस्खों का प्रयोग करें।

• एक अच्छा डॉक्टर चुनें।

143

मेरा काम - मेरा जीवन - जैसे कोई कल ही नहीं है

मैं सुबह जल्दी उठता हूं और वर्कआउट करता हूं... अपनी मांसपेशियों पर सर्वश्रेष्ठ प्रयास करता हूं ... जैसे कल है ही नहीं।

मैं रोजमर्रा की दिनचर्या से जल्दी-जल्दी शब्दों का उच्चारण करने के लिए अपने लैपटॉप पर पहुंचता हूं, मेरे ब्लॉग पर या मेरे ग्राहकों को उत्तर देने के लिए... जैसे कि कोई कल नहीं है।

मैं आज अपने जीवन का सर्वोत्तम कार्य करने की शक्ति के लिए प्रभु से प्रार्थना करता हूँ... जैसे कल है ही नहीं।

मैं हर समय अपने काम के बारे में सोचता हूं.. मैं ब्लॉग को कैसे बेहतर बना सकता हूं, मैं इतने सारे लोगों के जीवन में बदलाव कैसे ला सकता हूँ.. जैसे कि कल है ही नहीं।

अगर मैं कोई किताब पढ़ रहा हूं या फिल्म देख रहा हूं, तो मैं उसका अधिकतम लाभ उठाने की कोशिश करता हूं ... जैसे कल है ही नहीं।

मेडिकल समाचार पढ़ने के साथ-साथ मैं व्याकरण, अच्छी अंग्रेजी, सॉफ़्टवेयर तकनीकी सामग्री का उपयोग इत्यादि पर भी ध्यान देता हूं। .. मेरे लेखों में सर्वोत्तम शब्दों का सेट डालने के लिए.. जैसे वहाँ कोई कल ही नहीं।

जबकि मैं एकाग्रता और मानसिक शांति बनाए रखने के लिए पहाड़ की तरह कड़ी मेहनत करता हूं, मैं अपने काम में तेजी लाने की कोशिश करता हूं, दिन का अधिकतम लाभ उठाने के लिए, जैसे वहां कल है ही नहीं।

मैं दूसरों के कठोर शब्दों को माफ करने की कोशिश करता हूं, सभी कुंठाओं/ निराशा को निगलने की कोशिश करता हूं, तमाम दुःखों को आत्मसात करने की कोशिश करता हूं, फिर भी अपने आस-पास के लोगों को अपना सर्वश्रेष्ठ देने की कोशिश करता हूँ ... जैसे कि कल है ही नहीं।

मैं अपने परिवार की देखभाल करने और अपने दोस्तों को बहुमूल्य समय देने की कोशिश करता हूं... जैसे वहां कल नहीं है।

अगर मुझे कोई बुरी खबर मिलती है तो मैं जोर-जोर से रोता हूं, जोर-जोर से हंसता हूं, खुश होता हूं।

जीवन की हर छोटी-छोटी मौज-मस्ती का लुत्फ़ उठाता हूँ, दूसरे मेरे बारे में क्या सोचते हैं, इसे नज़रअंदाज़ करके मैं जीने की कोशिश करता हूँ तथा

अपने वास्तविक स्व के करीब रहने की कोशिश करता हूँ ... जैसे कि कोई कल नहीं है।

तथापि,

मैं पैसे ऐसे खर्च नहीं करता जैसे कल है ही नहीं।

मैं अपनी कार इतनी तेज़ नहीं चलाता जैसे कि कल हो ही नहीं।

मैं लोगों को इस तरह डींगें नहीं मारता/अपशब्द नहीं कहता जैसे कि कल है ही नहीं।

मैं शराब या धूम्रपान का सेवन नहीं करता, जैसे कि कल है ही नहीं।

मैं ऐसे नहीं खाता जैसे कल है ही नहीं।

क्योंकि मैं जानता हूं कि अगर मेरे लिए कोई कल है तो मैं उसे आज से बेहतर दिन बनाना चाहूंगा।

ब्रह्मांड में निशान बनाने का सबसे अच्छा तरीका, इस दुनिया मे बदलाव लाने का सबसे अच्छा तरीका, आंतरिक शांति और संतुष्टि पाने का सबसे अच्छा तरीका है, जो मैं जानता हूं... काम करना और लोगों से प्यार करना... जैसे कि कल है ही नहीं।

144

शौक - एक प्रभावशाली डिप्रेशन का इलाज

मानसिक अवसाद से निपटना बहुत कठिन स्थिति है। डिप्रेशन का कारगर इलाज सिर्फ दवा, काउंसलिंग आदि पर ही नहीं बल्कि व्यक्तित्व पर भी निर्भर करता है। शौक व्यक्तित्व को आकार देने वाले प्रमुख कारक हैं।

मानसिक अवसाद के विरुद्ध लड़ाई में शौक रखना या शौक विकसित करना बहुत महत्वपूर्ण है।

शौक, अवसाद के इलाज के रूप में कैसे कार्य करता है:

आत्मविश्वास बढ़ाएँ: शौक आत्मविश्वास बढ़ाने में मदद करते हैं। यह आपको एक अतिरिक्त प्रतिभा और अपनी प्रतिभा दिखाने की अतिरिक्त क्षमता देता है। आप आपकी अतिरिक्त प्रतिभा के कारण बाकी लोगों से भी खास हैं।

सकारात्मक निवेश: शौक आपको अपना समय और पैसा सकारात्मक गतिविधि मे निवेश करने में मदद करते हैं।

जुनून का प्रदर्शन करें: बहुत से लोगों को अपने कार्यस्थल पर नियमित दोहराव वाला कार्य उबाऊ हो जाता है इस कारण से उन्हें अपने जुनून में शामिल होने का मौका नहीं मिलता है। ऐसे लोगों के लिए शौक उन्हें अपना जुनून जीने का मौका देते हैं। ख़ुशी लाता है।

आपको व्यस्त रखता है: शौक आपको व्यस्त और खुश रखते हैं। सुस्ती, अकेलापन और सुस्त मनोदशा अवसाद के मूल स्तंभ हैं, इनसे छुटकारा पाने में मदद करते हैं।

सकारात्मकता: आपकी एकाग्रता को सकारात्मकता की ओर मोड़ने का मौका देता है। कुछ उत्पादक, कुछ उपयोगी करो।

शौक के स्वास्थ्य लाभ: यदि नृत्य या कोई खेल आपका शौक है, तो यह आपको स्वस्थ रखने में मदद करेगा। इन शौकों के वजह से खुद को फिट रखने के लिए आप जिम या कोई अन्य शारीरिक गतिविधि करने के बारे में नहीं सोचेंगे।

व्यक्तित्व और चरित्र का निर्माण करता है: शौक आपको अपने व्यक्तित्व विकसित करने में मदद करते हैं।

शौक और उनके मानसिक लाभों की सूची:

ड्राइंग, क्ले मॉडलिंग, कला और शिल्प - दिमाग में रचनात्मकता का विकास करता है। आपको व्यस्त और सक्रिय रखता हैं।

खाना बनाना -

• आपको व्यस्त रखता है, स्वास्थ्यकर खाना पकाना, तंदुरुस्ती को बेहतर बनाने में मदद करता है।

• यदि आप अपने स्वादिष्ट भोजन से दूसरों को खुश करते हैं, तो आप भी खुश हो जाते हैं।

• आपको कार्यसिद्धी (achievement) का एहसास देता है।

तैराकी, नृत्य, खेल:

• आपको व्यस्त और फिट रखता है।

• आपको लड़ने की भावना विकसित करने में मदद करता है।

• आपको जीत और हार को संतुलित दिमाग से देखने में मदद करता है।

पहेलियाँ, शब्द पहेली सुलझाना:

• मस्तिष्क को सक्रिय बनाता है।

• उपलब्धि का अहसास कराता है।

गायन, संगीत: आपके मन को शांत करता है और आपको उपलब्धि का एहसास दिलाता है।

स्वयं सहायता पुस्तकें और प्रसिद्ध जीवनियाँ पढ़ना -

स्वयं सहायता पुस्तकें जैसे "लीडिंग विद नो टाइटल", "मॉन्क, हू सोल्ड हिज फेरारी" द्वारा रॉबिन शर्मा, स्टीव जॉब्स, स्वामी विवेकानन्द आदि की जीवनियाँ

वास्तव में आत्मविश्वास बढ़ाने में मदद करते है। पढ़ने की आदत एक नया दृष्टिकोण देती है, भविष्य में क्या बेहतर किया जा सकता है इसकी दिशा भी देते हैं।

सावधानी का एक शब्द: ऑनलाइन शौक जैसे चैटिंग/किसी अनजान लोगों से दोस्ती करना, फेसबुक आदि में बहुत अधिक लिप्तता हमेशा रचनात्मक नहीं हो सकती है।

इसलिए, सर्वोत्तम / बढ़िया शौक को अपने जीवन का हिस्सा बनाएं और एक खुशहाल और सफल जीवन जिएं।

145

एक समय पर अनेक कार्य (MULTITASKING) कैसे करें एक स्वस्थ आयुर्वेद तरीका?

21वीं सदी की अजीब दुनिया में रहते हुए, आप मल्टीटास्किंग के बिना नहीं रह सकते। अगर आप खुदको को एक समय में केवल एक ही काम व्यवस्थित करने के प्रयास में लगे रहे, तो दोपहर तक, आपका दिन ख़राब बीतने लगेगा। ऐसी बहुत राय है कि मल्टी टास्किंग स्वास्थ्य के लिए अच्छा नहीं है और यह ध्यान की कमी, घबराहट आदि का कारण बनता है।लेकिन निश्चित रूप से, आपके दिमाग का नुकसान किए बिना, एक समय में कई काम करने का एक स्वस्थ आयुर्वेद तरीका है।

मन की आयुर्वेद अवधारणा -

आयुर्वेद के अनुसार मन की दो विशेषताएँ हैं।

1. **अनुत्व** - सूक्ष्मता - मन सूक्ष्म है और विभिन्न इंद्रियाँ, हाथ और पैर से जुड़ने के लिए तेजी से चलता है।

2. **एकत्व** - एक - मन एक ही है।

मन इन्द्रियों और बुद्धि के बीच समन्वयकर्ता है।

मन और बुद्धि का एक साथ होना आवश्यक है

• **प्रवाह में ज्ञान** (इन्द्रियग्राह्य (sensory) - बाहर से संदेश का आंतरिक प्रवाह याने विश्व से मस्तिष्क तक)

• **क्रियात्मक** (मोटर - मस्तिष्क से अंग, हाथ और पैर इन इन्द्रियों तक संदेश का बाहरी प्रवाह, कार्रवाई करने के लिए)

जब मन आंखों और बुद्धि के बीच जुड़ता है, तो हम चीजों को देखते और अनुभव करते हैं।

जब मन कान और बुद्धि के बीच जुड़ता है तो हम चीज़ें सुनते और समझते हैं।

जब मन, बुद्धि को हमारे हाथों से जोड़ देता है तो हम जो चाहें लिख सकते हैं, अभिव्यक्त कर सकते है।

मैं उपरोक्त तीन क्रियाओं का नाम बताऊंगा, जहां मन की पूर्ण उपस्थिति आवश्यक है, **पूर्ण चिन्तनात्मक क्रियाओं** (Full mindful actions) के रूप में।

पूर्ण चिन्तनात्मक क्रियाएँ वे हैं, जहाँ हम पूर्ण मन की भागीदारी के बिना कुछ भी नहीं कर सकते। उदाहरण के लिए, यदि मन आँखों और बुद्धि के बीच नहीं जुड़ता है, तो हम किसी वस्तु को देख सकते हैं, लेकिन हम उसे महसूस नहीं कर सकते। हम सुन तो सकते हैं, लेकिन चीजों को समझ नहीं सकते। हम भले ही लिख रहे हों, लेकिन हम अपने विचारों को व्यक्त करने के लिए नहीं लिख सकते।

हालाँकि, हमारे प्रत्येक कार्य के लिए हमारे मन के पूर्ण भागीदारी की आवश्यकता नहीं होती है। ऐसे कार्यों को मैं **अर्धचिन्तनात्मक क्रिया (Semi mindful actions)** कहूँगा।

अर्धचिन्तनात्मक क्रियाएँ (Semi mindful actions)- कुछ कार्य ऐसे होते हैं, जिनके लिए बुद्धि के साथ इन्द्रियों का निरन्तर सम्बन्ध आवश्यक नहीं है।

उदाहरण के लिए पैदल चलना। मन तय करता है कि कहाँ जाना है और कहाँ रुकना है। पैरों के ऊपर जिम्मेदारी दे देता है। पैर चलने का ध्यान रखेगा, जबकि दिमाग चलते समय किसी चीज़ में शामिल होना, कहना, सुनना आदि मे।

इसलिए; जब आप चल रहे हों तब भी सचेत होकर सुन सकते हैं कि आपका मित्र किस बारे में बात कर रहा है। यहां ध्यान रखे की, यद्यपि मन इस समय कानों को जोड़ रहा है तब बुद्धि ने चलने का काम पैरों को सौंपा है और वह काम भी सुचारू रूप से चल रहा है।

मन इन्द्रियों, हाथ - पैरों के अलावा अपने आप सोचने का भी काम करता है, जैसे योजना बनाना, अनुमान लगाना, विश्लेषण करना आदि।

तो, इस विस्तृत पृष्ठभूमि के साथ, आइए मल्टी-टास्किंग पर वापस आते हैं।

एक प्रोफेशनल की तरह मल्टीटास्क कैसे करें?

चूँकि मन केवल एक ही है, आप एक ही समय पर आसानी से दो पूर्ण - चिंतनात्मक - क्रियाएँ नहीं कर सकते।

उदाहरण के लिए, आप एक ही समय में गाड़ी चलाना और फ़ोन कॉल का उत्तर देना नहीं कर सकते। जब आप गाड़ी चलाते हैं और फोन पर बात करते हैं तो इसके साथ ही कुछ आपत्तिजनक घटित हो सकता है। क्योंकि, ड्राइविंग एक पूर्ण चिंतनात्मक क्रिया है, ड्राइविंग करते समय हर पल लिए जाने वाले बहुत सारे निर्णय होते हैं, और सुनना, सोचना और फ़ोन पर बात करना, फिर से एक और पूर्ण सोच-समझकर किया जाने वाला काम है। तो, कोई भी दो पूर्ण-दिमाग वाली नौकरियां, एक ही समय में नहीं करनी चाहीए।

लेकिन आप निश्चित रूप से एक अर्ध-चिंतनात्मक क्रिया और एक पूर्ण चिंतनात्मक क्रिया को जोड़ सकते हैं। आप ये दोनों प्रकार की क्रियाएं एक साथ कर सकते हैं।

उदाहरण के लिए, जब आप संगीत सुन रहे हों तो आप निश्चित रूप से गाड़ी चला सकते हैं। क्या आप नहीं कर सकते? गाडी चलाना एक पूर्ण चिंतनात्मक क्रिया है, लेकिन संगीत सुनना केवल एक अर्ध-चिंतनात्मक कार्य है। आप पूरी तरह से संगीत में रुचि नहीं रखते हैं। यह बस पृष्ठभूमि में चलता है और आप केवल आनंद को महसूस करते हैं, इस बात की अधिक चिंता किए बिना कि गीत के बोल क्या हैं, वगैरह के बारे में।

तो, इस सरल सिद्धांत का पालन करें और एक समय में केवल दो कार्य चुनें, एक - पूर्ण माइंडफुल, और दूसरा - सेमी माइंडफुल और मल्टी-टास्किंग का आनंद लें।

146

दिमाग की गति और स्मरणशक्ती कैसे सुधारें? 25 अचूक युक्तियाँ

उन लोगों को नज़रअंदाज़ करें जो कहते हैं कि आपके मस्तिष्क और मन की शक्तियाँ सीमित हैं। चाहे आपकी उम्र कुछ भी हो, आप निश्चित रूप से अपने मस्तिष्क की गति को बेहतर बनाने और अपनी याददाश्त में सुधार करने के लिए काम कर सकते हैं। समाचार पत्र अक्सर कॉलेज के स्नातको से 80 और 90 के दशक के लोगों की रिपोर्ट करते हैं। यदि वे कर सकते हैं, तो आप क्यों नहीं कर सकते? यहां कुछ सलाह हैं।

इसका उपयोग करें या खो दें- यह आपके मस्तिष्क पर लागू होता है। इसका मतलब है - जितना अधिक आप याद करेंगे, जितना अधिक आप पढ़ते हैं, जितना अधिक आप नई चीज़ों को समझने का प्रयास करते हैं, उतना अधिक आप सकारात्मक सोचते हैं, आप जितना अधिक विश्लेषण करेंगे, मस्तिष्क की शक्ति उतनी ही अधिक होगी। इसके विपरीत, आप कम पढ़ते हैं, आप जितना कम सोचेंगे और कम नया करेंगे, आपके दिमाग की गति उतनी ही कम होगी। तो, एक प्रयास करें, अधिक पढ़ने, अच्छी और दिलचस्प बातें सीखने के लिए।

आत्मविश्वास और खुद पर भरोसा - अगर मुझे विश्वास नहीं है कि मैं घोड़े की सवारी कर सकता हूँ, तो आप निश्चित रूप से घोड़े की सवारी नहीं कर सकेंगे। वे कहते हैं, "यह सब दिमाग में है" और यह सच है। कुछ भी करने के लिए आपको यह विश्वास करना होगा कि आप वह कर सकते हैं। यह पहली और बुनियादी पूर्व-आवश्यकता है।

दूसरों की बात न सुनें - अगर स्टीव जॉब्स दूसरों की कही गई बातों पर विश्वास करते हैं, तो उनका करियर एक बैंक के क्लर्क के रूप में समाप्त हो सकता था। ट्रैविस कलानिक, सीईओ, उबर बताया कि उन्होंने 10 वर्षों तक लगातार प्रतिदिन कम से कम 10 "नहीं" सुने

थे।

प्रार्थना - मन और मस्तिष्क को बेहतर बनाने के लिए वास्तव में एक सकारात्मक मानसिकता की आवश्यकता है। सकारात्मकता लाने के लिए प्रार्थना से बेहतर कुछ भी नहीं है। आपके मस्तिष्क और दिमाग को आपकी आत्मा से जोड़ने का एक उचित तरीका है प्रार्थना। प्रार्थना एक तरीका है, आपके हृदय में पवित्रता पैदा करना। प्रार्थना आपके मन की अशुद्धियाँ शुद्ध करने का एक तरीका है।

प्राणायाम - कुछ मिनटों के लिए हमारे सांस लेने के तरीके को नियंत्रित करने से अच्छी मदद मिलती है। हमारे मन को बेहतर तरीके से नियंत्रित करें। इससे आंतरिक शक्ति बढ़ती है।

योग या कोई भी शारीरिक गतिविधि - एक मजबूत शरीर एक मजबूत दिमाग रखने में मदद करता है (और इसके विपरीत)। व्यायाम और मानसिक शक्ति का सीधा संबंध है। इसलिए जो कुछ भी हो, यदि आपकी उम्र और शारीरिक ताकत है, तो किसी प्रकार की शारीरिक गतिविधि करने का प्रयास करें। जैसे 10 मिनट तेज चलना, तैराकी, स्कीइंग, साइकिल चलाना, टेनिस खेलना, कबडडी, छुपन-छुपाई.. बस जो भी आपको पसंद हो उसका अभ्यास करें, दिन में कम से कम 10 मिनट।

बच्चों के साथ समय बिताएं - बच्चों जैसी मासूमियत विकसित करें - सभी के लिए ऐसा संभव नहीं हो सकता है लेकिन यह वास्तव में प्रभावी है। अगर आप किसी के साथ एक घंटा बिताते हैं, तो उसके प्रभाव से आपके दिमाग पर उस व्यक्ति का सकारात्मक या नकारात्मक प्रभाव पड़ेगा। इसी तरह, यदि आप किसी बच्चे के साथ, उसे देखते हुए कुछ समय बिताते हैं, तो खेलें, वह नई चीजें कैसे सीखती है, आदि, संभावना है कि आप और अधिक मासूमियत हासिल करेंगे। स्टीव जॉब्स का प्रसिद्ध उद्धरण - "स्टे हंग्री , स्टे फूलिश " - शायद मासूम होने और नई चीजें सीखने के लिए खुले रहने का संकेत देता है।

लिखें और प्राथमिकताएँ निर्धारित करें - आपको अपने मस्तिष्क को कुछ क्रम में सिखाने की आवश्यकता है, जिससे वह आने वाली सूचनाओं के उपर व्यवस्थित रूप से प्रक्रिया कर सके। काम की सूचियाँ स्पष्ट रूप से लिखने से सोचने में मदद करती हैं और आपको चीजों का विश्लेषण अलग ढंग से करने का अतिरिक्त लाभ देती हैं। जब आप लिखते हैं और अपने नोट्स देखते हैं, तो जानकारी का एक और सेट बनता है, जो आपके विषय के बारे में मस्तिष्क को बताया जाता है। इसलिए, यह आपके विषय पर आपकी सोचने की शक्ति को बेहतर बनाता है।

मेमोरी गेम्स - जितना अधिक आपका मस्तिष्क याद रखने के लिए प्रशिक्षित होगा, उतना ही अधिक वह याद रखने में सक्षम होगा।

शतरंज, सु डो कू - और ऐसे अन्य खेल मस्तिष्क के विश्लेषणात्मक क्षमता में सुधार करने में मदद करते हैं।

आयुर्वेदिक पूरक - आयुर्वेदिक जड़ी-बूटियाँ जैसे ब्राह्मी, अश्वगंधा, शंखपुष्पी, ज्योतिष्मती, अपराजिता आदि याददाश्त और एकाग्रता बढ़ाने में बहुत उपयोगी हैं। इसलिए सही दवा के लिए अपने आयुर्वेदिक चिकित्सक से परामर्श लें। (यदि किसी स्थिति में, वह सोचता है कि आपको वास्तव में इसकी आवश्यकता है)

घी - घी का नियमित उपयोग बुद्धि और स्मरण शक्ति को बेहतर बनाने में मदद करता है।

बुद्धि और स्मरण शक्ति में सुधार चाहने वालों के लिए गाय का घी बहुत उपयुक्त है।

पीठ सीधी करके बैठें- योग और आयुर्वेद की शर्तों के अनुसार सीधे बैठना, रीढ की हड्डी मे मौजूद छह चक्रों के माध्यम से प्राण के आसान प्रवाह में मदद करता है।

ठंडे पानी से स्नान - ठंडे पानी से नहाने से सतर्कता के स्तर में सुधार होता है और चीजों को तेजी से समझना और व्याख्या करना आदि मे मदद मिलती है। लेकिन ठंडे पानी से नहाना हर किसी के लिए नहीं है।

नेत्र व्यायाम - चक्राकार नेत्र गति, या गेंद से खेलना और उसे लगातार देखना, यह मस्तिष्क में तेजी लाता है।

आप जो भी करें उसमें तेज़ रहें - तेज़ शारीरिक गतिविधियाँ आपके सीखने की प्रक्रिया मे तेज़ी लाने में मदद करती हैं। इसलिए , आप जो भी काम करते हैं जैसे टाइपराइटर का उपयोग करके काम करना, या किसी डाकू का पीछा करना आदि, इसे तेजी से करने का प्रयास करें। इससे समय की काफी बचत होती है और यह आपके मस्तिष्क और शरीर को तेज़ बनाने का प्रशिक्षण भी कराता है।

हालाँकि, यह बात खाने पर लागू नहीं होती है।

अच्छी गहरी नींद - 6-7 घंटे की गहरी नींद वास्तव में स्मरणशक्ती सुधारने में सहायक होती है। यह मस्तिष्क को शांत और एकाग्र रखने में मदद करती है।

बहुत सावधानी से मल्टीटास्क करें - इस विषय को अलग अध्याय से समझाया गया है। मल्टी टास्किंग यह अच्छा है, बहुत समय बचाता है, लेकिन तभी जब यह सही तरीके से पूरा हो जाए।

ध्यान रखें कि आप क्या खाते हैं - बहुत अधिक आलू, लहसुन, प्याज, तैलीय भोजन और मांसाहारी भोजन आपकी याददाश्त और एकाग्रता में योगदान नहीं देता है, हालाँकि, यह आपके शारीरिक स्वास्थ्य के लिए अच्छा हो सकता हैं।

अपने मस्तिष्क का परीक्षण न करे या उसे छेड़ें नहीं - जब आप याददाश्त में सुधार करने का प्रयास कर रहे हों, तब आपने कितना सुधार किया है यह जानने के लिए स्वयं का परीक्षण न करें। यह एक लंबी प्रक्रिया है और आप निश्चित रूप से जीतेंगे। आत्म विश्वास रखें।

ध्यान भटकाने वाली चीजों को दूर रखें - जहां तक संभव हो, अपने फेसबुक, ट्विटर को सीमित रखें। कभी-कभी, उन टीवी धारावाहिकों को सीमित करें जिन्हें आप देखते हैं और कुछ रचनात्मक और सकारात्मक करें। एक कविता लिखें, एक चित्र बनाएं या अपने बेटे को

उसके गणित की समस्या को हल करने में मदद करें।

उत्तम शारीरिक स्वास्थ्य - स्वामी विवेकानन्द कहते हैं - आध्यात्मिक यात्रा के लिए उत्तम शारीरिक स्वास्थ्य आवश्यक है। यही बात याददाश्त और एकाग्रता पर भी लागू होती है। सक्रिय रहने का प्रयास करें। आयुर्वेदिक उपचार अपनाएं और स्वस्थ रहें।

प्रसन्न मन - प्रसन्न मन एक सक्रिय मन होता है। अपने खाली समय में कुछ चुटकुले पढ़ें, कुछ चुटकुले सुनाएँ और हँसी फैलाने का प्रयास करें। यह लाभदायक है।

पेट का अच्छा स्वास्थ्य - जब आप वास्तव में किसी भी चीज़ पर ध्यान केंद्रित नहीं कर पाते हैं, जब आपको गॅस या गैस्ट्राइटिस होता है। क्या आप पूर्ण भोजन के तुरंत बाद, एक मस्तिष्क तंत्रिका विज्ञान कथा उपन्यास का अध्ययन करने की तुलना में आप सोना पसंद करेंगे? अपना पेट हल्का रखें.

ब्रह्मचर्य - मैंने इसे आखिरी तक रखा लेकिन, मस्तिष्क की शक्ति और एकाग्रता में सुधार के लिए संयम सबसे शक्तिशाली उपकरण है। मन और हृदय की पवित्रता, अविश्वसनीय मस्तिष्क शक्तियों में वृद्धि देता है।

147

“स्मृति सुधारें और साधारित प्रभावशील युक्तियों के साथ स्मृति की हानि से लड़ें”

स्मृति की हानि सभी आयु समूहों के लोगों के बीच एक सामान्य समस्या है। कभी-कभी, यह हमारे जीवन में समस्याएं उत्पन्न कर सकती हैं। इन प्रभावी सुझावों के साथ स्मृति की हानि से निपटें।

यहां कुछ स्मृति सुधारने के युक्तियाँ हैं।

घी से स्मृति शक्ति, बुद्धि में सुधार होती है –

शास्यते धी स्मृति मेधा अग्निकांश्छिनां घृतम् – अष्टांग संग्रह

"उन लोगों के लिए जो याददाश्त, बुद्धिमत्ता और पाचन शक्ति की खोज में हैं, घी सबसे अच्छा है। घी एक अद्वितीय सहारा है। जब याददाश्त बढ़ाने आदि के लिए आयुर्वेदिक औषधियां सुझाए जाते हैं, तो उन्हें घी के साथ लेना चाहिए, क्योंकि वास्तविकता में लिपिड घुलनशील हर्बल घातक साधकों को सरलता से रक्त-मस्तिष्क बैरियर (Blood brain barrier) को पार करते हैं, ताकि मस्तिष्क के स्तर पर इच्छित क्रिया को लाने में सहायक हो सके। सामान्य परिस्थितियों में भी, आपके आहार में थोड़ा सा घी (कहें हमारे द्वारा आधा चमच रोज), शामिल किया जाना बेहतर होगा। क्योंकि मात्रा कम है, इसलिए लिपिड स्तर (lipid profile) वृद्धि के संबंध में कोई समस्याएं नहीं होंगी। रोजाना कम से कम आधा चम्मच घी लें। इसे अपने आहार का हिस्सा बनाएं।

काम का कार्यक्रम संगठित करें - मान लीजिए कि आपको अपने दोस्त से फ़ोन पर बात करनी है, जो अस्पताल में है, बाजार से पकाने के लिए सब्जी लानी है, ईमेल चेक करना है

और ऑनलाइन मूवी की टिकट खरीदनी है। तो सही क्रम होगा कि पहले अपने दोस्त को फ़ोन करें (आपके बीमार दोस्तों के साथ मिलकर यह महत्वपूर्ण है), फिर बाजार से सब्जी लाएं (आपके आहार में बहुत सी सब्जियां होना महत्वपूर्ण है), फिर ईमेल चेक करने बैठें, उसके साथ ही आप टिकटें खरीद सकते हैं। (विश्राम होना भी बहुत महत्वपूर्ण है!)"

प्रतिभातीत सुनिश्चितताके लिए कम से कम तीन मिनट के लिए प्राणायाम का अभ्यास करें। यह मेरी रोजगार देने वाली याददाश्त बढ़ाने की एक सुनिश्चित विधि है जो मैं अपने ग्राहकों को सामान्यतः निर्धारित करता हूँ!

गाय का दूध आयुर्वेद के अनुसार एक और याददाश्त बढ़ाने वाला तत्व है।

याददाश्त शक्ति में सुधार करने में मदद करने के लिए स्मृति खेल, सुडोकु (sudoku), शतरंज (chess) आदि खेलना।

नियमित व्यायाम अनुसूची भी सही रक्त संचार और शरीर के सभी हिस्सों में ऊर्जा प्रबंधन में मदद करती है, इसलिए यह भी मदद करता है।

यदि आप किसी उत्तर या पैराग्राफ (paragraph) को याद करना चाहते हैं, तो इसे उच्च स्वर में पढ़ना मदद करता है क्योंकि जानकारी आपके कान के माध्यम से आपके दिमाग में प्रवेश करती है।

यदि आपको याददाश्त में समस्या है, तो कृपया खुद को शापित न करें या बिना किसी जरूरत के किसी चीज को याद करने का प्रयास करके अपनी याददाश्त की शक्ति की जाँच न करें। यह आपकी आत्म-विश्वास को प्रभावित करता है, नकारात्मक ऊर्जा बनाता है। अगर आप कुछ भूल गए हैं, तो खुद से कहें - "ठीक है, अगली बार शुभकामनाएं और प्रयास करें" और सकारात्मक रूप से आगे बढ़ें।

अपने आहार में फल, फलों के रस, बादाम और सब्जियां शामिल करें। यह मस्तिष्क को पर्याप्त पोषण प्रदान करता है और सात्विक प्रकृति का है। प्याज, लहसुन, अत्यधिक तीखे आहार, जंक फूड (junk food), चिप्स, भारी-पचने वाले नॉन-वेज आहार से बचें।

नाश्ता थोड़ा भारी हो सकता है, ठीक है, वैसा ही दोपहर का भोजन भी हो सकता है। लेकिन रात का खाना हल्का होना चाहिए और अधिक ऊतक सामग्रियों के साथ होना चाहिए। क्योंकि रात के दौरान, पाचन प्रक्रिया धीमी होगी, भारी रात का खाना पाचन में कठिनाई कर सकता है। आयुर्वेद कहता है कि अग्नि - पाचन शक्ति और याददाश्त एक दूसरे से संबंधित हैं।

धन, आयुर्वेद, आध्यात्मिकता – कैसे सही संतुलन स्थापित करें?

एक आदर्श रोगी की चार विशिष्ट गुणों की व्याख्या करते समय, वाग्भट ने पहले गुण को 'आद्य' - धनी कहा है।

एक आध्यात्मिक पाठ्यपुस्तक 'वैराग्य शतकम' कहती है, "धन में गरीबी का भय होता है। वही निर्भीक है जिसने सब कुछ छोड़ दिया है"।

चरक बताते हैं कि तीन मौलिक मानव इच्छाएं हैं। दूसरी इच्छा है - धनेषणा - धन की इच्छा।

श्री रामकृष्ण परमहंस (स्वामी विवेकानंद के गुरु) ने यह कहा कि गरीबी वैराग्य पैदा करती है। यदि कोई वास्तव में आध्यात्मिक मार्ग का पालन कर रहा है, तो उसमें धन की इच्छा नहीं होनी चाहिए।

मुक्ति के लिए चार स्तर हैं; तीसरा स्तर है अर्थ - धन।

इस सब के बीच, यह देखने का प्रयास करें कि संतुलन कैसे बनाए रखा जा सकता है।

एक रोगी की चार गुण:

वाग्भट ने बताया है कि एक रोगी की पहली आदर्श गुण धनवान होना है।

(संदर्भ: अष्टांग हृदय सूत्रस्थान 1)

धनवान होने से व्यक्ति को श्रेष्ठ गुणवत्ता के उपचार का सुअवसर मिलता है, जिससे उसकी जीवन रक्षा की

सबसे अधिक संभावना होती है, यदि अन्य पैरामीटर्स को स्थिर रखा जाए।

वैराग्य शतक कहता है:

"धन में गरीबी का भय है, ज्ञान में अज्ञान का भय है,

सौंदर्य में बुढ़ापे का भय है, प्रसिद्धि में पिच्छिलों का भय है,

सफलता में ईर्ष्या का भय है, शरीर में मौत का भय भी है।

इस पृथ्वी पर सब कुछ भय से भरा हुआ है। वही व्यक्ति निर्भीक है जिसने सब कुछ त्याग दिया है।"

चरक ने तीन प्रकार की इच्छाएं विवेचित की हैं।

• प्राणेषणा - जीवित रहने की इच्छा

• धनेषणा - धन की इच्छा और

• परलोकेषणा - मृत्यु के बाद उच्च पद प्राप्त करने की इच्छा।

(संदर्भ: चरक संहिता सूत्रस्थान 12वा अध्याय)

इस अध्याय में और भी विवेचना है कि - किसी को धन की इच्छा होनी चाहिए क्योंकि

धन के बिना लंबे जीवन में कुछ भी दुखद नहीं है। इसलिए, किसी को विभिन्न स्रोतों से धन कमाने की कोशिश करनी चाहिए। ये धन के स्रोत हैं - कृषि, पशुपालन, व्यापार, सरकारी सेवा, आदि। कोई भी ऐसा आजीविका अपना सकता है जो आचार्य मान्य नहीं करते। ऐसा करके, कोई बिना किसी प्रतिष्ठा का क्षति भूगतान किए बिना लंबे समय तक जीता है।

एक सत्य भी है कि यदि कोई वास्तव में आध्यात्मिक मार्ग पर है, तो उसे धन के प्रति उदासीनता रखनी चाहिए। यदि कोई व्यक्ति धन की अशील इच्छा में डूबता है, तो उसकी विश्लेषणात्मक बुद्धि को खोने का खतरा है, जिससे वह सही और गलत का निर्णय करने में धीरे-धीरे हानि होगी।

संत कबीर गाते हैं –

बचपन खेलने में बिताया जाता है, युवा पैसे कमाने में बिताया जाता है और बुढ़ापे में रोग में बिताया जाता है। इस प्रकार माणिक्य सा मानव जीवन अव्यार्थ रूप से बिता जाता है।

मोक्ष प्राप्त करने के लिए चार मौलिक चरण हैं – सल्वेशन

• धर्म – धार्मिक मार्ग का पालन करना

• अर्थ – कानूनी तरीके से धन कमाना

• काम – अपनी इच्छा को पूरा करना

• मोक्ष –मुक्ति प्राप्त करना

स्वामी विवेकानंद का कहना है:

• "हर किसी को उनी जी व्रती के समान कानूनों से बाँधने की प्रवृत्ति है, और यह एक बड़ी ग़लती है। लेकिन इसके लिए, भारत में जो गरीबी और दुख देखते हैं, वह होना चाहिए नहीं था। एक गरीब आदमी का जीवन उसी द्वारा घेरा हुआ होता है और उसे उसका कोई उपयोग नहीं होने वाले भयानक आध्यात्मिक और नैतिक कानूनों द्वारा बाँध दिया जाता है, जिनका उसे कोई उपयोग नहीं है। हाथ दूर रखो! गरीब आदमी को थोड़ा मजा करने दो, और फिर वह अपने आप को उठा लेगा और त्याग स्वयं ही उसके पास आएगा।"

उसने कहा: भूखे पेट के लिए आध्यात्मिकता का उपदेश न दो।

उसको तुम्हारी आध्यात्मिकता की जरुरत नहीं है। उसको अपने पेट को भरने के लिए खाना चाहिए।

• उसने यह भी कहा है कि, एक व्यक्ति को सात्विक (आध्यात्मिक, धार्मिक) बनने के लिए, उसे तमस को छोड़ देना चाहिए और उसे रजस की अच्छी मात्रा होनी चाहिए (आकर्षण, कार्य करने के लिए ऊर्जा)। जब तक उसकी इच्छाएं पूरी तरह से संतुष्ट नहीं होतीं, तब तक वह केवल आध्यात्मिक मार्ग का पालन कर सकेगा।

मुझे लगता है कि इस दुनिया में, हमें एक आध्यात्मिक जीवन जीने की आवश्यकता है। किसी भी जीवन के लिए अर्थ नहीं हो सकता है बिना कुछ मौलिक स्तर की आध्यात्मिकता के। जीवन में चमक और उद्दीपन होगा और उद्देश्य होगा। हमारे जीवन से आध्यात्मिकता को बाहर निकालें और हम "मेरे पास सब कुछ है, लेकिन कुछ भी आनंद करने के लिए नहीं है" इस दशा में रह जाएंगे।

उसी समय, हमें अपनी और अपने परिवार की देखभाल के लिए पैसे कमाने की आवश्यकता है। उन्हें सुविधाएं, शिक्षा, स्वास्थ्य आदि के साथ समर्थन करना हमारा मौलिक कर्तव्य है।

यदि आप वाकई अपने पेशेवर और धन सृष्टि के पीछे हैं, यदि यह आपके हृदय की बात है, तो यह आपके लिए अच्छा है कि आप अपने सपनों का पूरा उत्साह के साथ पालन करें। यदि आप उस मार्ग से आध्यात्मिकता की ओर मुड़ने का प्रयास करते हैं, तो आपको वास्तविक खुशी महसूस नहीं हो सकती क्योंकि यह एक बलपूर्वक परिवर्तन है। यदि आपकी वास्तविक इच्छा पैसे में है, तो इस समय के लिए, यह सूचित करता है कि मोक्ष के चार स्तरों

में, आप अर्थ के स्तर पर हैं। यह मानें कि एक दिन आप इसे पार करेंगे, एक उच्च कारण के लिए। लेकिन अब के लिए, अपने हृदय और उत्साह का पालन करते रहें।

हमें अपने परिवारों और अपने आप का समर्थन करने के लिए सभी कानूनी प्रयास करना चाहिए।

हमें सभी प्रयास करना चाहिए कि हम पैसे कमाएं, लेकिन यह जानकर कि हमारा अंतिम लक्ष्य है, ईश्वर के साथ एक होना।

पैसे के प्रति अनासक्ति को हम अपनी कमाई के कुछ हिस्से को यात्रा के रूप में देने के द्वारा अभ्यस्त कर सकते हैं।

हमें धार्मिक अभ्यासों जैसे कि भक्तिगीत, मंत्रजाप, ध्यान आदि की सहायता से पैसे और उदासीनता के बीच संतुलन बनाए रखना चाहिए।

148

धन, आयुर्वेद, अध्यात्म - इनमें सही संतुलन कैसे बनाएं?

आदर्श रोगी के चार विशिष्ट गुणों की व्याख्या करते हुए, वाग्भट्ट ने पहला गुण आद्य-धनवान बताया है।

आध्यात्मिक पुस्तक वैराग्य शतकम् में कहा गया है, "धन में दरिद्रता का भय है। वही निर्भय है जिसने सब कुछ त्याग दिया है।"

चरक बताते हैं कि मनुष्य की तीन मूल इच्छाएँ होती हैं। दूसरी है - धनेषणा - धन की इच्छा। श्री रामकृष्ण परमहंस (स्वामी विवेकानंद के गुरु) ने कहा है, दरिद्रता वैराग्य को जन्म देती है। यदि कोई वास्तव में आध्यात्मिक मार्ग पर चल रहा है, तो उसे धन की इच्छा नहीं करनी चाहिए।

मोक्ष के लिए चार चरण हैं; तीसरा है अर्थ - धन/पैसा।

इन सबके बीच, आइए यह पता लगाने की कोशिश करें कि संतुलन कैसे बनाया जाए।

रोगी के चार गुण:

वाग्भट्ट ने बताया है कि रोगी का पहला आदर्श गुण धनवान होना है। (संदर्भ: **अष्टांग हृदय सूत्रस्थान 1**) धनवान होने से व्यक्ति को बेहतर उपचार मिलता है, जिससे उसे जीवित रहने का अधिकतम मौका मिलता है, यदि अन्य मापदंडों को स्थिर रखा जाए।

वैराग्य शतक कहता है:

"धन में दरिद्रता का भय है, ज्ञान में अज्ञानता का भय है,
सुंदरता में वृद्धावस्था का भय है, प्रसिद्धि में चुगली का भय है,
सफलता में ईर्ष्या का भय है, यहाँ तक कि शरीर में भी मृत्यु का भय है।
इस धरती पर हर चीज़ भय से भरी है। वही निर्भय है जिसने सब कुछ त्याग दिया है"

चरक ने तीन प्रकार की इच्छाओं की व्याख्या की है।

- प्राणेषणा - जीने की इच्छा
- धनेषणा - धन की इच्छा और
- परलोकेषणा - मृत्यु के बाद श्रेष्ठ पद पाने की इच्छा। (संदर्भः चरक संहिता सूत्रस्थान 12वां अध्याय)

अध्याय में आगे बताया गया है कि - व्यक्ति में धन की इच्छा होनी चाहिए क्योंकि धन के बिना लंबे जीवन से अधिक दुखद कुछ नहीं है। इसलिए, व्यक्ति को धन के विभिन्न स्रोतों का दोहन करने का प्रयास करना चाहिए। धन के ये स्रोत हैं - खेती, पशुपालन, व्यापार, सरकारी नौकरी आदि। जीविका का कोई अन्य साधन भी अपनाया जा सकता है, जो सत्पुरुषों को पसन्द न हो। ऐसा करने से व्यक्ति दीर्घायु होता है, तथा प्रतिष्ठा में कोई कमी नहीं आती।

यह भी सत्य है कि यदि कोई व्यक्ति वास्तव में आध्यात्मिक मार्ग पर है, तो उसे धन के प्रति उदासीन होना चाहिए। यदि कोई व्यक्ति धन की लालसा में फंस जाता है, तो वह धीरे-धीरे यह निर्णय करने की विश्लेषणात्मक बुद्धि खो देता है कि क्या करना उचित है और क्या नहीं।

संत कबीर गाते हैं -

बचपन खेलने में बीतता है, जवानी धन कमाने में बीतती है और बुढ़ापा बीमारी में बीतता है। इस प्रकार रत्नरूपी मानव जीवन व्यर्थ ही व्यतीत होता है।

मोक्ष प्राप्ति के लिए चार बुनियादी चरण हैं - मोक्ष

- धर्म - धार्मिकता के मार्ग पर चलना
- अर्थ - वैधानिक तरीके से धन कमाना
- काम - अपनी इच्छा पूरी करना
- मोक्ष - मोक्ष प्राप्त करना

स्वामी विवेकानंद का मत है:

- "सभी को उन्हीं नियमों से बांधने की प्रवृत्ति है, जिनसे संन्यासी बंधा हुआ है, और यह एक बड़ी गलती है। लेकिन इसके लिए भारत में जो गरीबी और दुख आप देख रहे हैं, उसका एक बड़ा हिस्सा नहीं होना चाहिए था। एक गरीब आदमी का जीवन जबरदस्त आध्यात्मिक और नैतिक नियमों से घिरा हुआ है, जिनका उसे कोई उपयोग नहीं है। हाथ मत लगाओ! बेचारे को थोड़ा आनंद लेने दो, फिर वह खुद को ऊपर उठाएगा और त्याग उसके पास खुद ही आ जाएगा।"

- वे कहते हैं; भूखे पेट वाले व्यक्ति को आध्यात्मिकता का उपदेश मत दो। उसे तुम्हारी आध्यात्मिकता की जरूरत नहीं है। उसे पेट भरने के लिए भोजन की जरूरत है।
- वे आगे कहते हैं कि, सात्विक (आध्यात्मिक, धार्मिक) बनने के लिए, व्यक्ति को तमस को त्यागना चाहिए और उसमें रजस (आकर्षण, काम करने की ऊर्जा) की अच्छी मात्रा होनी चाहिए। एक बार जब उसकी इच्छाएँ पूरी तरह से संतुष्ट हो जाएँगी, तभी वह आध्यात्मिक मार्ग पर चल पाएगा।

मुझे लगता है कि इस दुनिया में, हमें आध्यात्मिक जीवन जीने की ज़रूरत है। आध्यात्मिकता के कुछ बुनियादी स्तर के बिना, जीवन का कोई अर्थ नहीं हो सकता। जीवन में चमक और उद्देश्य की कमी होगी। हमारे जीवन से आध्यात्मिकता को हटा दें और हम इस निष्कर्ष पर पहुँचेंगे - "मेरे पास सब कुछ है, लेकिन आनंद लेने के लिए कुछ भी नहीं है"।

साथ ही, हमें अपने और अपने परिवार की देखभाल करने के लिए पैसे कमाने की ज़रूरत है। उन्हें सुविधाएँ, शिक्षा, स्वास्थ्य सेवा आदि देकर उनका समर्थन करना हमारा मूल कर्तव्य है।

यदि आप वास्तव में अपने पेशे और धन सृजन के पीछे हैं, यदि आपका दिल वहीं है, तो आपके लिए अपने सपनों का पूरी ताकत से पीछा करना सबसे अच्छा है। यदि आप आध्यात्मिकता के उस मार्ग से विचलित होने की कोशिश करते हैं, तो आपको वास्तविक खुशी महसूस नहीं हो सकती है क्योंकि यह एक जबरदस्ती का रूपांतरण है। अगर आपकी असली इच्छा फिलहाल धन में है, तो इसका मतलब है कि मोक्ष के चार चरणों में आप अर्थ के स्तर पर हैं। विश्वास रखें कि आप एक दिन उच्च उद्देश्य के लिए इस पर विजय प्राप्त करेंगे। लेकिन अभी के लिए, अपने दिल और जुनून का पालन करना जारी रखें।

हमें अपने परिवार और खुद का भरण-पोषण करने के लिए धन कमाने के सभी कानूनी प्रयास करने चाहिए।

हमें कमाने के सभी प्रयास करने चाहिए, लेकिन वैराग्य की भावना के साथ, यह जानते हुए कि हमारा अंतिम लक्ष्य ईश्वर के साथ एक होना है। धन के प्रति वैराग्य का अभ्यास अपनी कमाई का कुछ हिस्सा दान में देकर किया जा सकता है। हमें भक्ति गीत, जप, ध्यान आदि जैसे आध्यात्मिक अभ्यासों की मदद से धन और वैराग्य के बीच संतुलन बनाए रखना चाहिए।

149

एकमात्र चीज़ जो अब महत्वपूर्ण है...

जब मैं काम कर रहा हूँ, सबसे महत्वपूर्ण चीज़ है –

अगर सुबह का समय है, तो लेख लिखना है।

अगर दोपहर का समय है, तो मरीज के प्रश्नों का जवाब ईमेल करना है।

अगर शाम का समय है, तो सोशल मीडिया में बिज़ी रहना – फेसबुक, ट्विटर और गूगल प्लस पोस्ट्स को व्यवस्थित करना।

अगर रात है, तो बच्चों, पत्नी और माँ के साथ खुद को व्यस्त रखना।

सुबह, काम के दौरान, जब मैं अपने WhatsApp दोस्तों के साथ समय बर्बाद करना शुरू करता हूँ - सबसे महत्वपूर्ण बात यह है कि मैं अपने ब्लॉग में और, और भी लेख लिखने के लिए अधिक शब्दों का उपयोग करूँ। दोस्तों के साथ बातचीत सबसे महत्वपूर्ण नहीं है। इसलिए, फ़ोन को नीचे रखें और अपने लैपटॉप पर हाथ लगाएं। आपके दोस्त रुक सकते हैं।

रात में, अब सबसे महत्वपूर्ण बात, परिवार के साथ समय बिताना है, अपनी बेटियों के साथ खेलना है, माँ और पत्नी के साथ बातें करना है, आदि, इसलिए अगर मैं अपने ब्लॉग के दर्शक, वेबसाइट विश्लेषण आदि की ओर देखना शुरू करता हूं, तो मैं अपने आप से कहता हूँ, अब सबसे महत्वपूर्ण है, परिवार के साथ समय बिताना। इसलिए, फ़ोन को नीचे रखें।

मैं इस मंत्र का जप करता हूँ - जो अब सबसे महत्वपूर्ण है, वह है... लगभग 50 बार प्रतिदिन, मन और शरीर को वास्तविक रूप से वह कार्य करने के लिए मुख्य बातों पर मन केंद्रित करने और पुनः केंद्रित करने के लिए।

यह बर्यादरी है, यह मस्तिष्क को घुमा देता है, यह मस्तिष्क को दबा देता है, यह आपको असहज महसूस कराता है, यह आपको चुभता है। आपको शायद टीवी को अचानक बंद करना पड़ेगा या फिर फेसबुक टैब को बंद करना पड़ेगा या फिर दोस्तों के साथ बातचीत को तुरंत बंद करके सबसे महत्वपूर्ण काम में लौटना पड़ेगा। कभी-कभी इसे करते समय आपको सांसों की कमी महसूस हो सकती है। लेकिन आपका दुख, वह असहज भावना, बिल्कुल महत्वपूर्ण

नहीं है।

किसे फर्क पड़ता है?

किसे फर्क पड़ता है अगर मैं टीवी के सामने कम समय बिताऊं, क्या उस टीवी सीरियल के अभिनेता को परवाह है? क्या वह मिठाईयां जो तुम कुचलते हो, को परवाह हैं? क्या तुम्हारे दोस्त रोना शुरू कर देंगे अगर तुम उनकी फेसबुक पर फोटोज़ पसंद नहीं करोगे? क्या तुम सोचते हो कि लायनेल मेसी (Lionel Messi) कम गोल करेगा अगर तुम उसका फुटबॉल मैच नहीं देखोगे?

बस इसके बारे में सोचो, लायनेल मेसी एक फुटबॉल मैच खेल रहे हैं और उनका करीबी दोस्त उनको हाथ दिखाता है और शायद ही किस्मत से मेसी अपने दोस्त को देख पाता है। क्या मेसी उस दोस्त के साथ बातचीत शुरू करता है? या फिर वह अपने गेम के साथ जारी रखता है?

तो ध्यान दो उस पर जो सबसे महत्वपूर्ण है, अभी, इस समय के इस बिंदु पर।

अगर तुम इसे अभ्यास करो, बस 30 दिनों के लिए, तो तुम इसमें प्यार कर बैठोगे। क्योंकि तुम अपनी परीक्षाओं में अधिक स्कोर करने लगोगे, तुम्हारे व्यापार में अधिक कमाई करने लगोगे, तुम अद्भुत रूप से कम समय में अधिक काम करने लगोगे, तुम्हारा परिवार तुमसे अधिक प्रेम करने लगेगा। मुझे लगता है कि यही सबसे महत्वपूर्ण है। यह नहीं कि तुमने कितने सीरियल देखे, कितने कैंडी कुचली, फार्मविल में कितने भेड़ पाले?

"तो कम से कम 50 बार रोज़,

अपनी आंखें बंद करें और अपने आप से पूछें कि मैं अब क्या कर रहा हूँ? और सबसे महत्वपूर्ण चीज क्या है, अब? यदि दोनों जवाब मेल खाते हैं, तो जारी रखें। अगर नहीं, तो जो भी आप कर रहे हैं, वह बंद करें और तत्काल, तेजी से उस चीज में स्विच करें जो सबसे महत्वपूर्ण है।

योजना –

एक कागज पर अपनी प्राथमिकताओं को लिखें और दिन को उन प्राथमिकताओं के आधार पर बाँटें और उन विशेष समय खंडों में उस विशेष चीज को छोड़कर कुछ भी नहीं करें। बिल्कुल सिर्फ उस चीज को और कुछ नहीं। सीधा और सरल।

अगर आप सोच रहे हैं कि यह इतना सरल नहीं हो सकता, आपका जीवन इतना जटिल है, तो मेरी बात सुनें। यह किया जा सकता है। यह सरल है। यह जीवन बहुत जटिल है। तंतु को एक-एक करके खोलने का तरीका है और अगले तंतु की ओर बढ़ने का है, बड़े संघर्ष की बजाय जटिल टाटियों को देखकर दिन भर असुविधा महसूस करने की बजाय। बहानों को छोड़ें और यह सच्चाई में उत्तरदाताओं को जागरूक करें कि यह संभव है।

150

सफलता का सुझाव - कभी भी अपने दोस्तों की बातें ना सुनें।

दोस्तों का साथ मजे और दुःख के समय में बहुत अच्छा हो सकता है। लेकिन जब आपके सपनों की पीछा करने की बात आती है, तो मैं आपको यह सुझाव दूँगा कि दोस्तों पर भरोसा करने की बजाय बेहतर है आप एक अकेले रास्ते पर चलें।

मान लीजिए कि आप अपने दोस्तों से घिरे हुए हॉस्टल में रह रहे हैं। आप 6 बजे फिल्म देखने का प्लान बना रहे हैं। कहें, आप 5 बजे कॉलेज से वापस आते हैं, ताजगी से तैयार होते हैं और आपके दोस्तों के साथ जाने से पहले आपके पास आधा घंटा बचा है। लेकिन आपके पास आधा घंटा बचा है। उस आधे घंटे में आप अगले दिन के महत्वपूर्ण परियोजना को खत्म करने का निर्णय लेते हैं। आप अपना काम पूरा कर सकते हैं, लेकिन अपने दोस्तों के साथ मौजूदगी में नहीं। इसके फलस्वरूप, आप अनमोल आधे घंटे को खो देंगे। इसके बजाय, आप अपने दोस्तों को अपने काम के बारे में बता सकते हैं और उनसे निवेदन कर सकते हैं कि वे आपको फिल्म जाने से पहले काम खत्म करने का अनुमति दें। क्योंकि वे आपके अच्छे दोस्त हैं, वे समझेंगे और कक्ष छोड़ देंगे क्योंकि अच्छे दोस्त कभी आपके सफलता और आपके बीच नहीं आते। यदि वे आपके अनुरोध को ध्यान में नहीं लेते हैं, तो वे आपके अच्छे दोस्त नहीं हैं।

यद्यपि आपने अपने दोस्तों के साथ आनंद (मूवी) के लिए 2 घंटे रखे थे, तुम्हें अत्यंत मूल्यवान हाफ घंटा और अधिक भुगतान करना पड़ा, बस इसलिए कि तुमने अपनी आत्मा की सुनने की बजाय अपने दोस्तों की सुनी।

मान लो कि आपका बौद्धिक क्वोटिएंट (memory quotient) 10 में से 7 है। और तुम्हारे दोस्तों का औसत बौद्धिक क्वोटिएंट 6 है। यदि तुम अपने दोस्तों के साथ समय

बिताते हो, तो समय के साथ साथ तुम्हें बौद्धिक क्वोटिएंट छह के नीचे खींचा जाएगा, क्योंकि नकारात्मकता का बड़ा बल है पॉजिटिविटी को नीचे खींचने का। यह सृजनात्मक सोच को कुचल सकता है। यह एक अविश्वसनीय सपने को मिटा सकता है। यह तुम्हारी सारी ऊर्जा को ख़ाक में मिला सकता है।

तुम अपने दोस्तों के साथ रह रहे हो। वे तुम्हारे जीवन का हिस्सा हैं। उनके बिना तुम्हारा जीवन अधूरा होगा। मैं सहमत हूँ। लेकिन अपने बौद्धिक सपनों, विचारों, और सकारात्मक आत्मा को उनके साथ विनिमय न करें।

इसे सुरक्षित रखें। इसे बचाएं। अपने दोस्तों की बातों को ना मानें जो कहते हैं कि तुम कुछ नहीं कर सकते। उन्हें यह कहने ना दें कि तुम बीजेब्रा में सर्वश्रेष्ठ नहीं हो सकते। उनकी बातों को न मानें जो कहते हैं कि तुम बेहतर गा नहीं सकते।

देखो, अगर स्टीव जॉब्स अपने नकारात्मकों में विश्वास करते तो आज दुनिया के पास एप्पल नहीं होता। उनके विचार पागल थे; उनका काम करने का तरीका पागलपंती था। वह अपमानजनक थे। वह असहिष्णु थे, क्योंकि उन्होंने स्थिति को चुनौती देने का उपयोग किया। उन्होंने बातें आगे बढ़ाने के लिए ज़ोरदारी से किया। वह निरंतर अपने इंजनियर्स को ऊपर सोचने और उससे परे सोचने के लिए चुनौती दे रहे थे।

उसी मात्रा में पागलपन, समर्पण और अस्थायिता के प्रति निर्णय के साथ ही, मेरे दोस्त, कुछ हासिल किया जा सकता है।

कल्पना करें कि क्या होता अगर सचिन तेंदुलकर ने अपने दोस्तों के साथ वक्त बिताने की बजाय अपने क्रिकेट की प्रैक्टिस करना पसंद किया होता जब वह किशोर थे।

अगर आप अपने दोस्तों और परिवार की सलाह सुनते रहेंगे कि आपको सुरक्षित खेलना है, तो आप उन चीजों को कभी नहीं प्राप्त कर सकते जो अभी आपके मन को प्रबोधित कर रहे हैं। जैसे कि एक माँ अपने नवजात शिशु की रक्षा करती है, वैसे ही अपनी आत्मा की इच्छाएं, सकारात्मक दृष्टिकोण और अपने सपनों की रक्षा करें, अपने दोस्तों से। इन्हें अपने हृदय के गहरे कोने में संरक्षित रखें और उसे अत्यंत सावधानी से पोषित करें।

अपनी खुशियाँ, मजेदार पलें आदि अपने दोस्तों के साथ साझा करें। लेकिन अपने सपनों, लक्ष्यों और सकारात्मक ऊर्जा को उनके साथ साझा न करें।

यह कठिन है, यह मुश्किल है। यह सभी के लिए नहीं है। यह दर्दनाक है। इसे करने में बहुत सारी आंतरिक संघर्ष हैं।

लेकिन इसके बदले में मिलने वाले पुरस्कार सबसे मिठे और सुंदर हैं।

151

गुणवत्ता वाले परिवार समय की खर्च करना - यह कितना महत्वपूर्ण है?

"परिवार के साथ गुणवत्ता युक्त समय बिना शंका के बहुत से लोगों द्वारा कम महत्व दिया जाता है।

"यदि आप खुद के लिए कम से कम एक घंटा नहीं बिता सकते, अपने परिवार के लिए,

यदि आप अपने परिवार के साथ रहने, बातचीत करने, साझा करने, देखभाल करने और खेलने के लिए कम से कम एक घंटा नहीं निवेश कर सकते,

यदि आप अपने परिवार के साथ होने के लिए अपने दिन का 4% (एक घंटे का एक दिन) समर्पित करने में सक्षम नहीं हैं,

तो फिर आपका जीवन का उद्देश्य क्या है?

ऐसे जीवन का क्या अर्थ है?"

क्या ये कथन आपको यह सोचने पर मजबूर कर रहे हैं कि आप अपने परिवार के साथ समय कैसे बिता रहे हैं?

जीवन के प्रकार: एक दिन को कई जीवनों में विभाजित किया जा सकता है।

1. व्यक्तिगत जीवन: सोना, अकेले में संगीत का आनंद लेना, अखबार पढ़ना, रूचियों, अकेले में टीवी देखना, जिम आदि।

2. **पेशेवर जीवन:** काम का जीवन।

3. **परिवारिक जीवन:** परिवार के साथ गुणवत्ता समय बिताना, परिवार की छुट्टी, मिलकर

फिल्म या टीवी शो का आनंद लेना, खेलना, बच्चों की गृह कार्य में मदद करना, आदि।

4. **सामाजिक जीवन:** दोस्तों के साथ समय बिताना, या किसी अच्छे कारण के लिए कुछ काम करना।

5: **आध्यात्मिक जीवन:** प्रार्थना, योग, पूजास्थल की यात्रा आदि।

इन सभी चीजों में, मैं कहूँगा कि परिवारिक जीवन सबसे महत्वपूर्ण है।

पेशेवर जीवन - हालांकि आप मजबूती से ध्यान न दे, फिर भी आप कोशिश या अनचाहे रूप में काम के साथ कम से कम 8 घंटे प्रतिदिन बिताएंगे।

व्यक्तिगत जीवन - यदि कोई सलाह न देने पर भी, आप इसमें निवेश करेंगे।

सामाजिक जीवन - यह स्वैच्छिक और अस्वैच्छिक गतिविधियों का मिश्रण है, जो सर्वस्व स्वभाव में पूर्णत: अभिव्यक्त हैं।

आध्यात्मिक जीवन - श्री रामकृष्ण परमहंस कहते हैं - यदि आप अपने परिवार और आपके आस-पास के लोगों से प्रेम नहीं कर सकते, जो आपको दिखते हैं, तो फिर आप उस ईश्वर से कैसे प्रेम कर सकते हैं जो नंगे आंखों के लिए दृश्यमान नहीं हैं?

परिवार के साथ गुणवत्ता युक्त समय बिताने के तरीके:

यदि सही ढंग से ध्यान दिया जाए, व्यावसायिक जीवन को छोड़कर हम आसानी से अपने सभी जीवन को परिवार के साथ मिला सकते हैं।

व्यक्तिगत जीवन को परिवार के साथ मिलाना:

• अपने शौक में अपने परिवार के सदस्यों को शामिल करें। इससे बंधन बनेगा और शौक में बहुत सारा मजा आएगा।

• अगर आप एक समाचार पत्र पढ़ रहे हैं, तो अपने परिवार के साथ महत्वपूर्ण समाचार साझा करें, आपको विभिन्न कोण से रायें मिलेंगी।

• अगर आप जिम या बाहरी खेलों में जा रहे हैं, तो वही बाहरी खेल अपने परिवार के साथ खेलें। आप खेल में छुपे मजे को खोजेंगे।

सामाजिक जीवन को परिवारिक जीवन से मिलान:

• अगर आप सामाजिक कार्य में जा रहे हैं, तो अपनी पत्नी या पति को इसमें शामिल होने दें।

• आपके जीवन संगी के बिना पार्टी में मजा क्या है?

• आपके साथी / बच्चों के बिना एक फिल्म देखने में मजा क्या है?

आध्यात्मिक जीवन को परिवारिक जीवन से मिलान:

• आप परिवार के साथ धार्मिक स्थल पर जा सकते हैं। यह बंधन को मजबूत करेगा। यह सभी को पुनरावलोकन करने और गलतियों को सुधारने का समय और स्थान देगा।

• आप परिवार के साथ साथ में प्रार्थना कर सकते हैं।

आखिरी रेखाएँ:

• जीवन और काम का संतुलन बनाए रखें - आप एक विजेता होंगे।

• जीवन की यात्रा में आपके परिवार के अलावा कोई नहीं होगा।

• आपके परिवार के प्यार और समर्थन के बिना आप कुछ भी नहीं हैं (और दोस्त)

• इसलिए आपके जीवन की सबसे महत्वपूर्ण चीज है - आपका परिवार।

• उनकी देखभाल करना केवल ख्याल रखना है, बल्कि आपकी देखभाल करना है।

152

हमेशा थका हुआ महसूस कर रहे हैं? 10 कारण और समाधान

"मैं हमेशा थका हुआ क्यों महसूस करता हूँ? मेरा डॉक्टर कहता है कि मैं ठीक हूँ" यह एक सामान्य सुनी जाने वाली स्वास्थ्य शिकायत है। थकान और कमजोरी कई तरीकों से आपको परेशान कर सकती हैं। यदि आप अपने दैहिक जीवन की योजना को बुद्धिमानी से तैयार कर सकते हैं, तो आप थकान और कमजोरी से बच सकते हैं। इसके लिए, थकान के कारणों को जानना बहुत महत्वपूर्ण है।

थकान के कारण और समाधान:

1. शारीरिक स्वस्थता की कमी: स्वस्थता का महत्वपूर्ण है। स्वस्थता से मेरा मतलब यह नहीं है कि दुबले-पतले होना, बिना चर्बी के। स्वस्थता शरीर की क्षमता है कि वह कठिन काम को सह सके।

2. जिम, व्यायाम, योग, नृत्य आदि शारीरिक गतिविधियां समाधान हो सकती हैं। यदि आप इसलिए थका हुआ महसूस कर रहे हैं क्योंकि शरीर रोजाना की शारीरिक गतिविधि को सहन नहीं कर रहा है, तो आपको जिम या योग में शामिल होने का समय है।

3. यदि आप नई शारीरिक गतिविधि शुरू कर रहे हैं, तो आप पहले हफ्ते में थका हुआ महसूस करेंगे। लेकिन 2-3 हफ्तों बाद, चीजें सुधरने लगेंगी।

4. उल्टे, यदि आप जिम आदि के कारण बहुत अधिक कार्य कर चुके / जला चुके महसूस कर रहे हैं, तो शारीरिक गतिविधि की मात्रा कम करना और पर्याप्त आराम लेना बेहतर है।

ज्यादा खाना कम काम: अगर आपका कुल कैलोरी आपके दिन में खपती ऊर्जा से अधिक है, तो आप शरीर में अतिरिक्त कैलोरी संग्रहित कर रहे हैं, जिससे वजन बढ़ता है। इससे अक्षमता और थकान होती है।

कम खाना ज्यादा काम: अगर आप उस समय तुलना करते हैं जब आपकी खपती ऊर्जा कुल कैलोरी से कम है, तो भी आप थक जाएंगे।

दोनों समस्याओं के लिए, शारीरिक गतिविधि और आहार के बीच संतुलन बनाए रखना हल है।

पोषण से भरपूर भोजन की कमी: फास्ट फूड, कोला, एरेटेड ड्रिंक्स, अधिशेष शराब घर के बने खाद्य, फल और सब्जियों के लिए किसी भी रूप में स्थानांतरित नहीं हैं। जंक

खाद्य हत्यारे रासायनिक पदार्थ उत्पन्न करते हैं, जिन्हें मुक्त रैडिकल कहा जाता है, जो अंगों को नुकसान पहुंचाते हैं जैसे कि हृदय, जिगर, किडनी आदि और अधिशेष थकान उत्पन्न करते हैं।

अपच / अम: आयुर्वेद के अनुसार, यह थकाने का एक सबसे सत्यापित कारण है।

थकान के लक्षण –

• सुबह उठने के बाद भी आपको ताजगी महसूस नहीं होती, हालांकि आपने अच्छी तरह सोया हो।

• आपको हमेशा पेट भारी महसूस होता है।

• या तो आप ज्यादा खाते हैं या कम खाते हैं। भूख में संतुलन नहीं होता है।

इस प्रकार के मामलों में, थकान को ठीक करने के लिए पाचन तंतु को सही दिशा में सुधारना सही है।

दीर्घकालिक रोग: अन्यायित बीमारी या रोग एक मुख्य कारण है। अगर आप बहुत समय से किसी भी बीमारी से पीड़ित हैं, तो सारी शरीर ऊर्जा की देखभाल के लिए डॉक्टर से सलाह लेना बेहतर है। यह थकान और थकान को ठीक करेगा।

मानसिक थकान: अकारण थकान, आराम करना, कड़ी मेहनत के लिए मन नहीं, यह मानसिक और शारीरिक थकान का अहसास कराएगा, हालांकि आप वास्तव में थके नहीं हैं। एक अनुशासित जीवनशैली और अच्छे काम-विश्राम संतुलन के साथ मुकाबला करना इस दुनिया में प्रतिस्पर्धी बनने और मजबूत स्वास्थ्य बनाए रखने के लिए महत्वपूर्ण है।

डिप्रेशन और चिंता: ये मानसिक थकान का कारण होती हैं और थकाने की दिशा में ले जाती हैं। समस्या का समाधान डिप्रेशन और चिंता का उपचार करने में है।

तनाव: यह मानसिक और शारीरिक थकान से संबंधित है। शारीरिक तनाव मुक्त रेडिकल्स के संचार की वजह से होता है, जो अंगों को प्रभावित करते हैं। शारीरिक तनाव को विश्राम और उपयुक्त आयुर्वेदिक उपचार के साथ संभाला जा सकता है।

अत्यधिक शराब और सिगरेट पीना - हमेशा थका हुआ और बुरा महसूस करने के लिए एक स्पष्ट कारणों में से एक है, और आप पहले से ही समाधान जानते हैं। इन आयुर्वेद युक्तियों को कम से कम कुछ लागू करना आपकी मदद करेगा।

थकान और सुस्ती -

थकान और सुस्ती के बीच भ्रांति सामान्य नहीं है। यदि आप काम करने के लिए इच्छुक हैं, लेकिन आपमें काम करने के लिए पर्याप्त शक्ति नहीं है, तो यह थकान है। लेकिन यदि आप काम करने के लिए इच्छुक नहीं हैं, हालांकि आपमें शक्ति है, तो यह सुस्ती है। सुस्ती मानसिक और भौतिक कारणों से हो सकती है।

ईज़ी आयुर्वेद हॉस्पिटल

मैंगलोर में स्थित हमारा 50 बिस्तरों वाला सर्वसुविधायुक्त हॉस्पिटल आपकी सेवा के लिए सदैव तत्पर है।

हम सभी प्रकार के पंचकर्म उपचार करते हैं। पाइल्स, फिस्टुला, फिशर, नॉन हीलिंग अलसर, मधुमेह कार्बुनकल, गैंग्रीन, रक्तमोक्षण, जोंक चिकित्सा, वामन, विरेचन, बस्ती, मर्म चिकित्सा, रक्तमोक्षण, केरल चिकित्सा जैसे षष्टिका शाली पिण्डा स्वेदा, पत्र पिण्डा स्वेदा, अन्य चिकित्सा जैसे शिरोधारा, सभी प्रकार के स्वेदन, सभी प्रकार के नेत्र चिकित्सा, योगा थेरेपी, एक्यूपंक्चर, फिजियोथेरेपी आदि। सौंदर्य चिकित्सा, बालों की देखभाल और चेहरे की चिकित्सा, मैनीक्योर, पेडीक्योर, आदि।

सुविधाएँ:

रोगी आवास के लिए डीलक्स, सेमी डीलक्स, मानक कमरे और सामान्य वार्ड

फिजियोथेरेपी

योग और ध्यान

अत्याधुनिक पंचकर्म सुविधाएं

क्षारसूत्र

मॉड्यूलर ऑपरेशन थियेटर

लेबोरेटरी

फार्मेसी

ब्यूटी पार्लर

पुस्तकालय

कैफेटेरिया

ध्यान और विश्राम के लिए एक प्राकृतिक दर्शनीय स्थान

इलाज किये जाने वाले रोग

त्वचा रोग जैसे सोरियासिस, एक्जिमा, डर्मेटाइटिस, टिनिया इन्फेक्शन

जोड़ों का दर्द, घुटनों का दर्द, गर्दन का दर्द, कूल्हे का दर्द

पुरुष और महिला बांझपन

स्त्री रोग, मासिक धर्म संबंधी समस्या

तनाव, चिंता, नींद की समस्या, अवसाद, मानसिक विकार

माइग्रेन, अन्य सिरदर्द

पक्षाघात, अन्य तंत्रिका संबंधी विकार

थायराइड की समस्या

मधुमेह, उच्च रक्तचाप, उच्च कोलेस्ट्रॉल, हृदय की समस्याएं, मोटापा
गैंग्रीन, नॉन हीलिंग अलसर, फोड़ा
बवासीर, फिस्टुला, साइनस
अस्थमा, एलर्जिक राइनाइटिस, खांसी, सर्दी, ब्रोंकाइटिस
क्रोनिक किडनी रोग, मूत्र पथ इन्फेक्शन, किडनी स्टोन, नेफ्रैटिस आदि।

हमारे पास:

- स्टैण्डर्ड कमरा (जिसमें सिंगल कमरा + शौचालय, वाशरूम, बिना ए/सी वाला कमरा)
- डीलक्स कमरा (जिसमें 1 लिविंग रूम + 1 बेड रूम है जिसमें 2 बेड हैं, शौचालय + बाथरूम के साथ)
- सेमी डीलक्स कमरा (जिसमें सिंगल कमरा + शौचालय, वाशरूम, एयर कंडीशनिंग के साथ कमरा)

भोजन:

केवल शाकाहारी भोजन, दिन में 3 बार भोजन + कॉफी/चाय - दिन में दो बार।
शाम के नाश्ते, जूस और कपड़े धोने की सेवाओं के लिए अतिरिक्त भुगतान करना होगा।

हमारा पता:

ईज़ी आयुर्वेद हॉस्पिटल, मॉर्गन गेट रोड, एम्फेसिस के पास, जेप्पू, बोलार, मैंगलोर 575001
फ़ोन: 86188 98900

www.ingramcontent.com/pod-product-compliance
Lightning Source LLC
LaVergne TN
LVHW090215051026
849517LV00001B/70
* 9 7 9 8 8 9 6 3 2 0 2 8 9 *